心臓・大動脈外科手術

基本・コツ・勘所

編集　小坂眞一

日本 Advanced Heart & Vascular Surgery/OPCAB 研究会・代表世話人
医療法人 SHIODA 塩田病院・心臓血管外科部長

医学書院

心臓・大動脈外科手術—基本・コツ・勘所

発　行　2018年7月15日　第1版第1刷©
　　　　2021年3月15日　第1版第2刷

編　集　小坂眞一

発行者　株式会社　医学書院
　　　　代表取締役　金原　俊
　　　　〒113-8719　東京都文京区本郷1-28-23
　　　　電話　03-3817-5600（社内案内）

印刷・製本　三報社印刷

本書の複製権・翻訳権・上映権・譲渡権・貸与権・公衆送信権（送信可能化権を含む）は株式会社医学書院が保有します.

ISBN978-4-260-03200-1

本書を無断で複製する行為（複写，スキャン，デジタルデータ化など）は，「私的使用のための複製」など著作権法上の限られた例外を除き禁じられています.大学，病院，診療所，企業などにおいて，業務上使用する目的（診療，研究活動を含む）で上記の行為を行うことは，その使用範囲が内部的であっても，私的使用には該当せず，違法です.また私的使用に該当する場合であっても，代行業者等の第三者に依頼して上記の行為を行うことは違法となります.

JCOPY　〈出版者著作権管理機構　委託出版物〉
本書の無断複製は著作権法上での例外を除き禁じられています.複製される場合は，そのつど事前に，出版者著作権管理機構（電話 03-5244-5088，FAX 03-5244-5089，info@jcopy.or.jp）の許諾を得てください.

執筆者一覧 <small>(所属・肩書は 2018 年 7 月現在)</small>

［編集・図校正］

小坂眞一　　　日本 AHVS/OPCAB 研究会・代表世話人

［執筆者(執筆順)］

徳永滋彦　　　JCHO 九州病院・心臓血管外科診療部長

小坂眞一　　　日本 AHVS/OPCAB 研究会・代表世話人

岩倉具宏　　　明理会中央総合病院・心臓血管外科部長

中原嘉則　　　イムス葛飾ハートセンター・心臓血管外科医長

本田二郎　　　中頭病院・心臓血管外科部長

山口敦司　　　自治医科大学教授・附属さいたま医療センター
　　　　　　　心臓血管外科

田嶋一喜　　　名古屋第二赤十字病院・心臓血管外科部長

小宮達彦　　　倉敷中央病院・心臓血管外科主任部長

山下裕正　　　東邦大学医療センター大橋病院心臓血管外科

尾﨑重之　　　東邦大学医療センター大橋病院・心臓血管外科
　　　　　　　教授

荻野　均　　　東京医科大学主任教授・心臓血管外科学分野

安達秀雄　　　練馬光が丘病院・循環器センター長

師田哲郎　　　日本医科大学臨床教授・心臓血管外科

青見茂之　　　綾瀬循環器病院・マルファン・大動脈センター長

湊谷謙司　　　京都大学大学院教授・器官外科学講座心臓血管
　　　　　　　外科学

國原　孝　　　東京慈恵会医科大学主任教授・心臓外科学

津久井宏行　　北海道循環器病院・理事長

小山忠明　　　神戸市立医療センター中央市民病院・心臓血管
　　　　　　　外科部長

磯村　正　　　東京ハートセンター・副院長/心臓血管外科特任
　　　　　　　部長

柴田利彦　　　大阪市立大学大学院教授・心臓血管外科学

道井洋吏　　　札幌心臓血管クリニック・院長

山口裕己　　　昭和大学江東豊洲病院・循環器センター長

田邉大明　　　亀田総合病院・心臓血管外科主任部長

種本和雄　　　川崎医科大学教授・心臓血管外科学

土井　潔　　　岐阜大学大学院教授・高度先進外科学分野

田中啓之　　　久留米大学教授・外科学講座

田鎖　治　　　大森赤十字病院・心臓血管外科部長

村田聖一郎　　板橋中央総合病院・心臓血管外科主任部長

樋上哲哉　　　神戸徳洲会病院・院長

大野貴之　　　三井記念病院・心臓血管外科部長

松山重文　　　新東京病院・心臓血管外科部長

島原佑介　　　国立循環器病研究センター・心臓外科

鈴木友彰　　　滋賀医科大学准教授・心臓血管外科学

吉田成彦　　　イムス東京葛飾総合病院・院長

藤松利浩　　　北斗病院・副院長

沼田　智　　　京都府立医科大学大学院講師・心臓血管外科学

夜久　均　　　京都府立医科大学大学院教授・心臓血管外科学

金村賦之　　　イムス葛飾ハートセンター・心臓血管外科部長

浅井　徹　　　滋賀医科大学教授・心臓血管外科学

湊　直樹　　　関西医科大学教授・心臓血管外科学

田代　忠　　　福岡大学総合医学研究センター・教授

伊藤敏明　　　名古屋第一赤十字病院・心臓血管外科第一部長

西村善幸　　　三重ハートセンター・心臓血管外科部長

中嶋博之　　　埼玉医科大学国際医療センター・心臓血管外科
　　　　　　　教授

坂口太一　　　心臓病センター榊原病院・副院長

菊地慶太　　　一宮西病院・心臓血管外科統括部長/ハートセン
　　　　　　　ター長

東上震一　　　岸和田徳洲会病院・院長

畔柳智司　　　岸和田徳洲会病院・心臓血管外科主任部長

竹村博文　　　金沢大学教授・先進総合外科

西村健二　　　帝京大学心臓血管外科学講座

下川智樹　　　帝京大学主任教授・心臓血管外科学講座

松居喜郎　　　北海道大学大学院教授・循環器・呼吸器外科

山崎祥子　　　京都府立医科大学大学院心臓血管外科学

野口　亮　　　熊本大学医学部附属病院・心臓血管外科

福井寿啓　　　熊本大学大学院教授・心臓血管外科学

新浪博士　　　東京女子医科大学主任教授・心臓血管外科学講座

米田正始　　　医誠会病院・心臓血管外科スーパーバイザー

藤田知之　　　国立循環器病研究センター・心臓外科部長

大石恭久　　　九州大学病院心臓血管外科・講師

iii

執筆者一覧

塩瀬　明	九州大学大学院教授・循環器外科学
志水秀行	慶應義塾大学教授・外科学(心臓血管)
細山勝寛	東北大学大学院心臓血管外科学分野
齋木佳克	東北大学大学院教授・心臓血管外科学分野
宮本伸二	大分大学教授・心臓血管外科学
貞弘光章	山形大学教授・外科学第二講座
内田敬二	横浜市立大学附属市民総合医療センター・心臓血管センター外科部長/診療教授
井元清隆	横浜市立大学名誉教授
内田直里	アマノリハビリテーション病院
宮入　剛	聖マリアンナ医科大学教授・心臓血管外科学
碓氷章彦	名古屋大学大学院教授・心臓外科学
近藤俊一	真壁病院・心臓血管外科部長
山本　晋	川崎幸病院・院長
大島　晋	川崎幸病院・川崎大動脈センター・副センター長
椎谷紀彦	浜松医科大学教授・外科学第一講座
和田秀一	福岡大学教授・心臓血管外科学講座
杭ノ瀬昌彦	川崎医科大学総合医療センター・外科部長
岡本一真	明石医療センター・心臓血管低侵襲治療センター長

田端　実	東京ベイ浦安市川医療センター・心臓血管外科部長
竹村隆広	佐久総合病院佐久医療センター・心臓血管外科部長
山下　築	国立循環器病研究センター心臓外科
小林順二郎	国立循環器病研究センター・病院長
田中正史	日本大学主任教授・心臓血管外科学分野
新田　隆	日本医科大学大学院教授・心臓血管外科学分野
坂本俊一郎	日本医科大学准教授・心臓血管外科学分野
山崎健二	北海道循環器病院・先進医療研究所所長
小野　稔	東京大学大学院教授・心臓外科
天野　純	富士見高原病院・心臓血管外科部長
北村　律	北里大学准教授・心臓血管外科学
増田政久	東千葉メディカルセンター・センター長
竹谷　剛	三井記念病院・心臓血管外科科長/MEセンター長
荻野晶弘	東邦大学講師・形成外科学講座
大西　清	東邦大学教授・形成外科学講座
向原伸彦	兵庫県立姫路循環器病センター・院長

■ 推薦の序

　優れた外科医は独自のスタイル（型）をもっている．いわば"自己流"の技である．しかしそれは無手勝流ではなく，先達の知恵と経験を受け継ぎ，実践のなかで検証を重ねることにより作り上げられるものである．理論と実践，研究と臨床は医学・医療を前進させる車の両輪である．

　低侵襲化する手術手技，分子標的薬の臨床導入，iPS 細胞を用いた再生医療の進展など，近年の外科学の技術革新は目覚ましい．心臓外科領域においても本邦ではOPCAB をはじめ，小切開心臓手術（MICS），大動脈解離に対するオープンステントグラフト手術，経カテーテル大動脈弁置換術（TAVI），僧帽弁のみならず基部を含めた大動脈弁の形成術など，この 20 年間に飛躍的な進展を遂げている．こうした進化の背景には地道な基礎研究，優れたデバイスの開発，手術における試行錯誤などの積み重ねがあることは言うまでもない．しかし，その原動力となっているのは，なによりも1 人でも多くの患者を救いたいという医師の熱情である．

　意欲溢れる若い心臓外科医であれば，より多くの経験を積み，手術巧者となることを目指すであろう．さらにはオリジナルの術式を考案することを夢見る者もいるかもしれない．その心意気は大いに結構である．しかし同時に，「患者のために」という原点を忘れてはならない．患者の QOL 向上につながることはなにか―それを自ら問い続けることはメスを持つ者の使命である．

　さて本書の特徴は全国のエキスパートである 90 名を超える執筆陣であろう．これほどのメンバーを参集したことは非常に稀有なことで大変に貴重である．この点で編者に畏敬の念を覚える．また，サブタイトルに「基本・コツ・勘所」とあるように，各人が長年にわたり磨き上げた珠玉の手術手技を惜しみなく正確なイラストをまじえて真摯に解説している．ここにもメスを持つ者の使命感が如実に示されていると感ぜられる．

　若手・ベテランを問わず，心臓および大動脈手術の更なるレベルアップを目指す諸兄に，謹んで本書を推薦する．また本書が時代の進歩とともに改訂され，末永くこの分野のスタンダード書として，次世代の外科医にも継読されることを心より願うものである．

2018 年 6 月

大阪大学大学院教授　心臓血管外科学

澤　芳樹

▌序

　本書には 3 つの大きな特徴がある．1 つは心臓血管外科という一般的な括りをやめて，心臓・大動脈外科という書名を採用したこと．これは心臓外科医が行う手術に大動脈疾患が大変多くなったことに応じて，本書が扱う手術の対象をより明確にするためである．2 つめは，その結果，内容が非常に多岐にわたるため，詳細をカバーするために日本 AHVS/OPCAB 研究会のメンバーを中心に，総勢 93 名ときわめて多くのエキスパートの方々に執筆を頂いたこと．3 つめはこの分野の手術書としては，類書に見られない正確で精緻なイラストを多数（503 点）掲載したことである．イラストはオリジナルのないものは小生が描き，他も校正をさせて頂いた．そのなかで，one stitch saves nine を念頭に 1 針 1 針の bite-pitch また one procedure ごとの意味が読者にわかるように心掛けた．

　外科医であれば誰もが早く手術の名人になりたいと思うはずである．しかし，手術の習得には絶対的な経験数が必要であり，名人の域に達するには相当な数の症例を執刀する必要がある．現実的には症例数は施設によって大きな差があることが多く，各人の経験値の幅はかなり大きい．しかし手術の名人ではなくとも，ある程度の技能レベルをもつ外科医であれば，心臓・大動脈手術といえども手術適応のある患者に対して適切で安全な手術を行うことは可能である．本書はそのための指南書でありガイドブックである．周知のように手術には基本となる "戦略と手技" があり，また "コツと勘所" が存在する．アプローチ法や補助手段などを含めて何を・いつ・どのように治すかが戦略であり，そのための外科的手技や技能が基本手技である．しかし，手術には落とし穴があり，経験の少ない者は容易に足を掬われる．本書はそれを防ぐための重要なポイント，すなわち勘所を明示している．また本書には多くのコツが提示されているが，それは名人になるためのものではなく，良い手術を行うためのヒント，すなわち tips である．なぜなら熟練のいるコツ（knack）は外科医各人が個々に習得するものだからである．外科は日進月歩であり，新しいものは常に魅力的である．しかし，手術は医療であり挑戦や試行と捉えることは誤りである．本書もこの倫理規範のもとに執筆されている．

　本書が良医を目指す若い心臓血管外科医の終生の指南書となることを切望して止まない．

　最後に世阿弥の至言「稽古は強かれ，情識はなかれ」と「離見の見」を贈る．誠に僭越ながらこれらの意味するところを会得され，手術の際に是非とも熟慮されたい．

　末筆非礼ながら，医学書院の坂口順一氏，林　裕氏，片山智博氏と種々の応援を頂いた早稲田大学の梅津光生教授に心よりの御礼を申し上げる．また多忙の中，快く執筆の労をとられたエキスパートの諸先生方に心より敬意と深謝を表する．

　2018 年　初夏　文京西片の小庵にて　亡き母に献ぐ

小坂眞一

目次

第1章　心臓・胸部大動脈外科の基本テクニック　1

1　開心術の基本テクニックと心房中隔欠損症手術の注意点 ………………………徳永滋彦　1
2　心筋保護法と術中エコー検査 ………………………………………小坂眞一・岩倉具宏　7
3　各種開胸法，送血法と脳・脊髄保護法 …………………………………………中原嘉則　13
4　運針法，結紮法，剝離法 …………………………………………………………小坂眞一　19
5　心臓大血管手術の術前リスク評価 ………………………………………………本田二郎　25

第2章　大動脈弁手術　31

1　大動脈弁置換術―大動脈弁の解剖と基本テクニック …………………………山口敦司　31
2　狭小弁輪を伴う大動脈弁狭窄症に対する大動脈弁置換術 ……………………田嶋一喜　36
3　大動脈弁形成術 ……………………………………………………………………小宮達彦　39
4　自己心膜を使用した大動脈弁再建術
　　―Aortic valve neocuspidization（Ozaki procedure） …………山下裕正・尾﨑重之　44

第3章　大動脈基部手術　50

1　大動脈弁輪拡張症の手術適応と治療戦略 ………………………………………安達秀雄　50
2　Bentall 手術の基本テクニック …………………………………………………師田哲郎　52
3　Bentall 手術の応用テクニック …………………………………………………青見茂之　57
4　大動脈弁温存手術―Reimplantation 法 ………………………………………湊谷謙司　61
5　自己弁温存大動脈基部置換術―弁輪形成併用 remodeling 法 ………………國原 孝　65

第4章　僧帽弁手術　71

1　僧帽弁置換術―僧帽弁の解剖と基本テクニック ………………………………津久井宏行　71
2　僧帽弁輪石灰化症例に対する僧帽弁置換術の工夫 ……………………………小山忠明　75
3　僧帽弁形成術の基本戦略とテクニック …………………………………………磯村 正　78
4　僧帽弁逆流に対するループテクニックによる僧帽弁形成術 …………………柴田利彦　82
5　僧帽弁逆流に対する形成術（後尖逸脱例） ……………………………………道井洋吏　87
6　虚血性僧帽弁逆流に対する形成術 ………………………………………………山口裕己　91
7　Barlow 病に対する僧帽弁形成術 ………………………………………………田邉大明　96

第5章　三尖弁手術　103

1　機能性三尖弁逆流症に対する弁形成・弁置換術 ………………………………土井 潔　103

第6章 感染性心内膜炎手術　107

1 感染性心内膜炎に対する外科治療のタイミングと基本戦略 ·····················田中啓之 107
2 活動期感染性心内膜炎・人工弁感染に対する大動脈弁・基部手術 ·············田鎖治 110
3 感染性心内膜炎・人工弁感染に対する僧帽弁手術 ·····················村田聖一郎 115

第7章 冠動脈手術（1）―グラフト採取法　119

1 超音波メスを用いた内胸動脈剝離法 ·····························樋上哲哉 119
2 電気メス・クリップによる内胸動脈剝離法 ·····························大野貴之 122
3 通常法による大伏在静脈と橈骨動脈のグラフト採取法 ·············小坂眞一・中原嘉則 124
4 内視鏡下大伏在静脈グラフト採取法 ·····························松山重文 129
5 内視鏡下橈骨動脈グラフト採取法 ·····························島原佑介 132
6 ハーモニックスカルペルによる右胃大網動脈採取法 ·····················鈴木友彰 135

第8章 冠動脈手術（2）―吻合法　138

1 冠動脈バイパス術（CABG）の基本戦略とテクニック ·············小坂眞一・吉田成彦 138
2 心筋保護液の追加を要さない conventional CABG ·····················藤松利浩 146
3 Off-pump CABG（OPCAB）の適応と基本手技 ·····················沼田智・夜久均 150
4 *in situ* BITA＋free RA/RGEA（I-composite graft）による多枝 OPCAB ···金村賦之 154
5 *in situ* BITA＋*in situ* RGEA による多枝 OPCAB ·····················浅井徹 158
6 心拍動下 onlay grafting の戦略とテクニック ·····················湊直樹 162
7 内胸動脈-大動脈側吻合法 ·····························伊藤敏明 168
8 各種吻合デバイスを用いた中枢側吻合法 ·····························西村善幸 170
9 MICS on-pump CABG ·····································坂口太一 174
10 両側内胸動脈を用いた MICS off-pump CABG ·····················菊地慶太 179

第9章 弁膜症と冠動脈の合併手術　184

1 冠動脈バイパス術と大動脈弁置換術との同時手術 ·············東上震一・畔柳智司 184
2 僧帽弁置換/形成術＋冠動脈バイパス術 ·····························竹村博文 189

第10章 左室瘤手術と左室形成術　193

1 左室瘤手術の適応と基本戦略 ·····························西村健二・下川智樹 193
2 Overlapping 法＋乳頭筋接合術 ·····························松居喜郎 195
3 ELIET 法 ·····························山崎祥子・夜久均 200
4 Dor/SAVE 手術 ·····························野口亮・福井寿啓 204

第11章 心室中隔穿孔手術　209

1 心室中隔穿孔の診断と外科的治療戦略 ·····························新浪博士 209
2 心室中隔穿孔に対する改良型梗塞除外手術（exclusion 法）·····················米田正始 212

3 Non exclusion 法（single patch/double patch repair 法，その他の方法）
....藤田知之　217

4 経右室「拡大サンドイッチ法（extended sandwich patch technique）」.....浅井 徹　221

第12章　胸部大動脈手術　224

1 上行大動脈置換術...大石恭久・塩瀬 明　224

2 全弓部大動脈置換術（非広範囲）..志水秀行　228

3 全弓部大動脈置換術（広範囲）...荻野 均　232

4 肋間動脈再建を伴う下行大動脈置換術（広範囲）.................細山勝寛・齋木佳克　238

5 デブランチ TEVAR の適応とテクニック...................................宮本伸二　243

第13章　大動脈解離手術　249

1 急性大動脈解離治療の基本戦略..内田敬二・井元清隆　249

2 急性大動脈解離（A 型）に対する全弓部大動脈置換術
　　—オープンステントグラフト手術...内田直里　252

3 急性大動脈解離（A 型）に対する全弓部大動脈置換術
　　—Elephant trunk 法...宮入 剛　256

4 慢性大動脈解離（B 型）に対する全弓部大動脈置換術
　　—Frozen elephant trunk 法..碓氷章彦　259

5 急性および慢性大動脈解離に対する TEVAR...........................近藤俊一　262

第14章　胸腹部大動脈瘤手術　269

1 胸腹部大動脈瘤治療の戦略と術式...山本 晋・大島 晋　269

2 胸腹部大動脈置換術（Crawford I・II 型）................................椎谷紀彦　275

3 胸腹部大動脈置換術（Crawford III・IV 型）.............................和田秀一　280

第15章　低侵襲・小切開心臓手術（MICS）　285

1 腋窩切開大動脈弁置換術（TAX AVR）.....................................伊藤敏明　285

2 大動脈弁置換術（前方開胸）—MICS AVR................................杭ノ瀬昌彦　288

3 僧帽弁形成術（右前側方小開胸）..岡本一真　292

4 完全内視鏡下僧帽弁形成術..田端 実　297

5 3D 完全内視鏡下僧帽弁形成術...竹村隆広　303

第16章　経カテーテル大動脈弁留置術（TAVI）　307

1 各種外科的アプローチの適応とテクニック.......................山下 築・小林順二郎　307

2 TAVI の合併症手術...田中正史　311

第17章	不整脈・心房細動手術	315

1 メイズ手術の適応とテクニック ･････････････････････････････新田 隆 315
2 心筋電極の植え込み手術(CRT, CRT-D) ･･････････････････坂本俊一郎 320

第18章	補助人工心臓と心臓移植術	323

1 植え込み型補助人工心臓の適応とテクニック ･･････････････山崎健二 323
2 心臓移植手術の適応とテクニック ･･････････････････････････小野 稔 328

第19章	心臓粘液腫手術	332

1 心臓粘液腫の診断と手術テクニック ･････････････････････････天野 純 332

第20章	冠動脈瘻手術	336

1 冠動脈瘻の診断と手術テクニック ･･･････････････････････････北村 律 336

第21章	肺血栓塞栓症手術	339

1 肺血栓塞栓症の急性および慢性期の外科治療 ･･･････････････増田政久 339

第22章	腹部大動脈瘤手術	344

1 腹部大動脈瘤の治療戦略とテクニック ･･････････････････････竹谷 剛 344

第23章	胸骨骨髄炎・縦隔炎の治療	350

1 胸骨骨髄炎・縦隔炎の治療戦略 ･･･････････････荻野晶弘・大西 清 350

略語一覧 ･･･357
索引 ･･･359

Column

Schäfers caliper　荻野 均　48
Valsalva グラフト　荻野 均　69
僧帽弁形成術に伴う SAM とその対策　種本和雄　101
4 針側側吻合　田代 忠　167
Flow を制す　中嶋博之　173
Adamkiewicz 動脈　貞弘光章　247
再開胸におけるアプローチと戦略　向原伸彦　355

第1章 心臓・胸部大動脈外科の基本テクニック

1 開心術の基本テクニックと心房中隔欠損症手術の注意点

徳永滋彦

A 胸骨正中切開

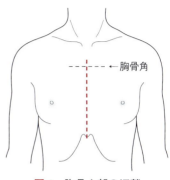

図1 胸骨上部の切離

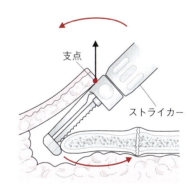

図2 ストライカーによる胸骨切開

ブラッシング前に油性ペンで皮膚切開ラインを描く（図1）．当施設では胸骨角の1 cm上と胸骨剣状突起先端部の間を皮膚切開長としている．消毒・ドレーピングをしたのちに皮膚切開を入れる．剣状突起先端は左右腹直筋の接合部である白線（linea alba）につながっており，腹直筋に切り込むことなく白線を縦に切開することが確実な創閉鎖のためにも大切である．左手第1指，第2指で胸骨右縁左縁を触知し，その中点に電気メスで点状に印をつけ，最後に胸骨骨膜の止血を兼ね電気メスで胸骨正中ラインを直線に引く．

胸骨鋸（ストライカー）で胸骨切開をする方法として，胸骨剣状突起から上に向かう方法と上胸骨切痕から下に向かう方法とがある．前者では，まず胸骨剣状突起より胸骨下面に沿って上方に指を入れ組織を剥離する．後者では，頸切痕中心部奥に電気メスで入って行き，左右鎖骨の間にある鎖骨間靱帯を電気メスで切離し，指で同靱帯の切離を確認する．同部位には比較的大きな静脈が存在することがあり，損傷による出血に気をつける．また鎖骨間靱帯のさらに奥には気管があり電気メスで気管損傷をする可能性もあるので十分に気をつける．上向き下向きにかかわらずストライカーの先端突起部が胸骨下面に沿うように切開するよう心がける．そのため両手でしっかりとストライカーを持ち，やや上（天井側）に引っ張る感じで鋸を進める．小さい創で上から下に切る場合，ストライカー先端突起部を剥離した胸骨上端に斜めに挿入し，ストライカー先端突起部の角度を変え下方に移動させる（創上端をテコに回転させる）ようにまず胸骨上部を切離し（図2），ストライカーが垂直に立った後は定石通り下方に鋸を進める．骨を切り終えたら骨膜の止血を電気メスで行い，骨髄に骨蝋を薄めに塗る．

開胸器で胸骨を広げたのち，心膜前の脂肪組織を剥離しつつ頭側では静脈をヘモクリップで止めるか脂肪組織ごと結紮切離する．心房中隔欠損症（ASD）では心膜パッチを採取するかもしれないのでツッペルで心膜を露出させたのち，右または左よりに切開を入れる．頭側は心膜翻転部を越えて腕頭静脈まで剥離，横隔膜側では筋肉からの出血を避けるため横隔膜より0.5～1 cmほど上を左右に切り広げたのち（逆T字切開），心膜吊り糸を左右3～4本ずつかける．空気塞栓予防目的で炭酸ガス（CO_2）を吹きかけラインを皮膚切開部に固定する．

B カニュレーション

まず上行大動脈の性状確認のため右手第1指と第2指で上行大動脈の石灰化の有無を確かめ，epiaortic echography にて大動脈基部から弓部にかけての内膜側病変の有無を確認し大動脈遮断（クランプ）の可否および適正位置を確認する．次に上行大動脈と肺動脈間を剝離し大動脈にテープを通す．

通常大動脈カニュレーションのための巾着縫合は，心膜翻転部を超えて剝離した弓部に近い部位におくが，上行大動脈石灰化や粥状病変部位を避け，大動脈遮断，順行性心筋保護注入カニューラ刺入部位を考慮して症例に応じて部位の決定を行う．3-0ポリエステル編糸で送血カニューラのサイズに応じて内-外2重の巾着縫合をおくが，この際全層をとらないよう，また薄すぎないように大動脈壁にbiteをかけることが肝要である（図3a）．内-外二重の巾着縫合糸の出る位置は対面となるようにする．巾着縫合の形状は結紮時に狭窄をきたさないよう大動脈長軸に沿って長い楕円形をイメージする（ASD患者の上行大動脈はしばしば細い）．また将来的に可能性のある再手術の際の妨げになるため極力筆者はプレジェットは使用しないことにしている．上行大動脈への巾着縫合完了とともにヘパリン投与を行う．上大静脈（SVC）カニュレーション用の糸は4-0ポリプロピレン（PPP）糸，部位は洞結節に近くなるとカニューラ抜去後に同部へのテンションがかかり不整脈の原因となるため，心膜翻転部をSVCに沿い頭側へ少しカットし洞結節からやや離れた部位にSVC長軸方向に縦長の菱形巾着縫合をおく（図3b）．下大静脈（IVC）脱血用巾着縫合部位は右房切開ラインを想定し房室間溝との間に距離をおくようIVC近傍の右房やや外側におく．この右房尾側外側の視野を出すためには血圧に注意しながら助手の両手で持ったツッペルで右房を助手側に軽く牽引するか，術者が左手で牽引する（図4）．

ACTが150秒を超えたことを確認後，上行大動脈カニューラ挿入を行う．その際不要な出血や大動脈解離を回避する目的で収縮期血圧を100 mmHg以下にコントロールしておく．まず巾着縫

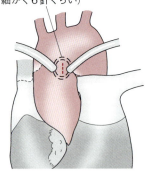

図3a 送血カニューラの巾着縫合
全層とらない．

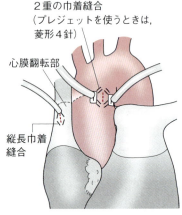

図3b SVCへの巾着縫合
洞結節から少し距離をおく．

合内の外膜をメッツェンバウムで切離し，動脈壁を露出させる．カニューラ挿入にはいくつかのやり方があるが（図5）術者1人で行う場合，15番メスで糸を切らないように巾着縫合内をなぞるようにして縦方向に中膜まで切ったのち，刃を頭側に向け切開部を可視化して大動脈を切開し素早く左手第2指で圧迫止血する．このとき，第一助手には透明のシャーレかガーゼを広げて血液の術野外への噴出を防いでもらい，麻酔医には粥腫による脳梗塞防止のため頸動脈を圧迫してもらう．左手の指をずらしつつ，送血カニューラを大動脈壁に素早く垂直に挿入する．大動脈切開が小さかったり，斜めに挿入すると大動脈解離の危険性が増す．血液がカニューラ内を逆流することを確認

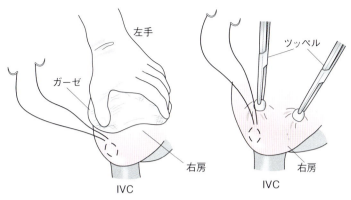

図4　下部右房への巾着縫合

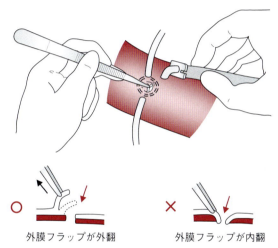

図5　送血管の挿入法（本項の術式とは異なる方法）
あらかじめ外膜フラップを作成し，切開後，鑷子で把持して出口をコントロールしながら挿入する．

後，内−外の巾着縫合を順番にターニケットで締め，挿入部位の約1.5 cm上で0号絹糸を用いカニューラと2本のターニケット用チューブを結紮固定する．次に送血カニューラとターニケット1本をまとめて胸骨皮膚切開辺縁に八の字にかけた0号絹糸で固定する．送血カニューラ内の空気抜きは直視下で確実に行う．チューブ鉗子をかけ人工心肺送血回路と接続するが，この際ルート内に空気がないこと，粥腫などの組織が浮き上がってないことを確認する．空気の場合は空気抜きを行うが，粥腫組織が浮かんでいる場合はカニューラ先端が粥腫内に入り込んでいる可能性があるため，同部位からの送血は断念しカニューラを抜去し他の部位からの送血を試みる（さもないと送血開始とともに粥腫によるshower embolismをきたすこととなる）．カニューラと回路を接続する際，回路の空気抜きラインが天井側を向くように行い，念入りに空気抜きを行う．

脱血カニューラ挿入はSVCから行う．助手は上行大動脈のテープを患者左側に軽く固定し，ツッペルを上行大動脈右側背側に引っかけるようにして上行大動脈を軽く左側に転がすように除け，SVCを見やすくする．術者，助手が鑷子でSVC巾着縫合の左右を把持し11番メスで脱血カニューラのサイズに応じた大きさの縦切開を入れたのち，左右においた鑷子を寄せ出血を抑える．必要に応じペアンで切開を広げる．脱血カニューラを挿入後，ターニケットで締め0絹糸結紮で固定する．人工心肺落差脱血の際は，脱血カニューラと脱血回路を接続する際に生理食塩水で満たしエアーブロックによる脱血不良が起こらないようにする．吸引脱血の場合は脱血回路内に空気があっても問題ない．IVCカニュレーションにおいては血圧に注意しながら，助手の両手で持ったツッペルで右房を助手側に軽く牽引し，IVC脱血用巾着縫合部位を露出させ，11番メスで脱血カニューラのサイズに応じた大きさの切開を入れ，助手の持つツッペルの1つで出血を抑える．IVCカニューラを挿入しカニューラ先端位置を経食道心エコー（TEE）で確認しターニケットを固定する．ACT延長（400秒以上）を確認したのち，人工心肺を開始する．なお，落差脱血では上下脱血を一気に行わず必ず片方ずつ行い，ASDへの空気流入を予防する．

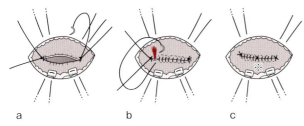

図6 直接縫合閉鎖法
最後に中央に補強糸を追加する(※).

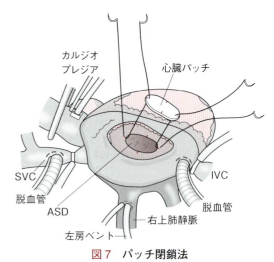

図7 パッチ閉鎖法

C ベント，大動脈クランプ

　人工心肺による循環サポートがほぼ100%になった時点で麻酔科による呼吸を止め，右上肺静脈に左室ベント用の巾着縫合をかけるが，この際心房間溝を電気メスで少し剥離するとスペースを確保しやすい．視野出しは助手の両手で持ったツッペルで洞結節に近づかぬよう注意しつつ，SVC，右房を助手側に軽く牽引し行う．4-0 PPP糸を狭窄が起こらないように，やはり長軸に沿った長い菱形にかける．心腔内へのエアー吸い込み防止のため，人工心肺技師に中心静脈圧を上げて心拍出を促すように指示し，麻酔医に呼吸停止を確認のうえ，11番メスでベントチューブサイズにあった大きさの切開を入れ（肺静脈後壁の損傷に注意），助手の持つツッペルの1つで出血を押さえる．必要に応じペアンで切開を広げる．ベントチューブ先端の左房内挿入を確認後，スタイレットを少し引き抜き，先端が僧帽弁に向かうようにスタイレットでカーブさせたチューブを左室内に進める．左室内に入ると血液の噴出をみるのでターニケットで締め，0号絹糸結紮で固定する．人工心肺ベントライン接続前にはラインに正しい方向に逆流防止弁を装着し必ず生理食塩水吸引を行い，ベントが正常に働くことを確認しておく．なお，小児ではベントを使用しないこともある．
　ベントを開始し心虚脱が得られたら，SVCとIVCの周りにテープを通す．IVCではヤンカー先端で右房外側を鈍的に剥離したのち，左手第1指と第2指先端でIVCの頭側を挟み込み擦ると組織を剥離でき，そこにサテンスキーを通してテープを通す．SVC両側面を電気メスで剥離し直角鉗子でテープを通す．クランプ前にSVC，IVCのターニケットを一度絞め，脱血不良にならないことを確認しておく．不良になった場合は脱血カニューラの位置を補正しておく．
　大動脈遮断位置を想定したうえで順行性心筋保護液（CP）注入針の挿入位置を決める．（ほとんど起こることはないが）万が一，大動脈弁操作やバイパス手術（静脈グラフト近位側吻合）が必要となっても対応できるように，そのスペースはなるべく確保しておく．3-0ポリエステル編糸を使い，一辺5 mmの正方形にCP針用巾着縫合をかけ針を挿入する．同様にターニケットを絞め固定する．
　大動脈遮断は，上行大動脈–肺動脈間を確認し，テープを引き上げつつクランプ先端が確実に大動脈の背側を越えていることを確認しクランプを行う．その際，SVCテープの巻き込みとクランプ先端による肺動脈損傷に注意する．クランプの締めつけはラチェット1〜2回分とする．また，局所冷却はクランプ直前に行う．クランプ直後に注入圧をモニターしながら順行性心筋保護注入を開始する．

D ASD閉鎖術（図6, 7）

　心筋保護液注入中にSVC，注入後にIVCのターニケットを絞め右房を切開する．この際右心耳近辺からIVCに向かって切開を入れるが，切開が房室間溝に近いと右房閉鎖時に右冠動脈に近づくこ

とになるので右房閉鎖時の縫い代を考慮し房室間溝から離れた場所に切開をおく．切開した右房壁の両側をプレジェット付吊り上げ糸で牽引し右房内の視野を出しASDの全体像（形，大きさ，下部欠損の有無など）を確認する．ASDが縦長であれば4-0 PPP糸連続縫合で直接閉鎖できる．ASDの幅があり直接閉鎖では心房中隔に強い張力がかかりそうなときは自己心膜パッチ閉鎖術を行う．その際，滑らかな自己心膜臓側面を左房側に向け4-0 PPP糸連続縫合で自己心膜パッチを縫着するが，ASD辺縁と自己心膜パッチ双方の0時，3時，6時，9時方向にペンでマークをつけておくと均等な配分のよい閉鎖が可能となる．下部欠損がある場合は直接閉鎖，パッチ閉鎖ともに欠損部にしっかりとbiteをおき間隙がないように閉鎖する[1]．

E 空気抜きおよび離脱時の注意点（ASD手術の注意点）

ASD閉鎖術は簡単な手術にもかかわらず，統計では毎年必ず死亡例が出ており（1996～2014年までのASD病院死亡率0.27％，18歳以上/18歳未満では0.41％/0.17％）[2]．その原因は空気塞栓と急性心不全が主なものと思われる．

1 空気抜き

心虚血や脳梗塞の原因となる空気塞栓を防止するために心腔内開放中は炭酸ガスの心腔内吹きかけを行う（これを未施行のため敗訴となった判例もある）．またASD閉鎖時の糸結紮前には左室内ベントを中止し左心系に血液を満たすとともに，結紮時にはペアンを結紮部に挿入しつつ，麻酔科に肺を加圧してもらい念入りに左房内の空気抜きを行う．ASD閉鎖時の肺加圧は残存リークの有無の確認にもなる．心膜パッチ閉鎖時の結紮は巾着縫合効果に注意し締めすぎないようにする．大動脈クランプ解除にはヘッドダウンとともに麻酔医による頸動脈圧迫を行い，大動脈の順行性圧ラインよりシリンジで空気を抜きつつクランプ解除とする．クランプ解除直後に順行性冠動脈注入ラインからルートベントを開始し，左室内ベントとともに心腔内の空気抜きを行う．TEEにより空気抜きの具合を念入りに確認することが必要である．本手術では右心系も開放されるので右房閉鎖時にもSVC，IVCターニケットを緩め右房内空気抜きを行う．TEEで右心系エアーを多量に認めた場合は，21G針などを主肺動脈に穿刺し右心系の空気抜きを行う（穿刺部の止血を忘れずに）．

2 急性心不全予防

長年ASDによるQp/Qs高値に曝されてきた心臓は左室容量が小さい症例も多く，この場合ASD閉鎖により逃げ場を失った血液を左室が突然すべて請け負わなくてはならなくなる．このような状況で過度の容量負荷がかかると急性左心不全，肺うっ血が生じ不可逆的心不全となることもあり，左心補助を必要とするほどの血行動態の破綻をきたすこともある．18歳以上のASD症例で手術死亡率が高くなるのもこのためかもしれない（前述）．これを予防するために（特に低左室容量症例では）人工心肺離脱時には時間をかけてempty-beatingを行い，左室ベント抜去後は左房圧ラインによる左房圧モニター下に左心容量負荷を徐々に進め，慎重な人工心肺離脱を行う必要がある．また，麻酔医は容量負荷過多とならぬよう点滴や輸血の入れ過ぎに細心の注意を払う必要がある（人工心肺離脱後やICUでも）．

F 人工心肺離脱，カニューラ抜去

ベントカニューラ抜去時は心腔内へのエアー吸い込み防止のため，心拍出があることと呼吸停止を確認のうえ抜去する．大動脈カニューラ抜去時は，挿入時同様収縮期血圧を100 mmHg以下にコントロールしておく．人工心肺停止時は麻酔科に呼吸開始を確認しておく（これを忘れ，脳合併症をきたした症例も実際に存在する）．各カニューラ抜去後は必ず追加針でカニューラ抜去部位の補強をすべて行う（送血カニューラ部は既に二重なので省略）．

G 閉胸

丹念な止血確認，十分な温生理食塩水での心嚢内洗浄後，一時的ペーシングリード（右房，右室），胸腺を寄せたのち，ドレーンチューブを留置す

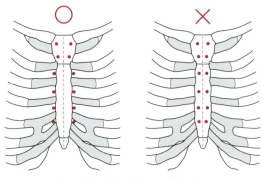

図8 胸骨ワイヤーのかけ方

る．心膜は粗に閉鎖し胸骨ワイヤーをかける．胸骨ワイヤーは胸骨柄に2～3本，胸骨体4本の右縁左縁すなわち肋間に通す．水平にできるだけ幅広くかける（図8）．切開した白線は腹直筋前鞘後鞘を確実に取り（糸を胸骨閉鎖前にかけ），胸骨閉鎖後結節縫合にて閉鎖する．ワイヤーを締める際はツイスターで天井方向に牽引しワイヤーの緩みをとったのち，時計方向に回転して締め上げるが，回転時は引っ張らないようにする（さもないとワイヤーが切れる）．創部は吸収糸3層連続縫合で閉鎖するが，基本は組織をしっかり寄せ死腔を残さないことである．

Q1 上行大動脈への送血管挿入の際，巾着縫合および切開方向は，大動脈が細くなければ，やや横長のダイヤモンド型に巾着縫合をかけて横切開でもよいですか？

A1 多くの成人心臓外科手術では，大動脈が大きいため，巾着縫合の縦長・横長や縦切開・横切開が問題になることはありません．ただし，若いASD患者の上行大動脈は細いことが多いため十分に注意を払う必要があります．

Q2 ベントカニューラを抜く順番は，経左房左室ベント，大動脈基部ルートベントの順で正しいですか？

A2 経左房左室ベントを抜いた後に肺からエアーがきたり見落とした左室エアーがあったりすることがあるため，万が一に備えて大動脈基部ルートベントを後に抜くようにしています．

● 引用文献

1) 栗栖和宏：心房中隔欠損症．安井久喬，角 秀秋，益田宗教（編）：先天性心疾患手術書．pp74-77，メジカルビュー社，2003
2) Annual report by The Japanese Association for Thoracic Surgery. Archive of reports：1996～2014．日本胸部外科学会ホームページ（http://www.jpats.org/）

第1章 心臓・胸部大動脈外科の基本テクニック

2 心筋保護法と術中エコー検査

小坂眞一・岩倉具宏

A 心筋保護法

1 目的と理論

心筋保護の目的は，体外循環中の心内修復手術の前後で，心臓の収縮能や拡張能を維持して低下させないことである．心筋は好気性代謝，すなわち酸素を使ってブドウ糖あるいは脂肪酸やアミノ酸を分解させて，効率よく高エネルギー燐酸（ATP）を産生する．一方，酸素を使わない嫌気性代謝では，ピルビン酸が細胞質で乳酸に分解されてATPの産生を行うため，ATPの産生は限られる．このことから，虚血が心筋に対する最大の傷害因子であることに疑いの余地はない．しかし，これら以外にも手術中の心筋過伸展や圧迫などの物理的ストレスが心筋を傷害する可能性がある．体外循環中に左房や左室にベントを入れて減圧を図るのはこの物理的ストレス予防のためである．

心筋細胞は分極拡張した状態で電気的心停止（electric arrest）がなされると，著明に酸素消費が低下して平常時の1割程度に抑えられる（図1）[1]．このために通常，大動脈遮断直後に大動脈基部に留置したカニューラから，高カリウム（K）濃度（16〜24 mEq/L）の晶質性心筋保護（crystalloid cardioplegia：CCP）液かこれに血液を混合したものが投与される．これにより，化学的心停止（chemical arrest）が得られる．

一方，心筋細胞は体のすべての細胞と同様に，温度を低下させると，細胞内のエネルギー需要は温度に応じて低下する．したがって，4〜10℃冷却した心筋保護液で心筋温度を10℃以下に保つことによって，心筋酸素消費量が低下し心筋傷害を長時間にわたって最小限に防ぐことができる．しかし，化学的心停止および冷却によっても心筋内の代謝を完全にゼロにすることはできない．この

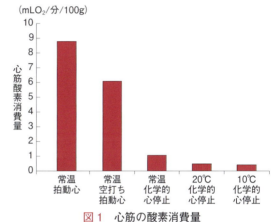

図1　心筋の酸素消費量
(阿部稔雄：心筋保護法の問題点とその対策．綜合臨牀．1994；43：2717-2718 より)

ため，最近の心筋保護液の主流は，4〜10℃に冷却酸素化したCCPを使用するか，あるいは酸素化した人工心肺内の血液に心筋保護液を加えてK濃度を20 mEq/L前後に調節し20℃前後に冷却して投与する血液心筋保護（blood cardioplegia：BCP）である（図2）．心筋保護液としては，市販化されたSt. Thomas第2液（ミオテクター®）（表1）[2]が利便性と安全性から多く使用されている．実際には，初回に人工心肺内の酸素化血液に，5 mEqのKを追加したミオテクター1Lを1：4の割合で混合冷却して注入，心停止後に1：1の割合で1LのBCPを行う施設が多い．また，追加のBCPは血液：ミオテクターを1：1の割合で1Lとする．いずれにしても，大動脈遮断後は迅速かつ完全な電気的心停止を達成し術中はこれを完全に維持することが何よりも大切である．

K以外の添加物としては，エネルギー基剤としてのグルコース，アミノ酸（アスパラギン酸，グルタミン酸），電解質としてナトリウム（Na），マグネシウム（Mg），カルシウム（Ca），緩衝剤としてのNaHCO₃，THAM，細胞膜の安定化を図るためのリドカイン，心停止を得るためのプロカイン，

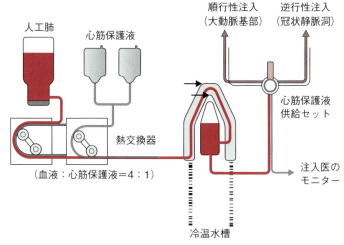

図2　BCPのシステム

表1　St. Thomas 第2液（ミオテクター）の組成

	St. Thomas 第2液
Na^+ (mEq/L)	120
K^+ (mEq/L)	16
Ca^{2+} (mEq/L)	2.4
Mg^{2+} (mEq/L)	32
HCO_3^- (mEq/L)	10
Cl^- (mEq/L)	160
プロカイン	0
マンニトール	0
グルコース (g/L)	0
インスリン (単位/L)	0

(Jynge P, Hearse DJ, Feuvray L, et al : The St Thomas' hospital cardioplegic solution : a characterization in two species. Scand J Thorac Cardiovasc Surg. 1981 ; 30 : 1-28 より)

浸透圧の維持のためのマンニトール，その他，カルシウム拮抗薬，ステロイド薬など種々様々なものが各施設で選択されているが，注入液が高K組成で冷却されていることは，CCPでもBCPでも変わりはない．ただし赤血球は過度の冷却によってsludgingや凝集を起こすため，冷却温度15～20℃で投与する．Mgに関しては16 mEq/Lが再灌流傷害を防ぐうえで最良であること，Caについてはゼロでは逆に再灌流心筋傷害を起こすことが知られている（カルシウムパラドックス）．

2　注入量と灌流圧と投与間隔

大動脈基部からの心筋保護液の注入量と灌流圧に関しては，各施設の心筋保護液の種類や組成，またCCPかBPCなどで異なるが，過剰な灌流圧は心筋の浮腫を起こすうえに，時に大動脈基部破裂や冠動脈解離を引き起こす可能性がある．通常冠動脈の灌流圧は80～90 mmHgを目標として，灌流量はCCPでは初回10～15 mL/kg，追加は20～30分ごとに5～8 mL/kgである．一方BCPでは注入量では初回1.5 L，追加は20～30分ごとに1.0 Lと多めにする．いずれにしても，電気的心停止と冷却また適切な酸素供給が心筋保護の要となる．また忘れてはいけないのが心膜などから心筋へ流入するnon coronary collateral flowの存在である[3]．全身の循環がある限り，個人差はあるが数％の血液が冠動脈に流れ込んでいる．これによって冠動脈内の心筋保護液がwash outされて，心筋細胞内外のK濃度が低下し，心筋温度が上昇する．これが心筋保護液を20～30分おきに追加注入する理由の1つである．しかし，超あるいは中程度低体温下で完全循環停止を行った場合，non coronary blood flowは理論的には存在しない．

3　方法（基部，選択的，逆行性）

大動脈基部からの順行性心筋保護の際には，注入を開始したのち，大動脈基部の張りを確認することで大動脈閉鎖不全の有無を確認する．1分以内に心停止が得られない場合には，① 不完全な大動脈遮断の可能性，② 大動脈弁逆流が生じている可能性，③ 心筋保護液にKが不足している可能性が考えられる．中等度以上の大動脈弁逆流の場合，大動脈基部からの心筋保護液注入では心停止を得るのは難しい．この場合は大動脈を切開して左右冠動脈に選択的に心筋保護液を注入する．左

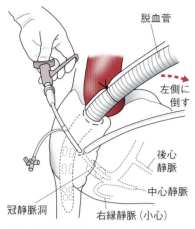

図3 逆行性CPカニューラの挿入法

冠動脈には先端が135度に曲がったカニューラを，また右冠動脈には直角のものを使うと入りやすい．この際，注意しなければいけないのは冠動脈入口部の損傷である．必ず低圧で心筋保護液を垂らしながら，愛護的にカニューラを挿入する．挿入深度は漏れのない必要最小限にする．また先が当たったら必ず少し引く注意深さが大切である．左冠動脈主幹部が短い場合には，前下行枝もしくは回旋枝のどちらか一方だけにカニューラが挿入されてしまうことがある．また，前下行枝と回旋枝が別開口のこともあり，術前冠動脈造影などを入念に確認して準備することが重要である．右冠動脈は直視しないでカニューラの先端を大動脈壁に当てながら入れるとよい．挿入しにくい場合は，柄付の小鏡（デンタルミラー）で入口部を確認する方法もある．一般的には，初回・追加ともに左冠動脈6割，右冠動脈4割の配分で注入されるが，個々の冠動脈造影の所見で調節する．一方，冠静脈洞から心筋保護液を注入する逆行性冠灌流法は，一度カニューラを挿入固定すると，手術の流れを止めることなく心筋保護が行えるので，近年多くの施設で行われている．上下大静脈をテープで遮断して右心房を開けて直視下でカニューラを入れる方法と右心房に巾着縫合をかけてメスで小切開をおき非直視下でカニューラを入れる方法（blind法）がある．最も確実なのは直視法であるが，右房から下大静脈へのtwo stageカニューラを用いた1本脱血での施行は当然不可能である．図3に，この1本脱血の場合のblind法の逆行性カニューラ挿入のコツを示した．まず体外循環開始後，① 静脈圧を10〜15 mmHgまで上げて右房圧を膨らませる，② 経食道心エコー（transesophageal echocardiography：TEE）を参考にして冠静脈洞位置を確認する，③ 左手に逆行性カニューラを持ち心房中隔に先端を当てながら挿入する，④ スタイレットを抜いて低酸素飽和度の静脈血が拍動性に逆流すること確認して固定する，⑤ 圧モニターで先端圧が右室圧波形を反映することを確認する（右房内あるいはwedgeでは圧が低い），⑥ CVPを下げて先端圧がflatになることを確認する．なお逆行性単独の場合の注入量は，CCPあるいはBCPとも初回，追加とも順行性の1.3〜1.5倍が必要となる．これは，冠静脈からでは注入分の3〜5割はThebesian静脈から心室内に流れ出て毛細血管に到達しないからである．注入時の先端圧は15〜25 mmHg程度を目標にする．またカニューラが深すぎると小心静脈がバルーンで塞がれて右心房，右心室，左室下壁の心筋保護が不十分になるのでTEEでの位置確認が肝要である．いずれにしても大動脈遮断時間が1時間を超える度に順行性の心筋保護液の注入を併せて施行するのがより確実である．なお，冠動脈バイパス（CABG）時に大伏在静脈（SVG）から選択的にBCPを注入することにより，虚血部の心筋保護を行うとともに，吻合部の異常，グラフト狭窄や出血をチェックできる．また左開胸下での胸部下行大動脈置換術を行う際に，体外循環で20℃まで全身を冷やし，回路内に20〜30 mEqのK溶液を入れると容易に心停止が得られて，open proximal法で中枢側吻合が可能となる．

4 Hot shot（TWBCP）とcontrolled myocardial warmingの実施法

心内操作終了とともに，大動脈の遮断を解除して人工心肺からの血液が冠動脈内に流れ込むと心筋は加温により心拍動を始める．しかし，この段階では心筋細胞内のATP量がまだ十分に回復しておらず再灌流障害を起こす可能性が高くなる．加温は必要だが心拍動にはまだ早いわけである．遮断解除前に若干高めのK濃度の加温血液で冠動脈あるいは冠静脈を灌流すると，心筋は心停止を保ち，一方で心拍動に使うエネルギーを保存し心拍動に備えることができる．これがhot shot（terminal warm blood cardioplegia：TWBCP）

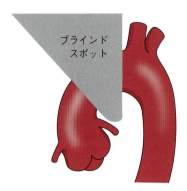

図4 経食道心エコーで見えない範囲
(Konstadt SN, Reich DL, Quintana C, et al：The ascending aorta：how much does transesophageal echocardiography see？ Anesth Analg. 1994；78：240-244 より改変)

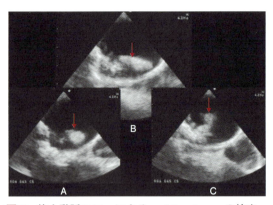

図5 傍大動脈エコーによる mobile plaque の検出
異なる時相の mobile plaque(矢印)
(森　秀暁，望月吉彦，山田靖之，他：Mobile atheroma が術中発見され，術式変更を要した冠動脈バイパス手術の1例．冠疾患誌 2005；11：106-109 より)

で，注入温度は37℃前後に保つ[4]．

　大動脈基部から順行性に hot shot を行う際の灌流圧は，心筋の浮腫を予防するために50 mmHg 程度がよいとされている．また hot shot に使うK添加血液の量は順行・逆行・併用とも0.6〜0.8 L が標準的であり，K濃度は初回BCPと同様に血液と心筋保護液との比率を変えて漸減させる．すなわち初回の200 mL は血液：保護液＝2：1 続いて4：1 を 200 mL，最後に 8：1 を 200 mL とする．さらに大動脈遮断を維持したままで，人工心肺血を37℃前後に加温してKを添加せずに順行(基部圧70 mmHg 前後)あるいは逆行性に 0.8〜1.0 L 程度を注入して心拍動を促し，心拍動後に大動脈基部が80 mmHg を超えた時点で大動脈遮断を解除する controlled myocardial warming も行われている[5]．

B 術中心エコー

1 傍大動脈エコー検査

　心臓手術では術前 CT などの検査に加えて，術中の傍大動脈エコー検査(epiaortic echography：EAE)はきわめて重要である[6]．通常は開胸，心膜切開ののちに 37℃前後の生理食塩水を心囊内に注入し，滅菌ビニール袋にエコープローブを入れて上行大動脈や弓部の近位側などを観察する．特に TEE では観察しにくい上行から近位弓部大動脈の病変検索において大きな役割を果たす(図

4)[7]．Epiaortic echo によって視認される脆弱な粥腫(soft plaque)や可動性粥腫(mobile plaque) (図5)[8]，また高度な石灰化病変は，上行大動脈への送血管の挿入位置の決定や鉗子による大動脈の遮断部位の決定に重要な情報となる．また大動脈弁置換術では大動脈切開の位置や方向(横・縦・斜め)などを決める手がかりになる．また中枢側吻合を行うCABGでは，部分遮断鉗子の使用か他の中枢側吻合デバイスの使用かの選択上の決め手となる．

2 経食道心エコー検査

　麻酔導入後に TEE が行われるが，心臓外科的なポイントは弓部から下行の大動脈の性状[9]と心機能，さらに各弁の形態と機能である．僧帽弁逆流(MR)では，この時点で，形成か置換かというほぼ最終判断が下される．特に術前の経胸壁心エコー検査(transthoracic echocardiography：TTE)では判断しにくい交連部からの逆流などは TEE によって明確に診断される．TEE はカニュレーションに際しては各カニューラの先端位置確認(図6)に有用である．また TEE は心内手術の終了後，① 僧帽弁形成術(MVP)後の残存逆流の有無や程度，また SAM(収縮期僧帽弁の前尖の前方運動)の有無またリングの滑脱や逆流ジェットのリングへの干渉，② 僧帽弁置換後の人工弁(生体弁，機械弁)の弁の動きや弁周囲逆流の有無と程度(図7)，③ 大動脈弁置換術後の人工弁(生体弁，機械弁)の弁尖の動きや弁周囲逆流の有無と程度

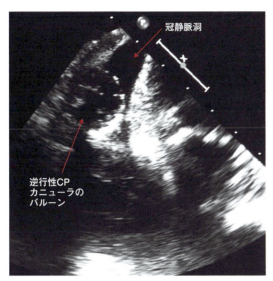

図6 TEEによる逆行性CPカニューラの観察
中部食道四腔断面像からプローブを少し後屈させ冠静脈洞を確認できる．

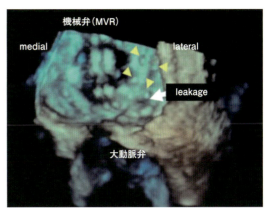

図7 MVR後の弁周囲逆流
弁置換後の弁周囲逆流は3DリアルタイムTEEで容易に部位診断できる（surgeon's view）．縫合糸（黄色矢印），逆流部位（白色矢印）．
（仲敷健一，木佐貫 彰，窪田佳代子，他：僧帽弁置換術後の逆流評価にリアルタイム3D経食道心エコー法が有用であった1症例．日心臓病会誌．2008：2：79～81より）

の評価，④遮断解除後の心内空気の残存の有無や右心不全の有無（右室が左室より拡大する）など種々にきわめて有用である．また最近ではTEEによる，大動脈弁形成術（AVP）や自己弁温存基部置換術（David V《5番》手術やYacoub手術＋大動脈弁輪縫縮術）後の残存逆流の有無と程度，成因の観察が再度心内修復を行うか否かのポイントになる．さらに穿刺法で行う上行大動脈送血や急性A型大動脈解離手術の上行真腔送血時のカニューラ先端の位置確認や弓部大動脈瘤手術で，オープンステントグラフトをdeployする際の位置決定や拡張具合の評価にもTEEは必須である．他方，心拍動下冠動脈バイパス術（OPCAB）では回旋枝領域の枝（OM，PL）や右冠動脈の末梢枝（4PD，4AV）へのグラフト吻合を行う際の，心臓の脱転によるMRや右室流出路のねじれの有無やその程度の診断にTEEが大きな役割を果たす．また，稀にOPCAB中の心臓の脱転に伴う右房圧の上昇によって卵円孔開存（PFO）を介した右-左シャントが生じて重症低酸素血症を認めることがある．このようにEAEやTEEは心臓・大血管外科の必須アイテムであり，心臓外科医は深く精通する必要がある．

Q&A

Q1 ARが強く大動脈基部からの心筋保護液の注入で心停止が得られないときに，大動脈切開をおくと血液が噴出します．よい方法はないでしょうか？

A1 10Vの電池を右室表面に当てると心室細動になります．ただし，素早く選択的心筋保護液の注入を行ってください．

Q2 Ice slushによる局所冷却が行われなくなった理由は何ですか？

A2 左横隔神経麻痺による左横隔膜挙上が起こるためです．10℃程度の生理食塩水であれば問題ありません．

文献

1) 阿部稔雄：心筋保護法の問題点とその対策．綜合臨牀．1994；43：2717-2718
2) Jynge P, Hearse DJ, Feuvray D, et al：The St Thomas' hospital cardioplegic solution: a characterization in two species. Scand J Thorac Cardiovasc Surg. 1981；30：1-28
3) Anyanwu E, Konermann C, Klinke F, et al：The influence of non-coronary collateral blood supply on the elective arrested heart during ischemia and reperfusion. Res Exp Med (Berl). 1983；182：111-126
4) Teoh KH, Christakis GT, Weiser RD, et al：Accelerated myocardial metabolic recovery with terminal

warm blood cardioplegia. J Thorac Cardiovasc Sur. 1986；91：885-895

5）Kirklin JK, Neves J, Naftel DC, et al：Controlled initial hyperkalemic reperfusion after cardiac transplantation：coronary vascular resistance and blood flow. Ann Thorac Surg. 1990；49：625-631

6）Konstadt SN, Reich DL, Quintana C, et al：The ascending aorta：how much does transesophageal echocardiography see? Anesth Analg. 1994；78：240-244

7）Glas KE, Swaminathan M, Reeves ST, et al：Guideline for the performance of a comprehensive intraoperative epiaortic ultrasonographic examination. J Am Soc. 2007；20：1227-1235

8）森 秀暁，望月吉彦，山田靖之，他：Mobile atheroma が術中発見され，術式変更を要した冠動脈バイパス手術の1例．冠疾患誌 2005；11：106-109

9）Katz ES, Tunick PA, Rusinek H, et al：Protruding aortic atheromas predict stroke in elderly patients undergoing cardiopulmonary bypass：experience with intraoperative transesophageal echocardiography. J Am Coll Cardiol. 1992；20：20-27

10）仲敷健一，木佐貫 彰，窪田佳代子，他：僧帽弁置換術後の逆流評価にリアルタイム3D経食道心エコー法が有用であった1症例．日心臓病会誌．2008；2：79-81

第1章 心臓・胸部大動脈外科の基本テクニック

3 各種開胸法，送血法と脳・脊髄保護法

中原嘉則

A 開胸法

　ここでは全胸骨正中切開法以外の開胸法を概説する．詳細は各章を参照されたい．

1 低侵襲心臓手術（minimally invasive cardiac surgery：MICS）の開胸法（図1）

　低侵襲冠動脈バイパス術における開胸法には，MIDCAB（minimally invasive direct coronary artery bypass）に用いられる左第4肋間前方開胸，MICS CABGに用いられる左第5肋間前方開胸（心尖部2cm頭側が原則）があるが，逆L字あるいはT字切開の部分胸骨正中切開を行うこともある．一方，弁膜症手術では，大動脈弁置換術（AVR）は右第3肋間前方開胸，僧帽弁置換術（MVR）/僧帽弁形成術（MVP）では右第4肋間前方開胸（乳房下切開）が行われる．いずれも術前CTでも評価して最適な肋間を決定するが，1肋間上下することがある．

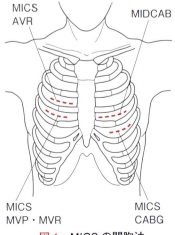

図1　MICSの開胸法

2 胸部大動脈，胸腹部大動脈手術の開胸法

　胸部大動脈へのアプローチは，正中切開と左開胸（前側方開胸あるいは後側方開胸，図2）がある．胸腹部大動脈へはStoneyの皮膚切開から，後側方開胸＋左後腹膜腔アプローチが一般的である．
　胸骨正中切開法では，上行から弓部大動脈（主に大動脈弁輪拡張症や瘤や解離），左鎖骨下動脈起始部より5cm末梢（気管分岐部レベル）の下行大動脈まで到達可能である．全弓部置換であっても，通常正中切開のみで到達可能である．また，オープンステントグラフトを用いることで，遠位弓部瘤に対してもアプローチが容易となる．しかし瘤がこのレベルを越える場合は，側方肋間開胸を追加する必要性が生じる．この場合には"ト型"にして創をつなげるか，別に側方開胸を加える．
　一方，瘤の主体が胸部下行大動脈である場合は，左開胸を行う．左後側方開胸は，遠位弓部以遠の下行大動脈に到達可能である．弓部の操作を要する際には第4肋間，中間の下行大動脈瘤には第5肋間，横隔膜近傍の遠位下行大動脈瘤には第6肋間を選択する．肋骨弓は切離し，必要であれば肋骨も切離する．また，胸腹部大動脈瘤では，第5肋間と第6肋間にわたる後側方開胸（第6肋骨を横切）を行い，Stoneyの皮膚切開につなげて後腹膜腔に入る．もしくは，広範囲の大動脈を露出するために，第4肋間の後側方開胸から始まり，第5・第6肋骨を横切して，前方では第6肋間開胸に至るrib-cross法[1]が報告されている．
　次に，前側方開胸では上行から下行大動脈の中央程度まで到達可能である．上行から弓部大動脈近傍の大動脈瘤に対しては第4肋間を選択し，弓部大動脈から遠位下行大動脈までを視野に入れるには第5肋間を選択する．上行大動脈から遠位下行大動脈までを広範囲に露出するには，胸骨の下方に部分縦切開を行う左前側方開胸・胸骨下部分切開法（antero-lateral thoracotomy with partial

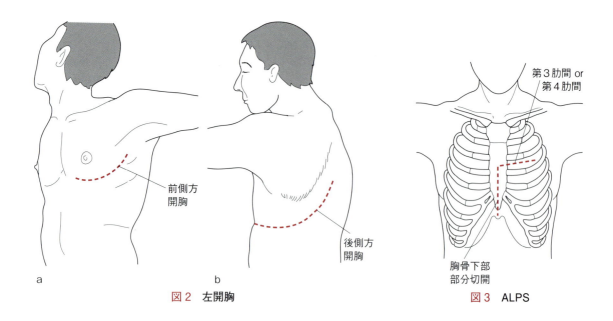

図2 左開胸　　　　　　　　　　　　　　　　図3 ALPS

sternotomy：ALPS)が報告されている(図3)[2]．
　前側方開胸において胸骨を横切して左右の肋間を開ける clamshell thoracotomy は，侵襲も大きく，近年ではあまり使用されていない．

3 再手術の開胸法

　通常，胸骨正中切開術後の再手術では，初回と同じく胸骨正中切開を行う．術前 CT 検査では，上行大動脈や右心室，内胸動脈グラフトの走行を確認し，胸骨裏面との距離から癒着の有無を推測する．

B 送血法

　正中切開における標準的な送血部位は上行大動脈であるが，状況に応じてその他の送血部位が選択される．大腿動脈，腋窩動脈，経心尖部上行大動脈，また，経心房左室からの送血も報告されている．

1 上行大動脈送血

　大動脈の性状の評価が重要で，術前 CT や epi-aortic echo により，粥腫や石灰化がないことを確認する．

通常法

　プレジェット付の丸針で2重の巾着縫合をおき，その中央をメスで刺し，送血管を挿入する．

Puncture 法

　同様に巾着縫合をおき，その中央を留置針で穿刺しガイドワイヤーを挿入する．経食道心エコー(TEE)で，ガイドワイヤーが下行大動脈内(解離では真腔内)にあることを確認後，送血管を挿入する．胸骨部分切開などで視野が制限されるときにも有効である．解離の手術の際には，術前 CT で解離の及んでいない上行大動脈面を同定しておき，TEE もしくは epiaortic echo のガイド下に，真腔に刺入する．肺動脈側の大動脈には解離が及ぶことが少なく，同部からのアプローチが多い．比較的簡便に順行性の送血が可能となる．

直接真腔法

　急性大動脈解離例で用いられる．あらかじめ上行大動脈の周りに布テープなどを通しておく．通常通り右房より留置した脱血管で十分に脱血し，自己の心拍出を可能な限り抑制し，ヘッドダウンとして上行大動脈を切開する．直視下に送血管を真腔に挿入し，確保した布テープをターニケットで締めた後，ゆっくりと送血を開始する．簡便であり，刺入部の再建も不要で，順行性送血が可能な点で有用であるが，血栓閉塞型などにおける塞

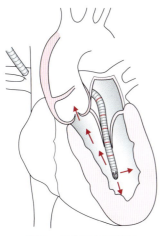

図4 経心房左室送血

栓症のリスクについては不明である．

2 大腿動脈(FA)送血

縦長の巾着縫合をかけることで術後の狭窄を防ぎ，puncture法で簡便に送血管を留置できる．目的とする流量に応じて18〜22 Frを選択している．MICSでは第一選択である．問題点としては，下腿末梢側の虚血，逆行性灌流による塞栓症（脳梗塞含む）や解離症例での偽腔灌流がある．虚血予防として，5 Frシースを末梢側に向けて留置し，送血管の側枝から送血したり，人工血管を吻合し両方向性に送血することも有効である．FAが細い症例や若年者では虚血を招きやすいため，これらを考慮する．また，shaggy aortaやCTでsoft plaqueを認める症例では，吹上げによる塞栓症が懸念される．また，解離症例においては，偽腔灌流となり新たなmalperfusionを招くことがあるため，送血前後での血流評価が肝要である．

3 腋窩動脈(AxA)送血

鎖骨下でAxAを露出し，多くは8 mm人工血管を吻合して送血するが，punctureでの送血も可能である．順行性の送血が可能であり，ほぼ生理的な灌流となる．大動脈の性状が不良な症例でも，AxAは侵されにくいため頻用される．大動脈解離においても解離は及びにくく，そのまま選択的脳灌流にも使用できるため，利便性がよい．最近のメタアナリシスでは，大動脈解離における腋窩送血は大腿動脈送血と比較し，早期死亡と脳障害を有意に減少させることが報告されている（オッズ比：早期死亡0.25，脳障害0.46）[3]．しかし，同部が解離している症例については議論の余地があり，多くの外科医は使用を避けるべきであると考えている．

4 経心尖部上行大動脈送血

心尖部(apex)を切開し，送血管を左室から大動脈弁を経て上行大動脈（解離例では真腔）に留置する．左室の刺入部の出血や損傷のリスクは考慮すべきであるが，順行性送血が可能であり，簡便である．

5 経心房左室送血(transatrial left-ventricle cannulation：TALV)

右上肺静脈から左房，僧帽弁を経て左室に送血管を留置する（図4）．左室ベントの要領で留置可能である．簡便で，順行性送血が可能であり，病変をもつ大動脈に触れる必要がない．欠点としては，僧帽弁逆流が増悪し，肺動脈圧上昇をきたすことがある点である．収縮期肺動脈圧が40〜50 mmHgを超える際には中止し，送血路の変更を行う．

C 脳・脊髄保護

心臓，大血管手術においては循環停止や大動脈遮断の際，各臓器の血流が途絶されうる．血流が途絶した臓器を保護するために，低体温や人工心肺回路血もしくは保護液の灌流が必要である．虚血許容時間は各臓器ごと，温度ごとに異なり，脳，脊髄，腎臓の順に短くなり，低体温であるほど長くなる．温度管理を行い，各臓器の許容時間を考慮しつつ，手術を行わなければならない．ここでは，脳と脊髄保護について述べる．

1 脳保護

脳保護法は大きく3つに分けられる．①超低体温循環停止(deep hypothermic circulatory arrest：DHCA)，②順行性脳灌流(antegrade cerebral perfusion：ACP)，③逆行性脳灌流(retrograde cerebral perfusion：RCP)である．それぞれの利点と欠点は表1の通りである．脳保護に

表1 各種脳保護法の利点と欠点

脳保護法	利点	欠点
DHCA	シンプルな術野 無血野	時間制約 人工心肺時間の延長
ACP	長時間可能 人工心肺時間の短縮 TND 発生が RCP より少ない	頸部分枝の操作による塞栓症 最適な灌流法については不明
RCP	塞栓物質の排除	脳灌流は限定的

表2 脳の虚血許容時間推定値

温度	脳の代謝率(%)	許容時間(分)
37℃	100	5
30℃	56(52〜60)	9(8〜10)
25℃	37(33〜42)	14(12〜15)
20℃	24(21〜29)	21(17〜24)
15℃	16(13〜20)	31(25〜38)
10℃	11(8〜14)	45(36〜62)

※( )内は 95%信頼区間

おける gold standard は定まっていないが，利点と欠点をよく理解し，すべての手技に精通しておく必要がある．

また，心臓・胸部大血管手術に伴う脳障害は，梗塞や出血などが画像上証明されており，神経学的所見を伴う恒久的脳障害（permanent neurological dysfunction：PND）と，術後の錯乱，興奮，せん妄，意識レベル低下の遷延，パーキンソニズムなどといった一過性脳障害（temporary neurological dysfunction：TND）に分けて評価される．

DHCA

DHCA は，超低体温のみで臓器保護を行う手法である．古くから用いられており，多くの臨床データに支持される．咽頭温などを用いて，15〜20℃での循環停止を行う．脳虚血の安全許容時間については，一般的には15℃30分，20℃20分（表2）とされる[4]が，18〜20℃で40〜50分まで安全（死亡率，PND，TND を含めて）との報告もある[5]．また，PND や TND といった脳障害のみならず，術後の高次脳機能に関しても検討されている．DHCA の有無で術後認知機能の変化はないとする報告[6]と，循環停止が25分を超えると記憶力と精緻な手指運動に障害がみられるとする報告[7]や，循環停止が20分を超えると術後の QOL の低下につながるとする報告[8]もあり，20〜25分を超える循環停止の安全性については定まった見解には至っていない．

ACP

ACP は頸部分枝より順行性に酸素化血液を送血する脳保護法である．順行性であり生理的な脳灌流法である．中等度低体温（25〜28℃）での良好な成績が多く報告[9,10]され，25℃までの低体温で使用可能である．ACP の送血条件に関しては，灌流量（合計）10〜15 mL/kg/分，灌流圧 40〜60 mmHg が一般的である．過剰な灌流は脳浮腫を招くとされ注意が必要である．理想的な脳保護法に思われるが，頸部分枝には何本送るべきか，最適な灌流量は，鎖骨下動脈は遮断すべきかなど不明な点も残している．安全許容時間については，90分以上でも死亡率や PND，TND に影響はないと報告されており[11]，時間制約にとらわれず分枝再建が可能である．欠点としては，頸部分枝に動脈硬化性病変を有する場合，カニューラの挿入などの手術操作により，塞栓症を招くリスクがあり，注意が必要である．

RCP

RCP は上大静脈（SVC）から逆行性に直接酸素化血液を送血する脳保護法である．DHCA の補助的に使用され，循環停止時間を延長することが可能となる．CVP を 15〜20 mmHg に維持することを目標とし，流量では 200〜700 mL/分程度となる．酸素供給については懐疑的な報告もあるが，逆行性に空気や塞栓子を排除することができる点で有用である．また，SVC の圧の上昇により脳圧が亢進するため，過剰な RCP は脳浮腫を招く危険がある．DHCA 下における臨床上の安全許容時間は60分とされているが，脳浮腫のリスクなどを考慮してできるかぎり短時間にとどめるべきである．

DHCA 単独と RCP 併用の比較では，死亡率と stroke を有意に低下させた報告[12,13]がある．また，RCP と ACP の比較では，最近のメタアナリシスにおいて，早期死亡，PND は同等であるが，RCP において TND が高率であるとする報告[14]と，これらの項目はすべて同等であったとする報告[15]がある．また，JACVSD より待機的な全弓部置換に

表3 脊髄の虚血許容時間推定値

温度	許容時間（分）
37℃	20
32℃	50
28℃	75
20℃	120

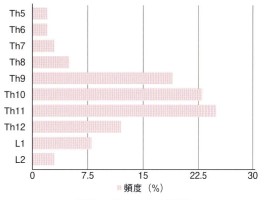

図5 AKAの存在頻度

おけるACPとRCPについて，傾向スコアを用いたマッチングによる大規模な比較が報告されているが，TND，PND，死亡率，すべて同等であったとされている[16]．

2 脊髄保護

脊髄の虚血により対麻痺が発生するため，脊髄保護が必要である．基本は低体温と灌流維持よりなる．脊髄の安全許容時間は，低体温循環停止下で，20℃ 120分，25℃ 90分，28℃ 60〜75分が目安とされている（表3）[17]．脊髄は1本の前脊髄動脈と2本の後脊髄動脈から血流を受け，運動領域である脊髄全面の2/3は前脊髄動脈が灌流している．特に胸髄以下の前脊髄動脈は，ごく一部のAdamkiewicz動脈（AKA：肋間動脈もしくは腰動脈の枝）からの血流に大きく依存している．また，前脊髄動脈は複数の側副路からの血流も受けているというネットワーク説も提唱され，鎖骨下動脈や内腸骨動脈からも血液供給を受けているとされる．以上を踏まえ，脊髄虚血回避のために，以下の点に注意する．

AKAの保護

AKAは前述のように脊髄の血流を担うため，その再建は脊髄保護にとって重要である．また，AKAはTh8〜L1に91％が存在する[18]（図5）．術前に造影CTでAKAを同定できる限りその再建を行う．分節遮断を行いMEP（後述）の減弱や消失を認めれば再建するといった方法もある．また，肋間動脈の開口部から血液が逆流することで，脊髄灌流からのstealが起こるとの懸念から，アトムチューブなどを入れてstealを防いだり，選択的灌流を行う報告もある．

椎骨動脈血流の確保

循環停止中に，左鎖骨下動脈から送血することで，椎骨動脈を介して，脊髄血流をできる限り維持する．

下半身分離循環

全弓部置換（TAR）を行う際に，末梢側吻合部以遠でバルーンを膨らませ，500〜1,000 mL/分程度に緩徐に下半身の灌流を再開する方法もある．下半身分離循環により脊髄虚血時間を短くすることができる．

運動誘発電位（motor evoked potential：MEP）のモニタリング

大脳運動野を電気刺激し，四肢の骨格筋で記録する方法で，術中の脊髄機能を評価することができる．脊髄虚血を早期に発見することができる．

脳脊髄液（cerebrospinal fluid：CSF）ドレナージ

CSFドレナージは，脊髄灌流圧を維持する目的で行われる．脊髄灌流圧は，脊髄灌流圧＝平均動脈圧－静脈圧－脊髄組織内圧（CSF圧）で規定される．大動脈遮断により，遮断末梢側の動脈圧は低下し，後負荷増大のため中心静脈圧は上昇し，静脈がうっ滞し，CSF圧も10〜25 mmH$_2$O程度まで上昇する．これらによって脊髄灌流圧が低下するため，脊髄の血流低下が起こる．脊髄灌流圧を維持するには，平均動脈圧を上げるか，CSF圧を下げる必要がある．この目的でCSFドレナージが行われる．遅発性の対麻痺予防も含めて，術中から術後3病日まで行うことが多く，CSF圧を10 mmH$_2$Oにコントロールする．

オープンステントの挿入位置

オープンステントの深すぎる挿入は脊髄虚血を招くことが明らかとなっている。様々な報告があるものの，Th7 までに留置すれば安全と思われる。これを越えて挿入すると脊髄虚血のリスクが増加する。

● 参考文献

1) Tsukube T, Yoshimura M, Matsuda H, et al：Rib-cross thoracotomy for replacement of the thoracoabdominal or total descending aorta. J Vasc Surg. 2003；37：219-221

2) Uchida N, Katayama A, Tamura K, et al：New Approach for Extended Thoracic Aortic Repair：Anterolateral Thoracotomy with Partial Sternotomy. Ann Thorac Cardiovasc Surg. 2012；18：395-399

3) Ren Z, Wang Z, Hu R, et al：Which cannulation（axillary cannulation or femoral cannulation）is better for acute type A aortic dissection repair? A meta-analysis of nine clinical studies. Eur J Cardiothorac Surg. 2015；47：408-415

4) McCullough JN, Zhang N, Reich DL, et al：Cerebral metabolic suppression during hypothermic circulatory arrest in humans. Ann Thorac Surg. 1999；67：1895-1899

5) Ziganshin BA, Rajbanshi BG, Tranquilli M, et al：Straight deep hypothermic circulatory arrest for cerebral protection during aortic arch surgery：safe and effective. J Thorac Cardiovasc Surg. 2014；148：888-900

6) Percy A, Widman S, Rizzo JA, et al：Deep hypothermic circulatory arrest in patients with high cognitive needs：full preservation of cognitive abilities. Ann Thorac Surg. 2009；87：117-123

7) Reich DL, Uysal S, Sliwinski M, et al：Neuro-psychologic outcome after deep hypothermic circulatory arrest in adults. J Thorac Cardiovasc Surg. 1999；117：156-163

8) Immer FF, Lippeck C, Barmettler H, et al：Improvement of quality of life after surgery on the thoracic aorta：effect of antegrade cerebral perfusion and short duration of deep hypothermic circulatory arrest. Circulation. 2004；110：II250-255

9) Pacini D, Leone A, Di Marco L, et al：Antegrade selective cerebral perfusion in thoracic aorta surgery：safety of moderate hypothermia. Eur J Cardiothorac Surg. 2007；31：618-622

10) Preventza O, Coselli JS, Garcia A, et al：Moderate hypothermia at warmer temperatures is safe in elective proximal and total arch surgery：Results in 665 patients. J Thorac Cardiovasc Surg. 2017；153：1011-1018

11) Di Eusanio M, Schepens MA, Morshuis WJ, et al：Antegrade selective cerebral perfusion during operations on the thoracic aorta：factors influencing survival and neurologic outcome in 413 patients. J Thorac Cardiovasc Surg. 2002；124：1080-1086

12) Coselli JS, LeMaire SA：Experience with retrograde cerebral perfusion during proximal aortic surgery in 290 patients. J Card Surg. 1997；12：322-325

13) Estrera AL, Miller III CC, Lee TY, et al：Ascending and Transverse Aortic Arch Repair：The Impact of Retrograde Cerebral Perfusion. Circulation. 2008；188：S160-166

14) Guo S, Sun Y, Ji B, et al：Similar cerebral protective effectiveness of antegrade and retrograde cerebral perfusion during deep hypothermic circulatory arrest in aortic surgery：a meta-analysis of 7023 patients. Artif Organs. 2015；39：300-308

15) Hu Z, Wang Z, Ren Z, et al：Similar cerebral protective effectiveness of antegrade and retrograde cerebral perfusion combined with deep hypothermia circulatory arrest in aortic arch surgery：A meta-analysis and systematic review of 5060 patients. J Thorac Cardiovasc Surg. 2014；148：544-560

16) Okita Y, Miyata H, Motomura N, et al：A study of brain protection during total arch replacement comparing antegrade cerebral perfusion versus hypothermic circulatory arrest, with or without retrograde cerebral perfusion：Analysis based on the Japan Adult Cardiovascular Surgery Database. J Thorac Cardiovasc Surg. 2015；149：S65-73

17) Griepp RB, Di Luozzo G：Hypothermia for aortic surgery. J Thorac Cardiovasc Surg. 2013；145：S56-58

18) Koshino T, Murakami G, Morishita K, et al：Does the Adamkiewicz artery originate from the larger segmental arteries? J Thorac Cardiovasc Surg. 1999；117：898-905

第1章　心臓・胸部大動脈外科の基本テクニック

4 運針法，結紮法，剥離法

小坂眞一

A　ヘガール持針器による運針法

1　運針法の基本パターン

　運針法を論ずるにあたって，術者は患者の右側に立ち，右手で運針を行うことを前提とした．ヘガール持針器の把持法には，持針器のリング部に親指と薬指を入れるフィンガーグリップ（finger grip：FG）法と手掌全体で把持をするパームグリップ（palm grip：PG）法があるが[1]，ここではFGを前提に論を進める．通常，針を持針器で時計方向に回す運針を順手とよび，反時計方向に回す運針を逆手とよぶ．順手では前腕が回外し，逆手は回内する．人は順手を得意とするが，その理由は，順手（回外）では逆手（回内）と異なり前腕と手首以外に肘と上腕二頭筋が使われるからである．運針の4つの基本パターンを図1に示す．

2　針の装着形と運針法

　外科医は運針に際して，随時対象物を見て，針の装着形を変えている．なぜなら針の装着形が運針パターンを決定するからである．針装着における1つ目のポイントは針と手の位置関係である．通常，針は手と反対側の持針器の下側に直角に装着される．筆者はこの下側の装着形を古語英語で底を表すgroundとよぶ．一方，針は手と同じ側，すなわち持針器の上側にも装着することができるが，これを天蓋を意味するzenithとよぶ．針装着のもう1つのポイントは，針先の向きである．仮に針の位置が持針器の下側で，針先が術者の左を向く装着形をground 1，針が下側で針先が右を向く装着形をground 2，針が持針器の上側で左を向く装着形をzenith 1，右を向く装着形をzenith 2とよぶと図2のように，ヘガール持針器への針の装着形は4通りに大別できる．

3　基本的運針法とコード化

　ここで針の装着形と運針法の関係を明らかにする．ground 1では，運針は右から左への順手となり，ground 2では，運針は左から右への逆手となる．筆者は前者の運針法をG1，後者をG2とコードでよぶ．ここで改めて図1を見るとaはG1で，bはG2である．一方，zenith 1の装着形で持針器を立てると，創を右から左に縫うことができる．この運針法をZ1とよぶ．一方，zenith 2では創を左から右に縫うことができる．この運針法をZ2とよぶ．再び図1を見るとcはZ1でdはZ2であることがわかる．以上のように運針の基本型はG1，G2，Z1，Z2の4つのコードで表すことができる．G1のvariationとして図3に示すG3とG4の運針法がある．両者とも針の装着形はground 1で，針の回転軸は時計回りでいわゆる順手の運針である．G3は術者が右側に腰を回して半身となり，右肩を大きく回し肘を上げる運針で主に深部の左から右への縫合に使われる．また浅い創であっても術者が逆手を嫌う場合に選択される．G4は深部にある対象を左側に腰を回して半身となり右腋を閉めて肘を体幹につけて行う運針である．以上G1〜4，Z1，2の6型を基本的運針法とした（表1）．

4　運針法の使い分け

　術者側の面の運針に際してG1，2からZ1，2への移行について論ずる．これは針の装着位置の持針器の下側から上側への切りかえを意味する．実際には運針対象物の位置，深度，角度および開創器バーとの位置関係によって決まり，針の大きさや装着角度を一定とすれば，移行時の持針器の長軸の角度は，対象体の中心と開創器のバーを結ぶ線上にあることがわかる（図4）．多くの外科医はこの変更点を体得しており，目標に合わせて随時把持形をかえて運針のGからZへの変換を行っている．一方，術者と反対側（far side）の面は，浅部

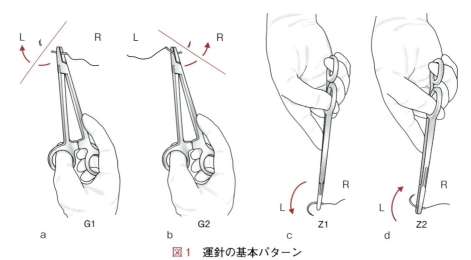

図1　運針の基本パターン
a, dは順手, b, cは逆手である. c, dは主に深部の縫合に用いられる.

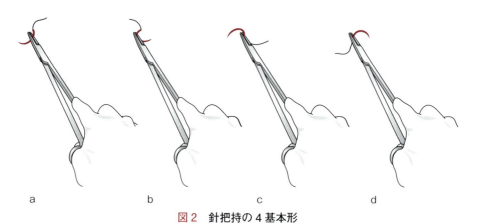

図2　針把持の4基本形
a：ground 1　b：ground 2　c：zenith 1　d：zenith 2

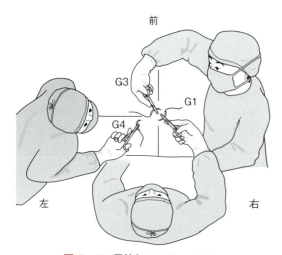

図3　G1運針と2つのvariation

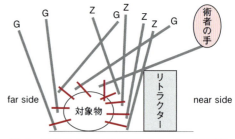

図4　運針法の使い分け（GからZへの変換）
G1G2は針が持針器の下に
Z1Z2は針が上に装着される.

表1 基本的運針法

運針法	針の装着形	適応	運針の軸	運針の方向	通称
G1	ground 1	標準	時計回り	右→左	順手
G2	ground 2	標準	反時計回り	左→右	逆手
G3*	ground 1	深部/浅部で逆手回避	時計回り	左→右	順手**
G4*	ground 1	深部で逆手回避	時計回り	左→右	順手
Z1	zenith 1	深部/浅部	右→左	右→左	バック
Z2	zenith 2	深部	左→右	左→右	バック

*G3, G4 は, G1 の variation
**overhanging forehand

表2 特殊な運針法

運針法	針の装着形	適応	運針の軸	運針の方向	通称
Z3	zenith 1＋PG	深部広範囲	反時計回り	右→左→右	Z1PG
S1/S2	spear 1*/spear 2**	水平〜縦運針	なし	左右→上下	槍掛け
H1/H2	hook 1+/hook 2++	鋭角運針	なし	手前	鎌掛け/フック

PG：パームグリップ　*：ground 1/2＋90°　**：zenith 1/2＋90°　+：ground 1/2−90°　++：zenith 1/2−90°

から深部まで G1, 2 での運針が可能である．

5 針の装着角度補正

持針器に対する針の把持角度は直角が基本であるが，実際は広角から狭角まで自由に変え得る．外科医は針先が対象物に直角に刺入するように把持角度と針の軸を調節している．これを針の装着角度の補正(angling)という[3]．各運針法の正確な表示には，前述の運針コードの後に針装着の補正角度を追加する必要がある．例えばG1で，針の把持角度が直角プラス30度であれば運針記号のG1に＋30°を付け加えてG1＋30°，直角＋60°であればG1＋60°，また装着角度が鋭角の場合はG1−30°あるいはG2−60°と表記する．なお，実際は針の補正角度の表示には，補正角度ではなく＋30°前後は＋a，＋60°前後は＋b，−30°前後は−a，−60°前後を−bとするがより実践的である(図5)．

6 特殊運針法(表2)

G1とG2で針の補正角度をより広角にしていくと，両者は同じ針の把持形になり，針先が前を向いた槍型(spear)となる．これをS1とよぶ．near sideからfar sideに向かって，水平角度から垂直まで貫く運針が可能となる．同様に，Z1とZ2も針を広角にしていくと同じ針の把持形になり，針先が下を向く槍型になる．この運針をS2とする．一方G1とG2も把持角度を狭角にしていくと同じ

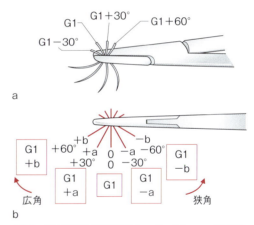

図5　針の装着角度補正(angling)とコード表示

針把持法になり，いわゆる"釣り針(hook)"か"鎌"のような形となる．これは術者に向かって針を下向きに引く特殊な運針に適している[4]．これをH1とする．またZ1, 2においても針をより狭角にしていくと針が上を向いた"逆鎌"のような形になる．これをH2とする．これらは使用頻度は少ないものの，運針のvariationとして有用である(図6)．

B　PGによる運針法

ヘガール持針器の把持法はFGが基本である

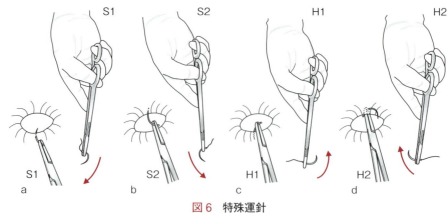

図6　特殊運針
a, b：槍型(S1/S2)
c, d：フック型(H1/H2)

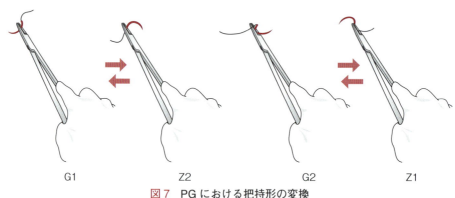

図7　PGにおける把持形の変換
手の中で持針器を自在に回転できるのがPGの利点である．これにより針の位置を持針器の上にも下にもセットでき，さらに手の中で持針器を回して運針を行うことができる．

が，リングに指を入れないPGも広く行われている．PGでは持針器を手の中で自由に回転させることができる．G1は180度回転させるとZ2になり，同様にG2はZ1になる(図7)．S1とS2またH1とH2に関しても同様に容易に変換できる．またPGは運針の自由度が高いので，慣れてくると基本運針でも特殊運針でもFGよりも自在に運針を行い得る．特にZ1運針をPGで行う際に，初めに親指をリングの手前に当てて持針器を反時計回り運針させながら途中で親指を戻すと，針をほぼ360度回転させることができる．これを特殊運針法としてZ3とした(図8, 表2)．特に針を広角に装着したZ3+aやZ3+bは左房や大動脈の後壁縫合または僧帽弁リングの縫着[4]，OPCABのdeep pericardial suture(Lima suture)にきわめて有用である(図8b, 9)．一方でPG法は持針器のスムースな開閉にやや難があり，刺通後の針先の把持が難しい．初学者はまずFGを行い，十分なトレーニングの後にPGに進むべきである(表3)．

C　カストロビエホ型マイクロ持針器による運針法

　カストロビエホ型マイクロ持針器はヘガール持針器と違って，主に指先を使って操作するので，指先の動きが直接持針器の先に伝わり，より繊細な運針が可能である．7-0, 8-0の針糸を使う際に好んで使用される．針を固定できるラチェットのあるものとないものがある．ラチェットの有無は，運針の基本においては大差はないが，使い勝手が異なるので，術者は常にどちらかに固定して使用するべきである．表4に両者の違いを示す．

4 運針法，結紮法，剝離法　　23

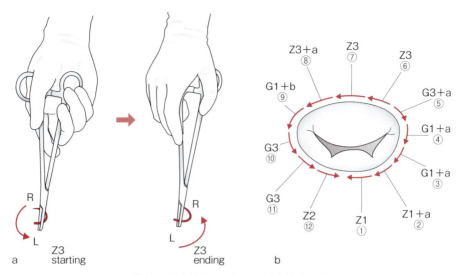

図8　特殊運針Z3とコード表示の1例
a：Z3はZ1運針をパームグリップ(PG)で親指を移動させて行う．
b：僧帽弁リング装着のための運針のコード表示．

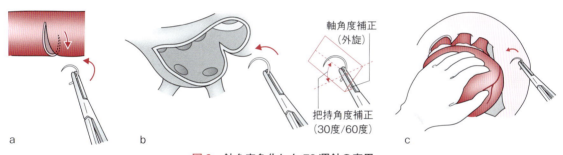

図9　針を広角化したZ3運針の応用
a：大動脈後壁の縫合　b：左房後壁の縫合　c：Lima suture

表3　FGとPGの比較

	修得難度	長所	短所	適応
FG	比較的容易	確実で緻密な運針が可能	運針の自由度が低い	針先を利かせる細かい運針
PG	訓練が必要	早くて自由度が高い運針が可能	細かい指の操作が不可能	動きの大きな連続した運針

D 結紮法

　結紮法の基本は外科成書に委ねるが，心臓血管外科における結紮法の注意点をまとめておく．
　糸には材質は別として単糸，撚糸，編糸がある．現在多く用いられているのは，単糸と編糸であるが，Proleneなどの単糸は結紮後も緩みやすいの

表4　カストロビエホ型マイクロ持針器の比較
（ラチェットの有無）

	使用難度	長所	欠点
ラチェットあり	比較的容易	針の把持に気を使わず，確実な運針が可能．針糸の把持にも使える	針先に力が入らない．針の補正角度を付けにくい
ラチェットなし	やや難しく，訓練が必要	針先に力を集中できる．針の補正角度を付けやすい	常に力を入れないと針が落ちる

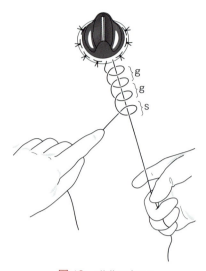

図 10　sliding knot
g：granny．縦結び．
s：square．横結び．

で，男（横）結び〔square（米）/reef（英）knot〕であっても最低 5〜6 回はしっかり結紮することが基本である．また鑷子で掴むと表面に傷がついて，結紮後しばらく経ってから切れる（suture fracture）ことがあるので，太さにかかわらず術中は愛護的に扱うことが大切である．一方，編糸は外科結び（surgeon's knot）か男結びを行えば通常緩むことはない．しかし，実際には糸の滑りをよくする目的で，表面にシリコンコーティングがされているので，結紮時は最後までしっかりと結ばないと緩むことがある．したがって最低 4〜5 回は結紮する．なお，結紮時に強いテンションがかかって糸が締まりにくいと判断をしたときは，外科結びにこだわるよりも糸の滑りを利用して 2〜3 回女（縦）結び（granny knot）を行っておいて，その後に男結びを行う方法（sliding knot）が締まりがよい（図10）．この好例はマットレス縫合による人工弁の装着時の結紮である．なお人工弁の縫着の際，緩んだ結紮糸は結び目を針先で突っつくと容易に解除ができ，再結紮ができることは覚えておくとよい．

E　剝離法

　剝離法はハーモニックスカルペルの出現で大きく変わった感があったが，実際には電気メスと剪刀が基本であり，これらを上手く使うことが上達の王道である．電気メスによる剝離の基本は鑷子によるカウンタートラクションである．また剝離の際に抵抗を感じたときは，瞬時に電気メスの先での切開を止め，凝固に切り変える動的感覚が大切である．メスや鋏での剝離は外科成書に委ねる．

Q&A

Q1 通常，運針は順手のフォア（forward）と逆手のバック（back）で表すことができると思いますが，G1，2/Z1，2 分類のメリットは何でしょうか？

A1 バックという表現では針を持針器の下に装着して左から右に縫う運針と，針を上につけて右から左に縫う運針の 2 つが混在しています．また針を上につけて右から左に縫う運針には名称がありません．G1，2/Z1，2 分類ではこれらをすべて区別できます．

● 文献

1) Seki S：Suturing techniques of surgeons utilizing two different needle holder grips. Am J Surg. 1988；155：250-252
2) 関 洲二：手術手技の基本とその勘どころ．pp1〜387，金原出版，1985
3) Giddings FD. Suturing methods. In：Surgical Knots and Suturing Technique（4th ed）. Giddings Studio Publishing, 2013；pp 28-31
4) Carpentier A, Adams D, Filsoufi F：Techniques in type 1 dysfunction. In：Carpentier's Reconstructive Valve Surgery. Saunders, 2010；pp 68-74
5) 羽生道弥：先天性・冠動脈—sequential bypass．第 69 回日本胸部外科学会定期学術総会　Postgraduate Course，2016 年（岡山）

第1章　心臓・胸部大動脈外科の基本テクニック

5 心臓大血管手術の術前リスク評価

本田二郎

　近年，術前リスクの評価法として，手術死亡率や合併症発症率を数値化するスコアリングが多用されている．いずれも大規模なデータベースをもとに，予後(死亡率，合併症発生率)＝アウトカムを従属変数とし，様々な術前要因を独立変数として解析されたリスクモデルである．EBM の観点からも医療倫理の観点からも，統計的根拠をもつ数値(＝スコア)を術前に知っておくことは手術を行う外科医の義務でもある．ただ算出されたリスク値をどう扱うかは個々の施設や外科医の判断に委ねられる．

　本項では主要なリスクモデルの成り立ちを解説するが，研究者らの最終目的はコミュニティ全体の手術成績向上であり，スコアリングは術前における 1 つのツールである．その数値より常によい結果を目指せば理論的には徐々に成績は向上するはずである．本書におけるこの項目の存在価値はその点にある．EuroSCORE の創設者である Nashef らはこう述べている．"Like a scalpel or a needle holder, a risk model is an instrument in the cardiac surgeon's toolkit." [1]

　なお，予測値(＝スコア)の精度を検証するには受信者動作特性(receiver operating characteristic：ROC)曲線から算出される面積＝AUC(area under the curve)が一般的に用いられる．統計の解説は割愛するが，AUC が 1 に近いほど予測精度が高く，目安として 0.75 以上であれば精度は良好とされる．

A STS score

1 成り立ち

　1986 年，米国胸部外科学会(The Society of Thoracic Surgeons：STS)は Ad Hoc Committee として冠動脈バイパス術(CABG)におけるリスク

ファクター検討委員会とデータベース作成委員会を立ち上げた．そのきっかけとなったのは，同年の早い時期に米国の公的医療保険機関である HCFA〔Health Care Financing Administration, 現在の CMS(Centers for Medicare & Medicaid Services)〕が開心術の手術死亡率のデータを公表したことによる．HCFA のもっぱらの関心は「コスト」であり，自らの支出がどのような結果につながったかを知るために，死亡率とそれに関係するリスクファクターを分析した．そのデータ解析は多くの施設で参考にされたが，一方で批判も相次いだ．HCFA のデータソースが facesheet とよばれるたった 1 枚の患者データサマリーをもとにしていたため，疾患の重症度が考慮されていなかったことが主な理由であった．それを受けて STS は CABG の成績向上には HCFA 同様のデータ収集と解析が重要であると認識し，プロフェッショナル集団として信用あるデータベースの作成とリスク解析モデルの構築を開始した．こうして 1989 年にできあがったデータベースが STS ACSD(National Adult Cardiac Surgery Database)である．このデータベースからリスクモデルが解析され STS score(SS)が誕生したわけである[2]．その後 SS は 3 年ごとにアップデートされ，毎年実際の死亡率と予測死亡率の照らし合わせ作業から score の「補正」がなされている[3]．現在 Web 上で計算可能な「Online STS Adult Cardiac Surgery Risk Calculator」(http://riskcalc.sts.org/stswebriskcalc/#/)が一般公開されており，これは 2014 年に改定された version 2.81 である．

2 対象となる術式とアウトカム

　SS の特徴の 1 つが，単独 CABG，単独弁膜症手術，弁膜症＋CABG の 3 つの術式で分類している点にある．弁膜症の分類から 2 弁以上の複合手術，メイズ手術，三尖弁手術，大動脈弁形成術，肺動

脈弁手術が除外されているが，理由は母数が少ないからであり，統計的信頼性を担保するためである[2~4]．また胸部大動脈手術も含まれていない．入力する項目はすべての術式で同様に 34 項目あり，そのうちのいくつかは細分化されている．さらに大きな特徴はエンドポイント（＝アウトカム）を 9 項目設けていることである．以下にその項目を示す（2017 年 3 月時点）．

1. Operative mortality：病院死亡または術後 30 日以内の死亡
2. Permanent stroke：血液供給の障害により発症した中枢神経障害で 24 時間以内に解決できなかったもの
3. Renal failure：急性腎不全，または腎機能の悪化で以下の 2 項目のいずれか，または両方を満たすもの
   ① クレアチニン 4.0 mg/dL 以上に上昇したもので，少なくとも術直前より 0.5 mg/dL 以上の上昇，あるいは 3 倍に上昇したもの
   ② 術後新たに透析を要したもの
4. Prolonged ventilation＞24 hours：手術室を出てから 24 時間を超えて人工呼吸を要したもの．再挿管したならその期間も含む
5. Deep sternal wound infection：術後 30 日以内，あるいは入院中に診断された深部胸骨感染または縦隔洞炎
6. Reoperation for any reason：術後出血，心タンポナーデ，弁機能不全，グラフト閉塞，その他心原性，非心原性含む再手術を要したもの
7. Major morbidity または operative mortality：上記 6 項目いずれかに該当するもの
8. Short stay：5 日以内に生存して退院したもの
9. Long stay：14 日以内に退院できなかったもの

以上であるが，スコア計算ではそれら 9 つのエンドポイントごとに発症予測率が算出される．

3 今後の展望

2011 年に更新されたデータベースの version 2.73 では 16 個の入力項目が追加され，Shih らはそのうちの 6 項目（肝機能障害，MELD score*，5 m 歩行テスト，在宅酸素療法，気管支拡張剤使用，1 秒率低下）が手術死亡率の独立危険因子になると報告した[5]．それらの項目は現時点でスコア計算に反映されていないが，今後データの蓄積で改定される可能性もある．このように SS は逐次更新される膨大なデータから成り立っており，限られた術式ではあるが参考にできない理由はない．

B EuroSCORE

1 成り立ち

SS は北米の巨大データベースから解析されたリスクモデルであるが，それに対抗するようにヨーロッパを中心としたデータベースから解析されたのが EuroSCORE（ES）である．

ES は 1998 年，ブリュッセルで開催された EACTS（European Association for Cardio-thoracic Surgery）総会で Nashef，Roques らによって発表され，翌 1999 年に publish された[6]．ES はそののち 2 回の大きな改変が加えられ，初回に発表されたものは additive EuroSCORE（AES），2003 年に改変されたものが logistic EuroSCORE（LES）[8]，2011 年に発表され 2012 年に publish された最新版が EuroSCORE II（ES II）とよばれている．ES の特徴の 1 つは，STS ACSD と異なり，データ収集が任意で行われているという点にある[1,6-7]．完全に自発的な参加を呼びかけて収集したデータベースがもとになっているのである．AES と LES はスコア算出方法が異なるだけで同じデータベースであり，ヨーロッパの 8 か国 132 施設から収集した 19,030 例の解析である[6-7]．ES II は全世界から 22,381 症例を収集し解析を行っている[1]．いずれも任意のデータ収集である．つまり STS ACSD や Japan Adult Cardiovascular Database（JACVSD）がデータベースの構築を第一の目的としたプロジェクトであったのに対して，ES というのはリスクモデルの構築そのものを一義的な目的としたプロジェクトなのである．

＊：MELD score＝3.78×loge（総ビリルビン値 mg/dL）＋11.2×loge（PT-INR）＋9.57×loge（クレアチニン値 mg/dL）＋6.43×病因（胆汁うっ滞性，アルコール性では×0，その他は×1）

2 特徴

このようにデータベースとしては一時的なものであるが，外科医が手軽にスコアリングできることを目標として作成されたリスクモデルであるため，入力項目も少なく簡便である．それがESのもう1つの大きな特徴である．AESとLESは17項目，ESⅡは18項目の入力で，算出されるのは予測手術死亡率である．手術死亡の定義はSTSとほぼ同様で，病院死亡（転院先も含む）と術後30日以内の死亡である．

3 Additive EuroSCORE（ES）と logistic EuroSCORE（LES）

ところで初版のESであるAESがなぜ「additive」であるのかというと，相関係数（回帰係数）となるリスクファクターをロジスティック回帰モデルで多変量解析したうえで，「ベッドサイドで手軽に計算できる」ために0，1，2，…とスコア化し，単純にその整数の加算（＝addition）をもって予測死亡率としたためである[9]．このことからもESの製作者がいかに "user-friendly" を目指していたかがうかがえる．その簡便さをもってAESは世界中に広まったが，実臨床では若干の不具合が生じた．特に高リスク患者の低評価である．例えば，90歳の心室中隔穿孔，EF低値で術前重篤な状態の患者の予測死亡率が23％と計算されてしまう[9]．そこで創設者たちは2003年，ロジスティック回帰モデルの計算式を公表した[8]．それがlogistic ES（LES）である．この計算式によると，前出の90歳のVSPの患者は予測死亡率が93％になる．Nashefらは高リスク患者へのリスクモデルの適応としてAESよりLESがより精度が高いことを証明したが，なおかつAESの簡便さ故の存在価値を謳っている[1]．ただほとんどの医師が（患者すらも）ベッドサイドでスマートフォンからESⅡのスコア計算ができる2017年現在，AESはその役割を終えたかもしれない．

4 EuroSCORE Ⅱ（ESⅡ）

2011年，リスボンで開催されたEACTSでNashef，RoquesらによりLESのアップデート版であるESⅡが発表された．新たに世界43か国154の施設（約半数がヨーロッパ諸国，日本からは3施設が参加）から収集した22,381例のデータを

もとに解析されたリスクモデルである．過去のES同様に任意でのデータ収集であり，バイアス除去のため「あらゆるタイプの施設」の参加を呼びかけている．全体として，よりハイリスクな症例が多くなる一方，手術成績は改善した結果となっている．現在Web上（http://www.euroscore.org/）でcalculatorが一般公開されており，短時間で予測死亡率が計算可能である．ESⅡが推奨されているが，AESとLESも計算可能である．予測精度を比較したAUCはAESで0.7894，LESで0.7896，ESⅡで0.8095と前二者とも決して低くはない値を示している[1]．SSと比較した際の特徴として，胸部大動脈手術をはじめとするあらゆる心臓大血管手術に対応している点が挙げられる．さらにESⅡは，それら術式による侵襲度の違いを重視した項目設定になっている．

4 他のスコアとの比較

米国の1施設で11,788例につきSSとLESおよびESⅡの予測精度を比較した研究では，単独CABGおよび単独僧帽弁手術に関してはESⅡの精度が高く，単独大動脈弁手術およびCABG＋弁膜症手術ではSSが優れていたとの報告がある[10]．また日本の単一施設で大動脈弁置換術306例の予後予測精度をESⅡとSSで比較検討した報告では，低リスク患者群ではESⅡがSSより優れ，高リスク患者群ではSSが優れていたとしている．同時にESⅡは高リスク患者群で過小評価する傾向があり，SSは低リスク患者群で過大評価する傾向があると報告している[11]．

C JapanSCORE

1 成り立ち

1999年5月，アジア心臓血管外科学会にてSTS NCDの成功を受け，アジア地域における同様のデータベース作成が討論された．2000年からJapan Adult Cardiovascular Surgery Database（JACVSD）構築のプロジェクトが始動し2001年より5施設でデータ入力が開始された．その後日本心臓血管外科学会および日本胸部外科学会の主導のもと，参加施設，登録件数が増大し2012年には日本のほぼ10割に近い500施設を突破した．現

在では外科系9学会が参加する National Clinical Database（NCD）と連携した巨大データベースにまで成長している．2008年，それをもとに構築されたリスクモデルが JapanSCORE（JS）である．2013年にはアップグレードされた JapanSCORE 2（JS2）が作成された．

2 対象となる術式とアウトカム

JS および JS2 の特徴の1つは，単独 CABG，弁膜症手術，胸部大動脈手術と術式によって3つに分類している点である．JS2 での対象症例は若干拡大され，単独 CABG，弁膜症手術（あらゆる弁の組み合わせを含む），弁膜症＋CABG あるいは不整脈手術，胸部大動脈を含むあらゆる手術，に対応している（JS では弁膜症＋CABG が対象外であった）．したがって成人先天性心疾患，心臓腫瘍手術，不整脈単独手術，CABG＋不整脈手術，左室形成手術（CABG の有無は問わない），収縮性心膜炎手術，などは除外される．定義上，それらの手術でも胸部大動脈が含まれると対象となる．また，胸部大動脈に特化したリスクモデルは世界初であり[12]，特に JS2 では基部から上行，弓部，下行，胸腹部，解離，真性，仮性と詳細に分類されており，本邦での利用価値はきわめて高い．入力する項目は，単独 CABG は28項目，弁膜症は36項目，胸部大動脈は37項目である．JS および JS2 も手術死亡率以外に SS と類似した主要合併症の予測発症率を設定している．JS2 ではそれに消化管合併症と対麻痺が加わっている．SS にある short stay と long stay はなく，代わって ICU 滞在が8日以上というアウトカムが加わる．現在 Web 上では NCD にログインすることで calculator が利用可能である（https://registry3.ncd.or.jp/karte/htmldoc/login.html）．

3 他のスコアとの比較

JS あるいは JS2 は日本のデータベースをもとに作られたリスクモデルであることから，日本における実臨床での予測精度が高いことが予想される．実際 JS と LES を日本の単一施設で比較した後ろ向き研究があり，AUC は症例全体523例で JS が0.770，LES が0.688（p＝0.053）と JS がより精度が高かったという報告がある[13]．一方，同様に単一施設における80歳以上高齢者の心臓大血管手術53例の後ろ向き研究では，JS，ESⅡ，SS を比較し，AUC はいずれも0.8以上と良好な値で有意差はなかったとの報告もある[14]．現時点で JS2 を他のスコアと比較した報告はみられないが，予測精度がさらに向上していることは容易に予測できる．よって将来を展望した場合，JS2 や SS のように更新され続けるデータベースのうえに成り立つリスクモデルは，一時的なデータソースから成り立つリスクモデルに比べ1日の長があると思われる．

D ACEF score

1 成り立ち

2009年，Ranucci らによって発表された ACEF score（ACEF）というリスクモデルがある．イタリアの単一施設での8,648例（単独 CABG および CABG＋他の手術）のデータをもとに作成されたもので，年齢，血清クレアチニン値，左室駆出率（EF）の3つの項目のみで計算されるユニークなスコアである[15]．彼らは，そのころ流布され利用されていた他のスコアが，低リスク症例と高リスク症例で精度が劣ることの理由として，① 緊急手術が含まれていること，② リスクファクターの項目が多すぎることを挙げ，予定手術に限った3つの項目のみによるリスクモデルを作成した．まず4,557例の開発シリーズで手術死亡率に有意にかかわる11項目を単変量解析で導き，そのなかから AUC の高い順に3つの項目を選択し ACEF score（ACEF）とした．計算式は年齢/左室駆出率＋1（血清クレアチニン≧2 mg/dL の場合）とシンプルなもので，ロジスティック回帰分析により手術死亡率と相関していることを示した．スコア2なら死亡率約5％，スコア3なら約16％である．たとえば80歳，EF40％，クレアチニン2.1 mg/dL の患者の予定手術ならスコア3で死亡率16％と「それらしい」数値が導き出される．もちろん「それらしい」では済まないため，引き続き検証シリーズ4,091例において ACEF と AES，LES を含む5つのスコアと AUC を用いて精度の比較を行った．結果，ACEF の AUC は0.808で他に劣らないことを証明した．

2 コンセプト

　興味深いのは，リスクファクターとなる独立変数を3つというきわめて少ない数まで絞った理由として，副題にも挙げている「law of parsimony（節約の法則）」＝「オッカムの剃刀」という概念に言及している点である．つまり「ある事実を説明する際に必然性なしに多くのものを定立してはならない」というコンセプトである[15]．ただし対象症例が予定手術で，単独CABG，あるいはCABG＋別の手術に限られているため，本邦での有用性は低いと言わざるを得ない．一方，最近ではこのACEFはPCI（percutaneous coronary intervention）のリスク評価に有用であるとの報告が散見され，現在では解剖学的リスクモデルであるSyntax scoreと並び臨床的リスクモデルの代表格となっている．

E　リスクモデルの今後

　STS ACSDが2011年にデータベースの術前患者因子に肝機能障害，MELD score，縦隔放射線療法の有無，5m歩行テスト（frailty），在宅酸素療法の有無，気管支拡張薬使用の有無など16項目を追加した[4]．特に「frailty（弱さ，虚弱）」は開心術を行ううえで数値化したい術前患者因子である．STSはfrailtyの指標として，5mを6秒未満で歩行できるか，それ以上かかるかをテストした．それらの項目を追加した背景には，おそらくtranscatheter aortic valve replacement（TAVR）の登場と進歩がある．現時点でSSはTAVRを想定していないが，データの蓄積によって今後はTAVRの項目が追加される可能性はある．Wendtらは，TAVRとconventional AVRにつき従来ある5つのスコア（AES，LES，ESⅡ，SS，ACEF）の予測精度を比較検討した．結果，双方の術式で30日手術死亡率においてSSの精度が高かったとしている[16]．だが，そもそもESⅡのデータソースからはTAVRがあえて除外されているため説得力に欠ける[1]．また，ThaljiらはTAVRとconventional AVRを比較したランダム研究の結果をもとに，術後3か月後の死亡率がエンドポイントとして適切だとしている[17]．しかしいまだ3か月後のエンドポイントを設定したスコアはない．この

ようにTAVRに限らず新たに流布した手技に対応するリスクモデルが今後求められていくであろう．

F　おわりに

　ここまで主要なリスクモデルの成り立ちと特徴を解説してきた．研究者たちが統計学を駆使し予測精度を上げるためにいかに努力を積み重ねてきたかが理解していただけたと思う．ただし，最も予後を左右することが自明であるにもかかわらず，どのスコアリングシステムにも含まれない1つの重要な独立変数があることを忘れてはならない．それは心臓血管外科医自身であり，そのチームであることを記しこの項を終える．

● 文献

1) Nashef SAM, Roques F, Sharples LD, et al：EuroSCORE Ⅱ. Eur J Cardiothorac Surg. 2012；41：734-745
2) Shahian DM, O'Brien SM, Filardo G, et al：Society of Thoracic Surgeons Quality Measurement Task Force. The Society of Thoracic Surgeons 2008 cardiac surgery risk models：part 1−coronary artery bypass grafting surgery. Ann Thorac Surg. 2009；88（1 Suppl）：S2-22
3) O'Brien SM, Shahian DM, Filardo G, et al. Society of Thoracic Surgeons Quality Measurement Task Force：The Society of Thoracic Surgeons 2008 cardiac surgery risk models：part 2-isolated valve surgery. Ann Thorac Surg 2009；88：S23-42
4) Shahian DM, O'Brien SM, Filardo G, et al. Society of Thoracic Surgeons Quality Measurement Task Force：The Society of Thoracic Surgeons 2008 cardiac surgery risk models：part 3-valve plus coronary artery bypass grafting surgery. Ann Thorac Surg 2009；88：S43-62
5) Shih T, Paone G, Theurer PF, et al：The Society of Thoracic Surgeons Adult Cardiac Surgery Database version 2.73：more is better. Ann Thorac Surg. 2015；100：516-521
6) Nashef SAM, Roques F, Michel P, et al：the EuroSCORE study Group. European system for cardiac operative risk evaluation（EuroSCORE）. Eur J Cardiothorac Surg. 1999；16：9-13
7) Roques F, Nashef SAM, Michel P, et al：Risk factors and outcome in European cardiac surgery：analysis of the EuroSCORE multinational database of 19030 patients. Eur J Cardiothorac Surg. 1999；15：816-823
8) Roques F, Michel P, Goldstone AR, et al：The logistic

EuroSCORE. Eur Heart J. 2003 ; 24 : 1-2

9) Michel P, Roques F, Nashef SAM : Logistic or additive EuroSCORE for high-risk patient? Eur J Cardiothorac Surg. 2003 ; 23 : 684-687

10) Ad N, Holmes SD, Patel J, et al : Comparison of EuroSCORE II, original EuroSCORE, and the Society of Thoracic Surgeons risk score in cardiac surgery patients. Ann Thorac Surg. 2016 ; 102 : 573-579

11) Kuwai K, Inaba H, Yamamoto T, et al : Performance of the EuroSCORE II and the Society of Thoracic Surgeons score in patients undergoing aortic valve replacement for aortic stenosis. J Cardiovasc Surg (Torino). 2015 ; 56 : 455-462

12) Motomura N, Miyata H, Tsukihara H, et al : Risk model of thoracic aortic surgery in 4707 cases from a nationwide single-race population through a web-based data entry system. Circulation. 2008 ; 118 (Suppl 1) : S153-159

13) Kurazumi H, Mikamo A, Fukamitsu G, et al : Valida-

tion of the JapanSCORE versus the logistic EuroSCORE for predicting operative mortality of cardiovascular surgery in Yamaguchi University Hospital. Gen Thorac Cardiovasc Surg. 2011 ; 59 : 599-604

14) 坂本吉正, 儀武路雄, 松村洋高, 他：超高齢者(80歳以上)心臓大血管手術のリスク評価と手術成績の検討. 心臓. 2013 ; 45 : 33-38

15) Ranucci M, Castelvecchio S, Menicanti L, et al : Risk of assessing mortality risk in elective cardiac operations. Age, Creatinine, Ejection Fraction, and the law of parsimony. Circulation. 2009 ; 119 : 3053-3061

16) Wendt D, Thielmann M, Kahlert P, et al : Comparison between different risk scoring algorithms on isolated conventional or transcatheter aortic valve replacement. Ann Thorac Surg. 2014 ; 97 : 796-802

17) Thalji NM, Suri RM, Greason KL, et al : Risk assessment method for cardiac surgery and intervention. Nature Reviews Cardiology. 2014 ; 11 : 704-714

第2章 大動脈弁手術

1 大動脈弁置換術—大動脈弁の解剖と基本テクニック

山口敦司

A 大動脈弁の解剖

　大動脈弁は，左冠尖(left coronary cusp：LCC)，右冠尖(right coronary cusp：RCC)，無冠尖(noncoronary cusp：NCC)の3つの半月弁から成り，上行大動脈基部でValsalva洞に移行する．Valsalva洞の上縁は上行大動脈に移行するが，この移行部が大動脈基部で最も細くなっており，sinotubular junction(STJ)とよんでいる(図1)．

　大動脈弁の弁尖は，僧帽弁のように完全な輪状の弁輪に付着しているわけではない．右冠尖の左側と左冠尖の一部は直接左心室に付着しており，この連結には強固な線維組織が介在している．残りの部分は線維三角を介して左室心筋や僧帽弁前尖と接合している．線維三角は図2に示すように右前線維三角(right anterior fibrous trigone：RAFT)，左前線維三角(left anterior fibrous trigone：LAFT)，右線維三角(right fibrous trigone：RFT)，左線維三角(left fibrous trigone：LFT)，弁間線維三角(intervalvular fibrous trigone：IVFT)から成っている．右線維三角は膜性中隔(membranous septum：MS)に連続しており，この部分を中心線維体(central fibrous body：CFB)とよぶ．刺激伝導系が左室側に走行するのはMSの前下方であり，これら強固な結合組織から成る弁輪からはある程度の距離がある．

　半月弁付着部の最下点を通る高さの内輪をbasal ringとよび，人工弁のサイズ決定の際に測

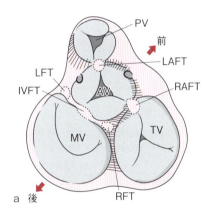

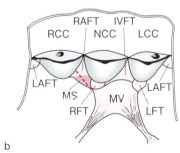

図2　大動脈弁と周囲を取り囲む組織
AV：aortic valve(大動脈弁)，PV：pulmonary valve(肺動脈弁)，MV：mitral valve(僧帽弁)，TV：tricuspid valve(三尖弁)
a：右冠尖は右室流出路に接しており，無冠尖は前方が右房，後方が左房に隣接し，左冠尖は左側が肺動脈に接している．左冠尖の右後壁は心膜横洞となる．
b：線維三角はRAFT，LAFT，RFT，LFT，IVFTから成る．RFTはMSに連続しており，この部分をCFBとよぶ．刺激伝導系が左室側に走行するのは，MSの前下方である．LCCとNCCの間のIVFTはsubaortic curtain(またはmitral aortic curtain)とよばれる膜様組織に移行し，MVへと連続している．このsubaortic curtainはLFT，RFTとともにaortic-mitral fibrous continuityを形成し，左室流出路の後方部分になる．

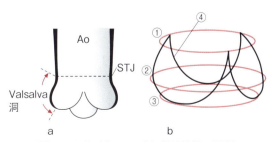

図1　大動脈弁および大動脈基部の解剖
① sinotubular junction(STJ)，② 左室-大動脈接合部，③ basal ring，④ 半月弁接合部

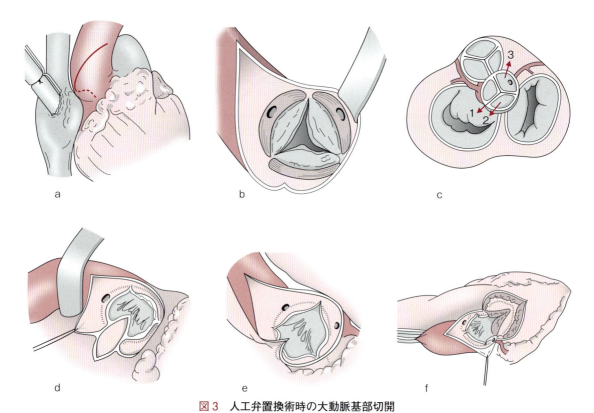

図3 人工弁置換術時の大動脈基部切開
a：上行大動脈基部の斜切開　b：斜切開時における大動脈弁の視野　c：弁輪拡大に必要となる切開の方向
d：Manouguian法　e：Nicks法　f：Konno法

定すべき部分となる（図1）．人工弁置換術の際の糸をかけるラインは，この basal ring の部分を意識して，線維三角（RAFT，LAFT，IVFT）の結合織を利用することになる[1]．

LCCとNCCの間のIVFTは subaortic curtain（または mitral aortic curtain）とよばれる膜様組織に移行し，僧帽弁前尖へと連続している．この subaortic curtain は左右線維三角（LFT，RFT）とともに aortic-mitral fibrous continuity を形成し，左室流出路の後方部分になる．大動脈弁の弁輪拡大が必要な際には，図3に示すように，LCC-NCCの交連付近から，この subaortic curtain とよばれる結合組織を切り込むことになる（Nicks法，Manouguian法）．

大動脈弁と周囲との関係は図2のごとくで，RCCは右室流出路に接しており，NCCは前方が右房，後方が左房に隣接し，LCCは左側が肺動脈に接している．LCCの右後壁は心膜横洞となる．

B　手術の戦略―人工弁の選択

人工弁置換術の際に用いられる代用弁は，機械弁と生体弁に分けられ，その使用基準はまず年齢で考慮されることになるが，近年は生体弁の抗石灰化処理による耐久性の改善や，再手術の成績向上，経カテーテル大動脈弁留置術（TAVI）の台頭などにより，生体弁の基準となる年齢が若年化しており，そのため，この10年間において生体弁の使用率が著しく増加している．日本胸部外科学会が取りまとめている2014年の全国統計では，単独大動脈弁置換術（AVR）（10,219件）のうち生体弁8,037件（78.6％），機械弁1,884件（21.4％）という比率で使用されていた[2]．

人工弁選択のもう1つの重要なポイントは，人工弁のサイズである．本邦における大動脈弁狭窄症患者は，欧米と比べて体格が小さく，高齢女性が多い傾向にあり，狭小弁輪に遭遇する機会が多

表1　人工弁の種類・サイズによるEOA（cm²）

	(mm)	16	17	18	19	20	21	22	23	24	25	27	29
生体弁	Medtronic-Mosaic				-		1.3		1.5		1.8	1.9	2.2
	Carpentier-Edwards Magna Ease				1.3		1.5		1.8		1.8	2.1	2.1
	St Jude Medical-Trifecta				1.4		1.6		1.8		2.0	2.2	2.3
	Livanova-Mitroflow				1.1		1.2		1.4		1.6	1.8	-
機械弁	Medtronic-ATS AP	1.2		1.5		1.7		2.1		2.5	-		
	St Jude Medical-Regent		1.3		1.7		2.0		2.5				
	MCRI On-X				1.4		1.9		2.3		2.8	2.8	2.8

く見受けられる．狭小弁輪ではPPM（patient prosthesis mismatch）が問題となるが，人工弁のデザイン・製造元によって有効弁口面積（effective orifice area：EOA）が異なるため，患者の体表面積と人工弁のEOAから有効弁口面積係数〔EOA index（EOAI）＝EOA/体表面積〕を算出したうえで，人工弁の選択を慎重に行う必要がある（**表1**）．

Moderate PPM（EOAI＜0.85 cm²）の症例では，経過観察中に左室心筋重量係数（LVMI）が減少することが多く，心負荷軽減の面においても十分に許容されると考えられるが，severe PPM（EOAI＜0.65 cm²）の発生は予後に大きくかかわることが指摘されており，回避すべきである[3]．高齢者では，多少のPPMが生じてもQOLや生命予後にかかわる影響は少ないとされており，また将来のTAVIによる追加治療の機会も少ないと考えられ，moderate PPMであれば妥協される[4]．

C　手術の手順と手技

1　人工心肺の確立と大動脈切開

体外循環は通常，上行大動脈送血，上下大静脈脱血にて行い，右上肺静脈から左房左室ベントを挿入する．我々の施設では，心筋保護は血液と心筋保護液を混合したものを冷却して，順行性と逆行性の併用で間欠的に投与している．

人工弁置換術のための大動脈切開は，上行大動脈前面の左上方から右下方への斜切開を用いることが多い．はじめに右冠動脈起始部を確認して，これより10 mmほど上方にメスによる切開を入れ，ここからメッツェンバウムを用いて左上方の

肺動脈主幹部に向かって切開を延長する．次に大動脈弁を視認しながら，右房-上大静脈方向の右下方へ切開を延長し，LCC-NCC間の交連を確認して，これより7〜8 mmほど離して切開を止める．狭小弁輪のために弁輪拡大の必要がある場合には，そのまま交連部を切開する（Manouguian法）か，NCC寄りに切開線を変えてsubaortic curtainとよばれる結合組織に切り込む（Nicks法）ことで，弁輪が拡大できる．Nicks法では1サイズ上，Manouguian法では2サイズ上の有効弁口面積の大きな人工弁を植え込むことが可能になる．

2　石灰化した大動脈弁の切除

大動脈弁狭窄症では，石灰化した弁組織を残すと有効な弁口径が得られなくなることも危惧されることから，十分な切除が必要とされる．

利き手の関係から，右利きの場合はRCC-NCCの交連部からメスあるいはメッツェンバウムを使用して切除を始める．RCC，LCC，NCCの順番で切除を行うことが多い．大動脈弁狭窄症では高度な石灰化が弁輪部からsubaortic curtainやValsalva洞などの周囲へ進展していることもあり，慎重な石灰の切除が必要なこともある．大きな石灰は，無理に切除をすると組織を破損することにもなるので，ペアンやロンジュール鉗子などで圧挫し細かく破砕しながら取り出す．特にValsalva洞へ波及した石灰化を切除するときには壁が薄いので注意が必要である．

弁輪部石灰の切除が十分に行われたら，術者の指を挿入して，残りの石灰がないことを確認する．石灰が左室内に落ち込むこともあるので，切除が終了したら，十分に生理食塩水で洗浄を行う．

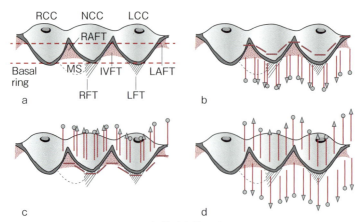

図 4　大動脈弁輪の糸かけ

a：大動脈弁輪部の糸かけは，basal ring（破線下側）と2本の破線の間に存在する線維三角の結合織を使用することになる．
b：水平マットレス縫合．人工弁をintra-annular positionに植え込むための縫合であり，人工弁はbasal ringの内側に位置することになる．○と○，△と△で結紮するため，弁輪部径を多少縫縮することになる．さらに，縫合糸結紮の際に組織を反転して引き込むために，垂直マットレス縫合よりも弁輪縫縮効果があることから，1サイズ小さめの人工弁を選択する必要がある．
c：垂直マットレス縫合．人工弁をsupra-annular positionに植え込むための縫合であり，人工弁はbasal ringの上方に乗ることになる．2-0スパゲティ付縫合糸を使用し，交連部のほかに交連間で3～4針，合計12～15針を必要とする．○と○，△と△で結紮するため，弁輪部径を多少縫縮することになる．
d：単純結節縫合．supra-annular，intra-annularいずれのpositionにも対応できる縫合法である．2-0縫合糸で補填物が必要ないが，交連間で約5～6針，合計15～18針の縫合糸が必要となる．○と○，△と△で結紮するが，縫合糸結紮時の縫縮効果が最も少ない．

3　人工弁の縫合（図4～6）

　人工弁縫着のための縫合糸の弁輪への糸かけであるが，解剖の項に示したbasal ringを意識して，人工弁の固定を行ううえで十分にしっかりとした組織を拾うことが肝要である．

水平マットレス縫合（horizontal everting mattress suture）

　人工弁をintra-annular positionに植え込むための縫合であり，機械弁の症例で弁輪径に余裕のある場合には推奨される．しかしながらintra-annularの場合には，縫合糸結紮の際に組織を反転して引き込むために弁輪縫縮効果があり，他の縫合方法と比較して1サイズ小さな弁口面積の人工弁を選択する必要がある．

垂直マットレス縫合（vertical mattress suture）

　人工弁をsupra-annular positionに植え込むための縫合であり，生体弁の狭小弁輪の症例には多く用いられている．ここで注意が必要なのが，生体弁・機械弁いずれの弁を使用した場合でも，運針の際に弁輪下部の組織を過剰にすくうと，人工

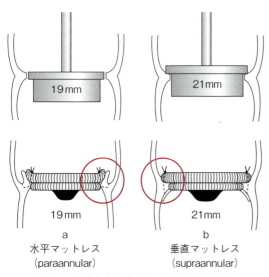

図 5　各種糸かけ法による人工弁の位置

a：水平マットレス縫合．縫合糸結紮の際に組織を反転して引き込むために，垂直マットレス縫合より弁輪縫縮効果があり，1サイズ小さい人工弁を選択することが望ましい．
b：垂直マットレス縫合．弁輪下部の組織が縫合糸結紮の際に，人工弁輪の左室流出路側に張り出すため，時として有効弁口面積を狭めてしまう危惧もある．特に機械弁使用の際には，将来的に組織増生の原因ともなるためさらなる注意が必要である．

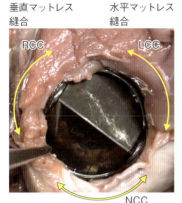

図6 人工弁縫着後の左室流出路からの視野
それぞれの交連間を3種類の異なった縫合法を用いて人工弁（機械弁）の固定を行った．
RCC：垂直マットレス縫合
LCC：水平マットレス縫合
NCC：単純結節縫合
3種類の縫合法のうち，垂直マットレス縫合を選択した場合，人工弁輪から左室流出路側に張り出す組織が認められるが，水平マットレス縫合や単純結節縫合では，組織の張り出す所見は認められない．

弁輪の内側にはみ出して有効弁口面積を狭めてしまう危惧があることである．特に機械弁使用の際には，将来的に組織増生（tissue ingrowth, pannus formation）の原因ともなるため，さらなる注意が必要である．機械弁で術後遠隔期に弁輪下部の組織増生が起こるとstuck valveの原因となり，急激な血行動態の悪化をきたし再手術を要することとなる．

単純結節縫合（interrupted suture）

Supra-annular, intra-annularいずれのpositionにも対応できる縫合法である．上記の2つの縫合法と比較して，弁輪を縫縮する作用が少ないため，最も大きな人工弁を選択できる利点がある[5]．欠点としては，プレジェットのような補塡材料を使用しないため，脆い弁輪組織のカッティングが起こる可能性があることと，縫合糸の本数が多くなってしまうことである．

4 手術成績と今後の課題

重症大動脈弁狭窄症の自然予後は著しく不良である一方で，単独AVRの手術成績は良好であり，手術後の遠隔成績も比較的安定しており，人工弁置換術によって予後を有意に改善することができる．日本胸部外科学会が取りまとめている2014年の全国統計では，単独AVR（10,219件）のうち，30日死亡率1.6％，病院死亡率2.4％という数字であり，世界的に見ても高水準の成績が報告されている[2]．この数年の趨勢としては，ハイリスクであるとされていた症例においてTAVIでの治療が可能になり，従来からある手術治療（AVR）との振り分けによって，大動脈弁置換術の対象患者全体の手術成績が明らかに改善してきている[6]．

● 文献

1) 北村信夫：手術に必要な弁周辺の局所解剖．新井達太（編）：心臓弁膜症の外科（第3版）．医学書院，2007
2) Masuda M, Meinoshin Okumura M, et al：Thoracic and cardiovascular surgery in Japan during 2014. Annual report by The Japanese Association for Thoracic Surgery. Gen Thorac Cardiovasc Surg. 2016；64：665-697
3) Milano AD, De Carlo M, Mecozzi G, et al：Clinical outcome in patients with 19-mm and 21-mm St. Jude aortic prostheses：comparison at long-term follow-up. Ann Thorac Surg. 2002；73：37-43
4) Head SJ, Mokhles MM, Osnabrugge RL, et al：The impact of prosthesis-patient mismatch on long-term survival after aortic valve replacement：a systematic review and meta-analysis of 34 observational studies comprising 27 186 patients with 133 141 patient-years. Euro Heart Journal 2012；33：1518-1529
5) Tabata M, Shibayama K, Watanabe H, et al：Simple interrupted suturing increases valve performance after aortic valve replacement with a small supra-annular bioprosthesis. J Thorac Cardiovasc Surg. 2014；147：321-325
6) Reinöhl J, Kaier K, Reinecke H, et al：Effect of Availability of Transcatheter Aortic-Valve Replacement on Clinical Practice. N Engl J Med. 2015；373：2438-2447

第2章 大動脈弁手術

2 狭小弁輪を伴う大動脈弁狭窄症に対する大動脈弁置換術

田嶋一喜

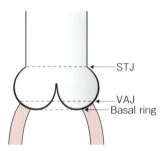

図1 大動脈基部の形態
STJ：sinotubular junction，VAJ：ventriculoarterial junction

A 適応と戦略

近年，高齢者の大動脈弁狭窄症の手術が増加しているが，大動脈弁輪に高度石灰化を伴い，かつ狭小大動脈弁輪であることが少なくない．大動脈弁輪部の石灰化は十分な弁輪郭清によるソーイングカフのフィッティングと適正サイズの人工弁挿入といった課題がある．

大動脈基部において最大の直径部分は ventriculo arterial junction なので，このレベルに単結節もしくは垂直マットレス縫合にてスプラアニュラーポジションで人工弁を縫着するのが最も大きな人工弁を挿入できる（図1）．

人工弁選択に関して，最近は大きな有効弁口面積（EOA）が得られる 16 mm の機械弁も登場しており，狭小弁輪であっても機械弁を選択すれば弁輪拡大を必要とするケースは稀である．しかし，この疾患群はほとんどが高齢者であり，本来なら生体弁が第一選択となるケースが多い．弁輪が小さく規定の EOA index が得られない場合に機械弁に変更するのも一案だが，筆者は年齢やライフスタイルや併存疾病の影響などを勘案して弁種を選択することにしており，サイズが理由で機械弁に変更することは行っていない．したがってその場合は，弁輪拡大してでも適正な EOA を有する生体弁を移植することになる．

B 手術の手順と手技

1 人工心肺の確立から心停止

胸骨正中切開のあと，術前の大動脈壁の評価の良否にかかわらず epiaortic echo を必ず実施する．これにより上行大動脈送血の可否と大動脈遮断の可否を検討する．大動脈遮断がリスクと考えられる症例に対しては軽度低体温短時間循環停止下遮断の方法をとっている[1]．弁輪拡大を必要とする症例には大動脈の高度石灰化例が多く，結果としてこれまで 41 例中 8 例でこの方法をとった．

2 大動脈切開と弁切除

弁輪拡大の方法として代表的なものに Nicks 法[2]と Manouguian 法[3]があるが，Nicks 法では大動脈切開が Valsalva 洞に切り込むことになる．組織的に Valsalva 洞は壁厚が薄く，石灰化があることも多いので適当でないと考える．Manouguian 法は Valsalva 洞に切り込まないが僧帽弁前尖に至る切開となり，左房にも切開が及ぶため修復が複雑となる．我々は Manouguian 法と同様の切開線で僧帽弁に至らない Nuñez（ヌーニェス）法[4]を頻用している（図2）．従来 Nicks 変法とよばれている方法であり，切開延長部分が弁下であるが組織的には大動脈壁であるためパッチ縫着の安心感がある．

Nuñez 法

① 弁輪切開：大動脈切開は弁輪拡大を想定して，右縁を左冠尖と無冠尖の（LCC-NCC）交連部に向かって切り進める．弁切除を行い，弁輪石灰化が強い場合は CUSA（cavitron ultrasonic

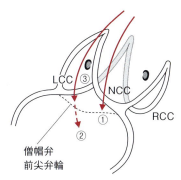

図2　大動脈弁輪拡大の術式
①Nicks法，②Manougian法，③Nuñez法
LCC：left coronary cusp（左冠尖），
NCC：non coronary cusp（無冠尖），
RCC：right coronary cusp（右冠尖）

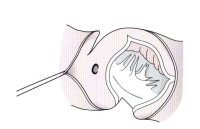

図3　Nuñez（ヌーニェス）法
LCC-NCC交連部の切開．

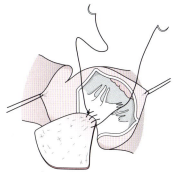

図4　心膜パッチの縫着

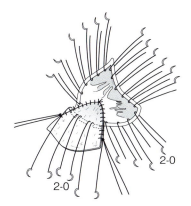

図5　人工弁（大動脈弁）縫着糸かけ

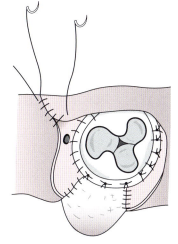

図6　大動脈閉鎖

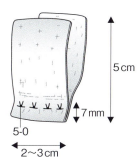

図7　Ｖ型心膜パッチの作成

surgical aspiratorも併用する．可能な限り弁組織を切除・脱灰しても目的とするサイズの人工弁が入らないときは大動脈切開を延長してLCC-NCC交連を切離し，さらに僧帽弁を確認しながらその手前で止まるように5～8mmほど切り込む（図3）．

② 心膜パッチ縫着：ウシもしくはウマ心膜（以後パッチとする）を5cm四方程度のサイズにトリミングし，その一角を初めに切開の最深部に4-0/5-0モノフィラメント糸で結紮固定する．それから両サイドを連続縫合で切離した交連部に向かって縫い上げる．両側とも交連部の1cmほど上のところでいったん固定する（図4）．これにより1～1.5cm程度弁輪が拡大され，1～2サイズ大きな人工弁が挿入可能となる．

③ 人工弁縫着：自己の弁輪部は2-0編糸の単結節で各交連間6～7針，パッチ部分は大動脈外側より5mmスパゲッティ付2-0編糸の水平マットレスで縫着する（図5）．

④ 大動脈閉鎖：パッチを縫着した針糸を利用して縫合閉鎖する．パッチ部分は滴状にトリミングし大動脈切開線長全体の1/3程度に収める（図6）．

Manouguian法

狭小弁輪に対しては通常Nuñez法による弁輪拡大でほとんど対処できるのでManouguian法を用いるのは感染や僧帽弁輪石灰化（MAC）で自己弁郭清の際に共通弁輪部（いわゆるsubaortic curtain）が失われてしまったときのみである．

① Ｖ型心膜パッチの作成：弁輪欠損部の大きさにもよるが通常2～3cm幅の短冊状のパッチを中央で2つ折りし，折り曲げた部分を人工弁縫着の縫い代として運針しやすいように7mm

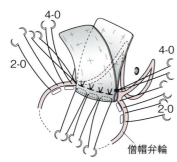

図8 人工弁(僧帽弁)縫着糸かけ

ほどの幅を持たせて5-0モノフィラメント糸のマットレス縫合で4針程度固定しておく(図7).
② パッチの固定と僧帽弁縫着：パッチの縫い代部分の両端を残存した自己弁輪断端に固定(4-0モノフィラメント糸)．パッチ部分は左室側より7mmスパゲッティ付2-0編糸の水平マットレスで僧帽弁位人工弁を縫着する(図8).弁縫着後，左房天井の欠損部を手前側のパッチで閉鎖(4-0連続縫合)する．
③ 大動脈弁位人工弁の縫着はNuñez法と同じ．

| コツと勘所 | Nuñez法の要点 |

　大動脈切開の下端の外側は左房壁の直上となるが左房の心外膜(epicardium)まで切り込んでしまうと後に左房壁より出血することがあるので注意する．

　パッチの下端は鈍角にトリミングするほうがdog earを作りにくい．大動脈の切り込みは鋭角になっているが，パッチは90度の角を小さく切り落として鈍角にしている．

　パッチ部分にかける水平マットレスの縫着糸は3〜4針で，両サイドは切開線を跨ぐようにしている．

　パッチが大きすぎると大動脈閉鎖した際に内側にfoldを作り人工弁と干渉する恐れがあるので小さいほうがよい．

　パッチは人工血管をトリミングしたものでも可能で，活動感染例ではリファンピシンを浸漬して心膜パッチの代わりに用いることもある．

C　手術成績と今後の課題

　筆者の施設でのNuñez法による弁輪拡大は41例で，術中にパッチの縫合線からの出血で難渋した例はない．平均年齢は73歳(34〜93歳)で病院死亡は1例(人工透析例)であり，高齢でも比較的安全に行える手技と考える．弁輪を切開すると視野がきわめてよくなり，ワーキングスペースも広くなる．不十分な視野と狭い切開口で困難な運針を行うよりむしろ安全ともいえる．

　心膜パッチが一重であるため遠隔期に瘤化する可能性が疑われるが，現在のところ最長16年を経過して1例も瘤化は認めていない．再手術は収縮性心膜炎の1例のみである．

　最近では経カテーテル大動脈弁留置術(TAVI)の普及に伴い，長期生命予後が期待できる高齢者に対して，将来のvalve in valveを想定して可能な限りサイズの大きい生体弁(21 mm以上)で初回の置換を行う方針としているため，弁輪拡大を行う症例が以前より増加している．

● 文献

1) Takami Y, Tajima K, Terazawa S, et al : Safer Aortic Cross-clamping under short-time moderate hypothermic circulatory arrest for cardiac surgery in patients with bad ascending aorta. J Thorac Cardiovasc Surg. 2009；137：875-880
2) Nicks R, Cartmill T, Bernstein L : Hypoplasia of the aortic root. The problem of aortic valve replacement. Thorax. 1970；25：339-346
3) Manouguian S, Seybold-Epting W : Patch enlargement of the aortic valve ring by extending the aortic incision into the anterior mitral leaflet. New operative technique. J Thorac Cardiovasc Surg. 1979；78：402-412
4) Nunez L, Aguado MG, Pinto AG, et al : Enlargement of the aortic annulus by resecting the commissure between the left and noncoronary cusps. Texas Heart Institute J. 1983；10：301-303

第2章　大動脈弁手術

3 大動脈弁形成術

小宮達彦

A　適応と戦略

　近年は大動脈弁形成術に対する関心が高まっており，取り組む施設が増えてきている．術式やリングの開発が進み，僧帽弁と同様に早期手術を勧められるようになる可能性がある．しかし弁形成か弁置換かの判断には十分な経験を要し，形成手技の質についても明らかなラーニングカーブがある．弁尖の性状によっては人工弁置換になる可能性が少なくない現状では，適応の拡大については十分な経験を有した施設での成績を検証することが肝要である．

　大動脈逆流（AR）の機能分類（**表 1**）を念頭に病変を術前に正確に評価することが非常に重要であ
る．心エコーは逆流の評価を行ううえでは欠くことのできない検査であるが，大動脈弁尖の詳しい評価については，解像度の点でやや 4D-CT に劣る．4D-CT では，心臓撮影に特化した CT 装置を使い，超高速で心臓全体を撮影する．複数の時相の画像を連続再生することで大動脈弁の動きの評価が可能である．さらに MPR（multi-planar reconstruction）を用いて大動脈弁の計測を行うことが，弁逆流のメカニズムを理解し，手術戦略を立てるうえで有用である．大動脈弁は拡張早期での断面静止画を用いて計測する．重要な計測値を列記する．

① Basal ring 径（basal annulus）
② Valsalva 洞径
③ STJ（sinotubular junction）径
④ 各弁尖の高さ（cusp height：CH）

表 1　大動脈逆流（AR）の機能分類

クラス分類	Type I 弁尖の動きは正常であるが大動脈弁輪拡張あるいは弁尖の穿孔を伴う				Type II 弁尖逸脱	Type III 弁尖の動きに抑制あり
	I a	I b	I c	I d		
逆流の機序						
修復術（primary）	STJ remodeling 法 上行大動脈グラフト	reimplantation 法 または SCA 併施 remodeling 法	SCA	パッチ修復（自己心膜または ウシ心膜）	Central plication：triangular resection free margin resuspension，パッチ修復	リーフレット修復：shaving decalcification パッチ修復
（secondary）	SCA	STJ 弁輪形成術	SCA	SCA	SCA	SCA

STJ：sinotubular junction　　SCA：subcommissural annuloplasty

（Boodhwani M, de Kerchove L, Glineur D, et al：Repair-oriented classification of aortic insufficiency：impact on surgical techniques and clinical outcomes. J Thorac Cardiovasc Surg. 2009 Feb；137：286-294 より改変して引用）

表2 病変の術前評価

大動脈基部	STJ	Valsalva 洞	Basal ring	aEH*	手術
上部拡大	↑	通常↑	→	↑	STJ 縫縮（上行置換）±自己弁温存基部置換（Valsalva 洞＞40 mm）
下部拡大	→	軽度↑	↑	↓	AVJ 縫縮±自己弁温存基部置換（Valsalva 洞＞40 mm）

*明らかな逸脱弁尖がある場合は，その弁尖の EH を除外した平均値

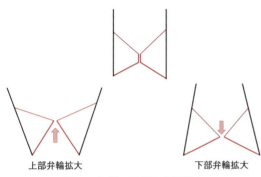

図1 上部・下部の弁輪拡大

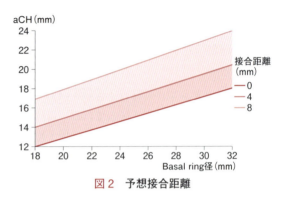

図2 予想接合距離

⑤ 各弁尖の effective height（EH）

大動脈弁輪は3次元的構造であり，弁輪径は上記の①〜③の測定部位がある．弁輪拡大は逆流の原因となるが，逆流発生機序から弁輪拡大部位を上部と下部の2つに分けて考えるとよい（図1）．弁輪拡大の影響は弁尖の平均 EH（aEH）に反映されるので，aEH からどの弁輪の拡大の影響が大きいかを推察することも可能である．上行大動脈瘤，大動脈弁輪拡張症（AAE）では STJ が拡大することにより，交連部が外側に牽引され，aEH は高くなり，中心にギャップが生じる．Basal ring の拡大では nadir が外側に偏位して aEH は低くなり，中心にギャップが生じる．上部，下部ともに拡大していても結果として aEH が高ければ，上部の拡大が主体であることがわかり，STJ 拡大があっても aEH が正常または正常以下であれば，下部の拡大を伴っているか，弁尖の逸脱病変がある可能性がある．

治療戦略としては，上部拡大であれば STJ の縫縮であり，通常は上行置換が必要であり，Valsalva 洞が40 mm 以上であれば自己弁温存基部置換を行う．下部拡大に対しては，basal ring の縫縮が必須だが，Valsalva 洞が40 mm 以上であれば自己弁温存基部置換を行う．実際には下部弁輪拡大のみによる逆流は稀であり，弁尖逸脱や弁尖退縮に伴うものが多い（表2）．

B 手術の手順と手技

1 下部弁輪縫縮

下部弁輪拡大に対しては，縫縮をどの程度行えばよいかを知る必要がある．基本的な考え方は，弁尖サイズに適した弁輪径まで締めることである．三弁尖が均等な大きさで中心で接合すると仮定し，弁尖 CH の平均値（aCH）と basal ring 径から予想接合距離を計算することができる（図2）．このグラフから接合が4 mm 得られる basal ring 径を求める．aCH が17 mm の場合は24 mm の basal ring 径が適切であることがわかる．aCH が15 mm の場合は20 mm の basal ring 径となり，CH が2 mm 違うだけで弁輪をかなり縫縮する必要が生じることがわかる．CH の評価は術中計測でも可能であるが，テンションのかけ方などで1〜2 mm の違いが容易に起こることから，筆者は術前 CT での評価を重視している．術後 CT での CH 評価と比べると術中評価は過大となる傾向があり，術前 CT ではやや過小評価であるが，その場合は弁輪をより締めることになり，かえって接合が深くなるので術前 CT の評価でよいと考えて

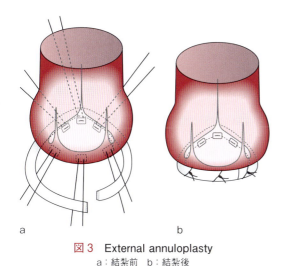

図3 External annuloplasty
a：結紮前　b：結紮後

いる．

　縮縮については，様々な方法が提唱されている．デバイス開発も行われているが，一般に流通するに至っていない．大きく分けて，中から締める（internal）か，外から締める（external）かになるが，簡便さではexternalであろう．Externalの弱点はaorto-ventricular junctionのレベルでしか縮縮できないことである．間接的にはbasal ringも小さくなるが，上述のように正確にbasal ring径の目標を達成するのがやや難しい．Internalの場合はinterleaflet triangleの部分でのリングの縫着，リング素材，形態についてまだ検討が必要である．

　External annuloplastyの方法を詳述する．左右冠動脈の下を十分に剝離する必要があるので，大動脈は左冠動脈の起始部を一部残す程度に離断する．できるだけ弁輪近くまでValsalva洞を剝離する．Suture法ではGore-Tex®糸（CV-0）を用いて，各弁尖のnadir近傍および膜性中隔部を除くinterleaflet triangleの部分に外からかけて結紮する．バンド法の場合は，左室内側から各nadir直下と交連部下のbasal ring近くに合計6針のプレジェット付マットレス縫合をおく．縮縮用の人工血管またはテープをそれらの糸の間を通しながら，冠動脈の下をくぐらせる．術前に決めた大きさのヘガールを左室内に入れて，縮縮する人工血管（テープ）の長さを決めてから結紮固定する．左室外側に出た糸は必ずしも均等には出ていないので，人工血管（テープ）に針を通してしまうと縮縮

が不均等になる（図3）．

2　上部弁輪縫縮

　大動脈基部置換術（aortic root replacement）はValsalva洞が40 mm以上で適応となりうる．Reimplantationはbasal ringの固定効果が最も高いが，remodeling法でもbasal ringを縮縮することで同等の効果が得られる．使用する人工血管サイズは，弁尖高さから計算したbasal ring径より2 mm大きいものを用いるようにしている．Reimplantationでは1st rowの縫合が重要で，9〜12針程度のマットレス縫合を使用する．できるだけ想定basal annulus面でかけるようにするが，膜様中隔は回避する必要がある．交連部は術中に高さを測定し，同じ位置で人工血管に再固定する．交連部を低く固定すると，2弁尖のEHが低下し調節が困難になる．Valsalvaグラフトの有用性は，縦方向に人工血管が伸びないので交連部の固定が確実なことである．Valsalva洞の拡大が軽度の場合は，交連部の高さは人工血管サイズより小さくなることがある．この場合，交連部よりやや頭側の大動脈壁をSTJに固定することになるが，STJ縮縮効果を損なうことはない．

3　Subcommissural plication

　Valsalva洞が軽度拡大（35〜40 mm）している場合がよい適応である．プレジェット付マットレス縫合は確実に弁輪を通過させる．

4　Central plication（CP）

　TypeⅡの逸脱病変に対しての基本手技である．正常の大動脈弁尖辺縁はArantius nodule近傍は組織が厚いが，交連部に近づくにつれ薄くなる．nodule近傍の厚い部分を用いて弁尖辺縁を縮縮し弁尖逸脱を是正する．5-0または6-0モノフィラメント糸を用いて単純結節縫合で行う．弁尖逸脱が1弁尖の場合は，正常な2尖の交連部から同距離のArantius nodule中心点（①，②）を同定してマーキングし，逸脱弁尖の両側交連部からそれぞれ①，②と等距離の点（③，④）をマーキングする．③，④間の距離が縮縮すべき距離になる（図4）．縮縮が長い場合は三角切除を行うことも考慮するが，逸脱弁尖の辺縁以外の弁尖は薄く縫合不全のリスクがある．しかし，辺縁のみの縮縮では，

弁尖余剰が生じて弁尖変形による閉鎖不全残存する場合があるので，余剰弁尖をマットレス縫合で縫縮する必要がある．軽度の逸脱の場合に有用なのがEH測定である．EH 8 mm以上を目標に1針ずつ縫縮を行う．

5 パッチ

感染性心内膜炎など炎症性変化を伴う場合は，感染や肥厚石灰化した部分を切除すると，弁閉鎖に必要な弁尖が不足する場合がある．弁尖の一部にとどまるのであれば修復可能である．補填材料としてはグルタルアルデヒド処理した自己心膜を用いる．

交連部のfenestrationが破綻してType II逸脱が生じている場合には，パッチ縫着手技が有用である．縫着部位については組織を十分に吟味する．逆流等の影響で二次的に肥厚部分を縫着に利用するなどして縫合不全にならないように注意する．Davidが提案したGore-Tex®糸を用いた辺縁長の縫縮は，微調整が難しいのであまり用いないが，fenestrationおよび交連部近傍の弁尖の菲薄化に対して補強目的に用いることがある．

6 二尖弁の形成

二尖弁は，完全な二尖（Type 0）と，二尖が癒合したもの（Type 1）の2種類に分けられる（Sievers分類，図5）．Type 1では癒合側の弁尖（F）のrapheによる可動制限があるので，rapheを切離する．石灰化があるときはCUSAなどで石灰成分を除去する．non fusion（NF）側弁尖のEHが低い場合は，NFにCP（central plication）を加えてEHを8 mm以上にする．ただしNF側のFMLを短くしすぎると，弁尖の開きが悪くなる．次にF側のFMLをNFに等しくなるまでCPを加える．縫縮範囲が広い場合は三角切除を考慮するが，辺縁以外の弁尖は薄いことが多く，縫合不全に注意する．弁腹の余剰弁尖もマットレス縫合を加えて余剰部分を残さないようにする．Type 0の二尖弁は一般的に自然予後が良好と考えられており，Type 1の二尖弁の形成はType 0の形態に近づけることを目標としている．シンメトリーの弁尖形成を行うには交連部の配置を180度にし，rapheの部分をnadir化する必要がある．このため軽度の大動脈基部拡大に対しても積極的に基部置換を

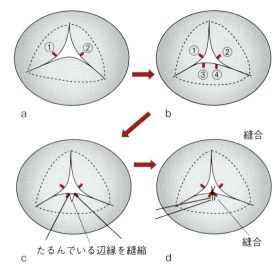

図4　Central plication

行うべきである（図6）．

NF側の中心角が120度近くになると，単純なF側の縫縮は弁尖が平板化し，狭窄のリスクともなり，三尖化を目指す必要がある．この場合は新たな交連部を形成する必要があり，組織に余裕があれば，糸で吊り上げることも可能であるが，不足する場合は心膜パッチで形成する必要がある．

> **コツと勘所　弁形成の術中評価**
>
> 大動脈弁では心停止での逆流テストが不可能なため，eye ball testが重要である．交連部にかけたretraction sutureに十分なtensionをかけ，弁尖を吸引管などで押しながら，弁尖辺縁の高さを見る．正常なEHの弁尖をreferenceとして評価する．EHが保たれていても必ずしも接合がよいとは限らないことに注意する．大動脈弁の接合の深さを相対する弁尖を鑷子で挟むことで評価する．大動脈遮断解除後は直ちに経食道心エコーで評価が可能である．軽度の逆流でも偏心性の場合は，再度大動脈遮断してCPの追加を考慮する．中心性の場合，十分な接合深さがあれば軽度の逆流は許容できる．

C 手術成績と今後の課題

当院では2000～2016年に大動脈弁閉鎖不全症397例中210例に対して大動脈弁形成術（自己弁温存手術）を試み，191例で完遂した（conversion率9％）．平均年齢は55.4±15歳で，三尖弁151例，

3 大動脈弁形成術　43

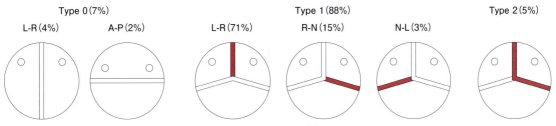

図5 Sievers 分類
Type 0 は raphe なし，Type 1 は2尖弁，Type 2 は1尖弁（赤は raphe を示す）．
(Sievers HH, Schmidtke C：A classification system for the bicuspid aortic valve from 304 surgical specimens. J Thorac Cardiovasc Surg. 2007 May；133：1226-1233 より改変して引用)

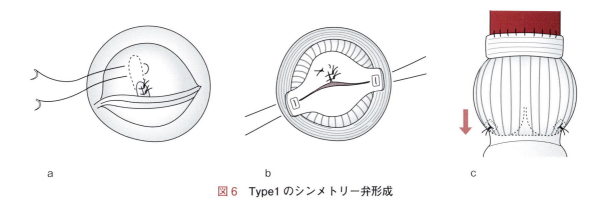

a　　　　　　　　　　　　　b　　　　　　　　　　　　　c

図6 Type1のシンメトリー弁形成

二尖弁 32 例，四尖弁 3 例で一尖弁は 5 例であった．自己弁温存基部置換を行ったのは 98 例で，88 例で reimplantation を施行した．手術死亡は急性大動脈解離の 1 例のみであった．退院時の大動脈弁逆流は，47 例で mild，143 例では trivial 以下であった．長期遠隔成績としては 5 年生存率 97％，10 年生存率 86％と良好であった．再手術は 13 例あり，二尖弁の 4 例中 3 例は再弁形成を行った．三尖弁は 9 例で再弁形成は 2 例のみ．再手術回避率は 5 年で 90％であった．

大動脈弁閉鎖不全症では，弁形成の弁置換に対する優位性はまだ確立していない．したがって早期手術のエビデンスはまだない．現段階での大動脈弁形成術の適応は，大動脈弁置換術の適応と同様と考え，無症状でも左室駆出率低下と左室の中等度以上拡大がある場合である．二尖弁あるいは，三尖弁でも基部拡大がある場合は，比較的良好な遠隔成績を出せている．これらの病変では僧帽弁と同様に，早期の手術介入の有用性が証明できるかもしれない．

● 文献

1) Boodhwani M, de Kerchove L, Glineur D, et al：Repair-oriented classification of aortic insufficiency：impact on surgical techniques and clinical outcomes. J Thorac Cardiovasc Surg. 2009；137：286-294
2) Sievers HH, Schmidtke C：A classification system for the bicuspid aortic valve from 304 surgical specimens. J Thorac Cardiovasc Surg. 2007；133：1226-1233

第2章 大動脈弁手術

4 自己心膜を使用した大動脈弁再建術—Aortic valve neocuspidization (Ozaki procedure)

山下裕正・尾﨑重之

A 適応と戦略

大動脈弁疾患に対する治療として，2007年より自己心膜を使用した大動脈弁再建術が施行されている[1,2]．この術式は，大動脈弁を切除し，グルタルアルデヒド処理した自己心膜から作成した弁尖を大動脈弁輪に直接縫着する術式である．この術式は大動脈弁閉鎖不全症だけでなく，大動脈弁狭窄症などの大動脈弁疾患に対しても幅広く施行することが可能で，二尖弁，単尖弁，四尖弁にも応用することができる[3]．弁尖の性状が不良な大動脈基部拡大症，感染性心内膜炎，大動脈弁置換術後の症例に対しても施行可能である．

人工弁を使用せず自己心膜を使用しているために抗凝固療法は不要で，弁輪部に直接弁尖を縫合することで，大動脈弁輪の本来の収縮拡張運動を妨げずに，より大きな弁口面積が確保できる特徴がある．そのために狭小弁輪症例に対しても，弁輪拡大などの侵襲的な処置を行うことなく，手術が施行できる利点がある（図1，2）．

大動脈弁の解剖学的特徴は大動脈弁が3枚であることである．この利点は，大動脈弁半径をRとした場合に大動脈弁尖の自由縁は2Rとなり大動脈交連部間距離は2πR/3≒2Rとなり，自由縁と交連部間距離がほぼ等しくなり，弁尖の開放時に最大の弁口面積が得られることである．先天的に大動脈弁尖が2枚あるいは4枚であることもあるが，2枚の場合には自由縁が交連部間距離より短くなり，十分な弁尖の開放が得られず，4枚の場合には自由縁が交連部間距離より長くなる分，弁尖の逸脱が起こりやすくなるといえる（図3）．

大動脈弁開閉のメカニズムには，主に左心室と大動脈間の圧較差が関与していると考えられていたが，それに加えて左心室の収縮拡張に連動した

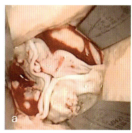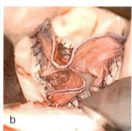

図1 大動脈弁狭窄症（三尖弁）に対する大動脈弁再建術
　　　a：術前　b：術後

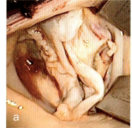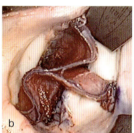

図2 大動脈弁狭窄症（二尖弁）に対する大動脈弁再建術
　　　a：術前　b：術後

弁輪の拡張収縮運動が確認されており，大動脈弁の開閉には左室流出路から弁輪，弁尖，Valsalva洞の運動が関与している（図4）．

B 手術の手順と手技

1 心膜採取（図5a，b）

開胸後，心膜表面の余剰組織（脂肪組織）を超音波メスを用いて取り除き，少なくとも7×8 cmの心膜を採取する．

心膜をプレートに針糸で固定し0.6%グルタルアルデヒドに10分間浸透させ，そののち，プレートからはずし生理食塩水にて6分×3回洗浄処理

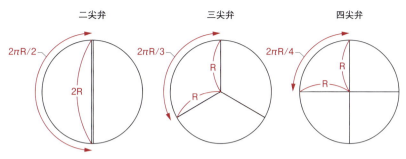

図3 大動脈弁における弁尖の枚数の違いによる交連部間距離と弁尖自由縁の関係

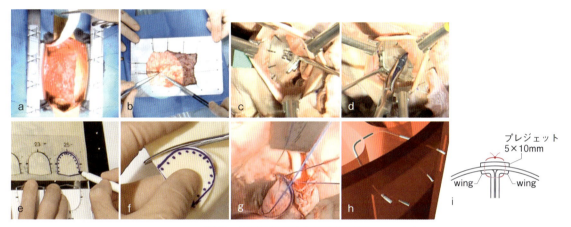

図5 大動脈弁再建術の手術手順

する．

2 大動脈切開，視野展開

　上行大動脈は右冠動脈の起始部1.5 cm末梢で切開し，左方は左冠動脈起始部直上まで横切開，右方は左冠尖と無冠尖の交連部1 cm上まで斜切開とする．右冠尖と無冠尖にリトラクターをかけ展開する．

3 サイジング（図5c, d）

　弁尖を切除したのちに各弁尖の交連部間距離を別々に測定する．専用のサイザーを用いて，一方の交連部にサイザーの片側を付け，サイザーのもう一方の片側が反対側の交連部に合うことを確認する．サイズを決定したらサイザーの中間のマークを用いて各弁輪の中間点にマーキングを行う．これがのちに弁尖の縫着を開始する点となる．

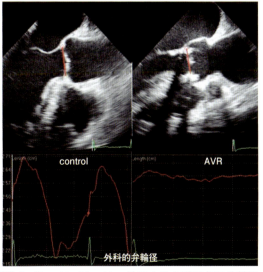

図4 Speckle-Tracking法による大動脈弁の外科的弁輪系の心周期による変化

4 弁尖の作成（図5e, f）

グルタルアルデヒド処理した心膜に，専用のテンプレートを用いて弁尖を描き，テンプレートのマーカーに沿って弁尖の縫合部であるドットをマークする．弁尖の両側に用意されている wing extension 用のマーキングにもマークする．マーキングに沿って弁尖を切る．Wing extension はマーキング部から弁尖の接線方向に作成する．

5 弁尖の縫合（図5g）

弁尖の中間点から縫合を開始する．最初に弁尖と弁輪の中間点に針を通し結紮固定したのちに両側交連部に向けて縫合を開始する．弁尖はドットをとり，弁輪は1mmのピッチで連続縫合していく．このとき，弁尖が弁輪の左室側にくるように縫合していく．

残りの弁尖と弁輪の長さが等しくなったところで弁尖と弁輪を1対1のピッチで縫合し最後のドットを取ったのち，交連部の2mm下を大動脈外側に貫通させる．

6 交連部の作成（図5h, i）

交連部は両側から縫い上がってきた弁輪を縫合した糸と新しく使用する糸を用いて作成する．弁尖の最終縫合部と弁尖の縁の中間部に新しい糸を通したのち，wing extension 部に糸を通しそのまま大動脈外側まで貫通させる．

大動脈外側には弁輪縫合の糸2本と新しい糸2本があり，これをプレジェットに通しそれぞれ結紮固定とする．弁輪縫合の糸は間隔が狭く，新しい糸は wing extension に通している分，間隔が広くなっているので，プレジェットに通す際にはこの間隔を保って通すことが重要である．

7 完成

上記の縫合法で大動脈右冠尖（RCC），大動脈左冠尖（LCC），大動脈無冠尖（NCC）の順で作成したのち，弁尖の coaptation を確認する．弁尖は風車型になり，各弁尖が合わさっており，各3つの弁尖が接触する中心点と3つの交連部が同一平面上にあれば良好なできあがりといえる．

C 自己心膜を使用した大動脈弁再建術の利点

最大のメリットは「生体との適合性」である．「異物」である人工弁を移植しないので拒絶反応がなく，脳梗塞などを起こすリスクが低いと考える．

1 抗凝固療法を必要としない

術後，抗血小板薬であるアスピリンを服用するのみで，実際に手術後に脳梗塞を起こした症例はない．弁置換手術後の血栓を防ぐため，機械弁の場合は一生，豚の大動脈弁を用いた生体弁でも3か月は服用が必要なワルファリンカリウムは不要で，QOL は確実に向上する．抗凝固薬使用による出血のリスクも減少させることができる．例えば歯科治療（特に抜歯），胃や大腸のポリープ切除の際にも抗凝固療法を施行していないため出血のリスクが少なく，より安全に各処置を受けることができる．さらに出産を控えた若い女性，あるいは抗凝固療法が禁忌な患者（肝硬変，消化管出血など）にも有効である．

2 大動脈弁前後での低い圧較差

人工弁置換と違い，有効弁口面積が大動脈弁輪部と等しくなるため，先に述べた狭小大動脈弁輪症例に対しても，弁前後での圧較差はほとんどない．限りなく生来の大動脈弁を取り戻せる手術方法といえる．

3 経済性

この手術では自己組織を使用しているので，人工弁を使わない経済的メリットもある．この手術は，体に優しいだけではなく医療経済にも優しい手術であると考える．

4 安全性

人工物を使用しないため，感染に対する抵抗性が強いと考えられる．

5 快適性

補填物がなく，弁が石灰化する前の静けさが得られる．

6 再手術時の多様性

再手術時，強固に癒着した人工弁を摘除する必要はなく，自己心膜弁を切除するのみで再手術可能である．ウシ心膜や脱細胞化心膜を使用することで初回と同様に手術可能である．再手術時に人工弁置換を選択することもでき，ステントなどの異物を使用していないため，バリエーションに富んだ術式を選択することができる．

D 手術成績と今後の課題

東邦大学医療センター大橋病院にて施行した大動脈弁疾患に対する大動脈弁再建術の成績を以下に示す．

① 期間：2007年4月～2015年1月
② 大動脈弁狭窄症(AS)：519例，大動脈弁閉鎖不全症(AR)：246例(男性：385 女性：380)，二尖弁：195例，単尖弁：21例，四尖弁：2例，大動脈基部拡大症(AAE)：20例，感染性心内膜炎：22例
③ 平均年齢：68.4±14.2歳
④ 術前の外科的弁輪径：20.9±3.3 mm
⑤ 平均大動脈遮断時間：107.2±26.9分，平均人工心肺時間：150.1±29.4分
⑥ 生存率：85.4%，再手術回避率：98.3%

大動脈弁疾患に対する外科治療は人工弁による弁置換術が中心であったが，人工物を使用せず，自己弁を温存する手術が大動脈弁閉鎖不全症を中心に広がっている．また，自己弁温存が困難な症例に対しても，自己心膜を使用した人工物の使用を最低限とした大動脈弁再建術が始まっており，良好な成績を残している．

Q&A

Q1 心膜の外側面と内側面はどちらを左室側にしたほうがよいでしょうか？

A1 心膜には心臓側の円滑面（smooth surface）と胸骨側の粗糙面（rough surface）がありますが，smooth surfaceを左室側にして使用しています．Rough surfaceを左室側に使用す

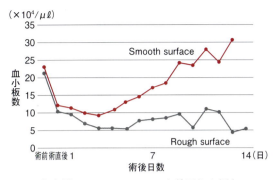

図6 左室側にsmooth surfaceを使用した例とrough surfaceを利用した例の血小板数推移

ると，術後の血小板減少が持続するためです．収縮期に高速の心拍出血流がrough surfaceに晒されることで血小板へのダメージがあるためと思われます．両者における血小板数推移のグラフを示します（図6）．

Q2 ウマ心膜やウシ心膜でのneocuspidizationは可能でしょうか？

A2 可能です．過去の開心術の既往や放射線治療などにより心膜の肥厚を認めるため，自己心膜の使用が不可能な症例ではウシ心膜を使用しています．ウシ心膜のほうが自己心膜より若干厚みがあるため，術直後は弁尖の動きが自己心膜に比較してやや低下してみえることもありますが，時間とともに弁尖の動きは改善します．

● 文献

1) Ozaki S, Kawase I, Yamashita H, et al：Aortic valve reconstruction using self-developed aortic valve plasty system in aortic valve disease. Interact Cardiovasc Thorac Surg. 2011；12：550-553
2) Ozaki S, Kawase I, Yamashita H, et al：A total of 404 cases of aortic valve reconstruction with glutaraldehyde- treated autologous pericardium. J Thorac Cardiovasc Surg. 2014；147：301-306
3) Ozaki S, Kawase I, Yamashita H, et al：Reconstruction of bicuspid aortic valve with autologous pericardium—usefulness of tricuspidization. Circ J. 2014；78：1144-1151

Column

Schäfers caliper

荻野 均

　Schäfers caliper は 2006 年にドイツの Schäfers 先生により，新しい大動脈基部構造評価法として，特に先生ご自身が提唱する「effective height (eH)」の術中計測デバイスである（図1）．1970〜80 年代にかけ開発された Yacoub remodeling と David reimplantation からなる自己弁温存基部置換術（VSRR）において，大動脈弁閉鎖不全（AR）の遺残および再発の防止が最大の検討課題であった．この課題に対して，特に弁尖自体に逸脱，変形，fenestration を伴う場合には，central plication (CP) や cusp reinforcement/resuspension などの「cusp repair」が併施されていた（Yacoub 教授の下での留学中，remodeling 原法において多くの症例で CP を必要としていた）．しかしながら，術中評価として，弁接合を目視で確認する肉眼的評価のみで定量的な指標が存在しなかった．そこで Schäfers 先生は，大動脈基部構造を心エコーで正常範囲を確認する研究と同時に，術中に計測する手法を VSSR や単独大動脈弁形成術（AVP）に取り入れた．すなわち，自己弁の弁高〔geometric height (gH) と eH〕，ventriculo-arterial junction (VAJ) 径，sino-tubular junction (STJ) 径を計測し，良好な弁接合の指標として eH の有用性を報告した[1]．

　この定量的評価は画期的なアプローチであると同時に，現在注目されている AVP や VSRR をきわめてシステマチックに完成へと導くことができ，両術式が広まるきっかけにもなった．しかし一方で，Schäfers caliper による術中計測の難しさが指摘されている．特に最近の 4D-CT による評価が確立されつつあるなかで，果たして心停止下の術中評価がどこまで信頼性を担保するものかについて疑問視する意見もある．言い換えれば，正確な計測にはある程度の技術が必要で，手術前後で同じ術者が同じ条件で計測することが大前提となる．具体的には，STJ の直上で大動脈を（完全）離断した段階で，まず交連部に支持糸を置き 3 方向（二尖弁であれば 2 方向）に十分に牽引し（この状態が Valsalva 洞に圧がかかった状況に近い状態となり，AVP や VSRR を行ううえで必須の基本操作である），Schäfers caliper を cusp に柔らかくあてがい eH を計測する（図2）．ドイツ人で eH≧9 mm（日本人：≧8 mm）が良好な弁接合の目標と報告されている．ドイツでは，計測しやすいように 1 mm 刻みの単体の caliper も販売されている．

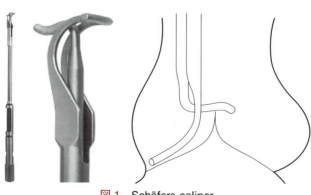

図 1　Schäfers caliper
（FEHLING 資料より）

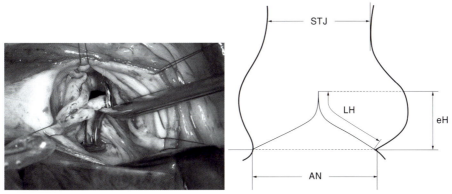

図2　Schäfers caliperを用いた術中計測
(Schäfers HJ, Bierbach B, Aicher D：A new approach to the assessment of aortic cusp geometry. J Thorac Cardiovasc Surg. 132：436-438, 2006 より)

しかしながら，このeHは重要な指標であるが，これを目指すばかりに過度なCPからgHや弁尖自由縁長（free margin length：FML）の短縮が生じARにつながる可能性がある．同時に，弁尖付着部長（insertion line length：ILL）とFMLはある一定の比率下に弁の可動性が確保されており，FMLの減少は弁尖可動性の減少から耐久性の低下にもつながる．したがって，eHは最も重要な指標であるが絶対的なものではなく，弁尖や基部構造全体を考慮してAVPやVSRRを行うことが重要である．

筆者自身，eH，gH，FML，ILL，VAJ/STJ径のほかに，各交連部の高さ（vertical orientation）や水平方向の位置（horizontal orientation）などを術中に評価したうえで，AVPやVSRRを行っており，Schäfers caliperは必須の道具として多いに評価している．

最後に本項にご協力いただいたSchäfers先生に感謝する．

● 文献
1) Schäfers HJ, Bierbach B, Aicher D：A new approach to the assessment of aortic cusp geometry. J Thorac Cardiovasc Surg. 132：436-438, 2006

第3章 大動脈基部手術

1 大動脈弁輪拡張症の手術適応と治療戦略

安達秀雄

A 大動脈弁輪拡張症の病態

大動脈弁輪拡張症（annuloaortic ectasia：AAE）は，大動脈弁輪の拡大と Valsalva 洞および上行大動脈の拡大，それに加えて大動脈基部の拡大による大動脈弁閉鎖不全を発症する病態である．病変の程度や特徴は，部位と症例によって異なるが，AAE に対する手術治療では，① 拡大した大動脈弁輪および上行大動脈の修復，② Valsalva 洞から起始する左右の冠動脈入口部の再建，③ 大動脈弁逆流の修復という3つの手術手技を正確に実施することが必要な点は共通している．AAE の解剖学異常は大動脈基部の構造異常が主体なので，この部位を修復することを意味する大動脈基部再建術という言葉は，手術術式の名称として適切であり広く使用されている．

B 手術適応

AAE を発症する原因疾患はいくつかあるが，有名な疾患は Marfan 症候群である．Marfan 症候群は早期に大動脈弁輪と Valsalva 洞の拡大をきたしやすく，中膜の壊死から致死的な急性大動脈解離を発症する頻度も高い．Marfan 症候群では知的障害は認められないが，治療されない場合の平均寿命は40歳前後とされ，死亡原因は急性大動脈解離や大動脈瘤の破裂が多い．したがって，適切な AAE への治療介入の有無が Marfan 症候群患者の予後を決める重要な鍵となっている．Marfan 症候群は若年発症であることも特徴であり，Valsalva 洞や上行大動脈の最大径が 45 mm 程度に拡大してくれば，その後も拡大が進行して重大合併症を発症する確率が高いので，早期に大動脈基部再建術の実施を考慮する必要がある．動脈硬化性疾患や大動脈炎症症候群が原因で AAE を発症してきている例では，Valsalva 洞や上行大動脈径が 50〜55 mm 程度に拡大した場合に手術治療を計画する．もちろん，大動脈弁閉鎖不全症が進行している場合も手術適応となる．

C 標準術式—Bentall 法

大動脈基部再建術は Bentall が初めに報告した Bentall 法が基本的術式となっている．ただし，冠状動脈入口部の再建については，当初の Bentall 法では人工血管に側々吻合を行っていたが，これでは病的な大動脈壁が吻合ラインの内側に残存する可能性があり，確実な吻合操作が実施しにくく，遠隔期に仮性動脈瘤を形成する例がある．そのため，現在では冠状動脈入口部をボタン状にくり抜き，人工血管に吻合する方法が一般的になっている．このいわば Bentall 変法ともいうべき方法が標準術式と考えられ，この術式による手術治療成績は良好である．米国 Johns Hopkins 大学病院における 372 例の Marfan 症候群に対する大動脈基部再建術の報告では，病院死亡率 0.5％，30年間の長期遠隔成績も良好とされた[1]．ただし，こうした良好な手術成績を得るためには，冠状動脈の確実な再建，人工弁，人工血管と大動脈弁輪との出血をきたさない吻合の実施など，基本的な手術手技が安定して実施可能なことが前提である．

D 大動脈弁温存基部再建術

Bentall 手術の長期成績は良好で，筆者も術後 20 年以上にわたり，元気に日常生活を送っている方々をフォローしている．大動脈弁位の人工弁に

関しては，人工弁固定に使用している縫合糸の結紮部分が人工血管の外側に位置して大動脈内にないため，通常の大動脈弁置換術よりも血栓形成が少ないと説明されている．しかし，Bentall 手術では人工弁使用が基本であるため，機械弁使用の場合は抗凝固薬の投与が必要になる．

大動脈弁閉鎖不全症の発生は，弁輪と Valsalva 洞の拡大による二次的な原因と考えられる場合が多く，人工弁置換ではなく，自己弁を温存して閉鎖不全を修復しようとする術式が採用されるようになった．特に若年者や，妊娠・出産を希望する女性の場合には自己弁を温存することのメリットは大きい．筆者も自己弁温存基部再建術を行ったのちに元気な赤ちゃんを得た複数の女性例を経験し，その有用性を実感している．自己弁温存手術後10年以上外来でフォローしている例もあり，長期遠隔成績も満足できるものである．Johns Hopkins 大学病院からの報告でも，自己弁温存基部再建術の成績は標準的な Bentall 手術と同等であった[1]．

ただし，術後に軽度の大動脈弁閉鎖不全が残存する例もあり，標準的な Bentall 手術の成績が良好であることから，自己弁温存基部再建術の適応については症例ごとに慎重な判断が必要であろう．各術式の詳細については本章の2～5で述べられている．

● 文献

1) Cameron DE, Alejo DE, Patel ND, et al：Aortic root replacement in 372 Marfan patients：evolution of operative repair over 30 years. Ann Thorac Surg. 2009；87：1344-1349

第3章 大動脈基部手術

2 Bentall 手術の基本テクニック

師田哲郎

A Bentall 手術の位置づけと原法の問題点

　大動脈弁輪拡張症（AAE）に対する術式としては，古典的には Wheat 法[1]とよばれる上行大動脈人工血管置換＋大動脈弁置換が報告されたが，残存する Valsalva 洞の拡大・破裂が問題であった．1968 年に Bentall 原法[1]（図 1，classic-，original- などと称される）が発表され，composite graft を用いて病的大動脈壁を完全に切除する術式として確立された．その後 Piehler 法[2]や Cabrol 法，ボタン法などの修飾を受け，約 40 年を経た現在も標準術式として通用している．近年，自己肺動脈移植術や自己大動脈弁温存術式も普及してきたが，安定した早期〜遠隔期手術成績から今もなお Bentall 手術が基部置換術のスタンダードであることに変わりはない．

　Bentall 原法の特徴は，すべての吻合操作を瘤内から行う "inclusion 法" にある．これは，人工血管からの血液漏出が多かった時代の工夫であり，現在の shield graft の時代では逆に inclusion 法の弊害である遠隔期仮性瘤発生につながるとされ，弁輪部吻合以外は血管離断で行うことが勧められている．

B 手術の手順と手技

1 手術開始より心停止まで

　通常の胸骨正中切開（full sternotomy）で心嚢に達し，人工心肺（cardiopulmonary bypass：CPB）を装着する．CPB の送血部位は，近位弓部大動脈に拡張病変がなければ右腕頭動脈直下辺りを目安としている．ここに拡張があるときには右側大腿動脈を用いる〔左側は Marfan 症候群（MFS）の場

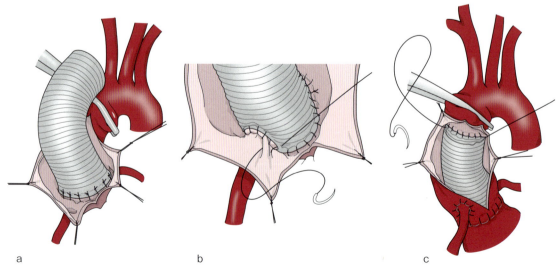

図 1　Bentall 原法
a：弁輪部の縫合　b：冠状動脈の吻合　c：遠位側吻合

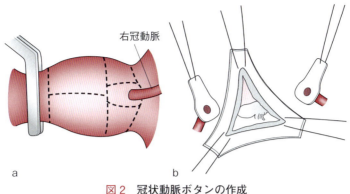

図2 冠状動脈ボタンの作成
弁尖は切除されている

合に将来の下行-胸腹部大動脈手術で用いる可能性がある〕．脱血は通常の経右房両大静脈．大動脈弁逆流（aortic regurgitation：AR）の有無にかかわらず右上肺静脈から左室ベントを挿入する．体温は28～32℃を目標として冷却し，この間に大動脈基部脂肪織および肺動脈との間の剝離を可及的に行っておく．

2 心停止と心筋保護

初回心停止は，大動脈遮断後に基部に18G針を刺入して晶質液を注入する．中等度以上のARで冷却中に心室細動となった場合には，大動脈遮断・切開後に冠状動脈灌流用ソフトチップカニューラを用いて左・右の順に選択的注入を行う．以降の心筋保護は，完全体外循環として右房切開をおき，直視下に冠静脈洞にカニューラを入れて逆行性に血液心筋保護液を注入する．血液心筋保護液の注入は20分ごととし，低心機能症例では間欠期に純血液による逆行性灌流を行い，心室細動を認めた時点で血液心筋保護液を追加している．

3 大動脈切開より冠状動脈切離まで

大動脈切開は上行大動脈中央より入り，sinotubular junction（STJ）のやや末梢側でいったん大動脈を離断する．冠状動脈の位置を確認し，5mm程度の縫い代を残してボタン状にくり抜く（図2）．初めは大きめにくり抜くことと，上縁側は十分大きく残して吊り糸をかけておくことが，後のねじれ防止に有用である．また，3号ネラトンカテーテルをあらかじめ挿入しておくと，冠状動脈の走行が明瞭となり切離時の損傷を防止できる．

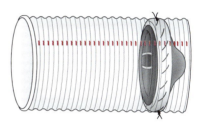

図3 スカート付のcomposite graft

4 composite graftの作成

術野で弁輪-人工弁-人工血管と縫合していく方法もあるが，我々は弁輪組織とのコンプライアンスマッチングを期して，スカート付のcomposite graftを別テーブルで作成している（図3）．標準サイズでは26～28mm Dacron® graftの，断端より7～8mmの部位に23～25mm SJM弁を縫着する．

> **コツと勘所** Bentall手術の勘所
>
> Bentall手術の勘所は，出血のない吻合にある．基部においては確実な弁輪部biteをとること，冠状動脈吻合においてはテンションのない吻合を心がけること，すなわち人工血管間置をためらわないことが肝要である．

5 弁輪部の吻合

大動脈弁は基本的には切除する．幅5mm長さ4cm程度のテフロンフェルトを3本用意し，suture guideにとどめておく．弁輪部の糸かけはinclusion法（通常のpara-annular AVRと同様の運針）でもよいが，組織脆弱性の強いMFSや活動

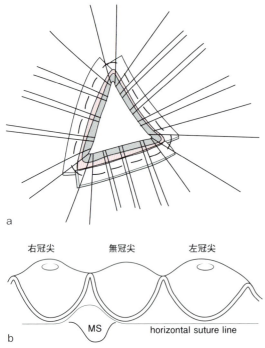

図4 テフロンフェルト補強を置いた弁輪部の糸かけ（a）と貫通糸の刺出ライン（b）
MS：膜性中隔（membranous septum）

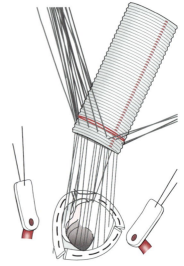

図5 composite graft を降ろすところ

期の高安動脈炎では，大動脈壁（一部は左室心筋や僧帽弁輪にかかる）を貫通して刺入すると確実な吻合が得られる（図4）．マットレス縫合で各縫合糸間があかないように留意すれば，出血は皆無である．この場合の糸かけのラインは各弁尖付着部下縁を結ぶhorizontal lineとなるが，右冠尖-無冠尖交連部近傍の膜様部左側では刺激伝導系の損傷を避けるため浅いラインをとる．Composite graftと縫合して弁輪部の吻合を終了する（図5）．

6 冠状動脈の吻合

まず左冠状動脈より，対応する部位の人工血管に径7〜8 mmの側孔を作成する．人工血管の伸び代を考慮して小さめに開ける．吻合は様々な方法があるが，我々は通常の血管吻合に準じて冠状動脈外側に馬蹄型のテフロンフェルトをあてて，冠状動脈内-外-フェルト-人工血管外-内の順に糸をかけてパラシュートテクニックで吻合している（図6a, b）．ボタンの辺縁は病的大動脈壁であるから，これを完全に exclude できるように運針することが肝要である．吻合にテンションがかかる場合には，8 mm人工血管をごく短く間置する

（Piehler法，図6c）とカッティングによる出血を防止できるし，仮に出血があっても追加針をかけることが容易になる．両側冠状動脈の吻合を終えた時点で人工血管断端より血液心筋保護液を注入して，出血のないことを確認できる．

7 遠位側吻合から手術終了まで

加温に移り，最後に遠位側吻合をテフロンフェルト補強しつつ行う（図7）．吻合終了前に左室ベントを停止し心腔内を脱気する．血液の充満が不足であれば麻酔科医に肺の加圧を要求し，また手術台のローリングと心臓マッサージにより丹念に空気を排除する．我々は心臓・大動脈腔が大気に開放されている間は術野に二酸化炭素ガスを2〜3 L流している．人工血管に18 G針を浅く刺入，ヘッドダウンとして大動脈遮断解除を行う．このとき右冠状動脈を圧迫して空気の迷入を防止する．後は型通りに除細動を施行して，CPBより離脱する．MFSなどの中膜変性疾患の場合には，遠位上行大動脈のラッピングを行う．右房・右室にペーシングリードを縫着，心囊縦隔ドレーンを留置，閉創して手術を終了する．

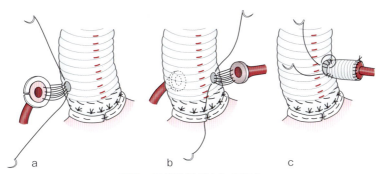

図6 冠状動脈ボタンの吻合
a：馬蹄型テフロフェルトを使用 b：直接吻合 c：Piehler法

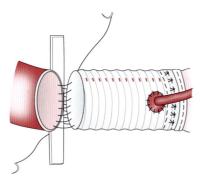

図7 フェルトストリップを用いた末梢側吻合

表1 Bentall手術の遠隔成績

	5年	10年	15年
在院死亡を含めた生存率(%)	80.9	71.4	71.4
心血管事故回避率(%)	70.6	60.5	52.9

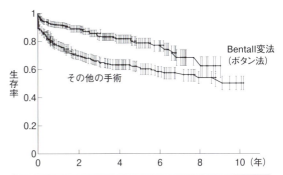

イベント	合計	心イベント	大動脈イベント	再手術
Bentall変法(ボタン法)	33	12	1	2
その他の手術	56	8	7	19

図8 マウントサイナイ病院におけるボタン法を用いたBentall変法の遠隔成績
(Ergin MA, Spielvogel D, Apaydin A, et al：Surgical treatment of the dilated ascending aorta：when and how? Ann Thorac Surg. 1999；67：1834-1839 より転載)

C 手術成績と今後の課題

　筆者の前所属施設である東大病院では，1980年より2006年4月までの間に大動脈基部置換術110例が施行された．緊急手術を除くと72例，男性46：女性26，平均年齢37歳．このうちBentall手術は32例（44％）を占めた．在院死亡はBentall手術のみに認められ，3例（全体の4.2％，Bentall手術の9.4％）であった．死亡例の2例は90年代早期の手術であり，1例は肝不全合併症例であった．Bentall手術の遠隔成績を示す（表1）．

　なお，MFSの合併は生存率・事故回避率に有意な関与はなかった．ほぼ同様の術式をとるマウントサイナイ病院の成績（図8）[3]も近似したものであり，遠隔成績は良好と考えられる．

Q1 Inclusion法は禁忌なのでしょうか．
A1 血管外膜をしっかりと意識すれば，禁忌ではありません．特に再手術での基部置換においては，inclusion法であれば剥離を最小限にできます．ただし，カッティングによる縫合糸の緩みは必発なので，慎重に糸を締めることに留意するべきです．

Q2 生体弁を用いる際に，Valsalva グラフトを用いるほうがよいのでしょうか．

A2 Valsalva 洞形態を保持することが弁尖へのストレスを減少させると考えられていますが，現時点では遠隔成績のエビデンスはありません．ただし Valsalva 径が大きいので，冠状動脈吻合のストレスが減少するという利点はあると思います．

Q3 Cabrol 法はなぜ用いられなくなったのですか．

A3 Cabrol 法では，中期遠隔期に突然死が多数報告されました．これは，1 本の人工血管内で両方向性に血流が分かれることにより，その分岐部頂点に血栓が生じて，冠状動脈入口部での血栓塞栓症を生じるためではないかと考えられています．

● 文献

1) Bentall H, DeBono A：A technique for complete replacement of the ascending aorta. Thorax. 1968；23：338-339
2) Piehler JM, Pluth JR：Replacement of the ascending aorta and aortic valve with a composite graft in patients with non-displaced coronary ostia. Ann Thorac Surg. 1981；33：406-409
3) Ergin MA, Spielvogel D, Apaydin A, et al：Surgical treatment of the dilated ascending aorta：when and how? Ann Thorac Surg. 1999；67：1834-1839

第3章 大動脈基部手術

3 Bentall 手術の応用テクニック

青見茂之

A 適応と戦略

　大動脈弁疾患や大動脈解離に合併した大動脈基部拡大や大動脈弁輪拡張症に対する外科治療は，人工弁付人工血管による大動脈基部置換術（AVR）を inclusion 法によって行う Bentall 手術が 1973 年に導入され，その後，冠動脈口吻合部縫合の仮性瘤や吻合部瘤に対し，小口径人工血管で interpose する Piehler 法やボタン法によるいわゆる exclusion 法が導入された．私は，1996 年から，Piehler 法とボタン法を組み合わせた interposition graft technique を考案し，基本術式として行っている（図 1）．

　1973 年以降に当院において行った基部再建術の症例は 453 例あった．Bentall 術式が安定した 1980 年以降でも 1990 年までの 87 例では手術死亡は 10 例（11％）であった．また，1999 年までの 193 例の統計では，再手術を要した症例は大動脈吻合

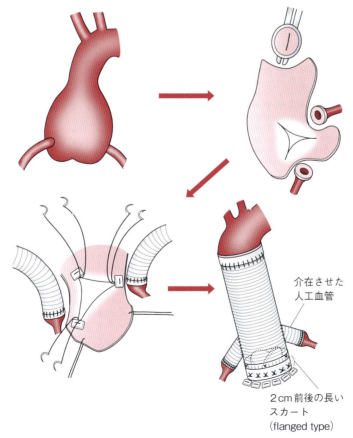

図 1　Interposition graft technique

部や冠動脈吻合部リークが4例あった．遠隔死も22例(10.4%)で，心臓血管死12例，突然死6例で問題が多かった．単純な人工弁置換と比較して生存率が20%近く低下した．また，inclusion法のPiehler法では遠隔成績は改善しなかった(図2)．これらの成績の問題点は，疾患特異的な大動脈基部や冠動脈吻合部および大動脈遠位側からの漏れが原因ではないかと考えた．したがって，縫合不全の対策として冠動脈再建はボタン法と人工血管を介在させて再建し，interposition graft techniqueとした．大動脈基部は人工血管を吻合することにして，人工弁を人工血管の中に吻合して，2 cm前後の長いスカートを弁輪に縫合した．そして，止血のための2重吻合や弁輪補強を積極的に行った．大動脈遠位側は，上行大動脈を切除するように近位弓部大動脈を斜めに切断して吻合することを原則として，全身状態のよい症例は全弓部置換術を行った．1996年以降の基部再建は273症に行った．Marfan症候群では135例中80例がBentall手術およびその再手術，非Marfan症候群では138例中119例がBentall手術であった．Bentall手術では遠位側はopen distal anastomosisを用いて上行大動脈を可及的に人工血管置換する近位弓部置換(hemiarch replacement)や全弓部人工血管置換術を行った．特にMarfan症候群では，吻合部の遠位に残存する上行大動脈から弓部大動脈にかけて吻合部瘤や大動脈解離の再発が多いことより全例に同時弓部再建を行っている．2006年からは，Marfan症候群に50例に対して出産とQOLの向上を目標として積極的に自己弁温存手術を導入し，Bentall手術は減少している．

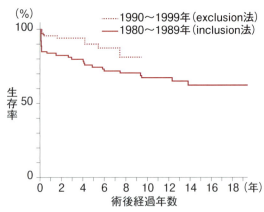

図2 Piehler法によるBentall手術の成績

B 各疾患に対する外科的ポイント

1 Marfan症候群

基本的に自己弁温存基部再建が可能なので割合は少ない．機械弁希望者，心内膜炎，大動脈弁変形症例，二尖弁などが対象になる．また左冠動脈主幹部や右冠動脈の起始部近傍は術後15～20年で瘤化することがあるのでinterposition graft techniqueが有効である．同時手術の僧帽弁手術は，遠隔期の僧帽弁置換術は，Bentall手術56例中6例に行われており，僧帽弁のfloppy valveは積極的にリングを用いて形成しておいたほうがよい．吻合後の残存する上行大動脈は，20年後ぐらいには吻合部瘤になりやすく解離も起こしやすい．近位弓部再建か全弓部再建はできるだけ行うことが推奨される．

2 大動脈二尖弁

Valsalva洞の形態は様々であり，いわゆる洋梨状ではないために基部再建の必要性が難しい症例がある．単純にValsalva洞の大きさだけでは決められない．狭小弁輪径の症例では，一般的にValsalva径が小さく冠動脈の位置も低いため，技術的にBentall手術は難しく必要性も低い．40歳以上で，Valsalva径が40 mm以下では，積極的なBentall手術の適応はない．冠動脈の起始異常が合併することがあり，冠動脈再建はinterposition graft techniqueが有効であるが，直接ボタンで吻合も可能である．弓部大動脈は近位部が拡張しており，部分弓部置換が必要なことが多い(図3)．胸部下行大動脈の近位部が細く，深いため全弓部置換は難しい．Bentall手術の止血に時間がかかるため，弓部置換の止血操作は，簡単なほうがよい．若い人が多く，部分弓部置換によって嗄声が発生するのも防ぐことができる．

3 大動脈解離(A型)

急性解離の場合は，基部の形成によって自己弁を使って手術可能であるが，慢性の大動脈弁輪拡張症や二尖弁などで弁の変形が強い場合や感染，基部の破壊などではBentall手術が選択される．弁輪部膿瘍では自己心膜や補塡パッチによる弁輪

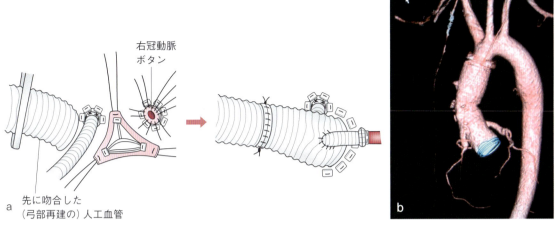

図3　大動脈二尖弁症に対する Bentall 手術
a：術式　b：術後 CT

部の補強が必要な場合もある．冠動脈バイパスも必要な症例もあるが，解離した冠動脈が再開通する場合もよくあるので元の冠動脈口は再建したほうがよい．慢性例などでは肺動脈の癒着に注意することが重要である．肺動脈損傷は修復が難しいことがあるが，困難な場合は人工血管で置換するとよい．

4　大動脈弁置換後

Bentall 手術を行ったのは Valsalva 洞が 40 mm 以上の症例で，二尖弁が5例，三尖弁が4例あった．

なお，AVR から10年以上経過した症例で20年以上経過した症例も5例あった．20年以上経過した人工弁は置換している．25 mm 以上の人工弁はカフを残して金属部分を除去し，補強材として人工血管の吻合に利用する場合が多い．SJM 弁，Björk-Shiley 弁はカフを残して除去しやすい．

5　高安動脈炎

ステロイド投与により炎症反応が低下した状態で手術を行うのが望ましい．弓部から分岐する脳へ血流を供給する血管の閉塞を伴い，脳梗塞を合併することも多い．脳保護は，超低体温循環低下逆行性脳灌流が優れている．弓部は正常の部位で横断して吻合するのがよい．全置換，部分置換は症例で選択する．基部置換は，我々の方法が有利である．大動脈基部および肺動脈癒着部位は，剝離しにくい場合が多い．容易に解離するため慎重に剝離を行い，冠動脈ボタンを作成し，小口径人工血管で interpose する．

6　Behçet 病

血管炎の部位やストレスのかかる大動脈弁輪吻合部で離開を起こしやすい．吻合部瘤も作りやすく，ホモグラフトが利用できるようになってからはそれを使用している．自身の症例は，1例で6年間リークがない．人工血管を用いた他の症例2例は早期にリークして，1例は再手術をしている．腹部に使用した2症例は，1例が破裂して死亡している．疾患特異性は注意が必要である．

7　人工弁感染
aorto-ventricular discontinuity

弁置換症例では最難関の疾患である．1990年代は再手術で漏れた症例に対して translocation 法を用いて再建したりしたが，救命はできなかった．2008年以降に東大バンクのホモグラフトが使用できるようになり生存率が高くなった．4例に使用し3例生存している．最近の緊急症例で，我々の方法で行った Bentall 手術の患者も長期生存しており，治癒状態である．以前の症例で弁論部のリークを残して長期生存した症例もある．感染部位の郭清と脆弱な弁輪部の補強を行えば，人工物による基部再建も成功率が高いかもしれない．

C おわりに

　大動脈基部再建術の基本術式とその応用法について述べた．我々の考案した，「両側の冠動脈はボタン法と人工血管を介在させて再建し，長めのスカート付人工血管で基部置換する方法」は，急性期の出血が少なく，遠隔期仮性瘤や吻合部瘤が少ない，再現性の優れた方法である．十分な心筋保護下に慎重に剝離と縫合を行い，安全に手術していただくことを祈っている．

文献

1) Kaku Y, Aomi S, Tomioka H, et al : Surgery for aortic regurgitation and aortic root dilatation in Takayasu arteritis. Asian Cardiovasc Thorac Ann. 2015 ; 23 : 901-906

2) Aomi S, Nakajima M, Nonoyama M, et al : Aortic root replacement using composite valve graft in patients with aortic valve disease and aneurysm of the ascending aorta : twenty years' experience of late results. Artif Organs. 2002 ; 26 : 467-473

3) Hirasawa Y, Aomi S, Saito S, et al : Long-term results of modified Bentall procedure using flanged composite aortic prosthesis and separately interposed coronary graft technique. Interact Cardiovasc Thorac Surg. 2006 ; 5 : 574-577

4) Endo M, Tomizawa Y, Nishida H, et al : Angiographic findings and surgical treatments of coronary artery involvement in Takayasu arteritis. J Thorac Cardiovasc Surg. 2003 ; 125 : 570-577

5) 青見茂之, 橋本明政, 小柳　仁：Annuloaortic ectasia の外科治療—Bentall 手術（Piehler 変法）の工夫とその遠隔成績—. 臨胸外. 1993 ; 13 : 149-152

6) 青見茂之, 野々山真樹, 冨岡秀行, 他：Marfan 症候群の外科治療, 遠隔成績および最近の新しい治療法. 胸部外科. 2002 ; 55 : 650-657

7) 青見茂之：Bentall 手術—再手術を防ぐための遠隔成績からの工夫. Cardiovasc Med-Surg 2005 ; 7 : 77-82

8) 平井雅也, 橋本明政, 青見茂之, 他：右冠状動脈左バルサバ洞起始症を伴った AAE, A 型解離に対する Bentall 型手術の1治験例. 日胸外会誌. 1995 ; 43 : 1044-1049

9) 根本慎太郎, 青見茂之, 八田光弘, 他：活動期大動脈炎症候群に上行大動脈瘤を合併した大動脈弁位人工弁機能不全に対する Bentall 再手術の1治験例—ステロイド使用下の手術成功例—. 日胸外会誌. 1995 ; 43 : 375-379

第3章 大動脈基部手術

4 大動脈弁温存手術 —Reimplantation 法

湊谷謙司

A 適応と戦略

　Reimplantation 法による大動脈基部置換は，大動脈基部拡大症例や大動脈基部置換を要する急性大動脈解離に対してよい適応となる．大動脈弁尖の変性がない症例では，逆流の制御は容易であるが，その反面，大動脈弁の弁尖自体に変性をきたしている症例においては逆流の制御が難しく，逆流が残存した場合には術後早期から大動脈弁閉鎖不全症が徐々に進行する可能性が高いことが知られていた．しかし近年では弁尖への様々な弁形成法を追加することで，逆流の制御が比較的容易になったこともあり，その適応を拡大しつつある．またその手術手技が確立するに従って，大動脈弁形成術の1つの方法としても再評価されつつある．手術手技に習熟している施設においては，Marfan 症候群に代表される結合組織異常症例に対しては，大動脈基部が 40〜45 mm 以上を本法の手術適応としうる．その場合はあくまでも急性大動脈解離を防ぐための予防的手術であり，自己弁温存術式の遠隔成績を向上させるためには確実な自己弁温存が必須であることから，大動脈弁尖の変性をきたす以前に実施することが大切である．
　Reimplantation 法は，大動脈基部を弁尖の付着部の大動脈壁をわずかに残してトリミングしたのち，自己弁を含めた大動脈基部全体を人工血管の中に内挿し固定する方法である．Remodeling 法と比較した場合には，左室流出路が全周性に固定されることと，交連部の位置決めが弁尖の接合 (coaptation) を確認しつつ行えることが特徴である．David が最初に報告した方法は通常の直管を使用しており，これまでのところ，その遠隔成績に問題はないと報告されている．しかしながら，その後，Valsalva 洞の膨らみを模すために様々な方法がとられてきた．近年では初めから部分的に膨らんでいる Valsalva グラフトを使用する施設が増えている．本項でも，Valsalva グラフトを使用した三尖弁に対する手技の手順を記載する．

B 手術の手順と手技

1 人工心肺の確立

　人工心肺装置の確立は通常通りである．筆者は，基部置換の際には，上下大静脈からの二本脱血を好んで用いている．右上肺静脈より左室内にベントを留置する．心筋保護は順行性と逆行性を併用することが多い．若い女性の場合には，美容的効果を考慮して lower sternotomy を用いることが多く，その場合には逆行性は使用しない．皮膚小切開下に順行性だけで心停止を実施する場合には，一時的に心肺血のカリウム濃度を上げて遮断前に心収縮を低下させることもある．また，Marfan 症候群に代表される結合織疾患の場合には，遮断部位が将来的に解離の原因になりうる可能性を危惧して，open distal 法で吻合することもある．その場合には，脳保護が必要となることは言うまでもないが，前述の lower sternotomy の際には逆行性脳灌流を使用している．

2 大動脈基部の剝離

　大動脈遮断後に大動脈を離断し，大動脈弁をよく観察する．弁尖に大きな異常があれば，この時点で自己弁温存術式を断念せざるを得ないこともある．自己弁温存が可能と判断した場合には，大動脈基部の剝離を開始する．症例により様々ではあるが，左冠尖の外周の大部分と無冠尖の外周は剝離がほとんど不要か，あるいは比較的容易に剝離可能である．右冠尖の外周は右心室心筋の損傷が最小限であるように注意をする．剝離の目安と

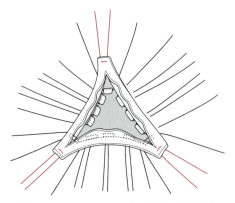

図1 First row suture（弁下部への運針）

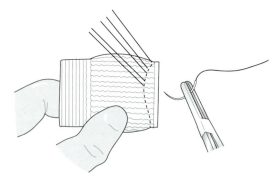

図2 First row suture（グラフトへの運針）

して筆者は，少なくとも大動脈基部外周の細い冠静脈が見えるまで剝離している．また，これらの静脈は電気メスで焼灼するように心がけている．無冠尖と左冠尖の間の交連部はこれも剝離はほとんど不要であるが，症例によっては左房が癒着していることがあり慎重に剝離する．左冠尖と右冠尖の間の交連部は肺動脈の走行に沿って，一部心筋の中に入るようにすると比較的容易に深く剝離できる．無冠尖と右冠尖の間は，外周の剝離においては不用意に剝離すると膜様中隔を損傷する可能性があり注意を要する．剝離が終了した時点，あるいは剝離の途中で，交連部と左右冠動脈の頭側に把持糸をかけておく．大動脈壁は弁輪から5 mm程度残して切除する．ここで，弁尖を再度よく観察し，弁の自由縁の長さ，弁高 geometric height，交連部の高さ，弁輪径を測定する．また，特に無冠尖と左冠尖の交連部近傍での僧帽弁付着部の位置を確認することは重要である．症例によっては，僧帽弁の付着部が通常よりも大動脈弁弁輪に近いことがあり，左室流出路におく first row suture が僧帽弁弁尖を損傷する可能性があるからである．

3 First row suture（図1）

First row suture において様々な方法が提唱されているが，筆者は全周性におくこととしている．12針を原則としているが，弁輪径によって変わりうる．糸は2-0スパゲッティ付ポリエステルの編糸を使用している．解剖学的な境界である aorto-ventricular junction（AVJ）である弁尖のすぐ左室側を通すというよりも，十分剝離した周囲に向けて水平に刺入し，結果として弁尖付着部よりも数mm以上左室側を通過するように心がけている．刺入するラインはほぼ水平となるが，刺激伝導系の損傷を避けるために無冠尖と右冠尖の間だけは，やや交連部よりに近い膜様中隔のすぐ上に縫合糸を通す．また，筋性弁輪である右冠尖位弁輪の刺出点は心筋になることが多い．全周性に糸をかけたのちに，各交連部の糸の刺出点から交連部の頂点までの距離を外周で測定する．

4 人工血管の外装・縫着（図2）

ここで人工血管を選択する．人工血管のサイズの選択には様々な議論があるが，筆者は，単純に術中に測定された弁輪径と同じかそれよりも1サイズ小さい径を選択している．術前の大動脈弁逆流が多く，geometric height が15 mm以下と小さい場合には，小さめの径を選択するようにしている．Valsalva グラフトの尾側の直管部分は切除する．

交連部の頂点が人工血管の sinotubular junction（STJ）になるように，交連部対応する人工血管の下部に切り込みを入れる．人工血管の径とValsalva 洞の長軸の高さが一致しているので，この切り込みの長さは，人工血管の径から交連部のfirst row suture の刺出点から交連部頂点までの高さを引き算した数値になる．人工血管の切り込みの頂点をなだらかに連続させたラインに，first row stitch の糸を通してから，人工血管を大動脈基部に外装する．弁輪の最下点にあたる交連部間の糸から結紮していく．この結紮に関しては固定だけであり，強く結紮しすぎないようにするとい

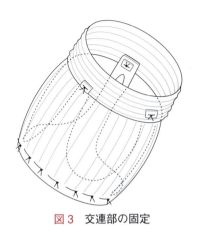

図 3　交連部の固定

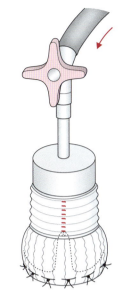

図 4　テスターでの逆流試験

われているが，筆者は比較的しっかりと結紮している．その結果としておおむね20～23 mm程度まで左室流出路が縫縮されることを確認している．縫縮に際しては，ブジーなどを挿入しながら糸を結紮することはないが，二尖弁の症例を除くと，三尖弁症例では加速血流を経験したことはこれまで1例もない．

5　交連部の固定・second row suture （図3，4）

続いて交連部の固定を行う．垂直に引き上げつつ，フェルト付5-0 ポリプロピレン（PPP）糸で必ず人工血管のSTJレベルの上に固定する．結果的に交連部の外側と人工血管の間に大きな間隙が生じるのが，Vascutek社のValsalvaグラフトの特徴である．全周性に縫縮することから，弁輪周囲に筋肉を伴う右冠尖がやや逸脱気味になることが多い点に注意する．Second row sutureは5-0 PPP糸を使用している．以前は交連部間のnadirから運針を開始していたが，慣れるに従って交連部からの運針を行っている．運針のピッチは3～4 mm間隔であり，最初に人工血管の外側で結紮してから，人工血管の外側から直接大動脈壁を貫き，また大動脈壁から刺入して人工血管の外側に刺出する連続縫合を行っている．この方法に切り替えてからは，縫合線からの出血の問題は消失した．Second row sutureが終了した時点で心筋保護液による逆流試験を行う．安易な遮断で人工血管が歪み，逆流試験時の弁の接合に影響することを経験してからは，人工血管の形態を維持する特殊な形態の逆流テスターを使用している．大動脈側で少なくとも圧が80 mmHg以上になるように心筋保護液を送り，人工血管の基部が十分に緊満することを確認する必要があるが，緊満することだけではなく経食道心エコー（TEE）で逆流がないこと，あるいは弁尖の逸脱について評価する．ある程度逆流の有無が評価できれば，冠動脈口の再建に進み，改めて最終判断を行う．

6　冠動脈の再建

冠動脈再建は5-0 PPP糸の連続縫合によりボタン状に切離した冠動脈起始部を端側吻合する．筆者は帯状フェルトを使用することが多い．吻合後に再度，心筋保護液による逆流試験を実施する．逆流試験時に吻合部からの出血がないことを確認する．TEEで評価しつつ，必要に応じて弁形成を追加する．

7　交連部縫縮（図5）

最後に，遠隔期にも交連部が人工血管の彎曲に沿って曲がることを予防する目的で，交連部の人工血管外側の余剰部分をフェルト付4-0 PPP糸で形成している．現時点では確立したエビデンスはないが，遠隔期に交連部が彎曲したことで逆流が増加した症例を経験したことから，原則的にこれを実施している．

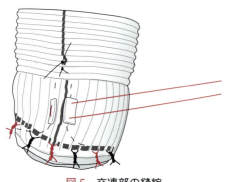

図5 交連部の縫縮

検討していく必要がある．

> **コツと勘所　手技上のピットフォール**
>
> 自己弁温存が可能かどうかを早めに見極める必要がある．すなわち弁尖の逸脱に対する追加処置が必要になるかどうかの見極めが必要である．また，温存できない場合には心膜による extension を行うのか，あるいは人工弁を使用した基部置換術に移行するのかもあらかじめ検討しておく必要がある．安全に心筋保護ができる時間はおおむね4時間程度であることを銘記する必要がある．

C　手術成績と今後の課題

　逆流がなく，弁尖の変性が少ない三尖弁については，本法の遠隔期成績はおおむね良好であることがこれまでに報告されている．David らは，23年間における333例を検討した結果，15～20年間で moderate 未満の逆流にとどまった症例は333例で96.2％であったと報告している．しかし，弁形成の追加手技が確立されたことも相まって，弁尖の変性はもちろん，大動脈炎や基部再手術など，適応が拡大されてきており，その遠隔期はやや劣ることも示されている．Miyahara らは，183例の適応拡大症例について検討し，その遠隔期において弁機能の耐久性について懸念があることを報告している．今後は，本法の適応基準をさらに検討することが課題であり，また remodeling 法との比較をもとに両法の適切な使い分けについて

文献

1) Tanaka H, Ogino H, Matsuda H, et al：Midterm outcome of valve-sparing aortic root replacement in inherited connective tissue disorders. Ann Thorac Surg. 2011；92：1646-1649；discussion 1649-1650.
2) De Paulis R, Chirichilli I, Scaffa R, et al：Long-term results of the valve reimplantation technique using a graft with sinuses. J Thorac Cardiovasc Surg. 2016；151：112-119
3) David TE, David CM, Feindel CM, et al：Reimplantation of the aortic valve at 20 years. J Thorac Cardiovasc Surg. 2017；153：232-238
4) Miyahara S, Matsueda T, Izawa N, et al：Mid-Term Results of Valve-Sparing Aortic Root Replacement in Patients With Expanded Indications. Ann Thorac Surg. 2015；100：845-851；discussion 852.
5) de Kerchove L, Jashari R, Boodhwani M, et al：Surgical anatomy of the aortic root：implication for valve-sparing reimplantation and aortic valve annuloplasty. J Thorac Cardiovasc Surg. 2015；149：425-433

第**3**章 大動脈基部手術

5 自己弁温存大動脈基部置換術
―弁輪形成併用 remodeling 法

國原 孝

A 適応と戦略

　自己弁温存大動脈基部置換術には aortic valve reimplantation 法[1]（以下 reimplantation 法）と aortic root remodeling 法[2]（以下 remodeling 法）がある．どちらも一長一短があるが，最大の違いは，前者は弁輪固定に優れているが Valsalva 洞がなく血行動態が望ましくないこと，後者は弁輪固定で劣るが Valsalva 洞を作成するので血行動態が優れていることであった．したがって以前は弁輪拡大の著しい症例や connective tissue disease には前者，弁輪拡大のない症例や高齢者には後者を適応としてきた．しかし現在 Valsalva グラフトを用いた reimplantation 法[3]と弁輪形成（annuloplasty）を併用した remodeling 法[4,5]はほぼ同等の quality を提供できるので，両者の適応の差はほぼなくなったといっても過言でないであろう．ただ，唯一の絶対的な違いは，後者では interleaflet triangle が温存されていることで基部の伸縮性が保たれていることの根拠になっているが，臨床的な遠隔成績の違いを生み出すまでにはいまだ至っていない．また，annuloplasty にも様々な選択肢があり，現時点で本邦で多く臨床応用されているのは external suture annuloplasty[4]と external ring annuloplasty[5]であろう．前者は簡便だが，確実な basal ring の固定には後者が勝っている．したがって合併手術や急性解離，高齢者などハイリスク症例では前者が有利であろう．筆者はこれらの理由により remodeling を主に施行し，その長所を最大限活かせる external suture annuloplasty を組み合わせており，本項ではその手術手技を中心に概説していく．なお紙面の制約上，三尖弁の形成を念頭において話を進めていく．

B 手術の手順と手技

1 人工心肺開始から心停止まで

　大動脈弓部が 40 mm 以上なら遠位側を循環停止で，それ以下なら遮断したまま吻合するようにしている．いずれにせよ送血は弓部にして，上行大動脈を極力残さないようにする．右房の 1 本脱血で人工心肺開始後，循環停止がなければ常温で可及的遠位で遮断，右上肺静脈より左房ベント挿入，aortotomy をおき，antegrade selective cardioplegia を注入し心停止を得る．筆者らは好んで silicon tip の coronary perfusion catheter を両冠動脈口にターニケットで固定し，上方に牽引し，定期的に心筋保護液を注入している．

2 大動脈基部の剝離

　上行大動脈を sinotubular junction（STJ）の 5〜10 mm 直上で transection し，各交連に stay suture をおいて牽引しながら大動脈壁の remnant を 4〜5 mm 残して Valsalva 洞を切除する．大動脈-肺動脈線維性連続組織は basal ring まで到達するために脂肪組織が出てくるまで剝離する．右冠動脈洞には右室心筋があり，ventriculo-aortic junction（VAJ）までしか到達できないが，external suture annuloplasty を用いるのならそれで十分である一方 external ring annuloplasty を施行するのであれば右室心筋を 2〜3 mm 剝離していく（**図 1**）．右冠動脈口の剝離に際しては，別個に起始することがある conus branch や，時に基部近くを走行する sinus node artery を損傷しないように留意する．左冠動脈口の周囲には微小な冠静脈が存在するので，適宜電気メスを使用し，最後に心筋保護液を入れながら出血の有無を確認することが重要である．

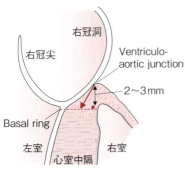

図1 右冠洞における external ring annuloplasty の際の剝離方向（赤矢印）と external suture annuloplasty（赤丸）の際の運針位置

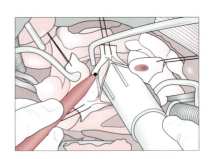

図2 Root geometry の測定
円周に六等分に切り込みの入った Hegar dilator を用いて各 Valsalva 洞の nadir にマーキングする．

3 Root geometry の測定

各弁尖の geometric height（GH）を計測し，三尖弁では 16 mm 以上，二尖弁では 19 mm 以上であることを確認し，これ以下の場合，自己心膜で弁尖を延長することを考慮する．次いで basal ring 径を Hegar dilator で計測する．このとき各交連の stay suture を均等に牽引し，各 Valsalva 洞の nadir にマーキングする．筆者らのオリジナルの円周に六等分に切り込みの入った Hegar dilator を用いると容易である（図2）．

4 グラフトの選択とトリミング

Annuloplasty をルーチンに追加するようになり，現在体表面積による標準 VAJ 径を目標とし，その 1 サイズ大きなグラフトを選択するようにしている．日本人の体格だと標準 VAJ 径は 20〜22 mm なので，三尖弁では 24 mm のグラフトを，二尖弁では 26 mm を選択することが多い．Tube graft を用いるのであれば，Valsalva 洞を形成するため，止血能を重視した固めのグラフトは避けたほうがよい．Valsalva グラフトを使うのであれば，交連高を重視して tube graft よりも大きめのものを選択する．もし同じグラフトを使用して external ring annuloplasty を施行するのであれば，できあがりの VAJ 径は 4 mm 程度小さくなることなどより，26〜28 mm 前後が望ましい．

Tube graft であればグラフトサイズと同じ高さの三等分の tongue を作成し，後に必要に応じ，切り足していく．Valsalva グラフトであれば STJ line まででよい．このとき tongue の中間点にマーキングをしておく（図3a）．

5 グラフトと大動脈壁の縫合

左右対称な sinus を作成するために，基部の nadir とグラフトの tongue にマーキングしたそれぞれの中間点から 4-0 ポリプロピレン（PPP）糸を用いて縫い始め，交連で対側からきた縫合糸同士で結紮する．具体的な運針幅は nadir では native 側とグラフト側で同幅とするが，commissure に進むにつれて，native 側 2〜3 mm に対しグラフト側 4〜5 mm として，グラフトを bulging させて Valsalva 洞を作るようにしていく（図3b）．この際，グラフトの dog ear からの出血を防ぐためグラフトを内挿するよう留意する．また，3 つの交連が同じ高さに仕上がるようにする．Valsalva グラフトであれば交連の高さがすでに決まっているので，nadir と交連の双方から均等に縫っていき，中間で結紮できるので若干容易である（図4）．

| コツと勘所 | 各交連の配置 |

Tube graft にせよ，Valsalva グラフトにせよ，3 か所の交連を 120 度で同じ高さに配置するようにする．三尖の大きさや交連間距離は等しくないのはよく知られた事実なので，こうすると当然，最も大きい弁尖が余剰となって逸脱することになる．そこで，仮に術前逆流がなかったとしても，最後に必ず effective height（EH）を測定し，三尖揃えるように微調整が必要である．

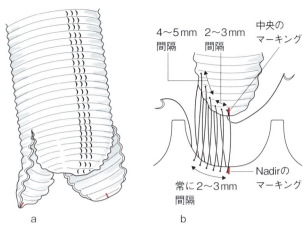

図3　グラフトと大動脈壁の縫合
a：Tube graftに三等分のtongueを作成し，その中間点にマーキングをしておく．
b：Tube graftを使用した場合の，Valsalva洞を作成する運針方法．

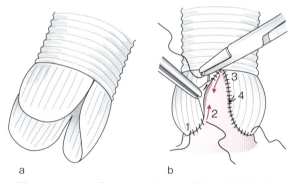

図4　Valsalvaグラフトを使用した場合の運針方法

> **コツと勘所**　**出血の制御**
>
> Tube graftを使用する場合，Valsalva洞を作り出すために，native側と比べてグラフト側で吻合のピッチを大きくとる必要がある．そうすると必然的にグラフトにdog earができて出血の原因となるので，必ずグラフトを内挿するようにする．吻合終了後，グラフトから心筋保護液を注入し，遮断解除前に止血を確認しておくことも重要である．

6　弁輪固定

External suture annuloplastyをするには，まずはCV-0 sutureを左-右冠洞間の交連のbasal ring外側に1針かける．次いでremodelingのsuture lineのすぐ下を運針するように左冠動脈洞の弁輪に沿って1～2針かける．さらに無冠洞の後方1/2を，左房の天井に沿って運針し，反対側の針に移る．右冠洞では右室の心筋内を2～3mmほど深く走行するような気持ちで運針する(図1)．無冠洞との間の交連下には運針せず，無冠洞の前方1/2を右房の天井に沿って運針し終了する．最後に目標とする弁輪径のHegar dilatorを弁輪に入れ，CV-0糸を結紮する(図5a)．結紮後必ずヘモクリップを付けて緩みを予防する．

External ring annuloplastyをするには，reimplantation法の要領で各交連下，nadir下に計6か所，プレジェット付2-0 coated polyester両端針を左室側より心外に刺出するが，右-無冠間の交連は外側にのみ運針する．Remodelingで使用したグラフトを5mm程度のリング状に切り取って，これらの糸の間をくぐらせたのちに糸を結紮すれば終了である(図5b)．

7　弁尖の評価

各交連で結紮した糸を1本ずつ残しておき，均等に牽引する．EHを測定し，8mm以上ある最も高い弁尖をreferenceとし，三尖のEHを揃えるようにする．Arantius bodyの中間同士にpilot sutureをかけて，free margin長を揃えるようにすると容易である．弁尖の中央を5-0もしくは6-0 PPP糸の単結節でplicationする．ここで左室ベントを止めて左室内を血液で満たし，グラフトに心筋保護液を注入し，経食道心エコーで逆流の有無を確認する．グラフトの縫合部からの出血があ

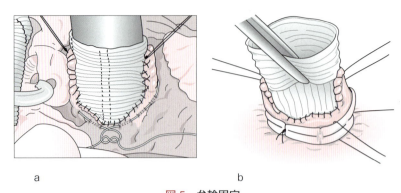

図5 弁輪固定
a：External suture annuloplasty　b：External ring annuloplasty

ればこの時点で止血しておく．さらに，この時点で同様に内視鏡で弁尖同士の接合を確認してもよい．

8 冠動脈ならびに遠位大動脈の接合

冠動脈はcarrel patchとして5-0 PPP糸の連続縫合でグラフトに開けた側孔に直接吻合する．グラフトの側孔は大きすぎないように注意する．吻合後同様に止血を確認する．遠位大動脈との吻合は4-0 PPP糸の連続縫合で型のごとく行うが，グラフトが長すぎないように留意する．最後にグラフトより十分空気抜きしながら遮断解除する．

C 手術成績と今後の課題

Tube graftとexternal suture annuloplastyを組み合わせたSchäfersら[4]の成績では，10年，15年の再手術回避率がそれぞれ92％，91％であった．三尖弁に限るといずれも95％だが，二尖弁はそれぞれ89％，83％と不良であり，28 mm以上のVAJ径と心膜の使用が再発のリスク因子であった．ただしこれには初期のannuloplastyを加えていない症例も含まれており，annuloplastyの追加により5年のⅡ度以上のAR回避率が二尖弁では81％から92％に著明改善したと報告している[4]．

全例Valsalvaグラフトにexternal ring annuloplastyを組み合わせたLansacら[5]の成績では，7年の再手術回避が90.5％，Ⅱ・Ⅲ度以上の大動脈弁逆流回避率がそれぞれ76.0％，93.1％であった．彼らは，EHの客観的な測定が再発率を下げたと報告している．今後僧帽弁のように，さらに簡便でreproducibleなaortic ringが商品化されれば，さらに成績が向上し，手術も標準化していくであろう．

● 文献

1) David TE, Feindel CM：An aortic-valve sparing operation for patients with aortic incompetence and aneurysm of the ascending aorta. J Thorac Cardiovasc Surg. 1992；103：617-622
2) Sarsam MA, Yacoub M：Remodeling of the aortic anulus. J Thorac Cardiovasc Surg. 1993；105：435-438
3) De Paulis R, Chirichilli I, Scaffa R, et al：Long-term results of the valve reimplantation technique using a graft with sinuses. J Thorac Cardiovasc Surg. 2016；151：112-119
4) Schäfers HJ, Raddatz A, Schmied W, et al：Reexamining remodeling. J Thorac Cardiovasc Surg. 2015；149：S30-36
5) Lansac E, Di Centa I, Sleilaty G, et al：Long-term results of external aortic ring annuloplasty for aortic valve repair. Eur J Cardiothorac Surg. 2016；50：350-360

Column

Valsalva グラフト

荻野 均

　Valsalva グラフト(VG)としてテルモ製 Valsalva™ Ante-Flo について記述する．これはイタリアの De Paulis 先生により 2000 年に大動脈基部置換術用に開発された Valsalva 洞(VS)機能付きグラフトである(図1)[1,2]．本項執筆にあたり De Paulis 先生より，その誕生のいきさつについてご教示いただいた．先生ご自身により綴られた逸話を以下に記す．

One day when assisting on a Bentall operation I start thinking and dreaming on a material that would stretch horizontally so to fill the space previously occupied by the root aneurysm. Such material still does not exist. However, on the way home a keep thinking that certainly a cylindrical conduit was certainly not the best solution for substituting a pear-shaped piece of anatomy. Once I entered my house, the solution was simply hanging in front of me! My wife, who is fashion designer, had been working on a peculiar woman dress completely made by pleated tissue material(plissé is the commonly known French word). The upper part had horizontal pleats to smoothly adapt to the shape of a narrow waist and a prosperous breast while the lower part, corresponding to the skirt, had vertical pleats that would naturally open and close with the leg movements. I remained speechless for a long period while suddenly visualizing the perfect shape for a Bentall procedure and the potential for providing sinuses to a David procedure. Once I overcome such emotion I immediately asked my wife how was possible to change the direction of the pleats in a given tissue. She explained to me that heating up a tissue that has been previously pleated make permanent pleats that remain even after washing.(I later discovered that this is also the way a corrugated Dacron graft is also made)So the only way to have pleats at a 90-degree angle was to use two different pieces of the same tissue and suture them together. So we did. On the kitchen table, with the help of my wife, I cut open a corrugated Dacron graft, rotated by 90 degrees and sewed it back on. The Valsalva graft was born. The following days I worked on lengths and diameters in order to find the optimal solution that would respect anatomical and physiological parameters(those dimensions and proportion have not been changed ever since). Then, I realize the prototypes mimicking all three procedures that would benefit from a different graft design.(by Dr. De Paulis)

　1979 年の Yacoub remodeling と 1988 年の David reimplantation に始まる自己弁温存基部置換術(VSRR)において，VS 機能の重要性に焦点が当てられ術式の改良が盛んに行われていた時期に一致してこの VG が登場し，本術式が一

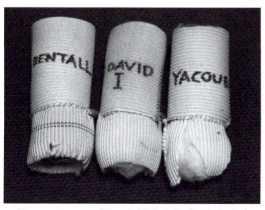

図1　Valsalva グラフト開発時のプロトタイプ

コラム　Valsalva グラフト

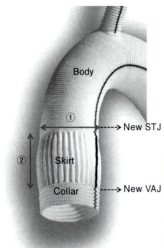

① Body/Collar の直径 (mm)	② Skirt の高さ (mm)	③ Max. Skirt 直径 (mm)	③÷①
24	24	32	1.33
26	26	34	1.31
28	28	36	1.29
30	30	38	1.27

図2　Valsalva グラフト：Valsalva^{TM} Ante-Flo
STJ：sino tubular junction　VAJ：ventriculo-arterial junction

気に広まるきっかけとなった.

　このVGの特徴は,下部からCollar,Skirt,Bodyの3つのパーツから成り(図2),圧がかかるとSkirt部分のみが女性の「プリーツスカート」のように横広がりし拡張することである.その結果,Collar：Skirt：Body径の比率は,正常の基部構造と同様(1：1.3：1)になるよう専用にデザインされている.このVGを用いたreimpaltationの有用性は,De Paulis先生に始まり,Cameron先生,El Khoury先生,大北先生,小宮先生,小生らが報告し,今やシステマチックにreimplantationをなしうる標準術式といえる.

　このVGの特徴としてSkirt部の高さと径が1：1の関係になっており,交連部の高さ(Brussels height)に一致した径のVGを選択するのも一法であるが,一般的には弁のgeometric height(gH)や弁輪径などを考慮して至適VGサイズが決定される.

　本邦のVGだけの特徴として,まず10 mmの分枝グラフトが縫着されている.これは薬事承認時に販売価格の調整から発生したものである.特段の意味はないが,Collar部が10 mmと短い.また,交連部が低い日本人用にSkirt部分が5 mm低いグラフト(short-skirt VG)も用意されている.

　Lansac先生のようにこのVGを用いたremodelingや,当然であるが,人工弁を縫着したBentall手術も可能である.エビデンスはないが,その際,VS形状をもたせることで,生体弁の閉鎖は自然に近いものとなり耐久性の向上につながることが期待でき,良好な冠血流の維持も可能となる.この目的からVGに生体弁が縫着された製品も存在する.また,他に2種類のVG類似グラフトが存在する.

　最後に,本項にご協力いただいたDe Paulis先生に感謝する.

● 文献

1) De Paulis R, De Matteis GM, Nardi P, et al：A new aortic Dacron conduit for surgical treatment of aortic root pathology. Ital Heart J. 1：457-463, 2000
2) De Paulis R, De Matteis GM, Nardi P, et al：Opening and closing characteristics of the aortic valve after valve-sparing procedures using a new aortic root conduit. Ann Thorac Surg. 72：487-494, 2001

第**4**章 僧帽弁手術

1 僧帽弁置換術 ―僧帽弁の解剖と基本テクニック

津久井宏行

A 適応と戦略

僧帽弁置換術(MVR)の適応は僧帽弁狭窄(MS)が主体となるが，僧帽弁形成が不可能な僧帽弁逆流(MR)，虚血性 MR で低心機能の症例，感染性心内膜炎が弁全体に及ぶものも適応となる．生体弁か機械弁かの選択は年齢がポイントとなるが，出産を希望する女性では若年者でも生体弁が選択される．

手術戦略で参考になるのは CT と心エコーである．急性 MR では左心房は小さいことがあるので，これらでアプローチ法を決定する．CT は石灰化の範囲や深度を把握するのに有用であり，必要に応じて CUSA を準備する．

B 手術の手順と手技

1 心膜切開

胸骨正中切開後，心膜切開は大動脈に向かって縦切開し，横隔膜面では左右に展開し，逆 T 字になるようにする．心膜左側は心尖部まで切開する．通常の開心術では左右の心膜を吊り上げるが，僧帽弁手術においては右側の心膜のみを吊り上げる．これは心房牽引時に心臓の脱転が容易になり，よい視野展開が得られるからである．

2 体外循環

体外循環は，上行大動脈送血，上下大静脈脱血を基本とする．上大静脈(SVC)へのカニュレーションは，右心耳周囲より行っているが，左心房が小さい症例では SVC への直接カニュレーションのほうが視野展開がよい．下大静脈(IVC)はできるだけ足側にカニュレーションする．左房ベン

トの挿入は右上肺静脈のより末梢側にカニュレーションする．空気塞栓予防のために二酸化炭素で心嚢内を充満させておく．

3 大動脈遮断と心筋保護

僧帽弁の良好な視野展開のために，大動脈遮断鉗子はできるだけ遠位側に置き，先端が足側に傾かないようにする．心筋保護液の注入は，順行性と逆行性の冠灌流を併用する．視野展開のために左心房を牽引した状態では，大動脈弁が閉鎖不全になって，順行性冠灌流による心筋保護が不確実になることがある．逆行性冠灌流では視野展開を維持したまま，心筋保護を行うことができるが，右室の心筋保護が不十分になるので，1 時間ごとに心房牽引を解除し順行性冠灌流を行うようにしている．この際，大動脈基部に入り込んだ空気が冠動脈に入らないように大動脈ルートベントを併用する．

4 僧帽弁へのアプローチと視野展開

上下大静脈脱血カニューラを上方に引き上げて固定すると心房が上方に移動する．僧帽弁へのアプローチ方法には，左房の右側を切開する「右側左房アプローチ」と，右房切開後，心房中隔を切開する「経中隔アプローチ」がある．通常は右側左房アプローチが選択されるが，切開線ができるだけ僧帽弁に近くなるように，心房間溝を十分に(25 mm 前後)電気メスで剥離する．左房の切開線の上方は左心房天井まで，下方は右下肺静脈の位置を確認したうえで IVC 近傍まで切り込む．僧帽弁手術では良好な視野を作ることがコツである．筆者は Cosgrove® リトラクターを好んで使用する．手術台を左側に傾けて，心房鈎 2 本のうち 1 本は僧帽弁の 11 時方向に，もう 1 本は 3 時方向にかけて 3 次元的に視野展開を行う(図 1)．特に 11 時方向に牽引する心房鈎は，先端を僧帽弁輪の近

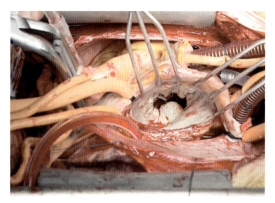

図1 僧帽弁の視野展開

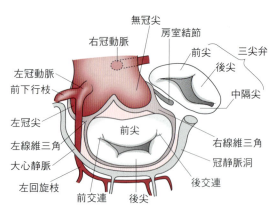

図2 MVRに必要な僧帽弁と周辺解剖

くに置いて心臓全体を引き上げるようにする．2本の心房鈎をかけかえながら調整を行うと良好な視野が得られる．Valsalva洞拡大症例や大動脈弁置換術後症例では視野展開に苦慮することがあるが，微調整を繰り返すことで視野展開が可能である．左心耳を心房内から閉鎖する場合には，11時方向にかけた心房鈎をやや頭側に引くことで視野展開が良好となる．2本の心房鈎で視野展開を行うと4～5時方向の心房壁が張り出して視野展開の妨げになることがあるが，張り出している部位にプレジェット付のU字縫合糸をかけてIVCの裏を通して牽引すると良好な視野が確保できる．ベントの先端を右下肺静脈に留置しておくと血液が吸引が行われ，良好な視野が得られる．経中隔アプローチは，再手術で癒着が強固な症例に用いている．この場合，刺激伝導系を損傷しないように，卵円窩を頭足側に縦断して心房中隔を切開する．

5 僧帽弁の評価と弁尖切除

初めにMVRに必要な僧帽弁周囲の解剖を示す（図2）．弁切除には，弁尖と弁輪の境界（hinge point）の正確な認識が大切だが，前尖に糸（2-0，3-0）をかけて牽引すると認識がしやすくなる．弁切除は弁尖組織を弁輪側に1～2mm程度残すようにする．鋏による切除法もあるが，狭い視野では的確な切除が困難なことがあるため，筆者は柄の長い角度の付いた11番メスによる切開を好んでいる．前尖12時方向にメスで切開をおき，弁尖にかけておいた糸を引きながら弁下組織を確認し，左右に切開を延長して，さらに前尖に付着した腱索を乳頭筋の直上で切除することにより，弁

下組織が観察しやすくなる．この際，腱索は残さずに切除する．機械弁選択時に腱索が二葉弁の間にstuckするからである．また左室機能を温存するために後尖は残すようにする．弁輪に石灰化が及んでいる場合はCUSAを使用して可及的に摘除する．石灰化部位を残存させると，人工弁周囲逆流の原因となる．一方，石灰化が左室心筋組織まで及んでいる場合，左室破裂を予防するために，自己心膜パッチを縫着して心筋露出部位を被覆するようにする．

6 糸のかけ方

MVRでは左房側から左室側にプレジェット付2-0編糸をかけるeverting mattress sutureを行っている（図3）．運針では弁輪をかけて心筋を貫通しないように留意する．心筋を貫通すると，結紮に伴い心筋裂傷を引き起こす可能性があるためである．糸かけは，通常，6時方向から開始し3～9時の範囲は逆手で，12～3時と9～12時の範囲は順手で刺入すると針糸をかけやすい．かけた糸を牽引すると次の運針が楽になる．特に運針が難しい部位（大動脈弁が被る9～12時方向）では有用である．後尖側の弁輪は組織が脆弱であるので，針を2～3mm左房壁側より刺入したうえで弁輪に抜くと，人工弁を結紮時に十分な支持組織を確保できる．針の刺入にあたっては，6～10時方向は左回旋枝が走行しているため，深く刺入しすぎないように注意を要する．9～12時方向には，大動脈弁があるため，糸を深く刺入しすぎると大動脈弁に糸がかかり，大動脈弁閉鎖不全症となる可能性があることに留意する．隣接する糸と糸の

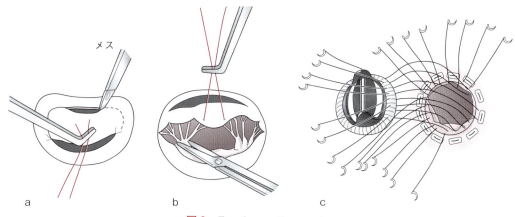

図3 Everting mattress suture

間に隙間があると弁周囲逆流の原因となるため，隙間を作らないよう留意する．

7 人工弁のサイジングと弁種の選択

人工弁のサイジングは，各社のサイザーを用いて適確なサイズの人工弁を選択する．大きすぎる人工弁の選択は左室破裂の原因となるため，注意が必要である．弁種（機械弁，生体弁）の選択は前述した．僧帽弁位の生体弁は大動脈弁位の生体弁よりも耐久年数が短くなることを念頭におく必要がある．また，左室腔が小さい症例においては，生体弁のステント部位が心筋に接触することがあり，左室破裂を起こす可能性とステントが流出路閉塞を起こす可能性があることにも留意する．

8 糸の結紮

人工弁を弁輪に落とし込む際に糸を強く引き過ぎると，脆弱な弁輪は裂けてしまうことがあるので注意する．また糸にたわみがないことを確認する．機械弁の場合，余剰腱索が二葉弁の開閉に影響を与えていないことを確認する．腱索が二葉弁の開閉に影響する場合には，糸を結紮する前に腱索を切除する．生体弁の場合，糸がステントにかかっていないことを必ず確認する．糸の結紮は，通常，6時周辺から開始するが，同部位は弁輪が脆弱な部位であるので，結紮する際に繊細な扱いが必要となる．十分な強さで糸が結紮されている場合，糸かけをしたフェルトが人工弁輪に寄っているのが観察できる．機械弁の場合，結紮後再度，二葉弁の開閉に異常がないことを専用のプローベを使って確認する．鑷子などはディスクに傷をつけるので使用しない．開閉に妨げがある場合，専用のローテーターを使って弁を回転させ，干渉されないポジションを探す．これでも問題が解決しない場合，いったん人工弁を外して，再度弁置換術を行う．

9 体外循環からの離脱

人工弁を縫着後，生体弁ではベントの先端を左室内に留置する．機械弁では，ネラトン管を右上肺静脈のベント挿入部位より挿入し，二葉弁の中央部位に通して，人工弁が閉鎖できない状態にすることで，左房ベントが左室ベントと同じ役割となる．左房切開線は，針の大きい4-0ポリプロピレン糸で二重に縫合閉鎖している．1層目は左心房の内膜を確認しながら，1針ずつ確実な運針を心がける．2層目は先に剝離した房室間溝を元に戻す要領で閉鎖すると止血に有効である．左房切開線を閉鎖中にベントによる血液吸引を中止し，左心房，左心室内を血液で満たし，左房切開線を縫合した糸を結紮する直前に，麻酔科医に肺を加圧してもらい肺静脈内を脱気するとともに，左心室を用手的に圧迫することで脱気をより完全なものとする．その後は，経食道心エコー（TEE）によるモニターを十分に行い，左心系に残存する空気は左室ベントで脱気する．機械弁へのネラトン挿入により，人為的に僧帽弁閉鎖不全症を形成している場合，TEE上，空気の粒が左房左室間を往復するため，あたかも大量の空気が残留しているかのようにみえるが，ネラトンを抜去することにより空気が順行性に移動し，大動脈ルートベントより脱気される．脱気が完了した段階で，左室ベン

トを抜去して，TEEにて縫着した人工弁の開閉や弁周囲逆流の有無などを確認するようにする．体外循環から離脱し肺循環が再開すると，これまで観察されていなかった空気が，再度，左心系に出現することがあるが，通常大動脈ルートベントからの脱気で対応する．時に右冠動脈に空気が入り込み，空気塞栓を起こすと，一時的に心機能低下や不整脈が出現することがある．状況によっては，再度，体外循環を使用して，しばらくの間，補助循環を行うことで対処する．

コツと勘所　左室破裂の予防，診断，対応法

予防　測定したサイズ以上の人工弁を選択しないこと，生体弁のステントが後壁に当たるときは機械弁を選択すること，後壁側の弁輪に針をかける際に左室の筋肉に針を通さないこと，弁装着後はいかなるときにも左室を脱転させないこと．

診断　体外循環からの離脱時あるいはプロタミン注入後，心臓背面から出血が継続する場合，あるいはICU帰室後心嚢ドレーン内に動脈血がいきなり流れ出たとき，左室破裂を想定する必要がある．

対応法　手術室ではとにかく，人工心肺を再度確立し，左室後壁からの出血を確認する．ICUではPCPSを回して手術室に搬送する．診断がついたら，大動脈を遮断し，心筋保護ののち，僧帽弁にアプローチし，人工弁を外して，心腔側より破裂部位を確認する．破裂部位を直接閉鎖するのではなく，破裂範囲よりも一回り大きい自己心膜を連続縫合にて被覆し，再度，人工弁を縫着するようにする．大き過ぎる人工弁の縫着が左室破裂の原因と考えられる場合，人工弁をサイズダウンする．この際，弁輪より離れた左房壁に自己あるいは馬心膜を三日月型に4-0糸で連続縫着しておき，これに人工弁のカフを縫着する．これにより左室破裂や弁輪に負荷がかかることを防ぐことができる[1]（図4）．

C 手術成績と今後の課題

1978～2012年に東京女子医科大学心臓血管外科で施行された機械弁（St. Jude Medical）による僧帽弁置換術1,255例の遠隔成績を示す[2]．手術時平均年齢は52.8歳で，累積経過観察期間は18646.8 patient-yearsであった．手術死亡は2.2%，遠隔生存率は，術後5，10，15，20，25，30年が，それぞれ89.9%，81.0%，70.8%，59.0%，46.8%，34.9%であった．

僧帽弁狭窄症に対する僧帽弁置換術が大半を占めていた時代から，僧帽弁閉鎖不全症に対する形成術が主体となる時代となっているが，僧帽弁置換術は基本的な手技として，今後も習得しておくべきである．

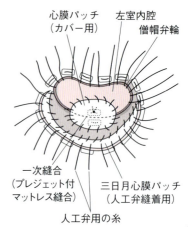

図4　MVR後の左室破裂への対応法

文献

1) Yaku H, Shimada Y, Yamada Y, et al：Partial translocation for repair of left ventricular rupture after mitral valve replacement. Ann Thoracic Surg. 2004；78：1851-1853
2) Saito S, Tsukui H, Iwasa S, et al：Bileaflet mechanical valve replacement：an assessment of outcomes with 30 years of follow-up. Interact Cardiovasc Thorac Surg. 2016；23：599-607

第4章 僧帽弁手術

2 僧帽弁輪石灰化症例に対する僧帽弁置換術の工夫

小山忠明

A 僧帽弁手術における僧帽弁輪石灰化病変

僧帽弁輪石灰化（MAC）の頻度は報告によって差はあるが10％前後と比較的高い[1,2]．しかし僧帽弁手術でMACの処置が必要になることは稀である．日常的に行っている大動脈弁輪の脱灰処理と比べるとMACを合併する僧帽弁人工弁置換術は技術的困難さを伴い，術後合併症の頻度も高い．本項ではMAC病変を合併する僧帽弁置換術（MVR）の手技について解説する．

B 手術の手順と手技（図1）

1 人工心肺のセットアップ

通常の上行大動脈送血，上・下大静脈脱血で人工心肺を確立したのち，上大静脈と右肺動脈の間，下大静脈の心膜翻転部をしっかり剥離しておく．これにより右側左房切開後の左房壁の引き上げが容易となる．また下大静脈の心膜翻転部を心膜からフリーとすることで，のちの右側心房間溝の剥離が容易となる．初回の心筋保護は可能な限り順行性で行い，2回目以降は冠静脈洞から逆行性に行っている．通常経右房からブラインドに逆行性用の心筋保護カニューラを挿入しているが，挿入困難な場合は直視下に冠静脈洞より挿入する．MAC症例では大動脈遮断が長時間となる可能性もあり，心筋保護はきわめて重要である．我々は20分おきに逆行性で心筋保護液を追加しているが，遮断時間が4時間を超える症例でも人工心肺離脱が困難となった症例はない．

2 左房切開と左房壁の展開

右側左房の心房間溝を十分に剥離し，左房切開を頭側は左房の天井へ，尾側は左房壁の後面を僧帽弁後尖の弁輪と左下肺静脈の間に向かって延長する．左室ベント用に右上肺静脈の左房流入部にかけておいた巾着縫合部位からフレキシブルサッ

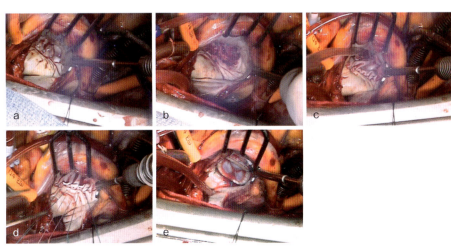

図1 MACを有する症例に対するMVR
a：左房展開　b：脱灰後　c：パッチ縫着後　d：人工弁の糸かけ　e：MVR後

カーを挿入し左下肺静脈開口部へ留置して左房内の血液を吸引する．左房鉤で前尖中央部の左房壁を引き上げ，後尖の後交連側の左房壁はエステック鉤（筋鉤タイプの中型）で下方に引き下げるように展開する．

3 僧帽弁の評価

MAC 病変の範囲を評価し，僧帽弁輪から左房壁が人工弁のカフと密着できるかどうかを見極める．この評価によって MAC を避けて左房壁に人工弁のカフとの良好な接合が得られることができ，かつ縫合糸をしっかりとした組織にかけることができると判断されれば MAC に手を加えないで人工弁を縫着することが可能である．弁切除は，前尖に病変が及んでいない場合は前尖を弁輪から切離した後に正中部で左右に割り，A1，A3 の腱索付着部を左右の交連部に縫着する．MAC 病変部に人工弁を縫着する必要がある場合は，MAC を処理せずに縫着が可能であっても遠隔期に弁周囲逆流を引き起こすことがあり，できる限り避けるべきである．

4 MAC 病変の脱灰

脱灰時に破砕片が左室内へ落ち込むのを防ぐため，ガーゼを左室内へ挿入しておく．これまでの教科書的にはメスまたはロンジュールを用いての *en bloc* な MAC の切除がよく記載されているが，左室心筋への MAC 病変が広範囲で心外膜側に近い場合は *en bloc* に MAC 病変を除去するとパッチ形成を行っても房室間溝の強度が十分に得られず左室破裂が危惧される．我々は大動脈弁の脱灰と同様に超音波メスの CUSA Excel を用いて MAC の脱灰を行っている．CUSA は限られた視野での操作が容易で，削る範囲も調節が可能となる．CUSA での脱灰は弁ごと可能で，表面から浅く削りながら少しずつ削っていく．MAC が限局性で左室心筋への浸潤がほとんどない場合は，脱灰後に左室側から弁輪を越えて左房壁へプレジェット付の糸をかけて左房壁を縫合ラインとする．左室心筋への浸潤が強い場合は MAC を除去したのちにパッチ形成する必要がある．この場合でも MAC をすべて除去するのではなく，人工弁の挿入に干渉しない程度に MAC 病変を平坦化させる．すなわち左房壁から左室壁へのパッチの縫

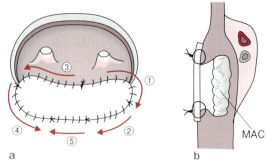

図2 心膜パッチの縫合
a：心膜パッチの①の部分をパラシュートで降ろした後②→⑤の順に縫着する．
b：側面．

合ラインに糸がかけられる分だけ脱灰してパッチを縫合する（図2）．使用するパッチは，0.6%のグルタルアルデヒド処理を5分程度した自己心膜を第一選択とし，再手術などで使用できない場合はウシ心膜を使用している．縫合糸は 5-0 ポリプロピレンを使用しているが，組織が脆弱な場合は 6-0 を使用する場合もある．パッチは楕円よりは長方形に近い形でやや大きめにトリミングし，左室，左房壁側に対してパッチ側のピッチを大きくとり（1.3倍程度），縫着後パッチが少し皺になって余る程度に余裕をもたせる必要がある．そうでないと人工弁を縫着する糸をかけて結紮したときにパッチの離開を引き起こす可能性がある．MAC 病変を前尖に認める場合は大動脈側から僧帽弁前尖を観察し，弁の左室側から aortic curtain へ広がる石灰化を大動脈弁越しに CUSA で脱灰するとよい．両線維三角まで及ぶ場合は Manouguian 法での再建が必要となるが，我々はそのような症例を経験したことはない．

5 人工弁の選択と植え込み

MAC 病変がある場合，人工弁は supra-annular position に縫着している．機械弁では SJM 弁がカフから左室側へ人工弁の弁葉がほとんど出ない構造であるため有用である．生体弁は SJM の Epic 弁が縫着後の後尖弁輪側へのステントポストの突出が低く，人工弁カフがリッチで軟らかいため我々は好んで使用している．

心膜パッチで弁輪を再建したときは，パッチの補塡範囲でパッチに直接人工弁カフを縫合する場合と，パッチから左房壁へ糸を抜いて左房壁にカ

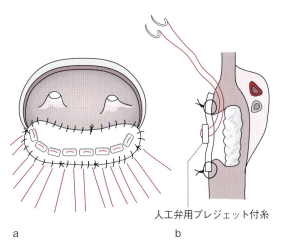

図3 心膜パッチに人工弁縫着用のプレジェット付糸を通す
a：糸は左房壁側出している．
b：側面．

フを縫合する場合がある（図3）．縫合糸は2-0のコーティングポリエステル糸のPTFEプレジェット付のものを使用している．

C 手術成績と今後の課題

我々の施設では過去3年間で5例に対してMAC病変を脱灰して人工弁置換を行っているが，そのうち3例はパッチにて弁輪部を再建している．手術死亡，左室破裂の合併例はなく，術後に弁周囲逆流を認めた症例もない．Feindelら[3]は54例のMRに伴うMAC病変に対して12例で弁形成術を，42例で弁置換術を施行し，5例（9.3％）の死亡率であったと報告している．日本ではUchimuroら[4]が61例のMAC症例に対して57例でMVRを施行し，30日手術死亡0例であり，完全なMAC病変の脱灰と積極的にパッチでの再建を行うことを主張している．

コツと勘所　MAC病変に対する脱灰とパッチ形成

人工弁の縫合ラインにMAC病変を残すことは手術直後に問題なくても遠隔期に弁周囲逆流を合併する可能性が高く，縫合ラインでのMAC病変の脱灰は必須であるが，パッチ形成する場合でもMAC病変を en bloc に除去する必要はなく，必要なことはパッチが縫合できるしっかりとした組織での縫合ラインを作ることである．CUSAでのMAC病変の脱灰はSalmら[5]によって1989年に最初に報告されているが，脱灰を必要最小限とすることが可能で左室破裂のリスクを少なくできると我々は考えている．

文献

1) Allison MA, Cheung P, Criqui MH, et al：Mitral and aortic annular calcification are highly associated with systemic calcified atherosclerosis. Circulation 2006；113：861-866
2) Abramowitz Y, Jilaihawi H, Chakravarty T, et al：Mitral annulus Calcification. J Am Coll Cardiol. 2015；66：1934-1941
3) Feindel CM, Tufail Z, David TE, et al：Mitral valve surgery in patients with extensive calcification of the mitral annulus. J Thoracic Cardiovasc Surg. 2003；126：777-781
4) Uchimuro T, Fukui T, Shimizu A, et al：Mitral valve surgery in patients with severe mitral annular calcification. Ann Thorac Surg. 2016；101：889-895
5) Vender Salm TJ：Mitral annular calcification：A new technique for valve replacement. Ann Thorac Surg. 1989；48：437-439

第4章 僧帽弁手術

3 僧帽弁形成術の基本戦略とテクニック

磯村　正

A 適応と戦略

　僧帽弁疾患に対する僧帽弁形成術（MVP）はその長期予後が弁置換に比べ優れ，無症状の僧帽弁逆流（MR）においてはMVPが可能であれば，症状出現後のMVPに比べ長期予後が改善するという結果から早期の手術が進められるようになってきた．また，MVPは手術経験が必要なものの，基本的な手術手技をマスターすれば複雑な弁形成術にも十分に対応できるようになる．

　MVPの第一歩は術前のエコーを確実に理解し，術中の肉眼所見，さらに形成術の方法がイメージできるようにすることである．

　エコー所見は経食道心エコー（TEE）が必須とされるところが多いが，意外に経胸壁心エコー（TTE）のほうが術中のイメージ通りに理解できることが多い．

　長軸像：僧帽弁の逸脱が前尖（後方への逆流が認められる）か後尖（前方への逆流が認められる）かの決め手になる．

　短軸像：前尖と後尖の接合部のどの部位からの逆流かを見極めることができる．

　部位の表現にはCarpentierの分類のP1～P3，A1～A3，交連部が最も使いやすい[1]．

　TTEで前尖のA3あるいは後尖のP2などと逆流部位が同定できれば術中にはこの部位のみ形成を行えば確実に逆流は制御でき，他の部位に手技を加える必要なく，短時間での形成術が可能になる（多くの場合，大動脈遮断時間は30～60分以内で，MVRに比べ短くて済む）．

　MVPの手術術式は術者により異なり，また新しい術式が報告されてきているが，基本的には後尖は切除，前尖は人工腱索移植の術式をマスターできれば多くの弁形成術は可能となる．

B 手術の手順と手技[2]

　体外循環は上行大動脈送血，上・下大静脈の2本脱血を行い，大動脈遮断後初回順行性，2回目以降逆行性の心筋保護液を注入することで，手術中に弁形成の操作を中断することなく遂行できる．胸腔内には炭酸ガス（CO_2）を注入しておくと空気塞栓を予防できる．

　僧帽弁の到達法（図1）は右側左房切開で，僧帽弁鉤がかかる程度の必要最小限の切開で十分であり，大きい切開や，上下の大静脈を剝離する必要は全くない（図1の①）．

　僧帽弁が極端に左側に偏位しているものや再手術では，右側左房からの展開が困難な場合があり，右房切開，経心房中隔切開での到達（図1の②），場合によっては左房上縁を切開するtrans-superior approach（図1の③）が必要になることもある．

　視野は右側左房切開後，僧帽弁の後尖弁輪が確認できれば十分である．僧帽弁の展開のため，ま

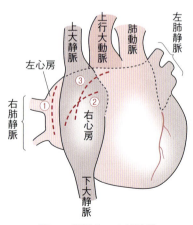

図1　僧帽弁への到達法

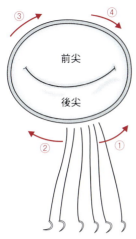

図2　僧帽弁輪への糸かけ
①→②→③→④ の順に行う

ず弁輪形成のためのリング縫着糸用の糸を弁輪に後尖中央にかけ，術者側へ引く．これにより僧帽弁が術者のほうへ近づき僧帽弁の展開が容易になる．この後尖中央から形成糸を反時計回りにかけていき，後交連(PM)交連部まで到達したら今度は逆方向時計回りに後尖中央から前交連(AL)側の交連部まで運針していく．さらに AL 側から PM 側へ前尖の弁輪へ糸かけを行う(図2)．

> **コツと勘所**　**僧帽弁の展開**
>
> 　教科書的には交連部あるいは trigone からの弁輪の糸かけを解説しているものもあるが，僧帽弁後尖中央からが最も展開しやすい．また，弁葉形成後に弁輪の糸をかける術式もあるが，僧帽弁をきちんと展開するためにはまず弁輪の糸かけを最初に確実に行うことが重要である(図2)．

1　後尖病変

　後尖切除には三角切除，四角切除があるが，P2 や P3 など一部の逸脱の場合には小切除で対応可能である．しかしながら P2〜P3 など広範囲に逸脱がある場合には四角切除を行い，さらに sliding 法を行って切除縫合する弁輪に負荷をかけないことが必要になる．

三角切除(図3)

　P2 の腱索断裂や逸脱など狭い範囲の逆流の際には最もよい術式である．
　まず逸脱した弁葉に牽引用の糸(5-0 Prolene)

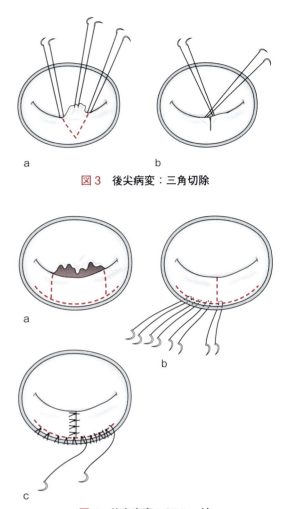

図3　後尖病変：三角切除

図4　後尖病変：Sliding 法

をかけ(図3a)，その左右の逸脱のない弁葉に同様の糸かけを行う．次いで左右の糸を交叉させ(図3b)，逆流試験(生理食塩水)で左室を満たし，逆流がないことを確かめ，逆流が消失していれば，逸脱した部分を弁葉部が頂点になるように三角切除を行う．まず弁尖にかけた糸をU字縫合で縫合し，弁輪に向かい，切開部を 5-0 Prolene の Z 縫合で閉鎖する．通常4〜5針で縫合が完了する．三角切除の場合には弁輪縫合は必要ないので，縫合を結紮後逆流試験で逆流が全くないことを確認したのちにリングを縫着する．

Sliding 法(図4)

　後尖の病変が大きい場合には大きい病変部を四角切除したのち，後尖弁輪に沿って左右に交連部まで後尖を切開し(図4a)，中央同士を弁輪に 5-0

Prolene で固定する．次に切開した弁葉と弁輪部を 5-0 Prolene で U 字結節縫合で合わせ（図 4b），さらにその上を 5-0 連続縫合で補強する（図 4c）．弁葉同士は三角切除と同様に 5-0 Prolene の Z 縫合で数針行い，縫合する．

そして，左室内に生理食塩水を満たす逆流試験で逆流のないことを確認したのち，リングを挿入する．

2 前尖病変

前尖病変は弁葉切除を行うと修復が困難であるため基本的には人工腱索移植術[3]が勧められる（図 5）．

逸脱した弁尖に 5-0 Prolene で逸脱部を引き上げると弁葉の下の腱索の付着していた乳頭筋が同定できる（図 5a）．人工腱索移植法は PTFE 糸（Gore-Tex® CV-5）を用い，まず，乳頭筋の先端の強い組織に柔軟性のある自己心膜による小プレジェットを付け，マットレス縫合で 5 回の結紮を行い，乳頭筋側で固定する（図 5b）．この人工腱索を逸脱した弁尖に U 字で左室側から左房側へ刺入する．逸脱のない前尖あるいは後尖の腱索の長さを reference に正常な腱索の長さに合わせ，one knot 仮り締めののち，逆流試験で逆流が消失した point で 10 回以上 Gore-Tex 糸を結紮する．

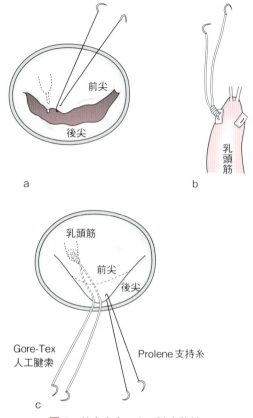

図 5 前尖病変：人工腱索移植

> **コツと勘所　人工腱索の長さの決定法**
>
> 人工腱索の長さは断裂した左右の前尖あるいは対側の後尖の腱索の長さに合わせ決定するのがよいが，簡単な決定法としては，前尖の逸脱部位の弁葉にかけた 5-0 Prolene の支持糸をそのまま対側の後尖弁輪部へ引き，この部位までの長さの人工腱索の位置がおおよその長さになる（図 5c）．この長さで one knot 結紮し逆流試験を行いながら微調整する．正常の前後尖の coaptation zone（接合幅）は 8 mm 程度あるため，5 mm 程度長めでも逆流は制御できるが，人工腱索の長さが 1 mm でも短すぎる場合には逆流が起こるため，決して短めにはしない．

3 リングサイズの決定と糸かけ

リングには全周性，部分的，rigid，semi-rigid，flexible と何種類ものリングがあるが，基本的には全周性の semi-rigid ring が使用しやすいと思われる．

弁葉の形成が終わり，逆流試験で逆流が皆無と なった時点で装着すべきである．

逆流試験で交連部（リングにあるマークの位置）の弁輪の糸を確実に同定し，その後交連部の間の距離に合わせてリングの大きさの決定を行い，さらに前尖を引っ張り，前尖の高さをリングの幅に合わせてサイズを選択し，サイズが異なれば大きいほうのサイズを選択し縫着する．まず交連部のリングのマークの位置をまたぐように交連部の糸をかけ，次いで前尖の糸を U 字にかける（多くは 5 針）．次いで後尖中央のリングのマーク位置に U 字にかけてそののち後尖の中央から後交連側（術者の右側），次いで前交連側（左側）のリングへの糸かけを行い縫着する．U 字の幅は 2 mm 程度で糸同士の距離を糸の数で調整する（通常は隣り合う糸との距離は 4〜5 mm となる）．結紮は決して MVR のように強く締めすぎないように，リングが弁輪に乗って動かない程度の力で行う．

4 複雑弁病変

① 両尖逸脱および Barlow 病：後尖切除，前尖人

工腱索移植の手技を組み合わせ，前後尖の coaptation zone が 10 mm 以上あれば大きい前尖の弁尖を三角切除縫合する．
② 感染性心内膜症(IE)：可及的に疣贅の debridement を行い，弁破壊による defect があれば自己心膜で補填する．
③ 僧帽弁狭窄兼逆流症(MSR)：前後尖を薄く peeling を行う．弁下部の乳頭筋からの腱索の短縮，石灰化が高度でなければ弁形成は可能と考えられる．
④ 機能性 MR(functional MR)：左室拡張末期径(LVDd)が 65 mm 以上あれば弁輪縫縮に加えて，弁下部乳頭筋接合術あるいは左室形成などの操作が必要となる．

5　心房細動に対するメイズ手術

僧帽弁手術の際に心房細動(af)を合併する場合にはメイズ手術を併施することが可能である．体外循環，心拍動下にまず左側 PV isolation を高周波の ablation device で施行する．次いで，心停止下に右側左房切開後右 lower PV，upper PV を別々に同様に ablation を行う．後尖弁輪部は cryoablation を用いて弁尖中央に 2 分間施行する．右側左房切開部から僧帽弁後尖中央，左肺静脈左房開口部，左房上縁に高周波 ablation を行い，cryoablation は左心耳内，左房上縁と左上肺静脈左房開口部の間に施行する．最後に，左心耳と僧帽弁輪の間の僧帽弁峡部に monopolar device での ablation を行う．冷凍凝固と monopolar device ablation は同時に施行可能である．

フルメイズ手術の場合には右房切開後切開線の下端から IVC，SVC に向かいそれぞれ，および切開線上縁から右心耳を device ablation，冠静脈洞から三尖弁輪へ向かい cryoablation，冠静脈洞から IVC 右房開口部へかけて monopolar device ablation を施行する．

C　手術成績と今後の課題

筆者がこれまで行ってきた種々の疾患に対する僧帽弁形成術は約 1,300 例で，これらのうち変性性 MR に対する MVP は約 700 例で最近の 10 年間の形成術では病院死亡や重大な合併症はない．上述の基本的な弁形成術の組み合わせで，MVP は 99.5％で MR の制御が可能であった．硬化性病変に対する弁形成術の工夫，その長期予後の分析が今後の課題である．

Q1　後尖の三角切除と四角切除の使いわけは，逸脱範囲が 1/2 scallop か否かですか？

A1　三角切除は弁尖の切除範囲が 1～2 cm 以内，で 2 cm 以上なら四角切除で sliding を行うほうが形成後の弁尖が綺麗に接合します．

Q2　リングサイズの決定に関しての注意点・勘所は？

A2　変性疾患では，弁葉形成ののちに少し逆流があれば，リングを挿入することで止まることはほとんどなく，リング挿入前に逆流がないことを確認してリング縫着に移ることが必要です．リングのサイズは交連間の距離あるいは前尖の高さで選択し，変性疾患では迷ったら大きめを選ぶべきです．

Q3　リングの使い分けは？ 特に部分リングでもよいものは慢性心房細動に伴う左房拡大型の MR ですか？

A3　基本的には全周性の semi-flexible ring が最もよいと考えます．部分リングは後尖病変だけのものでは使うことができると思いますが，flexible では弁輪縫着後弁輪のリングのラインがひずむことが少なからずあり注意が必要です．左房拡大例では基本的には弁輪拡大があるので全周性のリングが有効と考えます．

● 文献

1) Carpentier A, Adams DH, Filsoufi F：Carpentier's Reconstructive Valve Surgery. pp7-8, Saunders Elsevier, 2010
2) 磯村 正：磯村心臓血管外科手術書．pp74-84, 南江堂，2015
3) David T, Armstrong S, Ivanov J：Chordal replacement with polytetrafluoreethylene sutures for mitral valve repair：A 25-year experience. J Thorac Cardiocvasc Surg. 2013；145：1563-1569

第4章 僧帽弁手術

僧帽弁逆流に対するループテクニックによる僧帽弁形成術

柴田利彦

A 適応と戦略

　僧帽弁逆流に対する弁形成術の目的は逆流を可能な限り少なくし，できるだけ長期の再発を回避することにある．弁形成をすること自体が目的となってはならない．「形成したのだから，逆流が多少残っても仕方ない」という姿勢では生体弁に劣る結果となる．

　日本循環器学会などのガイドラインでは，後尖の限局性の逸脱に対する弁形成は推奨度クラスⅠだが，前尖に対する弁形成はクラスⅡaである．しかし，弁形成の適応自体には逸脱部位別の違いはない．外科医としては逸脱部位にかかわらず弁形成の完遂率およびできばえに対して同等の成績を出すことが必要となる．

　逸脱弁尖の対応は，①余剰部分を切除する方法，②人工腱索再建方法の2つがある．弁形成の基本は，両尖の接合をいかに作るかである．前尖は開閉の主たる弁尖，後尖は前尖との接合を作る相棒の弁尖というのが基本的な考えとなる．前尖を歪ませずに，自然な膨らみをもった状態に保ち，左右対称な形成を目指す．

1 リングの縫着

　リングの縫着は大変で重要である．どんなにうまく人工腱索再建等を行っても，リング縫着をうまく行わないと，弁に歪みが生じて逆流の原因となる．

　筆者はすべてtotal ring (PhysioⅡ Annuloplasty Ring®)を使用している．サイジングの指標はリングの種類によって異なり，交連間距離あるいはtrigon間距離をサイジング指標とする．逆にいえば，これらの距離を無視したサイジングでは，前尖を歪ませることになる．2サイズで迷ったときに，大きめを選択するか小さめを選択するかという程度が精一杯の相違である．大きすぎるリングでは，前尖が平坦化して自然の丸みがなくなり，小さすぎる場合には前尖に皺が生じる．

　受け側（相棒）となる後尖が大きい場合はなんとでも接合が得られるが，後尖が小さいときには前尖を一枚化するような形成が必要となる．どのような形で弁形成を終えるのかというイメージをもって形成にあたるべきである．

B 手術の手順と手技

　過去8年間，人工腱索ループテクニックによる腱索再建を行ってきたので，ここではループテクニックによる前尖への腱索再建を解説する．

　ループテクニックに限らず，人工腱索再建は乳頭筋に人工腱索を縫着しなければならない．そのためには，乳頭筋がしっかり見える視野展開が必要であり，この意味からresection & suture法より一段と視野展開の重要性が求められる．

　右側左房切開は標準術式であるが，いくつかのポイントがある．右側左房切開による視野展開は，いかに右房縁を左側（助手側）に展開することができるかがコツである．

1 皮膚切開から心房展開まで

　まず，尾側側の皮膚切開を通常より大きくとり，開胸器を大きく開けること．できるだけ，心房切開縁を助手側に展開するためである．筆者は拳が入るくらいの大きさを基準としている．右側心膜をしっかり吊り上げる．上大静脈（SVC）周囲の剥離に加え，下大静脈（IVC）の周囲も剥離をしてoblique sinusをしっかり開けることである．心房間溝はしっかりと剥離する．心房鉤は助手側に押しながら腹側に引き上げる．これが非常に大事

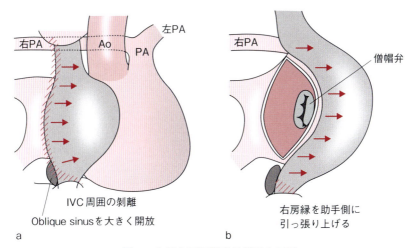

図1 右側左房切開時の剥離と展開
a：SVC周囲，IVC周囲の剥離は必須．特にoblique sinusを開けることが尾側の右房展開に有利．
b：この剥離により右房縁を容易に左側に引き上げることができる．

なところである（図1）．

胸郭が深い（ビア樽状胸郭）では，右側左房からの視野は非常に悪いので，経中隔アプローチがよい．経中隔切開を左房天井まで延長することは稀であり，卵円窩を頭側に1〜1.5 cm切開するのみで良好な視野を得ている．右側左房切開に固執せず，症例に応じて僧帽弁への到達法を臨機応変に変えるべきである．

弁下部組織

乳頭筋は，前乳頭筋（anterolateral papillary muscle：APM）と後乳頭筋（posteromedial papillary muscle：PPM）があり，それらは弁尖中央のラインを越えて腱索を支持しない．また，各乳頭筋は前尖に向かうanterior headと後尖への腱索を出すposterior headとに分かれることが多い．人工腱索を付けるのは，本来の乳頭筋のheadから建てるべきである．また正常の腱索と交錯しないように注意が必要である．

"Don't cross the midline"が人工腱索再建の基本である（図2）．P2のlateral sideは前乳頭筋から，P2のmedial sideは後乳頭筋からの腱索で支持される．そのため，中央部広範囲逸脱では，両側乳頭筋から人工腱索を建てる必要がある（図3）．

2 ループテクニックの実際

ループテクニックではループの長さを決定する

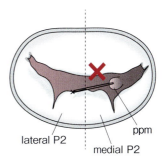

図2 人工腱索による再建の基本 "Don't cross the midline"
中心線を越えて人工腱索を建ててはいけない．

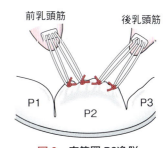

図3 広範囲P2逸脱
両方の乳頭筋から人工腱索（ループ）を建てる必要がある．

ことが最も重要である．異常腱索（断裂・延長）の横にある健常腱索の長さをreference長として用いる（図4）．通常1 scallopに2本のループを建てる．人工腱索ループセットの作成にはePTFE糸（Gore-Tex® suture；CV-4 17 mm針）とプレ

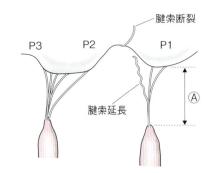

図4　ループの長さ
隣接する健常の腱索を利用．乳頭筋頭から弁尖縁までに腱索の長さが reference となる．

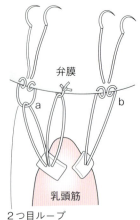

図6　追加手技
a：Loop in loop 法　b：Needle side arm 法

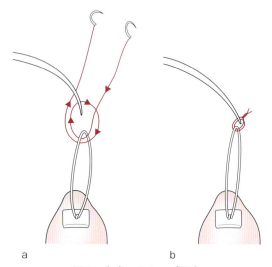

図5　弁尖へのループ固定
a：5-0 ポリプロピレン糸でループと弁尖を2回通す．必ず左室から左房へ運針する．
b：弁尖の左室側にループが位置する．

ジェットを用いて Shibata Chorada System で行っている[1]．ループセットは対応する乳頭筋 ahead より 3～5 mm 程度基部よりに通し，対側のプレジェットを通して結紮する．結紮後の ePTFE 糸は切離せずにおき，後述の needle side arm 法に用いる．ループは弁尖尖端に 5-0 ポリプロピレン（PPP）糸（RB-2 針）で固定する（図5）．ループと弁尖との 2 重に通す（double passing suture）ことにより，ループや弁尖自体が cutting することを予防している．この固定を ePTFE 糸ですべきであるとの意見があるが，ループの位置を変更するため固定糸を切るときに，ePTFE 糸で固定するとループと固定糸の両方が白色でありわかりにくい．また，ePTFE 糸は滑りやすいため

多数回の結紮が必要であり，結紮自体が大きくなる．それに比べ PPP 糸は青色でありループと固定糸との選別が容易であり，できあがりの結紮が小さく済む．ループの固定糸は弁の接合面に出るため，結紮が小さいことが好ましい．現在までこのやり方で約 1,000 本のループを固定してきたが，問題なく経過している．

また，needle side arm では人工腱索を弁尖に通して長さを調整後に結紮する．リングを付けると弁尖の geometry が変化するため，人工腱索長の調整はリングをかけてから行うのが賢明である．

ループテクニックに追加する手技[2]
Loop in loop 法（図6a）
ループの長さが思ったより短いときに用いる．通常ループはすべて同じ長さで作る（別々の長さで作ることも可能である）．そのため，どれかのループが短いときには，別の ePTFE 糸で輪つなぎ状に延長する．これを多用した方法が Okamoto, Yozu らから提唱されているが，すべての人工腱索を loop in loop にするのは手間がかかる．
Needle side arm 法（図6b）
ループセットを乳頭筋に固定するが，対側のプレジェットを通して結節したのちに ePTFE を切離せずにおく方法である．もし，もう 1 つ人工腱索がほしいときには，この針の付いた ePTFE を使って追加腱索を作成できる．問題は，ループ

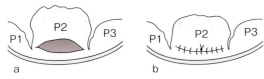

図7 Height reduction
a：紡錘形に5 mmほど弁尖を切除.
b：切除部を閉鎖.

セットと反対方向にこの needle side arm が出ていることである．追加腱索が必要な方向にそぐわない場合には，再度乳頭筋に needle side arm を通して，通常のループが出ているのと同じ方向にする．正常腱索と干渉することがないように配慮が必要となる．

Height reduction（図7）

筆者は余剰弁尖を切除せずに人工腱索ループのみで形成を行っている．唯一弁尖を切除するのは，巨大な後尖の症例である．これは，形成後の SAM の危険因子である．ループを極端に短くして SAM 発生を予防する方法もありうるが，どの程度にすればよいかが不明である．Height reduction するのは主に P2 であるが，P3 も巨大であれば P2〜P3 に及ぶ height reduction を行う．

後尖弁輪に沿って弁を横に切開し，5 mm 程度の高さで紡錘状に弁尖を切除する．縫い代による短縮も考慮して大きく切りすぎないことが肝要である．切除した部分は 5-0 PPP 糸の連続縫合で閉鎖する．これにより数 mm の高さを減じることができる．この方法は clear zone で行うため，弁尖が接合する rough zone には縫合ラインがない．すなわち，接合面はスムーズな状態である．

Height reduction は通常 P2 の高さが 25 mm 以上の場合に適応する．しかし，縫着するリングサイズが 30 mm 以下の場合には，20〜25 mm の高さでも SAM が生じるため，リングと後尖の相対的な大きさによって判断する．

この方法はリング縫着後にも適応できる．Height reduction せずに終了し，ポンプオフ時に SAM が発生した場合には，second arrest として height reduction 手技を追加できる．

コツと勘所　人工腱索糸の結紮のコツ

ePTFE 糸は大変滑りやすい糸であり，結紮時に滑って短くなってしまうことがある．鉗子やクリップで糸を挟んで結紮をする方法もある．私は，外科結紮を 2 回おいて，そののちに通常通り結ぶ方法をとっている．外科結紮を 2 回入れておくと短くならない．また，10 回以上の結紮を行うという方もいるが，大きな結紮が弁の接合面に出ているため好ましくない．何回結べば大丈夫というのはかなり主観的なものである．軸糸を変えながら結ぶと外科結紮を加えても合計で 6 回程度の結紮で十分である．

前述の loop in loop 法および needle side arm 法のどちらも，ePTFE 糸の長さの調整と結紮が必要であり，短くしすぎない結紮のコツを習得しておくべき技である．

コツと勘所　MICS 用器械の活用

乳頭筋への糸かけや結紮は奥が深いので，正中切開手術でも minimally invasive cardiac surgery（MICS）用器械を活用すると便利である．ノットプッシャーによる結紮にも慣れておく必要がある．また，硬性鏡を用いた弁の観察（画像供覧）も有意義である．

コツと勘所　交連部病変への対応

交連部は fan shape に腱索が出ており，交連部の逸脱病変は前尖や後尖の逸脱を伴うことが多い．この部位にすべて人工腱索を建てることは，あまり意味がない．そのため，交連から離れた A3，P3 には人工腱索を建てるが，弁輪近くの部分は commissural edge to edge（5-0 PPP 糸）で潰してしまうのが賢明である（図8，9）．人工腱索を建てることによりこの edge to edge で弁尖を閉鎖する範囲を最小限にとどめることができる．

C　手術成績と今後の課題

ループテクニックは 2008 年から開始し，弁形成術式の第一選択術式としてこれまで 330 例に行ってきた．術中に弁置換に移行した症例は 2 例のみである（形成完遂率 99％）．そのうち前尖逸脱 75 例，交連部病変を含む両尖逸脱病変 100 例であり，すべて形成術が可能であった．

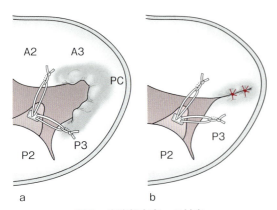

図8 交連部病変への対応
a：交連部付近には人工腱索（ループ）は無意味．
b：Commissural edge to edge 法で潰す．

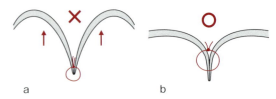

図9 Commissural edge to edge 法
a：弁尖のみを縫合すると billowing が残存する．
b：弁腹も一部利用して billowing しないように配慮．

　再手術となった症例は4例であり，①リングが部分的に外れたことによる逆流・溶血，②ECD術後の症例の再形成例，③recent MI 後の乳頭筋断裂症例，④Marfan 症候群の Barlow type の両尖逸脱症例（準備した人工弁輪のサイズが合わずリングなしで再建）であった．症例④を除き，ループ自体の破綻による再手術例は発生していない．

　現在では，MICSで右小開胸による弁形成を行っているが，正中からのループテクニックと同様の手技が可能である．

● 参考文献

1) Shibata T, Kato Y, Motoki M, et al：Mitral valve repair with loop technique via median sternotomy in 180 patients. Eur J Cardiothorac Surg. 2015；47：491-496
2) Shibata T, Inoue K, Ikuta T, et al：A workbench to make artificial chordal loops for mitral valve repair. J Thorac Cardiovasc Surg. 2009；138：506-507

第4章 僧帽弁手術

僧帽弁逆流に対する形成術（後尖逸脱例）

道井洋吏

A 適応と戦略

　僧帽弁後尖逸脱症例に対する手術は，2014年AHA/ACCガイドラインでも弁置換術はclass Ⅲ：harmとされており，第一選択として形成術が求められる病態である．特に後尖中央のprolapseは僧帽弁形成術のなかでも基本中の基本手技であり，修練中の医師から指導医まで最も多く経験する病変である．

　手術介入の適応はAHA/ACC，日本循環器学会ガイドラインに詳しいが，形成戦略に関してはむしろ後尖逸脱症例のほうが前尖のそれよりも多岐にわたる．

　本項では感染性心内膜炎（IE）症例やBarlow病，高度僧帽弁輪石灰化（MAC）症例などの特殊例を除いた，ごく一般的な後尖逸脱症例の手術について述べてみたい．

B 手術の手順と手技

1 病変の観察

　心停止，左房切開ののち，詳細に病変を観察する．腱索断裂の場合はともかく，心停止下においては弁尖を引っ張っただけでは逸脱部位が明確にわかるとは限らない．正中切開でも右小開胸でも同様である．生理食塩水による逆流試験をして，左室をある程度充満させて初めて確認できることも多い．術前の心エコー所見が大変参考になるのでしっかり熟知しておくことが肝要である．

　どうしても弁尖構造の位置関係（AC，P1，P2，P3，PC）がわかりづらいときには，先に弁輪にリング縫着用の糸かけをすることによって全体像が見えてくることもある．

2 手術手順

　僧帽弁手術に限らず，手術の手順は奥深いところ，後から操作しにくい部分から先に仕上げていくのが基本である．後尖逸脱症例の場合，ある程度弁尖の処置が済んだ時点で，人工腱索の使用が想定されるときには先に人工腱索を乳頭筋に縫着しておく．

　弁尖に対する処置は余剰組織の切除・縫縮，接合縫合であるが，後尖の場合，切除は横（幅）方向と縦（高さ）方向で考えなければならない．弁尖中ほどまでの切除にとどめるのか，弁輪部まで大きく切除するのか，その場合は三角切除なのか，矩形切除なのか，症例ごとに検討する必要がある．矩形切除の場合，必然的に弁輪への手技が必要になってくる．

　弁尖の切除縫合・人工腱索の仮縫着ののち，リングを装着固定する．これで全体のバランスが確認できるようになり，全体像を見ながら人工腱索の長さの調整や，追加縫合を行う．我々は一貫してsemi-rigid full ringを使用している．

> **コツと勘所　弁尖の処置**
> ・切除範囲は控えめに，しっかりと縫い代を確保して切除する．仕上がりの形は極力シンプルに．縫合ラインは多ければ多いほど，後の硬化，肥厚の原因になりうる．
> ・少なめの弁尖切除でやや逸脱が残っている場合には，積極的に人工腱索を建てて修正する．
> ・少々後尖の高さが高くとも，それが本来の形状であるならばできるだけ尊重して逸脱の修正だけにとどめる．その代わりリングサイズの決定には後尖の大きさも考慮に入れる．

　後尖全体が病的にredundantな場合は高さ減弱のための弁尖切除を要することもあるが，その場合，弁輪への弁尖組織再縫着あるいは弁輪縫縮が必要になってくる．その切除線の形状で様々な

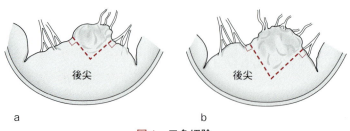

図1 三角切除
切除線は弁尖縁から直角に下ろしていく．

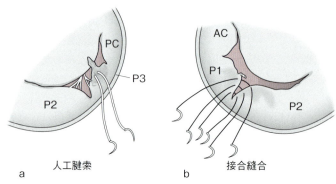

図2 人工腱索と接合縫合

ネーミングもなされているが，基本的に切除・再縫合の一亜型である．

本来の高さがどの程度で逸脱がどの程度寄与しているのか見極められれば，ほとんどの症例は三角切除と人工腱索による逸脱の修正で対処可能である．弁輪を過度に小さくする必要もなく，シンプルかつ十分な弁口を得られる方策と考えている．

3 三角切除と人工腱索

次にどの範囲，どういう方向に三角切除を行うかということが重要になってくる．延長・断裂している部分は基本的に切除するが，異常部分をどれだけ切除するかよりも正常部分をしっかり見極めて，十分に残すことに意識をもっていくべきである．

我々は病変がP2 lateral，P2 medialのいずれかone segmentに限局しているようであれば，正常腱索付着部のやや内側に切除範囲を想定し，縫合に要する縫い代を確保して切除している．切除線は基本的に弁尖free marginから直角に下ろしていき両直線が交わったところまでを切除範囲としている（図1）．

最終的に切除範囲は弁腹中央までであったり，弁輪に届くまでであったり様々である．

P2 prolapseといわれる病変は結果的に後尖の中央部で逸脱・逆流しているが，責任病変はmedial寄りかlateral寄りかのいずれかであることが多い．切除縫合後，仕上がりの縫合線が必ずしも正中部にくるとは限らないことを覚えておいて損はない．

P1，P3のminor lesionは，たいてい人工腱索で対応可能である．追加処置は隣のsegmentに2～3針接合縫合させることがあるくらいである（図2）．一方でlarge prolapseとなっていれば弁尖切除でvolume reductionする．

交連尖が逸脱している場合，小さなものであれば隣接する前尖交連部やP1，P3と1～2針接合縫合すれば事足りる（図3）こともあるが，大きな逸脱の場合は人工腱索を建てたほうが賢明である．接合縫合する場合でも，cleft部分の組織はかなり薄く脆くなっているので注意が必要で，必ず弁縁のしっかりした組織同士の縫合をしておくことが肝要である（図4）．

要するに，乳頭筋から接合面までの距離の延長＝逸脱に対しては人工腱索などによる距離の是正，過剰組織による接合ラインの延長，不均衡に

5 僧帽弁逆流に対する形成術(後尖逸脱例) 89

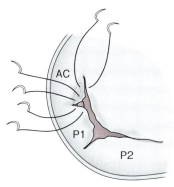

図3 交連尖の接合縫合

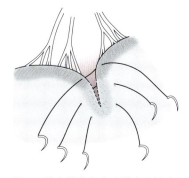

図4 接合縫合をする場合の注意
弁尖縁のしっかりした組織に必ず1針かけておく．Cleftの薄い組織には糸をかけない．

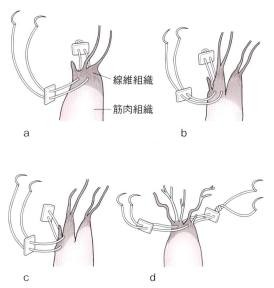

図5 乳頭筋への人工腱索縫着
dは人工腱索を2対建てる場合．

対しては組織の切除縫縮で対応する．

4 人工腱索装着

　我々の人工腱索装着は至ってシンプルである．
　用いるのはPTFE糸(Gore-Tex® CV-5)で，まず乳頭筋へはマットレス縫合で固定する．このとき重要なのは乳頭筋先端部の線維性の組織にかけるということである．スペースがなく，やむなく乳頭筋の体部にかけるときは，決して乳頭筋中央を横断的に挟まないようにする．栄養血管が走っているのは中央部とされているからである．我々はやや側面に長軸方向のマットレス縫合でかけるようにしている(図5a～c)．2本のGore-Tex CV-5を使えば1乳頭に2対の人工腱索を建てることが可能である(図5d)．
　弁尖へは腱索の付着部に近い弁縁のしっかりしたところへ，対になった2本のGore-Tex CV-5を左室側から左房側に全層性に刺出する．十分緩めておいた状態で対の糸の長さを合わせてから単

結節を作っておき，逆流試験をしながらある程度左室を張らせた状態で結節点を直角鉗子で下ろしていく(図6)．逆流の消失よりもcoaptation lineの仕上がりで人工腱索の長さを決定している．この方法だと不十分であれば何度でも修正が可能である．
　人工腱索の縫着は乳頭筋側，弁尖側とも極力断裂・延長した自己腱索と同じ場所におくようにする．きちんと決まれば1病変に1対の人工腱索でほとんど対処可能である．インクテストで十分なcoaptation depthが得られていれば，偏在していない真っ直ぐなminor regurgitation程度は心拍動再開とともに消失する．
　長さが決まればそのknot部分をクリップ(我々は脳外科用のものを使用している)で仮固定し結紮する．Knotが左房面-接合面に出てくるが，片方の糸を左室側に刺出し，残りの糸ともう一度結紮すればknotは綺麗に収まる(図7a，b)．

C 僧帽弁形成を取り巻く課題

　僧帽弁形成術，特に後尖逸脱症例に対する同術式は，ガイドライン上もいわばできて当たり前の手技である．形成の成否で論じる領域ではない．
　長期的に安定した弁機能を保持できるのはいか

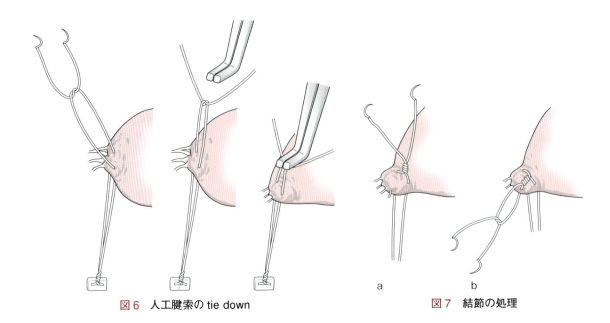

図6 人工腱索の tie down　　図7 結節の処理

なる要素に負うところが大きいのか．
　後で縫合線が硬化・肥厚してくるのは多くの外科医が経験していることであるが，少々硬化しても弁尖の動きに大きな影響を与えないようにするためにはシンプルかつ最小限の縫合に止めるべきであろう．
　人工腱索に関してはおおむね良好な遠隔成績が報告されている．
　特殊な病態として，閉塞性肥大型心筋症（HOCM）を合併した後尖逸脱症例を経験することがある．HOCM における僧帽弁前方運動（SAM）や MR の機序は主に肥厚心筋や異常筋束による前乳頭筋の displacement によって起こる乳頭筋 SAM が原因であるが，この症例が腱索断裂などを起こしてしまうと本来の SAM や流出路狭窄は不顕性となる．僧帽弁形成したのち，元の HOCM の病態に戻り SAM が出てくることがある．これを僧帽弁尖の処置で対処しようとしても自ずと限界がある．HOCM の手術として左室心筋切除を行うことによって完治できることを我々は経験している．

Q1　三角切除だけでは後尖の高さが十分縮まらない場合はどうしますか？

A1　コツと勘所 にも記した通り，残った逸脱に対しては積極的に人工腱索での修整を考慮します．弁尖組織の過度な切除は避けるべきです．後尖が高い（後尖が大きい）場合は，それも考慮して 1〜2 サイズ大きいリングを選択します．

Q2　PTFE 糸（Gore-Tex CV-5）で腱索が遠隔期に切れたという報告もありますが Gore-Tex CV-4 のほうがよいでしょうか？

A2　今まで 400 例以上に CV-5 を使用し，最長 20 年以上経過していますが自験例では切れた症例はありません．その代わり，建てた人工腱索の対がねじれて擦れあったりしないように留意し，CV-5 を他の縫合糸で弁尖に結紮固定するようなことはせず，CV-5 自体が弁尖を全層性に貫通して支持するように縫着しています．CV-4 でも構わないと思いますが，我々はよりしなやかな CV-5 のほうを使っています．

第4章 僧帽弁手術

6 虚血性僧帽弁逆流に対する形成術

山口裕己

A 適応と戦略

虚血性僧帽弁逆流(ischemic mitral regurgitation：IMR)が生じる機序は，現在では tethering によるものと考えられている(図1)．Tethering とは「繋ぎ止める」という意味であるが，左室拡大に伴って外側に偏位した乳頭筋に繋がっている腱索が弁尖を強く牽引し，弁尖の可動性が低下することによって，収縮期に両弁尖が十分に接合できず閉鎖が妨げられるために僧帽弁逆流を生じる．

「高度な IMR に対する最も有効な外科的治療は何か？」という問いに対する明確な答えはあるであろうか？ 現在までに，いくつかの IMR に対する僧帽弁形成術の僧帽弁置換術に対する優位性は報告されているが，ランダム化比較試験によって僧帽弁形成術が僧帽弁置換術よりも優れていることを示した論文は存在しない．最近報告されたランダム化比較試験[1,2]では，手術後2年までの生存率には両群間に有意差はみられなかった．中等度以上の僧帽弁逆流の再発は形成術群に多く(58.8％vs3.8％，P＜0.001)，心不全関連の有害事象も形成群で多かった(P＝0.05)．しかしながら論文中には生存患者における左室のリバースリモデリングは有意な僧帽弁逆流が再発しなかった形成群の患者において最も良好であり，さらに Minnesota Living with Heart Failure questionnaire で評価された QOL(quality of life)もより優れていたことが報告されている．これらの事実は単に形成術を適応する際の患者選択によってもたらされるものかもしれないが，僧帽弁逆流の再発しない形成術を行うことこそが最も良好な予後をもたらす可能性も示唆している．現在までにいくつかの IMR に対する形成術が提案されており，その中・長期成績が待たれるところである．本項では

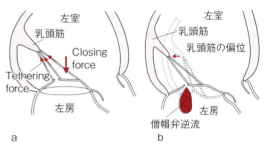

図1 虚血性僧帽弁逆流の機序
(Otsuji Y, Handschumacher MD, Schwammenthal ES, et al：Insights from three-dimensional echocardiography into the mechanism of functional mitral regurgitation. Circulation. 1997；96：1999-2008 より)

現在までに報告されている IMR に対する手術術式を要約し，最後に我々が行っているグルタルアルデヒド処理を行った自己心膜を用いた広範囲後尖拡大術について詳述する．

B 虚血性僧帽弁逆流に対する各種僧帽弁形成術

1 僧帽弁輪縫縮術(undersized mitral annuloplasty：undersized MAP)

IMR を呈する僧帽弁輪はほぼすべての症例で高度な拡大があり，これに対する手術手技として MAP が行われてきた．移植する人工弁輪の選択肢には全周性のリジッドリングやフレキシブルリングやバンドなどがあるが，IMR に対しては全周性のリジッドリングが有利であるということはほぼコンセンサスが得られている[3]．しかしながら IMR は MAP のみでは術後2～3年で約30％の症例で中等度以上の僧帽弁逆流(MR)が再発し，いったん MR が再発した症例の生命予後は不良であることが報告されている．また MAP のみでは tethering は改善せず，逆に後尖の tethering は悪化することも報告されている[4]．一方，Dion らは，

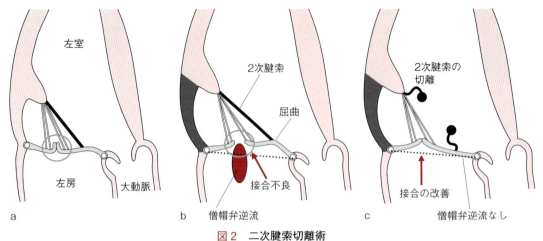

図2 二次腱索切離術
a：正常　b：虚血性僧帽弁逆流　c：二次腱索の切離

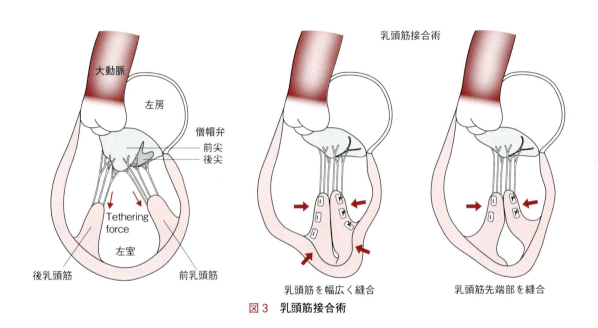

図3 乳頭筋接合術

左室拡張末期径（LVEDD）が65 mm以下の症例において，血行再建を伴うundersized MAPは有効であると報告しており[5]，症例の適応を明確にすればMAPは有効であるとの意見もある．

2 二次腱索切離術（secondary chordal cutting）（図2）

左室拡大に伴うtetheringによって僧帽弁の弁腹に付着する二次腱索がより強く弁尖を乳頭筋方向に牽引し，前尖と後尖の接合はさらに悪化する．この過度に弁尖を牽引している二次腱索を切離することによって両弁尖の接合が改善しIMRの軽減に効果があると報告されている[6]．

3 乳頭筋接合術（papillary muscle approximation）（図3）

左室拡大に伴って乳頭筋が外側に偏位し弁尖のtetheringが生じる．このとき，前乳頭筋と後乳頭筋との距離が拡大する．両乳頭筋の先端部（腱索側）[7]，あるいは両乳頭筋を幅広く[8]縫合することで弁尖の接合を改善し，MRの制御が可能となることが報告されている．

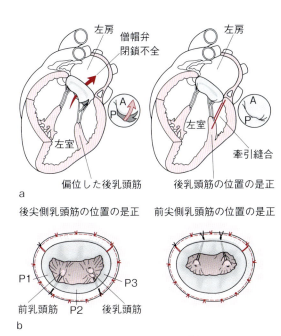

図4 乳頭筋吊り上げ術

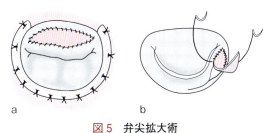

図5 弁尖拡大術
a：前尖拡大術　b：後尖拡大術
(Kincaid EH, Riley RD, Hines MH, et al：Anterior Leaflet Augmentation for Ischemic Mitral Regurgitation. Ann Thorac Surg 2004；78：564-568, Varennes B, Chaturvedi R, Sidhu S, et al：Initial Results of Posterior Leaflet Extension for Severe Type Ⅲ b Ischemic Mitral Regurgitation. Circulation. 2009；119：2837-2843 より)

4 乳頭筋吊り上げ術（papillary muscle relocation）（図4）

　IMRの機序として左室拡大に伴って乳頭筋が外側に偏位することが報告されており，これに対して乳頭筋の先端部に縫合糸をかけ乳頭筋を左房側に吊り上げる手術も報告されている．Kronらは後乳頭筋を後尖弁輪部に吊り上げて後乳頭筋のtetheringを軽減することで良好なMRの制御が可能であったと報告した[9]．これに対しWatanabeらは，乳頭筋の吊り上げを前尖方向と後尖方向で比較し，前尖方向に吊り上げたほうがtetheringの改善が良好でかつ前尖の開閉が良好であったと報告している．

5 弁尖拡大術（leaflet augmentation）（図5）

　左室拡大に伴って乳頭筋の外側への偏位によるtetheringが生じると前尖と後尖の接合も浅くなる．これによって出現するMRを消失させるために弁尖を延長し両弁尖の接合を深くする手技が有効である．前尖を拡大する方法，後尖を拡大する方法[10]が報告されているが，この手技を行った際の中・長期の成績は明らかになっておらず，いずれの方法が優れているかは明らかではない．筆者らは主に後尖を広範囲に拡大する手技である広範囲後尖拡大術を行ってきたので本項ではこの方法について詳述する．

C 術式と手順

　以下，我々の行っているグルタルアルデヒド処理を行った自己心膜による広範囲後尖拡大術の手術法を解説する．

① 開胸後，超音波メス（ハーモニックスカルペル）を用いて心膜前の脂肪織を可能な限り除去しながら自己心膜を採取する．後尖拡大術に必要な心膜のサイズは3×6 cmであるので，それよりもやや大きめの心膜を採取する．心膜の4つの角に3-0シルク糸をかけ，心膜を伸展しながらプラスチック板に針で固定したのち，グルタルアルデヒド処理を行う．針で固定した心膜を0.625％グルタルアルデヒド液の中に10分間浸したのち，十分な量（約500 mL）の生理食塩水の入った容器の中で3分間心膜をリンスする．このリンスを3回繰り返す．

② 僧帽弁の展開は通常，右側左房アプローチで行う．良好な僧帽弁の視野を得ることが肝要である．まず僧帽弁フックを用いて僧帽弁の解剖および逆流のメカニズムを確認する．僧帽弁輪の高度の拡大を認めるが，両弁尖そのものには硬化や石灰化などの器質的な異常はなく，後乳頭筋が術者から見て右背側に偏位し，これによる両弁尖のtetheringの所見を認める（図6）．

③ 後尖の中央部，腱索が左右に分かれるrough zoneの部分に4-0 Prolene糸で支持糸をかけ後尖を持ち上げながら，後尖を弁輪部に2 mm程

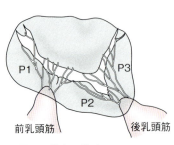

図6 前尖・後尖の tethering

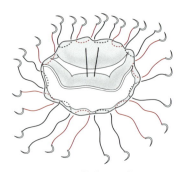

図7 後尖の切離

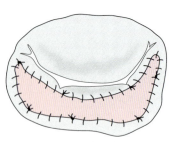

図8 心膜の縫合

度の弁尖組織を残しながら弁輪部より切離する．弁輪に沿って切離するため後尖の弁尖と腱索や乳頭筋との連続性は保たれる．通常後尖の中央部(P2)から始め前交連側に切離を進める．視野を改善するために弁尖を切離した部位から弁輪形成のための 2-0 Ti·cron™ 糸によるマットレス縫合を左室側から左房側にかけ弁輪を術者方向に牽引しながら後尖の弁輪部からの切離を進める．後尖を両交連部付近の連続性を保ちながらほぼ全長にわたって弁輪部から切離する(図7)．

④ こうしてできた間隙にグルタルアルデヒド処理を行った自己心膜を縫合し後尖を拡大する．まず，グルタルアルデヒド処理を行った自己心膜を 3×6 cm の長方形にトリミングし，その四つ角を切離し楕円形とする．この楕円形の心膜を 5-0 Prolene 糸を用いて前交連側から後交連側に向かって後尖弁輪と切離された後尖に縫合していく．最初は 3×6 cm の心膜が大きすぎると感じるかもしれないが，弁尖をしっかりと牽引しながら連続縫合すればほとんどの症例で過不足なく後尖の拡大が可能である．心膜全周の連続縫合が終了したら，同じ 5-0 Prolene 糸を用いて数か所に単結節縫合を追加し補強する(図8)．

⑤ 後尖拡大が終了した時点で一度左室の中に心筋保護液を注入し逆流試験を行う．このテストの目的は逆流の有無を確認するだけではなく，装着する僧帽弁リングのサイズを決定するためのものである．左室が心筋保護液で充満し僧帽弁が閉鎖する．この試験の際の僧帽弁全体の面積に相当するリングサイザーを選択し，そのサイズをリングのサイズとする(図9)．我々は

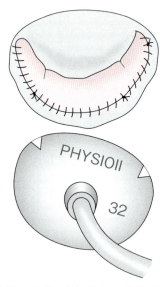

図9 僧帽弁リングのサイズの決定

全周性のセミリジッドリング(Carpentier Edwards PhysioⅡ ring)を用いているが平均で 32 mm のリングを使用した．

⑥ 僧帽弁輪全周にリング縫着のための U 字縫合を行い，⑤の基準で選択した僧帽弁リングを縫着する．

⑦ リングの縫着が終われば再度左室の中に心筋保護液を注入し，逆流試験を行う(図10)．この際，拡大された後尖側が過度に膨隆し左室への流入が障害される可能性がある場合には，余剰な心膜を放射状に弁輪に向かう方向に 6-0 Prolene 糸を用いて縫縮する．通常 5〜6 か所にこの縦方向の心膜縫縮の処置を追加する(図11)．左室拡大が高度な症例においては，この縫縮手技は不要である．

⑧ 最後に，再度左室の中に心筋保護液を注入し，

6　虚血性僧帽弁逆流に対する形成術

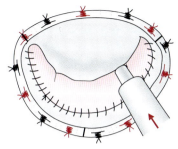

図10　逆流試験

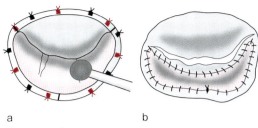

図12　ピオクタニン塗布によるインクテスト

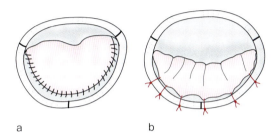

図11　心膜縫縮の追加

逆流試験を行う．僧帽弁の完全閉鎖を確認できたら，閉鎖中の僧帽弁にピオクタニンを塗布しインクテストを行う(**図12a**)．ピオクタニンは閉鎖時の左房側に塗布されるため，ピオクタニンの塗布されていない箇所が接合に関与している部分と想定される．この長さが均一に8mm以上あることを確認する(**図12b**)．

● 文献

1) Acker MA, Parides MK, Perrault LP, et al：Mitral-valve repair versus replacement for severe ischemic mitral regurgitation. N Engl J Med. 2014；370：23-32
2) Goldstein D, Moskowitz AJ, Gelijns AC, et al：Two-year outcomes of surgical treatment of severe ischemic mitral regurgitation. N Engl J Med. 2016；374：344-353
3) Kron IL, LaPar DJ, Acker MA, et al：2016 updated to The American Association for Thoracic Surgery consensus guidelines：Ischemic mitral valve regurgitation. J Thorac Cardiovasc Surg. 2016；153：1076-1079
4) Zhu F, Otuji Y, Yotsumoto G, et al：Mechanism of persistent ischemic mitral regurgitation after annuloplasty importance of augmented posterior mitral leaflet tethering. Circulation. 2005；112(suppl I)：I 396-I 401
5) Braun J, van de Veire NR, Klautz RJM, et al：Restrictive mitral annuloplasty cures ischemic mitral regurgitation and heart failure. Ann Thorac Surg. 2008；85：430-437
6) Messas E, Pouzet B, Touchot B, et al：Efficacy of chordal cutting to relieve chronic persistent ischemic mitral regurgitation. circulation. 2003；108(suppl II)：II 111-II 115
7) Rama A, Praschker L, Barreda E, et al：Papillary muscle approximation for functional ischemic mitral regurgitation. Ann Thorac Surg. 2007；84：2130-2131
8) Wakasa S, Kubota S, Shingu Y, et al：The extent of papillary muscle approximation affects mortality and durability of mitral valve repair for ischemic mitral regurgitation. J Cardiothorac Surg. 2014；9：98
9) Kron IL, Green R, Cope JT. Surgical relocation of the posterior papillary muscle in chronic ischemic mitral regurgitation. Ann Thorac Surg. 2002；74：600-601
10) Suri R, Schaff HV. Posterior leaflet detachment, augmentation, and reconstruction for treatment of functional mitral valve regurgitation. Semin Thoracic Surg. 2015；27：91-99

第4章 僧帽弁手術

7 Barlow病に対する僧帽弁形成術

田邉大明

A 適応と戦略

現在，僧帽弁逆流（MR）に対する僧帽弁形成術は標準術式として確立されているが，複雑病変を伴うことが多いとされるBarlow病に関しては僧帽弁形成術に対する敷居がやや高いと感じる心臓外科医が多いと思われる．しかし僧帽弁形成術が有する，人工弁置換術に対しての良好な急性期・長期成績や，比較的若年者が多い対象患者を考慮すれば，Barlow病患者に良質の僧帽弁形成術を提供する意義は大変大きい．

Barlow病に対する形成術を一見難しそうに思わせる理由は，病変の複雑性と様々な形成術式が唱えられていることにある．病変が前尖だけでなく後尖にも同時に存在することが多々あり，弁尖変化も余剰なだけでなく肥厚していることが多い．また弁下組織の病変（腱索の延長・離断，乳頭筋の異常運動）が弁尖病変に並存していることも多い．また唱えられている形成術式も前後弁尖の切除の有無から人工腱索使用の有無，人工弁輪の性状（rigid or flexible）まで多岐にわたり，より形成術を困難に思わせている[1,2]．

しかし，Barlow病患者に限らず複雑病変に対するアプローチは基本的にシンプルなものである．それは複雑に見える病変を，弁尖（前尖・後尖），腱索と乳頭筋，弁輪という単純な病変＝修復要素に分解し，1つひとつを丁寧に修復していくことに尽きる．

B 手術の手順と手技

1 皮膚切開～心停止

通常，胸骨正中切開（full sternotomy）を行う．

右小開胸や胸骨部分切開のMICSアプローチでも可能な場合が多いが，当施設では手技が僧帽弁に限局することが確実な場合に限っている．また複合病変（前後弁尖を含む）の場合は心膜パッチ縫着など手技が複雑化する可能性を常に秘めており，胸骨正中切開のほうが確実と考えている（以下，胸骨正中切開の場合として記述する）．

心膜切開後，epiaortic echoにて上行大動脈壁の性状チェックを行い，通常は送血路を上行大動脈，脱血路をbicaval〔上大静脈（SVC）直接/右房－下大静脈（IVC）〕で留置し人工心肺（cardiopulmonary bypass：CPB）を確立する．上行大動脈にaortic root ventを兼ねた心筋保護液注入カニューラを留置する．大動脈基部カニューラは心筋保護注入路に加え，生理食塩水による逆流試験時の空気抜き用ベントとして重要であり，必ず留置する．左室ベントは通常通り右上肺静脈経由で留置し，大動脈遮断中は左房内血液の吸引回路として使用する．

2 心停止と心筋保護

CPBをほぼ停止し十分減圧した状態で大動脈遮断を行う．初回は順行性にblood microplegia液を投与する．通常速やかに心停止が得られるため，右房切開下・直視下に冠静脈洞内にバルーン付カニューラを留置し，以後はblood microplegia液の逆行性投与のみにて心筋保護を行う．心筋保護液の注入は20分ごとに圧30～40 mmHgにて2分間行う．右房切開は三尖弁輪形成術（TAP）を併施する場合が多いため大きめに切開することが多いが，TAPが不要な場合は小切開でよい．

心筋保護は重要である．詳細は コツと勘所 「心筋保護」参照）．

> **コツと勘所　心筋保護**
>
> 　いかなる手術であれ大動脈遮断時間を短くする意識をもつことは重要である．しかし時間的余裕があれば精神的に落ち着いた状態で丁寧な僧帽弁形成術が可能となる．したがって信頼できる心筋保護法に習熟することが肝要である．
>
> 　我々は blood microplegia 液を用いた逆行性心筋保護法を行っているが，非常に信頼性が高い心筋保護法と考える．この心筋保護法を導入後，基本的に大動脈遮断時間を気にする必要がなくなり，最長では4回目の再手術（大動脈基部置換術）症例で，やむなく6時間を超える大動脈遮断を経験したが，全く問題なく人工心肺から離脱可能であった．
>
> 　通常逆行性心筋保護の灌流圧は 30 mmHg だが，僧帽弁形成術では逆流試験を施行することで冠動脈内に空気の迷入が生じうるため，逆流試験施行後は灌流圧を 40 mmHg としている．しかし他の弁膜疾患手術と比べ心筋逸脱酵素値は高くなる傾向にある．
>
> 　逆行性心筋保護カニューラは，冠静脈洞（CS）開口部直下に確実に固定するように注意する．これにより左心系のみならず右心にも確実に心筋保護液が灌流するため，順行性心筋保護の必要がなくなる．

3　左房へのアプローチ

　通常右側左房切開にて行う．稀に左房径が小さい場合に左房上壁・心房中隔切開にてアプローチすることもあるが，術後の上室性不整脈の頻度を考えれば基本的には右側左房切開がよいと考える．上下大静脈周囲および心房間溝を十分剥離し，左房切開を左房後下壁に延長すれば，弁下組織まで容易に到達可能なよい視野が得られる．開胸器・心房鈎は Genesy 社のものを使用しており，良好な視野が確保できる．

> **コツと勘所　視野確保**
>
> 　あらゆる手術において，良好な視野確保は手術の一番のポイントで，「上手な外科医とは視野を上手に出せる外科医」と言っても過言ではない．
>
> 　前述のごとく，上下大静脈を十分剥離し左房切開を左房後下壁に十分延長すれば良好な視野が確保できる．ただ左房径が小さい場合（左房径：LAD＜40 mm）は左房上壁・心房中隔切開にてアプローチしたほうが視野は良好である．また左房径が小さい場合は病変が僧帽弁に限局する場合が多く，MICS によるアプローチにより良好な視野が得られる場合もあり，症例ごとにアプローチは検討する．

4　メイズ手術・左心耳閉鎖・左房縫縮

　適応があればまずメイズ手術を行う．筆者は右房内腔および左房内腔から cryoablation を用いてメイズ line を形成している．凝固ラインを完成後，ほぼすべての症例で左心耳閉鎖・左房縫縮を左房内腔よりアプローチして行う．

　左心耳閉鎖は心外からデバイスを使用して行うと簡便であるが，よほど留意して行わないと左心耳腔が残存しやすいことが指摘されている．また左房縫縮は左房内血流停滞を改善する目的で行う．通常，左心耳開口部の閉鎖ラインを延長して，左側上・下肺静脈開口部と僧帽弁輪間を縫縮し，左房下壁に至る紡錘形として縫縮するが，最大横幅約3〜5 cm・長軸 10 cm 程度は縫縮可能である．ただ，やや時間を要することもある．また，左房縫縮を行うと例外なく僧帽弁の視野は改善する．

> **コツと勘所　左心耳閉鎖・左房縫縮**
>
> 　非弁膜症心房細動では左房内血栓の 90％が左心耳に起因するといわれている．我々心臓外科医が遭遇することの多いのは弁膜症に伴う二次的心房細動患者であるが，僧帽弁閉鎖不全症に伴う心房細動患者はもちろん，洞調律であっても左心耳閉鎖を原則として施行したほうがよいと考えている．

5　弁輪への糸かけ

　弁輪形成用に 2-0 Ti·cron™ を弁輪に留置する．Full-ring を使用するため，弁輪全周にわたり留置する．この糸を suture holder にしっかり牽引保持することで僧帽弁の視野はさらに改善する．

6　僧帽弁の評価と方針決定

　まず病変を含めた僧帽弁の評価を行う．逆流試験にて逸脱部位を確認しマーカーペンにてマーキングしておく．次に，フック鈎を用い弁尖各部（A1/A2/A3/P1/P2/P3/AC/PC）を牽引しながら病変を詳細に観察し，各部の弁高・肥厚・逸脱・腱索延長断裂を評価し，形成の方針を立てていく．

7　後尖形成

　Barlow 病の場合，後尖の弁高が高い（20 mm 以上）のことが多く，SAM 予防のためにも後尖の弁高を低くすることが重要である．本邦から種々の形成法が報告されているが[3,4]，慣れている方法で

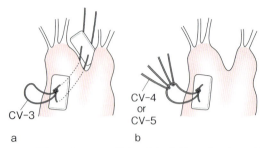

図1 Gore-Tex® CV-3 による anchor loop 法

a：CV-3 でφ2 mm ほどの loop を作り，プレジェットを付け乳頭筋に縫着する．Anchor loop は前後乳頭筋それぞれに1個ずつでよい．できるだけ内膜が白色のしっかりした部位に縫着するようにしている．弁尖逸脱が lateral (medial) 側のみであれば前 (後) 乳頭筋に1個のみでよい．A2やP2逸脱のように lateral から medial に及ぶ場合は，前後乳頭筋にそれぞれ1個ずつ，計2個留置する．

b：CV-3 の anchor loop に，必要な個数の人工腱索 (CV-4 or CV-5) を通し，逸脱部に縫着する．Anchor loop があることで，容易にかつ無侵襲で人工腱索を乳頭筋に固定できるため，きれいな形になるよう何度でも心おきなく形成 (人工腱索再建) が行える．

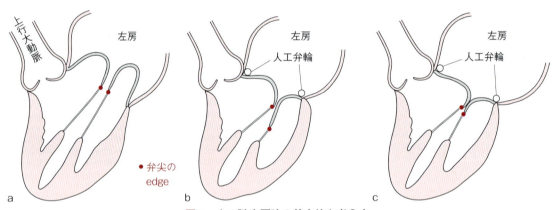

図2 人工腱索再建の基本的な考え方

Barlow 病に限らず redundant な弁を有する場合は，① 前尖サイズ (前後長) に見合った人工弁輪 (大きなサイズとなる) と，② 形成後の後尖の弁高を低くすることが SAM 予防の観点から重要である．後尖の弁高低下の基本的なアプローチは2つある．筆者はより生理的・解剖に基本的という観点から c (sliding plasty による後尖の弁高低下) を好むが，b の方法で行っても結果は良好であり，どちらでもよいと考える．

a：Redundant な Barlow の弁．弁と弁輪がともに大きい．
b：大きな人工弁輪と，短い人工腱索による形成．人工腱索を短くして後尖を左室側に引っ張り込み，前尖との接合部を弁輪近くの後尖弁腹とすることで，後尖自体は大きいまま接合部の後尖の高さを低くする．腱索長はかなり短くなるため，anchor loop の位置が高いとこの方法がとれない場合がある．
c：大きな人工弁輪と，sliding (or folding) plasty による後尖形成＋通常長の人工腱索．Sliding plasty を行い後尖の弁高を 20 mm 以下に減高し，その後通常の人工腱索再建を行う．より生理的と思われるため筆者はこの方法を好むが，手技に要する時間は圧倒的に b の方法が短い．また筆者が図2b の方法を経験した数例では結果も変わらない印象であり，sliding plasty にこだわる必要はないのかもしれない．ただ感染性心内膜炎でパッチ形成した場合などに応用が利く方法である．

あればどれでもよいと考える．筆者は sliding plasty を用いているが，後尖形成のポイントは以下のように考える．

① 後尖形成は前尖の受け手としての"柔らかな低い土手"を作る．
② 肥厚した逸脱部はできる限り切除し，SAM予防のため弁高を低くする (<15 mm)．
③ まず後尖の弁高と土手としての形態を第一優先とし，逸脱が生じたら人工腱索による補正を行えばよい (詳細は後述)．

コツと勘所　SAM 予防

後尖の弁高低下と適正人工弁輪サイズの選択が SAM 予防には重要である．後尖の弁高低下には本邦においても種々の術式が報告されているが，慣れた方法であればどれでもよいと考える．筆者は，最近は

弁高の高い後尖でも切除せず人工腱索を意図的に短くすることで，結果として後尖弁高を低くして SAM 予防とすることもあるが，手軽でよい方法と考える．

また前尖のサイズ，特に前尖弁高に適したサイズの人工弁輪を選択することが重要である．サイズが適正であればあまり semi-rigid か flexible かにはこだわる必要はなく，慣れた人工弁輪を使用すればよいと考える．

8 前尖

前尖形成も弁尖部分切除を含む種々の術式が報告されているが，弁尖非切除・人工腱索再建のみで十分対応可能である．非切除法の最大の利点は，何度でもやり直すことが可能な点にあると考えている．具体的な手技は次項に詳述する．

コツと勘所 **前尖形成**

Barlow 病の redundant な弁尖を切除したほうがよいとする外科医もいるが，適正な人工弁輪を選択すれば切除する必要はない．筆者は今まで前尖病変を切除した経験はなく人工腱索再建のみで十分対応可能と考える．

9 人工腱索留置

図1に示すように CV-3 で φ2 mm ほどの輪を作っておき，前・後乳頭筋にプレジェット補強下に留置し，人工腱索のアンカーとする．人工腱索 CV-5 をその輪に通すことで，ストレスなく人工腱索を必要なだけ追加できる．

正常な腱索と同じく，前乳頭筋からは A1/A2lat/P1/P2lat/AC の各弁尖に，後乳頭筋からは A2m/A3/P2m/P3/PC の各弁尖に向かうように人工腱索 CV5 を留置する．決して上記の組み合わせを外れて弁正中を越えて対側に（例えば前乳頭筋から A2m に）腱索を留置してはならない．弁閉鎖時に弁尖が引きつれて接合部に間隙ができ，逆流の原因となり得る．

後尖の逸脱がある場合は，まず後尖に人工腱索を留置し，後尖の形を決める．その後前尖の腱索再建を行う（図2）．

コツと勘所 **人工腱索**

手術書にあるように前・後乳頭筋がはっきり同定でき各乳頭筋から前後尖に腱索がきれいに起始することは少ないと思えるほど，前・後乳頭筋が不揃い

だったり，腱索が自由壁から直接起始したりと乳頭筋の変異は稀ではない．したがってアンカーの CV-3 の縫着部は周囲の腱索の走行を見て適当な肉柱に留置すればよい．

SAM 予防のために前尖のみに再建する場合でも，アンカーは乳頭筋の後壁側に留置するとよい．

10 人工腱索の調整

人工腱索長の調整はある意味「適当」である．原則は弁輪レベルに弁尖の土手（rough zone）が来るように合わせるだけでよい．人工腱索を使用するうえで一番難しいと考えられている長さの調整であるが，1〜2 mm ずれただけで逆流が生じるようなら，その形成術の方向性自体に問題があると考えたほうがよい．接合面の深さが5 mm ほどあれば，腱索の長さが少々ずれても逆流は生じないはずである．最終的に逆流試験をしたときに，接合ラインがいわゆるスマイルマークになるように調整する．

人工弁輪縫着前に人工腱索の仮止めをしておき，人工弁輪縫着後に逆流試験をして接合面の形態を見ながら微調整を加え，腱索を結紮する．Gore-Tex® 糸は滑りやすいので結紮時には結紮点が移動しないよう縦溝の先細鉗子で把持し 10 回結紮する．縦溝鉗子で把持することで人工腱索が断裂したことは遠隔期を含め経験していない．

11 人工弁輪縫着

後尖弁高の低下とともに，SAM 予防に重要な要素が人工弁輪である．筆者は semi-rigid の Carpentier-Edwards Physio II ring を使用しているが，弁輪のサイズ測定は重要である．前尖 A2 の腱索にフック鉤をかけ前尖を軽く伸展した状態で弁輪サイザーにてサイジングする．Barlow 病の場合前尖が大きいことが多く，リング径も 34 mm 以上となることが多い．

12 逆流試験

形成術の途中で，逆流試験を適宜行うことで，形成術の方向性が正しいかチェックできる．僧帽弁越しに生理食塩水を注入するが，はじめは大動脈基部ベントを開放し左室内空気を排気しつつ，ベントカニューラ内に空気がなくなったことを確認してベントを閉じ左室内圧を高める．面倒だが

空気塞栓を軽減するためにも必須の手順と考える.

前述のごとく，接合面の形態がスマイルマークになるように人工腱索を微調整し，インクテストを行い，接合面が5mm以上あることを確認する.

13 左房閉鎖

左房内吸引に使用していたベントカニューラを僧帽弁越しに左室腔に誘導し，4-0ポリプロピレン糸にて左房切開線を縫合閉鎖する.

14 三尖弁輪形成術

適応があれば三尖弁形成術を併施する.

15 TEEによる僧帽弁評価

大動脈遮断解除心拍再開後に経食道心エコー(TEE)にて僧帽弁の評価を行う．左心ベントを左房内まで引き抜き，僧帽弁逆流の有無・弁接合深度・SAMの有無などを評価する．ごく少量でも逆流が認められる場合，最大逆流面積（MRA）を計測し，MRA>1.5 cm^{2}の場合は原則再形成とする.

再形成の方針としたときは，慌てることなくTEEにて逆流の詳細〔逆流が生じている部位，逆流の機序（逸脱や弁尖硬化，SAMの有無）〕を観察し，再遮断時の修復手技の方向性を明らかにしておくことが重要である.

再遮断後の手術手技は特別な手技を使用するわけではない．TEE所見に従って初回同様に形成を行う.

なお，逆流の重症度評価は麻酔科医か内科医など外科医でない第三者による厳しめの評価を勧める．自己評価（特に外科医による）は最大逆流面積の測定1つとっても甘めの計測になり得ることは筆者のみに限らないと考える.

C 手術成績と今後の課題

2002年8月〜2016年12月まで18例のBarlow病変による僧帽弁閉鎖不全症例を経験した．病変は前尖限局1例，後尖限局1例，両尖に及ぶもの16例であった．全例僧帽弁形成術が完遂可能であったが，2例で再大動脈遮断を要した．術式は，後尖形成：sliding and/or folding plastyのみ9例/腱索再建のみ4例/sliding plasty＋腱索再建5例，前尖形成：人工腱索再建のみ17例であった．全例独歩退院可能であり，退院時の遺残MRは全例mild以下であり，観察期間（0.2〜11年）で僧帽弁の再手術を要した症例は認めていない.

Q1 両弁尖型のBarlow病に対する人工腱索は平均何本かけていますか？

A1 A1/A2/A3・P/P2/P3・AC/PCに及ぶ広範逸脱を伴うBarlow病の場合，後尖はsliding plastyによる減高を併用すると0〜4本（P1・P3に1本ずつ，P2に2本），前尖は4〜6本（後尖と同じか，A1/2/3に各2本）で十分と考えます．Barlow病の場合，弁尖は肥厚していることが多いので，少ない本数でもしっかりと逸脱が改善します.

Q2 人工腱索をfree marginにかける方法に工夫はありますか？

A2 筆者は，しっかりした性状の弁尖部分に，弁尖辺縁から1〜2mmほど離れて，LV側からLA側に人工腱索を通し，ただ結紮（10回）するだけです．結紮時に結紮点が動かないように縦溝鉗子で把持しています．現在までこれが原因で人工腱索が切れた経験はありません．万が一，結紮点がずれた場合は，躊躇なく人工腱索を取り替えます．乳頭筋にanchor loop（図1）があるので，人工弁輪縫着後でも容易に人工腱索再留置が可能です.

● 文献

1) Ben Zekry S, Spiegelstein D, Sternik L, et al：Simple repair approach for mitral regurgitation in Barlow disease. J Thorac Cardiovasc Surg. 2015；150：1071-1077
2) Lawrie GM：Barlow disease：Simple and complex. J Thorac Cardiovasc Surg. 2015；150：1078-1081
3) Asai T, Kinoshita T, Nishimura O, et al：A novel design of posterior leaflet butterfly resection for mitral valve repair. Innovations (Phila). 2011；6(1)：54-56
4) Sawazaki M, Tomari S, Izawa N, et al：Hourglass-shaped resection technique for repair of tall mitral valve posterior leaflet prolapse. J Thorac Cardiovasc Surg. 2013；146：275-277

Column

僧帽弁形成術に伴う SAM とその対策

種本和雄

　SAM(systolic anterior motion)は僧帽弁形成術に伴って起こる合併症の1つであるが，その病態を知り適切に対処することによって解決できるものであり，僧帽弁形成術を行う外科医と周術期管理を行う麻酔科医や循環器内科医が必ずもっておく必要のある知識である．

　SAMが起こる要因として左室の構造的問題，僧帽弁の形態的問題，それと左室の動きに関する問題に大別できる．左室や僧帽弁の問題としては，僧帽弁後尖弁尖の延長・余剰，小さな左室，隆起した心室中隔などが挙げられ，僧帽弁の形態的問題としては，小さめのリングを使ったこと，僧帽弁の前後径が短いこと，僧帽弁接合部と心室中隔が近いことなどが挙げられる．また，左室の動きとしては hyperdynamic な左室の動きが SAM を起こす要因となりうる．ほかに前負荷の不足，カテコールアミン過量なども要因となる[1]．

　多くの SAM は術中の逆流試験時の僧帽弁接合線の形態でその発生を予見することができる．僧帽弁の接合面が後尖弁輪に並行で，いわゆるスマイルマークとなっていればよいが，接合線が前尖側に寄って後尖が迫り出してくるようになれば，遮断解除後に SAM になる可能性が高いと考える必要がある(図1)．

　遮断解除したのちに，SAM になったときの対策としては，左室の動きを hyper dynamic にするカテコールアミン類を中止し，ボリュームを負荷して左室内腔を大きくしたうえで経食道心エコーにより SAM の改善を観察する．さらに phenylephrine 投与，β遮断薬投与なども行われる．術中になかった SAM が ICU に戻ってから起こった場合には，多くはこれらの保存的対策で軽快する．

　これら保存的対策で軽快しなかった場合(図2)には外科的な追加処置を要する．後尖の高さが高すぎるために起こっている場合には，sliding plasty をはじめとした様々な追加手技が行われる．我々は，まずは後尖の高さを減じ接合面を後ろに持ってくることを試みる．具体的にはスパゲッティ付の 2-0 Nespolen で後尖にタックを作るようにして後尖の高さを減じていく．原因となっている弁尖を中心にして4対か5対で後尖全体の高さを減じる[2,3]．マットレス

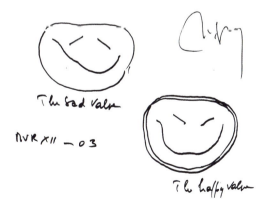

図1　僧帽弁接合線の適切な形を示す Alan Carpentier 先生による手書き図

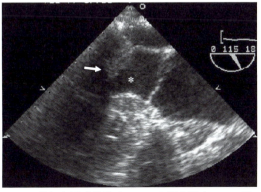

図2　僧帽弁形成後術中 SAM の経食道心エコー図
僧帽弁接合部(→)が前尖側に寄って左室流出路(*)に迫り出している．

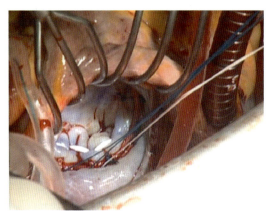

図3　後尖の高さを減じる処置
ターニケットを付けて逆流試験を行い，適切な接合線の形態となったときに結紮する．

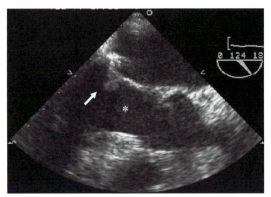

図4　僧帽弁後尖 tucking 後の経食道心エコー図
僧帽弁接合部(→)が後尖側に移動して左室流出路(*)が広く開いている．

にかけたものをリングに抜いてターニケットを付け(図3)，逆流試験で適切な接合線の形態となったら結紮することとして適切なタック幅を決定する(図4)．

これでも改善しない場合にはリングを除去したり，Alfieri stitch をかけるなどの対策が考えられる．また，前尖をパッチ拡大して接合線を後ろに持ってくる方法も試みられる．いろいろと手技を加えても最終的に SAM が解消しない場合には，僧帽弁形成術を諦めて僧帽弁置換術に移行せざるを得ないこともあると思われる．

● 文献

1) Ibrahim M, Rao C, Ashrafian H, et al：Modern management of systolic anterior motion of the mitral valve. Eur J Cardiothorac Surg. 2012；41：1260-1270
2) Calafiore AM, Di Mauro M, Actis-Dato G, et al：Longitudinal plication of the posterior leaflet in myxomatous disease of the mitral valve. Ann Thorac Surg. 2006；81：1909-1910
3) Kudo M, Yozu R, Kokaji K, et al：A simple method of prevention for systolic anterior motion in mitral valve repair by loop technique method. Ann Thorac Surg. 2009；87：324-325

第5章 三尖弁手術

1 機能性三尖弁逆流症に対する弁形成・弁置換術

土井 潔

A 適応と戦略

大動脈弁・僧帽弁膜症の多くは，二次性の三尖弁逆流症を合併する．この三尖弁逆流症は，弁尖自体に原因がある器質性逆流症と異なり，弁輪拡大や右室機能低下が原因となっているため機能性逆流症とよばれている[1]．かつて大動脈弁・僧帽弁膜症に対する手術を行う場合に，中等度以下の機能性三尖弁逆流症を合併していたとしても，遠隔予後に影響しないあるいは術後に逆流は改善すると考えられ，三尖弁逆流に対する積極的な治療は行われていなかった．しかしながら，近年，この大動脈弁・僧帽弁膜症に合併する機能性三尖弁逆流症は，中等度以下でも遠隔予後に悪影響を及ぼす場合や，大動脈弁・僧帽弁手術後に重症度が増す場合があることが報告されるようになった[2]．そのため現在では，大動脈弁・僧帽弁手術の際に，機能性三尖弁逆流症に対する手術も積極的に行われている[3,4]．

本項では，機能性三尖弁逆流症に対する手術の実際について述べたい．

1 三尖弁の解剖と機能性三尖弁逆流症の病態生理

三尖弁は前尖・後尖・中隔尖の3枚の弁尖から構成される．3枚の弁尖は腱索と乳頭筋を介して右心室と連続性をもっている．正常な三尖弁輪は楕円形をしており，前尖と中隔尖の交連部が心尖から最も遠く，中隔尖と後尖の交連部が最も近いサドル状の立体構造をとっている[5]．

三尖弁周囲の最も重要な構造物は房室結節である．房室結節は三尖弁中隔尖・冠静脈洞開口部・Todaro腱に囲まれた領域(Kochの三角)に存在するため，三尖弁中隔尖弁輪の前尖寄りの部分に

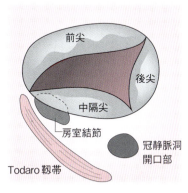

図1 三尖弁の解剖
三尖弁中隔尖・冠静脈洞開口部・Todaro腱に囲まれた領域に房室結節が存在する．

縫合糸をおくと，完全房室ブロックをきたす可能性がある(図1)．

機能性三尖弁逆流をきたした弁では，弁輪が拡大することによって弁尖の接合が浅くなり逆流を生じている．重症の逆流症では右心室の拡大に伴って乳頭筋が心尖方向に変位し，弁尖が牽引される(tethering)ことによって弁尖の接合がさらに悪化している．また弁輪のサドル状立体構造が失われ平面化している．

2 手術適応

最新の米国ならびに欧州のガイドラインによると，二次性機能性三尖弁逆流症に対する手術適応は，① 大動脈弁・僧帽弁手術の際に高度三尖弁逆流を合併している場合(クラスⅠ)，② 大動脈弁・僧帽弁手術の際に軽度以上の三尖弁逆流があり三尖弁輪拡大(40 mm以上あるいは21 mm/m^{2}以上)あるいは右心室機能低下を合併している場合，③ 大動脈弁・僧帽弁手術の際に中等度以上の三尖弁逆流と肺高血圧を合併している場合，④ 過去に大動脈弁・僧帽弁手術の既往があり有症状の高度三尖弁逆流を認める場合である[3,4]．

B 手術手技の実際

1 3次元リジッド人工弁輪（リング）を用いた三尖弁輪縫縮術

機能性三尖弁逆流症に対する術式として，かつては糸を用いて三尖弁輪を縫縮するDe Vega法がその簡便さから頻用されていたが，遠隔期の逆流再発率が高かった[6]．そのため人工弁輪（リング）を用いた三尖弁輪縫縮術が開発され，De Vega法と比較した遠隔成績の有用性が報告されるようになった．そしてフレキシブルリングよりもリジッドリングのほうが優れているという報告もなされている[7]．最近では先に述べた正常な三尖弁のサドル状の立体構造を模した3次元リジッドリングも開発されている．ここでは筆者が頻用している3次元リジッドリングの1つ（Edwards MC^3 ring）を用いた三尖弁輪縫縮術について述べる．

リングのサイズ選択

機能性三尖弁逆流症の原因は主に弁輪拡大である．その場合，前尖から後尖にかけての弁輪が拡大し，線維骨格に近い中隔尖の弁輪はあまり拡大しないと考えられていた．そのため中隔尖の大きさをサイザーで測り，リングのサイズを決定する方法が推奨されていた．しかしながら現在では，機能性三尖弁逆流症におけるリングのサイズ選択の方法としては必ずしも正しくないと考えられている．Huffmanらは，僧帽弁手術の際に用いたリングと同じサイズのリングを三尖弁輪縫縮術に用い，良好な成績であったと報告している[8]．またMaghamiらは，正常の三尖弁輪径が約28 mmであることから，26 mmあるいは28 mmの3次元リジッドリングを使用し，良好な遠隔成績であったと報告している[9]．しかし実際のところ，サイズ選択に関する明確なコンセンサスは得られていない．筆者はほとんどの症例で28 mmのリングを決め打ちで使用している．やや過縫縮の可能性はあるが，術後に三尖弁狭窄が問題となったことはない．

弁輪への糸かけ

三尖弁の弁尖および弁輪は僧帽弁に比較すると非常に薄い．したがって三尖弁輪への糸かけを心拍動下に行うと，術後にリングの固定部分が裂ける可能性があると報告されている[10]．そのため筆者は常に心停止下に糸かけを行っている．

三尖弁輪の線維組織は非常に薄いので，リング縫着の際には弁輪の数mm右心房側から針を刺入し，弁輪線維組織を通過させ，いったん右心室を経てから再度弁輪を通り右心房に戻ってくるイメージで運針する．筆者の場合，リング縫着には2-0 Nespolen糸20 mm 3/8円周針を用いている．

先述したように三尖弁中隔尖弁輪の左側（前尖に近い部分）は房室結節に近いため，この範囲の弁輪には糸かけを行わない．したがってリングの多くは全周性ではなく，前尖・後尖・中隔尖の右側半分だけを縫縮する目的で逆C字にデザインされている．

筆者は中隔尖弁輪の中央やや右寄りから糸かけをスタートする．反時計周りの方向に順番に逆針で糸をかけていき，およそ3針目で中隔尖・後尖の交連をまたぐ．後尖から前尖弁輪の中央までは順針で糸をかけていく．前尖弁輪の中央から前尖・中隔尖の交連までの範囲は角度が急で運針が難しい．筆者はフック様に針を持って糸かけを行っている．針の刺入に際しては，左手に持った鑷子で三尖弁弁尖を柔らかく牽引しながら視野を展開し，弁輪のラインを正確に見極め，腱索や弁尖に針をかけないように注意をする．よほど弁輪が拡大した症例を除けば，通常12針ほどですべての糸かけを終了する（図2a）．

リングへの糸かけと結紮

3次元リジッドリングは，中隔尖・後尖の交連および後尖・前尖の交連を想定した部分にマーキングがなされている．したがって交連をまたぐように弁輪にかけた糸が，ちょうどこのマーキングにくるように間隔を配分しながらリングに糸をかけていく（図2b）．

リングはやや糸の滑りが悪い．しかも三尖弁輪の線維組織は非常に薄いため，乱暴に糸をたぐってリングを弁輪まで落とすと，簡単に弁輪がカッティングするので注意が必要である．

すべての糸を結紮してリングを固定したのち，右心室内に生理食塩水を注入し，逆流試験を行う．逆流の有無だけでなく，弁尖の引きつれなど

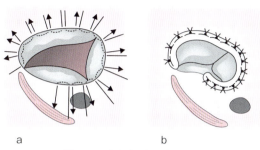

図2 三尖弁輪縫縮術の実際
a：三尖弁中隔尖の弁輪の前尖寄りの部分は房室結節が近いため糸かけを行わない．
b：三尖弁輪線維組織は薄いので慎重にリングを降ろして糸を結紮しないと簡単に裂ける．

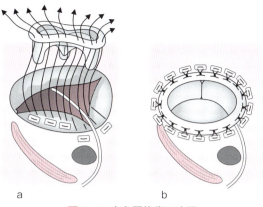

図3 三尖弁置換術の実際
a：右心室ペーシングリードが留置されている場合には，リードを中隔尖・後尖の交連間に位置するように糸かけを行う．
b：さらに人工弁のカフと弁輪の間にリードを挟み込むようにして固定する．

がないことを確認する．

2 三尖弁置換術

　高度の弁輪拡大やtetheringにより弁輪縫縮術では逆流の制御ができない場合には，三尖弁置換術は有効な治療法である．筆者の場合，人工弁縫着には弁輪への糸かけは弁輪の数mm右心房から針を刺入し，弁輪線維組織を通過させ，さらに弁尖にも糸をかけて弁尖を縫縮すると同時に弁下組織を温存する．ただし中隔尖の左半分は房室結節を避けるために弁尖自体に糸をかけていく．筆者は，人工弁縫着には2-0 Nespolen糸17 mm 1/2円周針で7 mmのスパゲッティ付を用いている．

　高度の三尖弁逆流症では右室ペーシングリードが留置されている場合も多い．その場合にはリードを中隔尖・後尖の交連間に置き，人工弁のカフと弁輪の間に挟み込むようにする（図3）．

C 手術成績と今後の課題

　3次元リジッドリングを用いて三尖弁輪縫縮術を行っても10〜18％の割合で中等度以上の逆流の再発を遠隔期に認めたと報告されている[9,11,12]．再発の危険因子としては10 mmを超えるような高度のtetheringが指摘されている[11]．このように遠隔期に逆流再発のリスクが高い症例では，最初から三尖弁置換術を行うのも選択肢の1つであ

る．しかし弁置換術を行った症例は，弁輪縫縮術を行った症例よりも遠隔期の右心室機能の回復が悪く，予後も不良であると報告されている[13]．弁を温存しつつ遠隔期の逆流再発を予防する目的で，再発リスクの高い症例では，自己心膜パッチを用いた弁尖拡大術を行って良好な成績を得たという報告がある[14]．また，3つの弁尖の尖端を縫合するedge-to-edge法（クローバー法）を用いて良好な成績を得たという報告もある[15]．

　現在，大動脈弁・僧帽弁膜症に続発する二次性の機能性三尖弁逆流症の制御は，患者の遠隔予後を左右する重要な因子であると認識されるようになった．カテーテル治療を含めた新しい術式の開発は，今後の最も重要な課題であると考えられる．

Q&A

Q1 リング縫着はほかの弁手術の前後どちらに行うべきですか？

A1 筆者は最後に行っています．それは左心系の弁手術に難渋して心停止時間が長くなった場合，大動脈遮断を解除して心拍動下に三尖弁輪縫縮術を行うことも可能だからです．

Q2 弁置換術の場合，どのような基準で生体弁/機械弁を選択すべきでしょうか？

A2 機能性三尖弁逆流症に対して弁置換術が必要な場合には，病態の予後を考慮して生体弁に

よる置換術でよいと考えています．機能性逆流症以外の場合でも，機械弁の優位性が証明されていないことから[16]，基本的には生体弁による置換術でよいと考えています．

◉ 参考文献

1) Lancellotti P, Fattouch K, Dulgheru R：Targeting the tricuspid valve：A new therapeutic challenge. Arch Cardiovasc Dis. 2016；109：1-3

2) Goldstone AB, Howard JL, Cohen JR, et al：Natural history of coexistent tricuspid regurgitation in patients with degenerative mitral valve disease：Implications for future guidelines. J Thorac Cardiovasc Surg. 2014；148：2802-2810

3) Nishimura RA, Otto CM, Bonow RO, et al：2014 AHA/ACC guideline for management of patients with valvular heart disease：A report of American College of Cardiology/American Heart Association task force of practice guidelines. Circulation. 2014；129：e521-e643

4) Vahanian A, Alfieri O, Andreotti F, et al：Guidelines on the management of valvular heart disease（version 2012）：The joint task force on the management of valvular heart disease of the European Society of Cardiology（ESC）and the European Association for Cardio-Thoracic Surgery（EACTS）. Eur J Cardiothorac Surg. 2012；42：S1-S44

5) Fukuda S, Saracino G, Matsumura Y, et al：Three-dimensional geometry of the tricuspid annulus in healthy subjects and in patients with function al tricuspid regurgitation：A real-time, 3-dimensional echocardiographic study. Circulation. 2006；114（suppl Ⅰ）：Ⅰ-492-498

6) Parolari A, Barili F, Pilozzi A, et al：Ring or suture annuloplasty for tricuspid regurgitation? A meta-analysis review. Ann Thorac Surg. 2014；98：2255-2263

7) Navia JL, Nowicki ER, Blackstone EH, et al：Surgical management of secondary tricuspid valve regurgitation：Annulus, commissure, or leaflet procedure? J Thorac Cardiovasc Surg. 2010；139：1473-1482

8) Huffman LC, Nelson JS, Lehman AN, et al：Identical tricuspid ring sizing in simultaneous functional tricuspid and mitral valve repair：A simple and effective strategy. J Thorac Cardiovasc Surg. 2014；147：611-614

9) Maghami S, Ghoreishi M, Foster N, et al：Undersized rigid nonplanar annuloplasty：The key to effective and durable repair of functional tricuspid regurgitation. Ann Thorac Surg. 2016；102：735-742

10) Pfannmuller B, Davierwala P, Misfeld M, et al：Postoperative outcome of isolated tricuspid valve operation using arrested-heart or beating-heart technique. Ann Thorac Surg. 2012；94：1218-1222

11) Fukuda S, Gillinov AM, McCarthy PM, et al：Echocardiographic follow-up of tricuspid annuloplasty with a new three-dimensional ring in patients with functional tricuspid regurgitation. J Am Soc Echocardiogr. 2007；20：1236-1242

12) Ratschiller T, Guenther T, Guenzinger R, et al：Early experiences with a new three-dimensional annuloplasty ring for the treatment of functional tricuspid regurgitation. Ann Thorac Surg. 2014；98：2039-2045

13) Hwang HY, Kim KH, Kim KB, et al：Treatment for severe functional tricuspid regurgitation：annuloplasty versus valve replacement. Eur J Cardiothorac Surg. 2014；46：e21-e27

14) Murashita T, Okada Y, Nasu M, et al：Tricuspid leaflet augmentation with an autologous pericardial patch for recurrent severe tricuspid regurgitation that occurred after suture annuloplasty. Surg Today. 2013；43：341-344

15) Lapenna E, De Bonis M, Verzini A, et al：The clover technique for the treatment of complex tricuspid valve insufficiency：midterm clinical and echocardiographic results in 66 patients. Eur J Cardiothorac Surg. 2010；37：1297-1303

16) Liu P, Qiao WH, Sun FQ, et al：Should a mechanical or biological prosthesis be used for a tricuspid valve replacement? A meta-analysis. J Card Surg. 2016；31：294-302

第6章 感染性心内膜炎手術

1 感染性心内膜炎に対する外科治療のタイミングと基本戦略

田中啓之

A 手術適応

感染性心内膜炎(IE)に対する外科治療の手術適応については，日常の臨床の現場においてしばしばそのタイミングについて迷うことがある．2014〜2015年にAHA/ACC[1]，ESC/EACTS[2]のガイドラインが改訂され(表1)，それに伴い日本循環器学会のガイドライン(2008年改訂)も近い将来改訂されることが予想される．本項では同ガイドラインに準拠し，手術適応の決定とそのタイミングについて概説する．ただし，ガイドラインは"道しるべ"であって，決して"バイブル"ではなく，これらのガイドラインを参考に，目の前の患者の評価，状態によって治療方針が決定されるべきである．また近年，ハートチームの概念は一般的となり，特に複雑で多様な病態を示すIEの治療にあたっては，循環器内科医，心臓外科医，感染症専門医，神経内科医，脳外科医，放射線科医などの集学的アプローチが重要であり，ガイドライン上でも"endocarditis team"という言葉でチームアプローチの必要性が強調されている(Class I)．

弁の逆流が重度でなく心不全症状もなく，あっても内科的治療で十分コントロール可能な症例はガイドラインに準じた4〜6週にわたる抗生剤による内科的治療が優先される．以下に早期手術(フルコースの抗生剤治療完了前の手術)が勧められる病態を概説する．

B 早期手術の適応 (表1)[3]

1 重度の逆流など心内病変による心不全

肺水腫や高度なうっ血を認める NYHA Ⅲ〜Ⅳ度の症例では緊急・準緊急手術の適応である，NYAH Ⅱ度の症例でも近年の手術成績の進歩により早期の手術を適応とすることが妥当であると考えている．

2 黄色ブドウ球菌，真菌，多剤耐性菌などによるIE

近年のIEの起炎菌としては黄色ブドウ球菌が増加しており，特に人工弁感染(PVE)の起炎菌の約70%はブドウ球菌によると報告されている．ブドウ球菌，真菌，耐性緑膿菌などの起炎菌によるIEの症例では組織破壊，弁輪部膿瘍，塞栓症の発症の頻度が高く，その予後の悪いことが知られており，早期の外科的治療が予後を改善させるというエビデンスのあることがその理由である．

3 房室ブロック，弁輪部膿瘍，周辺組織の破壊などが認められる症例

これらの症例の内科的治療による完治はきわめて稀で，感染組織の除去と機能的再建が救命率を改善させる．手技的には様々な工夫を要し難易度の高い手術となるが，最近の報告では術後生存率約70%と成績は改善している．

4 抗生剤治療に反応しない症例，抗生剤治療終了後感染が再発した症例

抵抗性感染の定義としては，AHA ガイドラインでは適切な抗生剤投与5〜7日後においても菌血症を呈する，または解熱が得られない症例とされている．そのような症例では，弁輪部への感染の波及や大きな疣贅を合併している場合が多く，適切な CT，MRI，経食道心エコー(TEE)などの画像検査を施行し，適切な手術の時期を判断する必要がある．

107

108　第 6 章　感染性心内膜炎手術

表 1　AHA，ESC の感染性心内膜炎に対する外科治療の適応に関するガイドライン

	AHA ガイドライン 2014	Class 分類 エビデンス レベル	ESC ガイドライン 2015	Class 分類 エビデンス レベル	外科治療の タイミング
心不全	弁機能障害による心不全を発症した自己弁感染には早期手術が必要	I，B	治療抵抗性の肺水腫や心原性ショックをきたす急性重度弁逆流，閉塞，心内シャント形成を伴う自己弁（大動脈弁，僧帽弁）感染および人工弁感染	I，B	緊急手術
	人工弁裂開，心内シャント形成，人工弁機能障害による心不全を発症した人工弁感染には早期手術が必要	I，B	心エコー図で認める血行動態異常や心不全をきたす重度弁逆流，閉塞を伴う自己弁（大動脈弁，僧帽弁）感染および人工弁感染	I，B	準緊急手術
抵抗性感染	房室ブロック，弁輪部膿瘍，周辺組織の破壊を合併した自己弁感染には早期手術が必要	I，B	局所抵抗性感染（弁周囲膿瘍，仮性大動脈瘤，心内シャント，疣贅の増大傾向）	I，B	準緊急手術
	人工弁感染の再発には早期手術が妥当	IIa，C			
	真菌や高度耐性菌（VRE，多剤耐性グラム陰性桿菌など）による感染性心内膜炎には早期手術が考慮される	I，B	真菌や高度耐性菌による感染	I，C	準緊急手術/ 待機手術
	適切かつ十分な抗生剤投与後も持続する感染（他に感染源がない持続する菌血症，5～7 日以上続く発熱）には早期手術が必要	I，B	適切かつ十分な抗生剤投与後も持続し，他に感染巣がない血液培養陽性	IIa，B	準緊急手術
			ブドウ球菌，HACEK 群以外のグラム陰性菌による人工弁感染	IIa，C	準緊急手術/ 待機手術
塞栓症予防	適切かつ十分な抗生剤投与にもかかわらず塞栓症の再発や，残存もしくは増大する疣贅が観察される場合は早期手術が妥当	IIa，B	適切かつ十分な抗生剤投与にもかかわらず 1 度以上の塞栓症発症後も 10 mm 以上の疣贅が観察される自己弁（大動脈弁，僧帽弁）感染および人工弁感染	I，B	準緊急手術
	重度弁逆流と可動性のある 10 mm 以上の疣贅が観察される場合は早期手術が妥当	IIa，B	手術リスクが低く，重度弁狭窄もしくは逆流に関連した 10 mm 以上の疣贅が観察される自己弁（大動脈弁，僧帽弁）感染および人工弁感染	IIa，B	準緊急手術
	他に相対的手術適応を有する可動性のある 10 mm 以上の疣贅（特に僧帽弁前尖に存在）が観察される場合は早期手術を考えてもよい	IIb，C	30 mm 以上の孤立性超巨大疣贅が観察される自己弁（大動脈弁，僧帽弁）感染および人工弁感染	IIa，B	準緊急手術
			他に手術適応を有さない 15 mm 以上の孤立性巨大疣贅が観察される自己弁（大動脈弁，僧帽弁）感染および人工弁感染	IIb，C	準緊急手術

緊急手術：抗生剤治療開始後 24 時間以内の手術
準緊急手術：抗生剤治療開始後数日以内の手術
待機手術：抗生剤治療開始後少なくとも 1～2 週経過後の手術
VRE：バンコマイシン耐性腸球菌（vancomycin-resistant *enterococci*）
HACEK 群：*Haemophilus* sp，*Actinobacillus*，*Cardiobacterium*，*Eikenella*，*Kingella*
（Cahill TJ, Baddour LM, Habib G, et al：Challenges in Infective Endocarditis. J Am Coll Cardiol. 2017；69：325-344 より改変）

5 塞栓症予防

塞栓症の予防目的での早期手術の適応について
は現在においても議論のあるところであるが，塞
栓症の既往のある 10 mm 以上の疣贅を伴う症例
は塞栓症予防の目的で早期手術が推奨される．
(Class Ⅰ～Ⅱa)．また適切な抗生剤使用下におい
ても大きさが変わらない，あるいは増大傾向のあ
るものも塞栓症のリスクが高いとされている．ま
た，重症の逆流＋10 mm 以上の可動性のある疣贅
を合併する症例，30 mm 以上の大きな疣贅を有す
る症例も早期の手術適応とされている(Class
Ⅱa)．一方で，10～15 mm 以上の可動性疣贅を有
するものの，心不全，感染がコントロールされて
いるような症例の手術適応は Class Ⅱb にランク
されており，患者の手術リスク評価，弁の逆流病
変の程度，疣贅の形態，起炎菌の種類などより総
合的に評価し治療方針を判断する．可動性のある
10 mm 以上の疣贅があるものの，感染もコント
ロールされ，中等度の逆流を認めるものの安定し
た状態にあり手術リスクが比較的低いような症例
がこの範疇に入るものと思われるが，筆者自身は
このような症例も早期手術適応と考えている．

C 脳血管病変を合併した IE に対する手術のタイミング

すでに脳梗塞などの脳神経合併症を発症した
IE 症例に対する心臓手術のタイミングについて
は議論のある点であるが[4]，近年では脳梗塞が認
められても早期手術に踏み切るべきだとする報告
が多く，2015 年の ESC のガイドラインでは昏睡
など重篤な神経障害がなく，かつ脳内に出血病変
がない場合は，通常の手術適応によって必要なら
早期の手術を施行することが推奨されている
(Class Ⅱa)．脳内に出血病変がある場合は，4 週
間待機したのちに心臓手術を施行することが推奨
されているが，実際には重篤な心不全など心臓手
術が待てないことも多い．出血病変が小さい場合
は心臓手術の危険因子にならないとの報告もあ
り，出血病変の大きさ，部位など，詳細な画像診
断を行ったうえで，脳外科，神経内科医とも相談
のうえ "endocarditis team" として case by case
で判断するのが現実的である．

● 文献

1) Nishimura RA, Otto CM, Bonow RO, et al：2014
   AHA/ACC guideline for the management of patients
   with valvular heart disease：a report of the Ameri-
   can College of Cardiology/American Heart Associa-
   tion Task Force on Practice Guidelines. J Am Coll
   Cardiol. 2014；63：e57-185

2) Habib G, Lancellotti P, Antunes MJ, et al：2015 ESC
   Guidelines for the management of infective endocar-
   ditis：The Task Force for the Management of Infec-
   tive Endocarditis of the European Society of Cardiol-
   ogy(ESC). Endorsed by：European Association for
   Cardio-Thoracic Surgery(EACTS), the European
   Association of Nuclear Medicine(EANM). Eur Heart
   J. 2015；36：3075-3128

3) Cahill TJ, Baddour LM, Habib G, et al：Challenges in
   Infective Endocarditis. J Am Coll Cardiol. 2017；69：
   325-344

4) Okita Y, Minakata K, Yasuno S, et al：Optimal timing
   of surgery for active infective endocarditis with cere-
   bral complications：a Japanese multicentre study.
   Eur J Cardiothorac Surg. 2016；50：374-382

第6章 感染性心内膜炎手術

2 活動期感染性心内膜炎・人工弁感染に対する大動脈弁・基部手術

田鎖 治

A 適応と戦略

感染性心内膜炎(IE)で大動脈弁が障害された場合，僧帽弁の場合と比較すると血行動態が破綻しやすく，緊急手術になることが多い．いずれの場合も，感染性心内膜炎に対する外科治療は感染巣の郭清除去が基本である．したがって，感染がどこにどの程度及んでいるかで，再建方法も異なってくる．感染性心内膜炎の問題点は，感染による組織破壊が術前の経胸壁・食道心エコーでは完全に描出しきれないことが多々あることや，感染により組織が無秩序に破壊されることである．最終的には直視下に感染や組織の状態を観察し，郭清すべき組織，残せる組織を判別し，残された組織をもとに再建方法を決定する．この際に大動脈弁および大動脈基部の解剖はしっかりと頭に入れておくべきで，感染や郭清によってできた欠損や交通を正確に把握しなければならない(図1)．

1 外科医が押さえておくべき大動脈弁輪周囲の解剖

大動脈弁は周囲を肺動脈弁，僧帽弁，三尖弁に囲まれていて，まさに心臓の中心部に位置している(図1)．大動脈弁の各交連部直下には三角形状の線維組織が認められ，これによって左室がある程度拡大してきても交連部が開いて逆流が発生しないようになっている．これらの線維三角は，それぞれ右冠尖-無冠尖交連部直下にあるものを右前線維三角(RAFT)，右冠尖-左冠尖交連部直下にあるものを左前線維三角(LAFT)，左冠尖-無冠尖交連部直下にあるものを弁間線維三角(IVFT)とよんでいる．IVFT は aorto-mitral fibrous continuity(AMFC)とよばれる強固な線維組織で僧帽弁前尖に連続しており，その左側境界に左線維三角(LFT)，右側境界(無冠尖，僧帽弁前尖，三尖弁中隔尖の境界)に右線維三角(RFT)が存在し，RFT は膜性中隔(MS)を介して RAFT に連続している．大動脈弁輪の，これら線維組織に接している部分は fibrous portion とよばれ，一方，LAFT と RAFT の間にある右冠尖の約 30% と LAFT と LFT の間にある左冠尖の約 15% の左室心筋に接している部分を muscular portion とよんでいる．

以上からわかるように，右冠尖は心室中隔，無冠尖の右側 1/3(RAFT と RFT の間)は右房，無冠尖の左側 2/3 から左冠尖の 1/3(RFT と IVFT の間)が左房・僧帽弁前尖，左冠尖の残りの 2/3 が左室自由壁・心室中隔に接していて，これらの組織が欠損した場合，短絡が発生する．また MS の下縁には His 束が走っているので，右冠尖-無冠尖交連部付近の郭清が必要なときは時として房室ブロックを作ることがある．

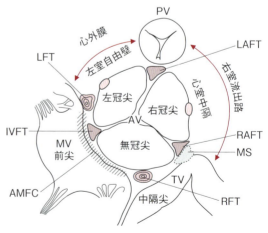

図1 大動脈弁輪周囲の解剖
LFT：左線維三角，RFT：右線維三角，IVFT：弁間線維三角，LAFT：左前線維三角，RAFT：右前線維三角，AMFC：aorto-mitral fibrous continuity
〔北村信夫：総説―手術に必要な弁周辺の局所解剖．新井達太(編)：心臓弁膜症の外科，第3版．p7，医学書院，2007 より改変して引用〕

B 手術の手順と手技

選択される主な術式としては，① 大動脈弁置換術，② Manouguian 法に準じた大動脈弁および僧帽弁置換術，③ 人工弁感染（PVE）に対する基部置換術である．

1 弁置換術

大動脈弁が原発で弁尖に疣贅が付着している程度で，感染による組織破壊が弁尖のみ，または弁輪のごく一部に限局したものであれば，感染巣を除去し，必要であれば自己心膜などで弁輪を補強したのち人工弁置換術が可能である．ただし感染で浮腫を伴った組織は非常に脆弱になっているため，特に縫着輪が薄い狭小弁輪用人工弁の結紮の際は，組織に裂開を起こさないように注意が必要である．縫合方法には horizontal mattress suture と everting mattress suture がある．Chambers らの実験で，それぞれの方法で成犬各 5 頭の僧帽弁に機械弁を植え込んだ実験では，弁輪が裂けるのに要する圧力は everting mattress suture が 236±33 mmHg に対し，horizontal mattress suture が 354±37 mmHg と有意差を認めており，感染で浮腫をきたし脆弱になっている弁輪組織に対しては，より強固に縫着できる horizontal mattress suture を採用すべきである[1]．

また弁輪を自己心膜などで形成したり補強したりする場合，補填物で弁輪が狭小化したり，機械弁弁葉の開閉を障害したりすることがあるので，注意が必要である．人工弁植え込み後には必ず弁葉を開放した状態で弁下の状態を確認するとともに，弁葉を開閉させ，最も動きがスムーズな位置に弁葉をローテーションさせる．

また大動脈弁輪が縫合に使用できない場合に，大動脈の外側（右室流出路，右房，左房越し）から針を刺入して大動脈弁を固定する方法もあるようだが，reimplantation 手術のときと同様に基部を剝離すれば，冠動脈口の下を除きほとんどの部位は大動脈外周からかけることが可能である．

2 Manouguian 法に準じた大動脈弁および僧帽弁置換術

広範な感染で AMFC が破壊されているときは僧帽弁を含めて切除せざるを得ず，結果的に Manouguian 法に準じた大動脈弁および僧帽弁置換術が必要となる．急性の経過であるため，左室，左房が正常径であることがほとんどで，通常の連合弁膜症と比べると視野が悪く，組織が弱くなっているうえに感染による血液凝固異常も重なり，出血に苦労することが多い．David らから 43 例の手術成績が報告されているが，手術死亡率 16％で 6 年での生存率 56±6％である[2]．

3 PVE に対する大動脈弁再置換術

PVE は感染がある程度進行しても人工弁自体が破壊されず，血行動態が維持されるため初期診断が非常に難しい．したがって，診断がついたときには弁輪部膿瘍を形成していたり重症化していることが多い．

大動脈弁の再手術の場合，大動脈前面が前回切開部を中心に右室流出路と癒着しているため，そのまま大動脈を切開すると位置が高く手術がやりにくい．癒着剝離を前回の縫合線が出てくるまで十分に行ったうえで大動脈を切開する．

前回人工弁が感染で弁輪から外れかけているときには，人工弁の摘出は容易であるが，その後の再建は多くの場合，基部置換を必要とする．人工弁がまだ弁輪にしっかり固定されている場合は，人工弁の摘出は通常の再手術と同様である．

> **コツと勘所　人工弁の摘出法**
>
> 人工弁を摘出する際に，組織と強固に癒着している部分を強引に剝がそうとしたり，メスで組織を削いだりすると，弁輪に思わぬ損傷をきたすことがある．特に右冠尖部分に接している心室中隔は意外に薄く，鈍的剝離やメスの操作で穴を開けてしまうことがある．
>
> 安全な方法としては，人工弁の sewing cuff を弁輪に残したままにするようにして人工弁を摘出するようにするとよい．まず，前回手術の結紮糸を目印に新生内膜に覆われている sewing cuff を電気メスで露出する．結紮糸をトンシル鉗子などで把持しながら，Beaver®メスで結節部をカットして，結節糸を抜去する．次いで弁輪に接している sewing cuff に Beaver®メスで切れ目を入れ，そこから Beaver®メ

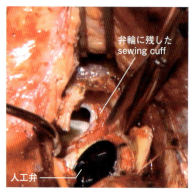

図2 人工弁の摘出
感染した人工弁を摘出し，周囲組織を十分に郭清する．

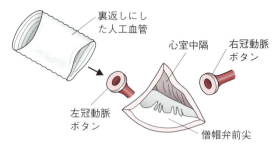

図3 人工血管の挿入
裏返しにした人工血管を左室に挿入する．

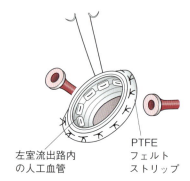

図4 PTFEフェルトストリップの結紮
人工血管をPTFEフェルトストリップを使って固定する．

スやメッツェンバウム剪刀でcuffをカットしながら，弁輪に癒着しているsewing cuffの外側1枚の布を残すようにして弁を摘出する(図2)．残った布は後から組織を痛めることなく簡単に剥がすことができる．

4 弁輪に感染が及んでいる症例に対する基部置換術

　PVEでしばしば見受けられるが，弁輪部膿瘍を形成している症例は通常の弁置換を行っても感染がコントロールできなかったり，比較的早い時期に植え込んだ人工弁が弁輪から離開して弁周囲逆流を起こしたりすることがあるため，基部置換術を選択することがある．

　感染で弁輪組織が脆弱になっているうえ，なかでもPVEのように再手術症例となると大動脈基部は周囲組織と癒着しているため，術野が深く，組織の受動性も不良なため，手術はやりにくいことが多い．

　この手術の成否を決定するのは基部吻合部からの出血で，欧米ではhomograftの使用が1つの選択肢であるが，供給が限られているわが国で使用することは難しい．実際は経験と苦労を重ねた術者にそれぞれの創意工夫があると思われるが，参考までに筆者が行っている方法(graft insertion technique)[3]を紹介する．

① 人工弁を摘出し，不良組織を郭清したのち，大動脈弁輪径をサイザーで計測する．
② 計測したサイズの人工血管を3～4 cmの長さに切って裏返し，大動脈弁輪に左室に向けて挿入する(図3)．
③ 挿入した人工血管を分銅型ブジーなどを使用して十分に弁輪にフィットさせる．
④ 心外膜側にはPTFEフェルトストリップを置き，挿入した人工血管を大動脈弁輪組織にフィットさせるように左室内腔から心外膜のフェルトに向けてマットレス縫合で12針前後かけて結紮する(図4)．

コツと勘所　出血をさせない縫合法

　この手技で絶対に出血させてはいけない部分がこの弁輪と人工血管の吻合である．ポイントは，人工弁を摘出した後の瘢痕化した弁組織と人工弁をいかにフィッティングさせるかである．裏返した人工血管はひしゃげているので，ヘガールブジーや分銅型ブジーを挿入して人工血管を広げ(場合によってはブジーを挿入したままで)，マットレス縫合を0時，6時，3時，9時の順にかけて結紮してから，間のマットレス縫合をかけるようにしている．

心外膜側のPTFEフェルトストリップは組織がしっかりしていれば使用しないこともある．針は弱彎針20 mm長のPTFEプレジェット付Nespolen 2-0を使用している．

⑤ マットレス縫合で人工血管を縫着したのち，断

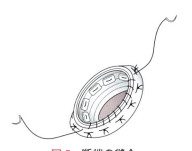

図5 断端の縫合
断端をポリプロピレン糸で連続縫合する.

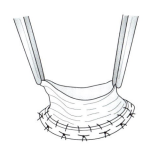

図6 人工血管を外に引き出す

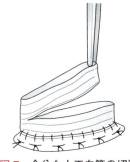

図7 余分な人工血管の切除

端(PTFEフェルトストリップ-大動脈弁輪-人工血管)を先のマットレス縫合線より内側のラインで連続縫合する.針はProlene 3-0 HEMO-SEALまたはSHを使用している(図5).

⑥吻合したグラフトを左室内から引き出し(図6),人工弁を内挿した人工血管が吻合できる長さ(1 cmもあれば十分である)を残して切除する(図7).

⑦ここに人工弁を内挿した人工血管を吻合し,最後にCarrel patch状にした冠動脈ボタンを左,右の順に吻合する.この際のワッシャーには自己心膜を短冊状に切ったものを使用している(図8).

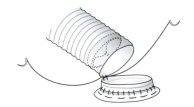

図8 人工血管の吻合
人工弁付人工血管と人工血管を端端吻合する.

> **コツと勘所　冠動脈の再建法**
>
> 冠動脈を再建する際,再手術の場合,冠動脈入口部付近が周囲組織と強固に癒着している場合も多々あり,これを人工血管に直接吻合しようと強引に剝離を進めると,冠動脈の損傷や外膜の脱落につながり,思わぬ出血の原因になってしまう.このような場合,剝離は冠動脈入口部周囲にとどめ,ここに8 mmまたは10 mmの人工血管をinterposeして冠動脈を再建する.

> **コツと勘所　フィブリン糊を用いた抗生剤DDS[4]**
>
> 使用する人工弁のsewing cuffに抗生剤を溶解したフィブリン糊をしみ込ませる.in vivoにおいて少なくとも1週間は抗生剤の効果が持続することが報告されている.ただし,sewing cuffが乾燥していないとフィブリン糊を浸み込ませることができないため,実際に,この方法が可能なのは機械弁のみである.以下に方法を示す.
> 1) B液(thrombin, $CaCl_2$)2 mL中にアミカシン100 mgを溶解(時間がかかる).
> 2) ケースから取り出した機械弁のsewing cuff全体にB液を少しずつしみ込ませる.次いで,A液を塗布する.操作中にリーフレットやヒンジに液が付着しないように注意.

C おわりに

　活動性感染性心内膜炎では組織の状態も血液の性状も不良なため,手術は極力シンプルに終わらせることを心がけるが,それを重視するあまり,感染巣の郭清が不十分に終わってしまっては本末転倒である.当然,症例によっては拡大手術を余儀なくされることがあるが,罹患期間が短い感染性心内膜炎の場合,唯一心機能だけは保たれている症例がほとんどで,心筋保護さえ十分に行っておけば,たとえ遮断時間が長時間化しても心機能は回復する.

　高齢者人口の増加,侵襲的な検査や治療,体内植え込み型の治療機器の増加により,感染性心内膜炎の発生率,有病率は徐々に増加していると報告されている.しかし同種大動脈弁(homograft)の使用が一般的でないわが国では,それが感染性心内膜炎の手術の足枷となっている面もあり,今後homograft bankなどの整備が強く望まれる.

Q&A

Q1 人工弁を摘出した後の弁輪は sewing cuff の形に窪んだ瘢痕化組織ですが，ここにこのまま人工弁を植え込んでよいでしょうか？

A1 この瘢痕化組織は血管が乏しいため，ここにこのまま人工弁を植え込んでも sewing cuff に新生内膜はなかなか張ってきません．当然，人工弁と弁輪の接着力は通常と比べると弱く，弁周囲逆流や感染の原因になることが考えられます．
初回手術と同じように人工弁を弁輪にしっかりと接着するためには，この瘢痕組織は可及的に除去して正常組織になるべく近いところに人工弁を植え込むのがよいと思います．

Q2 感染がある症例ですから，人工物の使用は極力控えたほうがよいのではないでしょうか？

A2 確かに感染巣がある状態での人工物の使用は，新たな感染巣を作ることになるので控えたほうがよいと思います．しかし，どんなに人工物の使用を避けたくても，人工弁，プレジェット，縫合糸は留置せざるを得ません．では，なぜ抗生剤が効かなくなった感染性心内膜炎に人工物を使用する手術をするのか？できるのか？　という疑問が起こります．何らかの理由で心臓の内皮細胞がダメージを受けると，そこには細菌が接着しやすくなります．一度細菌が接着すると，その細菌が菌体外多糖を分泌して，biofilm を形成します．この biofilm が抗生剤を効かなくする大きな理由です（biofilm 形成した細菌の薬剤耐性は浮遊細菌の 500〜1,000 倍といわれています）．内皮細胞を傷害するものは，心臓であれば弁の狭窄や逆流による血流ジェットやペースメーカのリードやカテーテルなどがあります．手術は，① biofilm に守られた感染巣を除去し，② 血行動態を正常化することによって人工物を使用するデメリットを凌駕することができるわけです．

Q3 人工物の材質によって感染に対する差はありますか？

A3 表面が平滑な PTFE であろうと，粗な人工血管であろうと大きさ1 μm の細菌にとっては，自分が入り込む部屋が個室か大部屋かの違いくらいしかありません．人工物である限り，感染に対しては同じと考えてよいと思います．ご自身が最も使いやすいものを使えばよいと思います．

Q4 症例によっては心室中隔に膿瘍で穴（ポケット）が開いていることがありますが，どのように処理したらよいのでしょうか？

A4 内膜欠損＝細菌の足場です．十分に郭清した跡が正常血流に曝露されるような形状・スペースであればそのまま放置とし，ポケット状で正常な血流が期待できない場合に関しては極力直接閉鎖しています．

Q5 Graft insertion technique では，人工血管を内挿するので，特に再手術の場合ブロックを作ってしまうことはないでしょうか？

A5 図1にあるように右冠尖-無冠尖交連下には His 束が走行しているので，針を深く刺入すると房室ブロックを起こす可能性があります．前回手術の吻合線がありますから，運針がそれを越えないように注意しています．今までこの手術で房室ブロックを起こした症例はありません．

● 文献

1) Chambers EP Jr, Heath BJ：Comparison of supraannular and subannular pledgeted sutures in mitral valve replacement. Ann Thorac Surg. 1991；51：60-64

2) David TE, Kuo J, Armstrong S：Aortic and mitral valve replacement with reconstruction of the intervalvular fibrous body. J Thorac Cardiovasc Surg. 1997；114：766-771

3) Nakamura Y, Tagusari O, Kobayashi J, et al：Secure anastomosis for damaged aortic root reconstruction：graft insertion technique. J Thorac Cardiovasc Surg. 2011；142：948-950

4) Karck M, Siclari F, Wahlig H, et al：Pretreatment of prosthetic valve sewing-ring with the antibiotic/fibrin sealant compound as a prophylactic tool against prosthetic valve endocarditis. Eur J Cardiothorac Surg. 1990；4：142-146

第6章 感染性心内膜炎手術

3 感染性心内膜炎・人工弁感染に対する僧帽弁手術

村田聖一郎

1 感染性心内膜炎

感染性心内膜炎(IE)は William Oslar の時代から malignant disease といわれ，いまだに死亡率の高い疾患である．先進国での発症頻度は10万人あたり1年間に3〜7人とされている[1]．比較的稀なうえ多彩な症候を呈するため診断に時間を要し，不明熱と診断されステロイドが投与された症例さえ見受けられる．また飛散した疣贅による塞栓により脳神経系合併症を引き起こす．弁の破壊が進行すると急激にうっ血性心不全に陥るため，手術のタイミング，手術法など留意すべき点は多い．

何らかの心内膜病変(石灰化弁輪，動脈硬化性の結節病変など)に内皮細胞傷害が生じると，僧帽弁表面に血小板，ファイブロネクチン，フィブリンなどが増生する．その状態で抜歯や外科的処置などに伴う菌血症が起こると，この部位に病原菌が付着する．もともと軽度の僧帽弁逸脱などがあると，血液の乱流により病原菌の侵入，定着，増殖を許すことになる．菌塊の増殖した表面は速やかにフィブリンと血小板による保護膜に覆われ，その内部では菌の増殖が続き疣贅を形成する．原因菌として口腔内常在菌，皮膚常在菌，腸内細菌が多い．かつてはリウマチ性弁膜症に続発した IE が主流であったが，最近では中心静脈栄養，ペースメーカ，透析用シャントなどに関連する黄色ブドウ球菌による IE が増加している．罹患する心臓弁としては僧帽弁単独が最多で，次に大動脈弁単独，僧帽弁と大動脈弁の重複感染が続く．右心系の三尖弁，肺動脈弁はさらに稀である[2]．そのため，三尖弁の IE 患者を診た場合，静注薬による薬物中毒の有無を確認すべきである．

頭部 CT，可能であれば頭部 MRI，MRA を行う．疣贅の塞栓による脳梗塞や出血性梗塞，脳膿瘍の有無，部位を評価する．また感染性脳動脈瘤の有無についても留意する．また中枢神経以外の

感染性末梢動脈瘤の有無，腎梗塞，脾梗塞などの評価のため全身の造影 CT を行うことが望ましい．

手術時期については，病原菌が同定され抗生剤治療が開始されたら，手術適応のある患者を待つ必要はなく早急に手術を予定すべきである．早期手術の適応として，① 心不全徴候，② 弁輪への感染の波及，弁輪部膿瘍，弁穿孔，③ 難治性の原因菌，VRE(バンコマイシン耐性腸球菌)，多剤耐性菌，真菌感染，④ 適切な抗生剤治療を開始後も5〜7日以上菌血症や発熱が続く場合，塞栓症を繰り返す場合，疣贅が増大する場合，⑤ 10 mm を超える可動性疣贅，特に前尖に付着している場合などが挙げられる．一方，IE の急性期を乗り切り，心不全徴候がない場合に限り手術を待つことが可能で，そのほうが弁形成が容易になるとされる[3]．

広範な脳梗塞が起こった場合は特別な注意が必要である．体外循環中の抗凝固療法のために出血性脳梗塞に進展することがあるほか，周術期の低血圧による脳虚血の危険性があるからである．多施設研究では，脳出血がすでに生じている場合は4週間以上，脳梗塞の場合は2週間以上待つべきという報告があり[4]，これを受け2015年の AHA のガイドラインでも推奨されている．

IE による僧帽弁病変は破壊性病変と増殖性病変に分類することができる．破壊性病変には弁尖穿孔，弁輪からの弁葉の破断，腱索断裂が含まれる．また増殖性病変には弁葉に付着した疣贅，弁輪部膿瘍，弁葉の膿瘍が含まれるが，症例によって破壊性病変と増殖性病変が混在した重症例も見受けられる．重症度と弁破壊，弁輪破壊の程度により治療方針を決定する．治療の基本は徹底的な感染巣の郭清と人工弁置換術である．

病変が弁葉組織に限局した場合は弁形成術を選択すべきだが，重症病変になればなるほど弁形成術が困難となる．多くのメタアナリシスにおいて，変性による僧帽弁閉鎖不全症に対する治療と

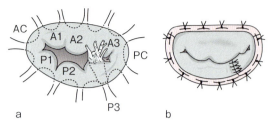

図1 P3に限局した疣贅，腱索断裂に対する僧帽弁形成術
81歳，男性．
a：原因菌不明．僧帽弁後尖P3に限局した疣贅と腱索断裂を認める．
b：P3を幅8mmほど台形切除し5-0ポリプロピレン糸で結節縫合．32mmのCarpentier-Edwards PhysioⅡringを用いて僧帽弁形成を行った．

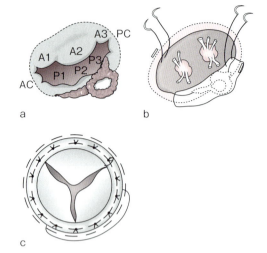

図2 弁輪膿瘍を伴ったIEに対する僧帽弁置換術
86歳，女性．
a：肺炎球菌によるIE症例．僧帽弁後尖P1からP3にかけて疣贅があり穿孔．弁輪に膿瘍腔を形成．
b：疣贅を鋭匙を用いて搔爬．後尖側弁輪を補強するためウシ心膜パッチをあてスパゲッティ付2-0テフデッサーで固定．
c：CEP Magna Ease 25mmを用いて僧帽弁置換を行った．

同様に，IEにおいても弁形成術が弁置換術に手術死亡率，遠隔成績に優れているという報告がなされているが，合併症が少なく，感染の波及が少ない症例のほうが弁形成術を選択されやすいというバイアスがかかっているためこの成績の解釈には注意が必要である[5]．

通常の僧帽弁手術のアプローチで手術を行うが，左房左室ベントは挿入時に疣贅を飛ばす可能性があるため右上肺静脈に巾着縫合のみかけ置きし，僧帽弁操作終了後に誘導するようにしている．

僧帽弁形成術が可能な状態としては，特に疣贅が後尖にのみ存在し，弁破壊のない場合は容易である（図1）．感染が前尖に及ぶ場合は形成が困難なことが多く，全層性に破壊されている場合のパッチ形成は成績不良とされている．また，弁置換を行う際も左心機能を保つために弁下組織は可能な限り温存したほうがよい．IEに対し生体弁か機械弁のどちらが再感染に対して優れているかを直接比較した試験はない．年齢や生命予後，心房細動の有無などを考慮した標準的な選択基準に従ってよい．

2 人工弁感染

人工弁感染（PVE）は約1〜6％に合併し[6]，術後1年以内の発生が多く，そのピークは最初の2か月といわれている[7]．PVEは初回手術をIEの活動期に行った症例に多く，特に原因菌が不明であった場合や不十分な抗生剤治療を行った場合に多い．人工弁の種類による発生率の差はないようである．早期に発生するPVEは術中や術後早期の感染が原因とされ，黄色ブドウ球菌やコアグラーゼ陰性ブドウ球菌が多い．遅発性のPVEは周術期感染とは関係ない医療関連感染が原因と考えられ，やはり黄色ブドウ球菌，特にメチシリン耐性黄色ブドウ球菌（MRSA）が多い．カンジダなどの真菌感染もみられる[8]．PVEは有効な抗生剤治療や再手術をもってしても約10〜30％と高い死亡率を呈するため，常にチャレンジングな疾患である．

人工弁機能不全による心不全，人工弁輪周囲の感染の波及による心内膿瘍，仮性瘤，瘻孔などが生じた場合は早期再手術の適応と考えられる．多臓器不全に至る前に手術を考慮する．

再手術に際しては副損傷に注意しながら剝離を進める．右側左房切開は癒着のため困難なことが多いので，当科では superior transseptal approach を選択している．胸骨正中再切開を避け，右胸腔からのMICSアプローチを好む施設もある．感染した人工弁弁輪を長ペアンで把持し牽引しながら，15番メスを用いて弁輪から摘出する．膿瘍腔は鋭匙を用いて徹底的に搔爬し，自己心膜パッチで閉鎖するが，癒着などにより十分な心膜が採取できない場合はウシ心膜を用いるとよい（図2）．

弁輪部膿瘍が広範囲にわたる場合，本来の弁輪

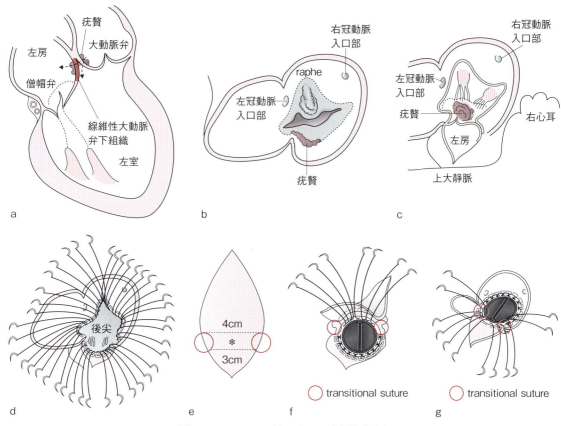

図3 Manouguian 法による二弁置換術(1)

72歳，男性
a：溶連菌による感染性心内膜炎により，severe AR，moderate MR，大動脈左房シャントのためうっ血性心不全を呈した．石灰化を伴う大動脈二尖弁
b：左冠尖と右冠尖が癒合した二尖弁で，無冠尖の弁輪部に疣贅が付着
c：線維性大動脈弁下組織を介して，病変が僧帽弁前尖に波及し疣贅を形成していた
d：大動脈弁左冠尖側，右冠尖側にはスパゲッティ付2-0 Ti・cron™で糸かけ．僧帽弁後尖は温存し，僧帽弁輪にプレジェット付2-0 Ti・cronで糸かけを行った
e：ダクロンフェルトをウシ心膜で裏打ちしたコンポジットパッチを作成し，縦7×横5cmほどの舟形に切る．4cm幅と3cm幅のところにラインを引くとその間（*）の部分が共通弁輪に相当する．上側の部分で大動脈壁，下側の部分で左房上壁の修復に用いる
f：僧帽弁に人工弁を縫着する．本症例では29mm SJM 機械弁を選択し，後尖温存でMVRを行った．前尖側はプレジェットやスパゲッティは用いずコンポジットパッチを貫通するU字縫合で糸かけを行う．丸印の部分は出血しやすいため，transitional suture として特に注意する
g：大動脈弁は23mm SJM 機械弁を選択し同様に糸かけを行い結紮．Transitional suture を慎重にかけて出血を防止する

が非常に脆弱になり心膜パッチで補強しても，人工弁周囲逆流の発生が危惧される．このような場合は，人工弁のカフにウシ心膜でカラーを縫着し，人工弁とカフは脆弱な弁輪を避けた左室側に，カフは左房側に2重に固定することによりMVRを行うとよい[9]．

GRFグルーや抗生剤を添加したフィブリン糊を膿瘍腔に充填するとした報告もあるが[10]，塞栓症リスクが高まる恐れがあり我々は行っていない．人工弁感染の再手術に使用する人工弁について，生体弁を用いても機械弁を用いても再発率，生存率に有意差はない[11]．通常の選択基準に基づいてよい．

3 Manouguian 法による二弁置換術(図3)

大動脈弁の感染性心内膜炎が進行し，弁輪部膿瘍が無冠尖側の共通弁輪に及ぶと大動脈弁と僧帽弁の二弁置換が必要となる場合がある．線維性大

動脈弁下組織（aortomitral curtain）に感染が及ぶと，僧帽弁前尖の病変により MR や大動脈-左房シャントが生じることがあり，外科的形成が非常に複雑になる．感染組織を残さないように大動脈弁と僧帽弁前尖を線維性大動脈弁下組織とともに *en bloc* に切除すると，大動脈弁無冠尖側と僧帽弁前尖側の人工弁を縫着する部分がなくなってしまう．そこで，共通弁輪となる部分と大動脈切開部，左房上壁を閉鎖するための組織を 1 枚の舟形のパッチで行う Manouguian 法が用いられている．

ダクロンフェルトをウシ心膜で裏打ちしたものを用意し縦 7×横 5 cm ほどの舟形のパッチを作成する．幅 4 cm，3 cm の部分に**図 3e** のようにマーキングすると＊の部分が共通弁輪（aortomitral continuity）に相当する部分となる．3 cm 幅の部分が僧帽弁前尖側，4 cm 幅の部分が大動脈弁無冠尖側の人工弁縫着部に相当する．丸印の部分は出血しやすい部位に当たるため密に糸かけするとよい（transitional suture）．3 cm 幅の部分のパッチ断端を用いて左房上壁を閉鎖し，4 cm 幅の側のパッチ断端で大動脈壁を修復する．

◉ 文献

1) Baddour LM, Wilson WR, Bayer AS, et al：Infective Endocarditis in Adults：Diagnosis, Antimicrobial Therapy, and Management of Complications：A Scientific Statement for Healthcare Professionals From the American Heart Association. Circulation. 2015；132：1435-1486

2) Murdoch DR, Corey GR, Hoen B, et al：Clinical presentation, etiology, and outcome of infective endocarditis in the 21st century：the International Collaboration on Endocarditis-Prospective Cohort Study. Arch Intern Med. 2009；169：463-467

3) Baddour LM, Freeman KW, Suri MR, et al：Cardiovascular Infections. In Braunwald's Heart Disease：A Textbook of Cardiovascular Medicine. pp1524-1550, Elsevier, 2015

4) Garcia-Cabrera E, Fernandez-Hidalgo N, Almirante B, et al：Neurological complications of infective endocarditis：risk factors, outcome, and impact of cardiac surgery：a multicenter observational study. Circulation. 2013；127：2272-2284

5) Mick SL, Keshavamurthy S, Gillinov AM：Mitral valve repair versus replacement. Ann Cardiothorac Surg. 2015；4：230-237

6) Akowuah EF, Davies W, Oliver S, et al：Prosthetic valve endocarditis：early and late outcome following medical or surgical treatment. Heart. 2003；89：269-272

7) Wang A, Athan E, Pappas PA, et al：Contemporary clinical profile and outcome of prosthetic valve endocarditis. JAMA. 2007；297：1354-1361

8) Palraj P, Knoll BM, Baddour LM, et al：Mandell, Douglas, and Bennett's Principles and Practice of Infectious Diseases. pp1029-1040, Saunders, 2014

9) Okita Y, Miki S, Ueda Y, et al：Mitral valve replacement with a collar-reinforced prosthetic valve for disrupted mitral annulus. Ann Thorac Surg. 1995；59：187-189

10) Mahesh B, Angelini G, Caputo M, et al：Prosthetic valve endocarditis. Ann Thorac Surg. 2005；80：1151-1158

11) Byrne JG, Rezai K, Sanchez JA, et al：Surgical management of endocarditis：the society of thoracic surgeons clinical practice guideline. Ann Thorac Surg. 2011；91：2012-2019

第7章 冠動脈手術(1)—グラフト採取法

1 超音波メスを用いた内胸動脈剝離法

樋上哲哉

A 適応と戦略

　冠動脈バイパス術(CABG)における最善のグラフトが内胸動脈(ITA)であることに議論の余地はない．心拍動下冠動脈バイパス術(OPCAB)が主流となっている日本では，ITAを in situ で有効に使用すること，特にRITAを in situ でいかに有効利用するかが遠隔成績向上に寄与する．
　超音波メス(ハーモニックスカルペル：Ethicon)を使用して内胸動脈を採取するUCS(ultrasonic complete skeletonization)法[1]は，1999年の発表以来，日本では大多数の施設で用いられるに至っている．その理由は，pedicle採取法に比べて比較にならないほどの十分な長さを得られること，十分な太さと流量が得られること，短時間で美しい剝離と枝の処理が同時かつ確実に行えること，胸骨への血流も温存され糖尿病患者などでも安全であること[2]，などである．本法で採取したLITAは，その十分な長さにより，余裕をもって前下行枝(LAD)，回旋枝(Cx)のすべての領域に in situ で使用可能である．RITAも十分な長さが確保でき，in situ でLADのほぼ全領域と，Cx領域の中枢寄りに吻合可能[3]となる(図1)．

B 手術の手順と手技(図2)

　ITA走行を第3〜4肋間あたりで，胸内筋膜(endothoracic fascia)越しに触知する．第3肋間あたりで，ITA走行の約1cm正中寄りのendothoracic fasciaを超音波メスで切開する(図2a)．左手鑷子で切開したendothoracic fasciaを把持し，手前下方に牽引する．ITAに近づくように疎性結合織・脂肪織を超音波メスで軽く"quick

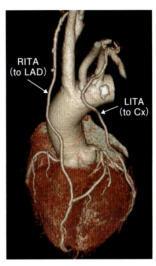

図1 UCSで採取した両側TAの術後CTアンギオグラフィ

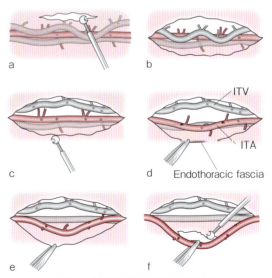

図2 内胸動脈剝離の手順と手技

touch"(後述)をすると，まずITAに伴走する内胸静脈(ITV)が現れる(図2b)．ITVがはっきり認識できたならば，超音波メスのプローベをITVの長

軸方向に水平にしてフック側を左に向け，ITVの視野の下方から右斜め上方へITV表面をかすめるようにquick touchで払い上げて剥離をする．すると，自然にITVがITAから離れてITA表面が露出され，ITAの走行が視認できる．5〜6 cmにわたってquick touchでITA表面の露出を行う．ITAの視野上半分のみをquick touchしつつ，endothoracic fasciaを鑷子で把持し引き下げることにより，ITAを手前下方に回転する．視野正面にITAの分枝である胸骨枝が現れるので，ITA本幹から1 mm以上離して分枝を"melting cut"（後述）で丁寧に凝固離断する（図2c）．次いでendothoracic fasciaを下方奥へ牽引することによってITAを手前に90度回転させ，貫通枝を視野正面でmelting cutする（図2d）．同様にendothoracic fasciaをうまくコントロールしてITAをさらに90度手前に回転させ，前肋間枝を視野正面で捉えmelting cutする（図2e）．最後にITAをendothoracic fasciaから手前へ転がらせるように剥離する（図2f）と，この領域のcomplete skeletonizationが完了する．

同様の手順を繰り返して，ITAの剥離範囲を末梢側へ拡大する．通常，ITA末梢側は，上腹壁動脈と筋横隔動脈との分岐部までの採取で十分である．これより先のITAは，肉眼的にも組織学的にも明らかに性状の異なる動脈であり，通常時のグラフトとしては不適切であるため使用すべきでない．

さらに中枢側にもITAの剥離を進めていくが，endothoracic fasciaの不明瞭となる第2肋骨〜第1肋間より中枢側では採取方法が異なる．この部分では，胸膜側よりITAを胸骨側へ押し上げるようにツッペルなどで鈍的に剥離し，まずはITAの走行を確認する．その際に，胸腺の高さで縦隔側へ向かう分枝（胸腺枝，縦隔枝）を丁寧に処理する．ITAを視野手前〜縦隔側へ回転しつつ，melting cutにて胸壁側へ向かう枝を処理する．最終的に横隔神経の走行を確認しITVと交叉する部分まで剥離を進めるが，この領域では鈍的な剥離が安全であり，超音波メスの使用は枝の処理のみにとどめる．

ITA剥離が終われば，温かい10％パパベリン液に浸したガーゼで被覆しておく．UCS法で正しく採取されたITAでは，超音波メスのもたらす一酸化窒素（NO）産生促進効果による血管拡張作用[5]も相まって，通常100 mL/分以上のfree flowが確保される．

ITAの正確な採取には，ITA分枝の解剖を熟知することが重要である．胸骨枝，貫通枝，前肋間枝が主な分枝で，異なる3次元方向に分枝することから，これを常に視野正面で処理できるように，ITAを手前に回転させることが，出血させない確実な枝処理のコツである．

コツと勘所　UCS法のコツ

最初のとっかかりのendothoracic fasciaの切開は，あくまでもITAに伴走する内胸静脈より5 mmほど正中寄り（視野上方）で行うべきであり，これが余計な静脈損傷を防ぐのみならず，ITAの剥離をより効率的に行うコツである．

ITVの枝の大部分はITAより胸骨側にある．したがって，視野手前の伴走静脈を視野上方へ払い上げることは，これを胸骨側に押し上げITVの枝の処理を全く行うことなくITAへ到達できる合理的な方法である．ITA採取に際してITVおよびその枝から出血させないことがUCS法にとって重要である．

コツと勘所　Quick touch

ハーモニックスカルペルは，超音波振動により，脂肪組織などコラーゲンの少ない組織細胞を破壊飛沫させるcavitation現象を引き起こす特徴をもつ．これを利用してITA周囲組織を安全かつ素早く除去する手法を"quick touch"と名付けた．一方，超音波振動は摩擦熱を発生し，プローベ先端温が80℃を超える．したがって，ハーモニックスカルペルによるITAの露出・剥離には，血管壁の熱損傷を避けつつ効率的に軟部組織を排除することが重要で，実際にはITAとの接触時間を0.2秒以内とすること，および同一箇所に何度も触れないようにすることが重要となる．Quick touchのコツは，1秒間に5回程度（5 Hz）の速さで軽く撫でるように血管に瞬時接触させることである．

コツと勘所　Melting cut

"Melting cut"とは，超音波メスのもつもう1つの特徴である蛋白凝固作用を利用して行う枝処理の手法を名付けたものである．Melting cutに際しては，ハーモニックスカルペルのプローベの先端を本幹から1 mm以上離して枝に押し付けること，3次元的直角を作ること，つまり，本幹・枝・プローベの

> いずれの角度も直角にして押し付けることが重要[4]である. 押し付け不十分では確実な蛋白凝固ができずに, 出血の原因となる. 宙に浮いた格好での枝の処理には特に注意を要する.

UCS法で正しく採取されたITAは十分な長さと流量が確保される(**図1**). Free flowが50 mL/分以下ならITAの損傷を考慮すべきである. ITA損傷の主な原因は, 枝抜けによる局所のhematomaもしくはdissectionによる内腔の圧迫か, quick touchの不備もしくは失敗による外・中膜の熱損傷である.

C 手術成績と今後の課題

UCS法によって, RITAの吻合可能範囲が格段に向上し, 両側ITAで左冠動脈全域をカバーすることが可能となった. 加えてLITA, RITAとも太く, 長く, high flowであり, 両側ITAの有効利用は遠隔成績の向上に大いに寄与している.

長期開存性に優れた両側ITAを安全かつ容易に採取し得るUCS法はグラフト準備に最適な採取法として推奨される.

● 文献

1) Higami T, Kozawa S, Asada T, et al：Skeletonization and harvest of the internal thoracic artery with an ultrasonic scalpel. Ann Thorac Surg. 2000；70：307-308

2) 樋上哲哉：超音波メスによる新しい内胸動脈採取法—Ultrasonic Complete Skeletonization法. 金芳堂, 2004

3) 樋上哲哉：グラフト選択(ITA, RA, GEA, SV)と取り回し—性状の違いと採取法. 松居喜郎(監)：心臓血管外科テクニック-Ⅲ 冠動脈・心筋疾患編. pp28-46, メディカ出版, 2009

4) Maruo A, Hamner CE, Rodrigues AJ, et al：Nitric oxide and prostacyclin in ultrasonic vasodilatation of the canine internal mammary artery. Ann Thorac Surg. 2004；77：126-132

5) Higami T, Maruo A, Yamashita T, et al：Histologic and physiologic evaluation of skeletonized internal thoracic artery harvesting with an ultrasonic scalpel. J Thorac Cardiovasc Surg. 2000；120：1142-1147

第7章 冠動脈手術(1)—グラフト採取法

2 電気メス・クリップによる内胸動脈剥離法

大野貴之

わが国だけでなくヨーロッパ，米国のガイドラインにおいても，内胸動脈(ITA)-左冠動脈前下行枝バイパスが可能なほぼすべての冠動脈狭窄病変(=主幹部あるいは左冠動脈前下行枝近位部に狭窄病変を有するすべての病変)に対し，冠動脈バイパス術(CABG)の適応は奨励Class Iとされている．したがってITA採取は心臓外科医にとって重要な基本的手技の1つである．

A Skeletonized ITA 採取の手技とコツ

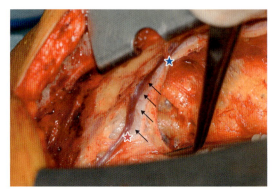

図1　Skeletonized 内胸動脈採取の開始部位

Skeletonized ITA採取の重要なポイントは，伴走する静脈を損傷せずに，十分な距離だけ離れるように剥離することである．筆者は，中枢側のITAが伴走する静脈と交叉する部位から末梢側は上腹壁動脈と筋横隔動脈との分岐部直前まで，電気メスを使用してITAから静脈を遠く離れるように剥離している．ITA分枝の処理も重要なポイントである．ITA中枢側の太い枝(胸骨柄と胸骨体の境に向かう枝と胸腺に向かう1〜2本の枝)と末梢分岐部後の枝(上腹壁動脈と筋横隔動脈)はクリップを使用して切断している．それ以外のITA分枝はハーモニックスカルペル(Ethicon，以下ハーモニック)が有用であるので，これを使用して処理(止血切断)する．

ITA採取は頭側の伴走する静脈と交叉する部位から始める(図1赤星印)．この部位は胸内筋膜はなく，静脈は脂肪組織に埋もれている．ツッペルを用いて静脈を同定し，静脈直上の脂肪を電気メスで慎重に切開切除していくと静脈の下にITAが同定できる．静脈直上の脂肪にはITAの分枝が埋もれているが，これはハーモニックを使用して処理する．静脈との交叉する部位のITAは胸骨と十分離れており，静脈から電気メス先端を使用して剥離しやすく，周囲結合組織を鑷子で把持し電気メスで静脈をITAから剥離するとskeletonizationで採取する層のとっかかりを作ることできる(図1矢印)．ITA採取の際は常にITA本幹を鑷子で把持しないようにする．

末梢へ進むとすぐに胸内筋膜(endothoracic fascia)が確認できるのでこの部位からは胸内筋膜を曲り鑷子で把持し，末梢に向かって低出力(凝固と切開は20/20)電気メスで切開する．切開した胸内筋膜はITAが静脈から離れる方向に引っ張りつつ，電気メス先端で静脈をITAからそっと跳ね上げるように剥離する．この操作により，後にハーモニックプローベがITAと伴走する静脈の双方に触れずに入る間隔(図2赤星印)ができ，またITA分枝(図2青星印)も自然に見えてくる．この分枝はその都度ハーモニックで処理してもよいが，筆者はそのままにして後にハーモニックでまとめて処理している．

静脈とITAの間の層は脂肪組織に埋もれていることも多く，脂肪組織は電気メスで凝固切開しつつ静脈を剥離する．静脈を遠く離れるように剥離して，さらに末梢側胸内筋膜・脂肪組織を電気メスで切開する．切開していく脂肪組織の中にITA分枝(sternal branch)が含まれている部位があるので注意しながら進める．その分枝はその都

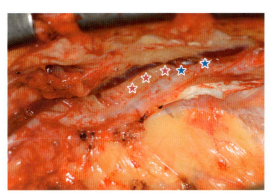

図2 電気メスを使用して内胸動脈から静脈を遠く離して剥離

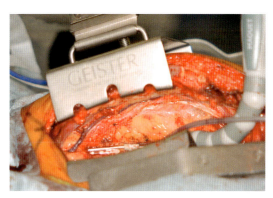

図3 中枢から末梢分岐部までの内胸動脈から静脈の剥離

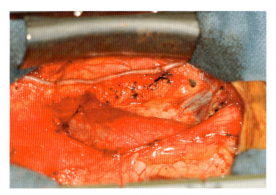

図4 Skeletonized 内胸動脈採取の完成

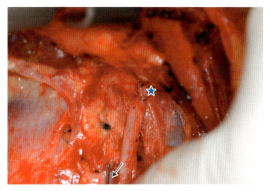

図5 内胸動脈中枢側の太い枝の処理

度ハーモニックを使用して処理する(図1青星印).

さらに末梢へ進むと胸内筋膜だけでなく胸横筋も発達してくるので一緒に鑷子で把持して電気メスで切開していく.また末梢側ではITAと伴走する静脈から太い枝が心嚢へ向かっている.この動静脈の分枝はクリップを使用して切断する.そして末梢分岐部までITAを静脈から十分な距離を剥離する(図3).なおITA採取中は胸腔を開胸しないようにしている.採取中の肺圧排にはスタビライザーが有効である(図3).

ITA全長にわたり静脈を剥離してから,静脈とITA本幹に触れずにハーモニックを使用してITA分枝をまとめて処理しskeletonizationを完成させる(図4).

ITA採取を開始した伴走する静脈と交叉する部位よりもさらに中枢の剥離は,交叉する静脈をクリップ・切断してから進める(図5矢印).静脈を切断したのち,ITA直上の脂肪組織を電気メスにて慎重に剥離しながら切開していくと,ITAの

太い枝〔胸骨柄と胸骨体の境に向かう枝(図5星印)と胸腺に向かう1〜2本の枝〕が露出されるので,クリップを使用して切断する.ITA中枢の太い枝の確実な処理とITA本幹受動はITA流量を保つために,また吻合部に in situ グラフトとして届くために重要である.in situ 左内胸動脈グラフトはLAD,PL領域,in situ 右内胸動脈グラフトはLAD,OM,D領域に使用することが多い.末梢分岐部後の枝(上腹壁動脈と筋横隔動脈)のクリップと切断は吻合直前に行う.

Q&A

Q1 電気メスで処理する枝とハーモニックで処理する枝の太さの違いは?

A1 電気メスでは枝を処理しません.基本的に電気メスで枝を剥離してハーモニックで凝固切離しています.

第7章 冠動脈手術(1)—グラフト採取法

3 通常法による大伏在静脈と橈骨動脈のグラフト採取法

小坂眞一・中原嘉則

A 適応と戦略

近年，本邦の冠動脈バイパス術(CABG)では，conventionalあるいはoff-pump(OPCAB)にかかわらず，左冠動脈領域に対するバイパスグラフトとして両側内胸動脈(BITA)が用いられることが多い．他方，大伏在静脈グラフト(SVG)は右冠動脈(RCA)領域に対する血行再建グラフトとして選択される頻度が高い．実際，SVGは動脈グラフトより径が大きく，そのため狭窄度の軽いやや太目のRCA(#2, #3)にはjust matchともいえる．

SVGは通常上行大動脈をその中枢側吻合部位として選択される(ACバイパス)．その結果，ほかのいかなるグラフトよりも高流量の血液を心筋に供給することができる．したがって急性心筋梗塞(術前術中を問わず)や急性大動脈解離，または大動脈弁手術で冠動脈の血流障害が疑われた際には，冠動脈の部位の如何を問わず躊躇なくSVGによるACバイパスを行うべきで，その意味からもSVGを素早くopen法で採取する技術を習得する必要がある．

一方，橈骨動脈(RA)は，1970年代中頃に欧米でSVGに代わる遊離グラフトとして多用されたが，開存率が悪く一度歴史の舞台から消えている．しかし1989年にAcarらがカルシウム拮抗薬との併用により優れた開存性を有することを報告し[1]，第3の動脈グラフトとし復活し使用されている．本邦では回旋枝領域にACバイパスとして，あるいはBITAのI-composite graftとして用いられることが多い(第8章4参照 ⇒ 154頁)．SVGよりも長期開存が期待できるので若年者には優先的に選択されるべきである．

B SVG採取の手順と手技[1]

まず両側の足を蛙足にしておくことが基本である．通常膝の部分にロール状のタオルか枕を入れるが，この際に下腿の外側上部の腓骨頭に直接当たらないように注意する．これは腓骨神経麻痺の予防のためである．

次に，消毒の前にエコープローブを当てて大伏在静脈上の皮膚にマーキングをしておく．

図1にSVG採取に必要な解剖を示す．下腿か

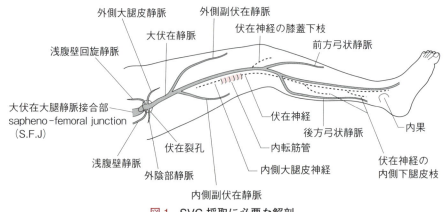

図1 SVG採取に必要な解剖

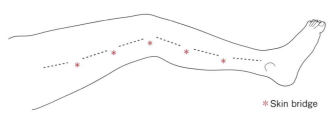

図2 通常法の皮膚切開

らSVG採取を行うときはまず足首の内果よりやや頭側から静脈に沿ってメスで縦切開を入れる(**図2**).メスが深すぎて静脈を切らないように注意する.通常3か所くらいに皮膚切開をおいてメッツェンバウム剪刀と低出力の電気メスで静脈を剥離する.Skin bridgeのところはヘルニア鉤などを使って視野と作業スペースを確保する.一方,大腿からSVGを採取するときは鼠径部よりやや下に縦切開を入れ,大伏在大腿静脈接合部(SFJ)を確認して,下腿と同様にskin bridgeをおき3か所くらいの皮膚切開でSVGを剥離採取する.大腿では下腿と異なり皮膚切開がずれると創がflap状になりやすい.示指を静脈の前側に入れてメスを入れると静脈の真上を切ることができる.切断した静脈の断端は必ず2-0以上の糸で結紮する.枝は丁寧に剥離して太目のものは絹糸で結紮し,細い枝はヘモクリップで止める.枝の処理法を**図3a**に,また内膜欠損部の修復を**図3b**に示した.出血点がわかりにくいときはヘパリン生理食塩水のかわりにヘパリン化血液を注入するとわかりやすい.なお,くびれた箇所は加圧しながら外膜を縦に切開すると容易に広がる(**図4**).

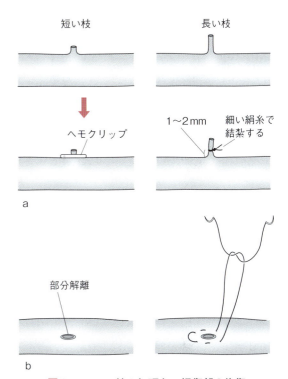

図3 SVGの枝の処理と,損傷部の修復
a:枝の処理法　b:内膜欠損部の修復
内膜欠損部には7-0か8-0のポリプロピレン糸で全層のU字縫合か巾着縫合をかける

コツと勘所　素早い採取法

下腿からの素早い採取　足首から採取する際に,初めにSVGにベッセルカニューラを入れて生理食塩水で膨らませると枝や走行がわかり,素早く採取できる(**図5a**).この際,SVGが細ければベッセルカニューラの代わりに先端の丸いオリーブ針を使うとよい.

大腿からの素早い採取　消毒前のエコーでの同定とマーキングが大切.マーキングをしていないときは鼠径部の下のSFJのある伏在裂孔を触診で探す.示指が入るのですぐにわかる.

コツと勘所　グラフトマーキング

グラフトの閉塞の原因は,慢性期のグラフト病を別にすれば,吻合時のねじれ,長さ不足,流量負け,グラフト採取時のグラフト損傷である.吻合時のねじれはグラフトへのマーキングで完全に防ぐことができる.これには,グラフト採取後に末端にブルドッグ鉗子をかけ,グラフトを立てて生理食塩水で軽く加圧すると,グラフトは真っ直ぐになる(**図5b**)[1].このままグラフトを寝かせて,ピオクタニンなどでマーキングするとよい.

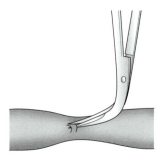

図4 静脈のくびれは外膜を切ると直る
くびれは外膜をマイクロ剪刀で縦に切離すると容易に広がる.

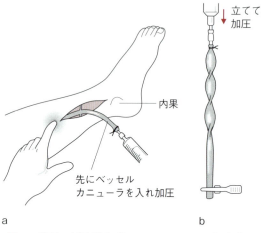

図5 素早い採取法とグラフトのねじれの解除法

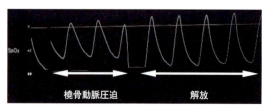

図6 パルスオキシメーターによる橈骨動脈評価

> **コツと勘所　グラフト損傷**
>
> グラフトはskeletonizeしても外膜・中膜・内膜を損傷しなければ開存性に影響しないことは，下肢のdistalバイパスを経験すれば容易にわかる．粗暴な扱いや引っ張り，電気メスでの温度損傷などがグラフト損傷の主因となる．注射筒での生理食塩水での過剰加圧は慎むべきである．グラフトの乾燥は厳禁で，使用までは生理食塩水ガーゼに包んでベイシンに保存する．なお血管拡張薬のパパベリンはpHが3〜5と低いので，乳酸リンゲル液で20倍に薄めるとよい．

> **コツと勘所　創縫合**
>
> フラップを作らずに採取し，デッドスペースを作らずに創縫合をすることが創トラブル予防のコツである．大腿部で迷ったら陰圧閉鎖式のドレーンを入れ，脂肪組織は強く締めすぎない．下腿では術後に浮腫が起こると埋没縫合だけでは創の表面が開く．弾性ストッキングに加えて2週間はサージカルテープを貼っておく用心さが肝要である．

C　RA採取の手順と手技

1　RAの使用可能評価

① 採取後の血流不全が起こらないように，Allenテストを行い尺骨動脈からの血流が十分であることを確認する．第1指(拇指)にパルスオキシメーターを装着し，SpO_2波形で評価する(図6)．手首のRAを圧迫することで，圧迫前のSpO_2波形の1/2から1/3以下になれば，SpO_2の低下がなくても尺骨動脈からの血流が不十分と判断し，使用は控える．

② RAの性状の確認をする．可能であれば，体表エコーでRAの狭窄や閉塞がないか，石灰化がないかを確認する．エコーを行わない場合は，Allenテストに続いて尺骨動脈を圧迫し，RAのみのSpO_2波形を観察し，RAの血流を評価する．尺骨動脈と比較して波形が低い場合は，狭窄や閉塞が疑われる．また，RA穿刺で冠動脈造影を行っている際も注意が必要である．シース留置によってRAの内皮が損傷されうる．程度の差はあるものの，狭窄から閉塞に至っている症例や，局局的に解離している症例もある．肉眼的には損傷がみられない場合もあるが，ミクロで観察すると内皮は傷害されているとの報告もあり[1]，また，カテーテル後のRAではグラフト開存率が落ちるとの報告もある[2]．そのため当院では，カテーテルを行ったRAは原則的に使用を控えている．また，術後の疼痛や，万が一の神経障害(知覚障害)を考慮し，利き腕の反対側から採取している．

2　実際の採取法

採取法にはpedicleとskeletonizeがあるが，RA

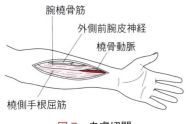

図7　皮膚切開

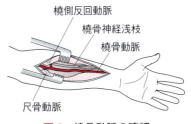

図8　橈骨動脈の確認

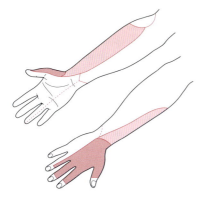

図9　外側前腕皮神経と橈骨神経浅枝の支配領域

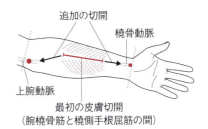

図10　皮膚切開の延長

のskeletonizeは損傷の可能性が指摘されており[3]，spasmも起こしやすい血管であるためpedicleでの採取を行っている．採取法による開存率については，一定の見解には至っていない．

まずは，限定的にRAを露出して性状を確認する．RAには5%前後の症例で石灰化が及んでいることがあるため，その際は使用を控える．まず，触診で橈側手根屈筋と腕橈骨筋の間を同定し，前腕の中央で約10 cmの皮膚切開を加える．脂肪を電気メスで切開していくと，筋膜に包まれた前述の2つの筋肉が現れる．腕橈骨筋の上には外側前腕皮神経があり損傷に注意する（図7）．2つの筋肉の間で，腕橈骨筋の下に入るように電気メスで進む．両側に伴走静脈を伴ったRAが現れ，RAの外側には橈骨神経浅枝がみられるが，これを損傷すると第1指のしびれなどの知覚異常が出現するため，注意が必要である（図8, 9）．この時点で，視診と触診でRAの性状と拍動を確認し，改めて使用可能であるか判断する．

使用可能と判断すれば，この時点で皮膚切開を延長する．末梢は，手首の皺からおよそ2横指までで，中枢は，肘関節から2横指までを切開する．両者とも，RAと上腕動脈が触れる位置に向かって皮膚切開を延長する（図10）．RAの中枢側2/3では2つの筋肉に囲まれるが，末梢側1/3では筋膜に被われるのみであり，筋膜を切開するだけでRAの前面が露出できる．RAと伴走静脈を一塊にして採取を行う．枝のほとんどは電気メスで処理できる．末梢側は，手首に近くなると周囲組織との癒着が強固になり，必要に応じて2横指あたりまでにとどめる．

中枢側も同様に腕橈骨筋をよけるようにしてRAの前面をまず露出させる．長いグラフトが必要であれば，尺骨動脈分岐直後までは採取が可能である．その際は，肘近くで，正中皮静脈などがRAの前面で入り組んでおり，これら静脈の処理が必要となり，やや煩雑である．グラフトが足りるのであれば，橈側反回動脈の手前にとどめると，この静脈の処理は行う必要がない．

RAを全長にわたって遊離した後は，まず末梢側を2-0絹糸で結紮し，離断する．ここで必ずfree flowをみて血流が良好であることを確認しておく．Flowが悪いときは，採取時の損傷やspasmを考える．次に，中枢を直角鉗子で遮断し，離断する．中枢は，5-0モノフィラメント糸で刺通結紮を行い，必要であれば2-0絹糸などの結紮

を追加する．採取後は，動脈内の血液を flash out しておく．Spasm が疑われる際は，ミルリーラ®かほかの拡張薬を注入する．電気メスで枝を処理している場合は，カニューラを入れたのち，用手的に生理食塩水を注入して枝からの漏れを確認する．また，pedicle で採取した際は，RA を包む鞘を少なくとも片面は切開して開放する（fasciotomy）べきである．この鞘の下で血腫をつくり，グラフト狭窄の原因となることがある．

コツと勘所　術前の評価

RA は術前からの評価が肝要であり，術前の SpO$_2$ 波形と，採取時の free flow はしっかりと評価する．グラフトの一時的な spasm なのか器質的な異常があるのかの判断に迫られることがあり，これらの情報は非常に大切である．

コツと勘所　電気メスによる採取

電気メスのみでおよそすべての枝を出血なく素早く処理できるが，採取後の止血確認は必須である．クリップを使用すると止血の面では安全であるが，やや手間がかかる．

コツと勘所　左手の橈骨動脈採取のポイント

左手の RA を採取する際は，中枢から末梢方向に進むと採取しやすい．

コツと勘所　鑷子の使用

鑷子を RA の直上の層に滑り込ませて開くと，動脈直上の組織を安全に切開することができ，動脈の露出が容易である．また，鑷子を広げる動作で鈍的な剥離を行うことも有効で，採取時間を短縮させることができる．

コツと勘所　閉創

閉創は，ヘパリン投与前であればドレーンを留置して皮下のみを 2 層に閉じる．いったん止血に至っていても，全身ヘパリン化後に出血することがある．

● 文献

1) 小坂眞一：冠状動脈バイパス手術手技．pp46-59，南江堂，1993
2) Acar C, Jebara VA, Portoghese M：Revival of the radial artery for coronary artery bypass grafting Ann Surg. 1992；54：652-660
3) Kamiya H, Ushijima T, Kanamori T, et al：Use of the radial artery graft after transradial catheterization：Is it suitable as a bypass conduit? Ann Thorac Surg. 2003；76：1505-1509
4) Ruzieh M, Moza A, Siddegowda Bangalore B, et al：Effect of transradial catheterisation on patency rates of radial arteries used as a conduit for coronary bypass. Heart Lung Circ. 2017；26：296-300
5) Rukosujew A, Reichelt R, Fabricius AM, et al：Skeletonization versus pedicle preparation of the radial artery with and without the ultrasonic scalpel. Ann Thorac Surg. 2004；77：120-125

第7章 冠動脈手術(1)—グラフト採取法

4 内視鏡下大伏在静脈グラフト採取法

松山重文

A 手術適応

内視鏡下大伏在静脈グラフト採取術(EVH)は，従来のopen採取法(OVH)と比べ下肢の創合併症を減少させることが報告されており，米国やアジア各国を中心に行われている手技である．しかしながら，本邦では保険償還やラーニングカーブなどの問題があり一部の施設で行われているのみである．EVHはどのような患者でも適応となるが，重症糖尿病患者や肥満患者，透析患者などの創合併症のリスクの高い患者には非常に有用な手技である．今回筆者が行っているEVH手技について概説する．

B 手術の手順と手技

EVHは専用の採取キットを用いて行う．本邦ではVasoView 7(ゲティンゲグループ，図1)，VirtuoSaph®(テルモ，図2)，Endoscopic vessel harvesting system(STORTZ)が使用可能である．VasoView 7，VirtuoSaphの手技はほぼ同じであり，その手技について述べる．両デバイスともに慣れるまでは，ワーキングスペースが十分確保できる大腿から採取することが望ましい．

術前に肉眼あるいはエコーにて大伏在静脈(SV)の走行を確認し，マーキングをしておく．膝関節内側付近に約3cmの皮膚切開をおき，直視下で可能な限りSVを剥離する．皮膚切開は縦でも横でも特に差はない．この際，皮膚切開が大きくなりすぎると後述する炭酸ガスの注入がうまくいかなくなることがあるため，適切な長さの皮膚切開を行う．直視下に可視範囲のSVを剥離するとともに，ポートが十分入るスペースを作る．静脈内の血栓形成予防のためにヘパリン1,500〜3,000単位を全身投与し，皮膚切開部よりポートを挿入する．視野およびワーキングスペース確保のため炭酸ガスを注入する．VasoView 7では，剥離中はポートから，枝処理中はハーベスターの先端から注入される．VirtuoSaphではすべてデバイスの先端から注入される．注入流量は1〜5L/分，注入圧は10〜12mmHgで注入する．ポート

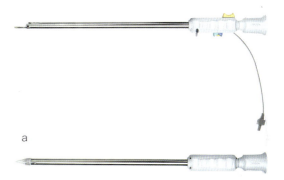

図2 VirtuoSaph
a：ハーベスター b：ダイセクター
(写真提供：テルモ株式会社)

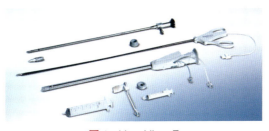

図1 VasoView 7
(提供：ゲティンゲグループ・ジャパン株式会社)

129

表1　EVHとOVHの手術成績

	全例(n=349)	EVH(n=137)	OVH(n=212)	p-value
30日死亡率	1 (0.3%)	1 (0.7%)	0	0.718
再開胸止血術	8 (2.3%)	3 (2.2%)	5 (2.4%)	0.671
脳神経障害	3 (0.9%)	1 (0.7%)	2 (0.9%)	0.659
周術期心筋梗塞	3 (0.9%)	2 (1.5%)	1 (0.5%)	0.564
縦隔炎	10 (2.9%)	2 (1.5%)	8 (3.8%)	0.327
腎不全(透析)	8 (2.3%)	2 (1.5%)	6 (2.8%)	0.488
呼吸不全	41 (11.7%)	13 (9.5%)	28 (13.2%)	0.313
ICU滞在日数(日)	3 (2-4)	3 (2-4)	3 (2-5)	0.158
術後在院日数(日)	15 (13-25)	15 (13-20)	16 (13-26)	0.168
下肢創合併症	21 (6.0%)	2 (1.5%)	19 (9.0%)	0.005
SVG早期開存率	404/447 (90.4%)	159/176 (90.3%)	245/271 (90.4%)	0.873

からダイセクターを挿入（VasoView 7では内視鏡の先端にディセクションチップを装着したもの）し，SV周囲組織を剝離する．SVの上下左右を順に剝離し分枝を露出させる．大腿からの採取の場合，saphenofemoral junction付近まで剝離可能である．剝離の際は本幹や枝を傷つけないように細心の注意を要する．適切な層にダイセクターが入れば比較的容易に剝離できる．大きな枝がある場合には，その枝の周囲も十分剝離しておくと枝の処理がしやすくなる．

剝離が終わればハーベスターを挿入し，枝の処理を行う．いずれのデバイスもバイポーラによる凝固切離を行う．VasoView 7ではC-ringで本幹を展開し，BiSECTORで枝を処理していく．VirtuoSaphの場合Vキーパー中にSV本幹を把持し，Vカッターで枝を処理していく．本幹の熱損傷を避けるため本幹から2mm以上の距離をとって枝を切離しなければならない．また，内膜損傷や枝の引き抜き損傷を避けるため，C-ringやVキーパーでSV本幹の過度な牽引をしないようにする．

枝の処理が終われば周囲組織と完全に切離されていることを確認したのち，鼠径部に5mm程度の皮膚切開をおき，同部よりモスキート鉗子を挿入しSV本幹を体外に引き出す．引き出したSVを結紮し離断する．断端を体内へ戻し，最初の皮膚切開部よりSVを取り出し，末梢側を結紮切離することにより採取する．

採取したSVにベッセルカニューラを挿入し，ヘパリン化生理食塩水を注入しながら損傷部位や枝抜けがないことを確認する．枝は4-0絹糸または血管クリップで処理する．もし枝の引き抜き損傷があれば8-0ポリプロピレン糸で修復する．手

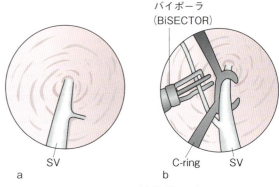

図3　EVH（内視鏡画面）
a：周囲組織剝離．SVが常にモニターの中心になるようにして剝離していく．
b：枝処理（VasoView 7）．SV本幹より2mm以上の距離をとってバイポーラで凝固切離する．

技に慣れてくれば下腿からの採取も可能である．

> **コツと勘所　大伏在静脈の剝離，枝処理**
>
> 採取者が右利きの場合は，モニターを患者の左側に置き，右大腿から採取すると比較的採取しやすい．EVHを行う際には，炭酸ガスの圧で静脈内に血栓を形成することがあるため，ポート挿入前にヘパリンを1,500〜3,000単位全身投与し，ACT（活性化凝固時間）を180秒以上に保ち血栓形成を予防する必要がある．
>
> SVの剝離，枝処理ともに，常にSV本幹が内視鏡モニターの画面中央に位置するようにして手技を行っていくことが重要である（図3）．過度な牽引を避け，SVを常に愛護的に扱わなければならない．

C 手術成績と今後の課題

　2009年9月〜2015年12月に施行した初回単独CABGのうちSVグラフト（SVG）を使用した349例をEVH群137例，OVH群212例に分け手術成績を比較検討した結果を**表1**に示す．死亡率，主要合併症，SVGの早期開存率に両群間で差はなく，SV採取部位の創合併症がOVH群で有意に高かった．5年生存率もEVH群84.3%，OVH群79.4%（p＝0.702）と有意差は認めていない．

　EVHは術後の創合併症が有意に低いことが報告されている．中遠隔期成績に関してはOVHと比べ同等であるという報告と，OVHより劣るという報告とがある[1-4]．その原因の1つとしてラーニングカーブの問題が大きく関与していると考えられる[5]．導入初期には慣れた術者の指導の下で手技を行うことが望ましい．また，本邦では保険適用されていないために医療経済的な面から導入できない施設も多く，早期の解決が望まれる．

Q&A

Q1 下腿からのSV採取でもopen採取法に比して創合併症に大きな差が出るでしょうか？

A1 差はでます．今回，**表1**で示したOVH群は，すべて下腿からの採取です．OVH群の創合併症の発生率は9.0%だったのに対し，EVH群は1.5%と非常によい結果でした．

● 文献

1) Lopes RD, Hafley GE, Allen KB, et al：Endoscopic versus open vein-graft harvesting in coronary-artery bypass surgery. N Engl J Med. 2009；361：235-244

2) Ouzounian M, Hassan A, Buth KJ, et al：Impact of endoscopic versus open saphenous vein harvest techniques on outcome after coronary artery bypass grafting. Ann Thorac Surg. 2010；89：403-409

3) Sastry P, Rivinius R, Harvey R, et al：The influence of endoscopic vein harvesting on outcomes after coronary bypass grafting：a meta-analysis of 267525 patients. Eur J Cardiothorac Surg. 2013；44：980-989

4) Krishnamoorthy B, Critchley WR, Glover AT, et al：A randomized study comparing three groups of vein harvesting methods for coronary artery bypass grafting：endoscopic harvest versus standard bridging and open techniques. Interact Cardiovasc Thorac Surg. 2012；15：224-228

5) Desai P, Kiani S, Thiruvanthan N, et al：Impact of the learning curve for endoscopic vein harvest on conduit quality and early graft patency. Ann Thorac Surg. 2011；91：1385-1392

第7章 冠動脈手術(1)―グラフト採取法

5 内視鏡下橈骨動脈グラフト採取法

島原佑介

A 適応と戦略

内視鏡下による橈骨動脈(RA)の採取(ERAH)は，open harvestingに比べ創が小さく低侵襲かつ整容的にも優れ，患者満足度が高い手技である（図1）．創部感染の回避，創部の疼痛軽減，神経障害による前腕手指の感覚障害の軽減に有効であるとされる．また採取したグラフトの質もopen harvestingと遜色ないという報告が出てきている[1]．その一方，手技の習得にはopen harvestingに比べ時間がかかることや，わが国においては保険適用ではないためデバイスの費用が病院負担となることがデメリットとして挙げられる．

現在わが国ではシールされた術野に炭酸ガス(CO_2)を吹き込むことで術野を確保するのVaso-View 7 EVHシステム（ゲティンゲグループ）と，デバイスにより用手的に術野を確保するのEndo-scopic radial artery harvesting device(STORZ)の2種類が使用できる．

RA採取を要する場合はほぼすべてにおいてERAHが適応可能と考えられる．当センターではVasoViewを用いてERAHを施行しており，このデバイスにおけるERAHの手技についての要点を以下に述べる．

B 手術の手順と手技

1 準備する器具（図2，3）

・VasoView 7 EVHシステム
・送気装置
・内視鏡ビデオシステム
・モニター
・ターニケットシステム
・電気メスシステム

2 手技の要点

① 採取する側の肩を外転させ固定するが，外転や背中側への水平伸展が肩関節に負荷をかけ，術後に肩関節痛や腕の疼痛，可動制限を引き起こすことがあるので関節に余裕をもたせた腕の

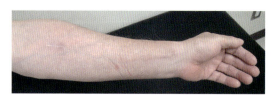

図1　ERAH 1年後の創部

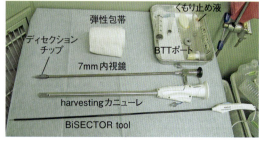

図2　VasoView 7 EVHシステムと使用物品

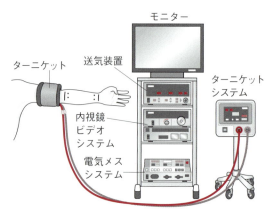

図3　ERAHの使用器具と配置

固定が必須である．
② 少量のヘパリン（2,000単位前後）を全身投与し，ACT（活性化凝固時間）を200秒前後まで延長させる．その後，弾性包帯で前腕の血液を中枢に押し出したのちに上腕のターニケットで駆血する（圧力は180 mmHg）．駆血により無血野を確保しやすくなる．
③ 手首の皺部分のすぐ中枢に小縦切開（約20 mm）をおき，RAにアプローチする．この際に橈骨神経の浅枝がRA pedicleと腕橈骨筋の間を走行しているので注意を要する．この神経を損傷すると手首から末梢の第1-3指の感覚障害（しびれ，感覚鈍化，痛みなど）を生じる．そのため，腕橈骨筋側の剥離には注意を要し，電気メスの使用は最小限に控える．RAは左右に密接して並走する2本の静脈と一緒にpedicleで剥離する．この後にBTTポートを創部より挿入する（図4a）．この際に実際に創部に挿入されるBTTポート部分よりもできるだけ中枢までRAを剥離しておくと，BTTポート挿入後の内視鏡的剥離，血管処理が容易となる．
④ 当センターではPneumoperitoneum system（STORZ）を用いており，CO₂の送気内圧は12 mmHg．流量は2.0 L/分としている（図3）．
⑤ 内視鏡にdissection tipを装着し，RA pedicleを剥離する．この際に，RA pedicleに沿って剥離することが重要である．RA pedicle周囲の橈側手根屈筋と腕橈骨筋の薄く白い筋膜を貫通してしまい筋肉層に入ると出血の原因となるため注意する．まずRA pedicleの腹側，背側を剥離して，その後左右を剥離する．このときRAの血管枝を十分に剥離しておくと，次の血管枝処理が容易となる．剥離範囲は，肘の皺部分から2横指末梢あたり，モニター上では並走静脈がRAに複雑に絡みついてくる場所までとしている．
⑥ BiSECTOR™ toolによる血管枝処理に移る．まずRAの腹側に存在する筋膜を中枢まで縦に切開する．このとき筋膜に加え筋肉まで一緒に切開すると出血の原因となるため，筋膜のみ剥離しながら切開する．筋膜を切開すると視野がかなり広がる（図4b）．この後にC-ringでRA pedicleをよけつつ，血管枝処理を行う．軽く甘噛みして，十分に焼灼してから切離する（図4c）．切離後に腕側の血管枝断端をBiSECTOR toolでさらに焼灼するとより確実に止血できる．ただし，腕橈骨筋側は橈骨神経の浅枝が走行しているため注意を要する．
⑦ RA pedicle中枢部の内視鏡先端部を皮膚側から確認し，小縦切開（20〜30 mm）をする．RAをできるだけ長く採取するために，この小切開部からRA中枢部に絡みついている静脈を剥離し，より中枢部分でクリッピングし切離する．必要であれば，橈骨反回動脈をクリップし処理する．腕側のRA切離断端はクリップに加えポリプロピレン（PPP）糸で刺通連続縫合し出血を防止する．RAの長さがあまり必要ないのであれば，10 mm程度の小切開にして，RAを創部から引っ張り出して結紮切離することも可能である．最後に手首側の小縦切開からRA pedicleをクリッピングし切離後にRA pedicleを引っ張り出す．手首側RA pedicle断端を

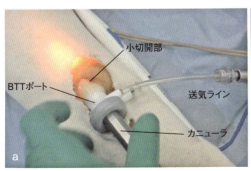
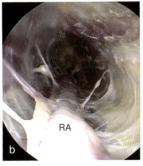
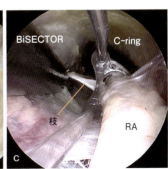

図4 ERAH
a：小切開部よりBTTポートを留置し内視鏡を挿入している．
b：RA腹側の筋膜切除後．
c：BiSECTORで血管枝を焼灼切離している．

PPP糸で刺通連続縫合し出血を防止する.

⑧ RAグラフト側の枝のうち,大きなものは吻合前にクリッピングしておく.また吻合後出血している枝があれば,その都度クリッピングし止血する.

⑨ 術後はコンパートメント症候群予防のため,包帯などでの創部圧迫は行わない.前腕が腫脹することがあれば,原因を速やかにチェックし,血腫貯留が疑われれば,創部開放ドレナージ,止血などの対処を要する.

コツと勘所　出血の予防

採取中,採取後の出血を予防するためには,正しい層での剥離が必須である.駆血をしていても静脈を損傷すると出血により視野を確保できなくなることがあり,特に中枢部の太い静脈の損傷には注意を要する.また筋肉を損傷すれば,術後出血のリスクは高まる.

C 手術成績と今後の課題

当センターでは2007年よりERAHを導入し,2015年12月までに136例の患者に施行した.こ

のうちconversion to open harvestingとなったのは4例(2.9%)で,初期の2例(1.5%)はCO$_2$の送気ができないなどのシステムの問題,1例(0.7%)は出血による視野確保困難,残りの1例(0.7%)はRA周囲癒着による剥離困難が原因であった.ERAHを完遂できた132例について検討すると,RAの総吻合か所は372吻合(2.8吻合/患者)であり,早期開存率は98.7%と良好であった.

経過の途中でシステムの変更などがあったが,ERAHの平均駆血時間は初期5例で45分,50例あたりで30分,100例あたりで20分であった.

ERAHに関する問題点として,RAを使用する施設が少ないこと,費用が病院負担となること,グラフト採取習得の優先順位が,① SVG(大伏在静脈)あるいはRAのopen harvesting,② 内胸動脈harvestingに次ぐ3番手となることなどが挙げられ,今後どのように教育,そして普及させていくかが課題である.

◉ 文献

1) Bisleri G, Giroletti L, Hrapkowicz T, et al : Five-year clinical outcome of endoscopic versus open radial artery harvesting : A propensity score analysis. Ann Thorac Surg. 2016 ; 102 : 1253-1259

第7章 冠動脈手術(1)―グラフト採取法

6 ハーモニックスカルペルによる右胃大網動脈採取法

鈴木友彰

A 適応と戦略

　右胃大網動脈(RGEA)は内胸動脈に続く第3の有茎動脈グラフトとして，主に右冠動脈領域のCABGのグラフトとして用いる．その際，術前の腹部単純CTでRGEAの質を評価している(図1矢印)．

　左肋骨弓直下の胃大彎側の表面に，図のように脂肪層に浮いているのが確認できる．この部分はかなり末梢部分であり，吻合部より遠位に相当する．そしてこの部分で，図1に見られる程度の大きさであれば，グラフトとして十分なサイズである．RGEAは図1のように全長にわたって追うことができる．このように単純CTで太さや長さ，石灰化などの評価が可能であり，多くの情報が得られ，手術戦略を立てるうえで役立つ．

B 手術の手順と手技

1 皮膚切開・開腹(図2)

　皮膚切開は通常の胸部正中切開に2～3cm程度追加する．皮膚切開を大きくしても採取しやすくなることはない(図2a)．横隔膜は正中で縦に大きく切開する．心膜を横に開き，腹膜を縦に開く．その後横隔膜を垂直に切開していく．この手技でRGEA採取に十分な視野が確保できる(図2b)．

2 RGEA採取

　ハーモニックスカルペル(Ethicon)によるRGEAの剥離はすべてのグラフト採取のなかで最も容易である．通常，末梢側から中枢側に向かっ

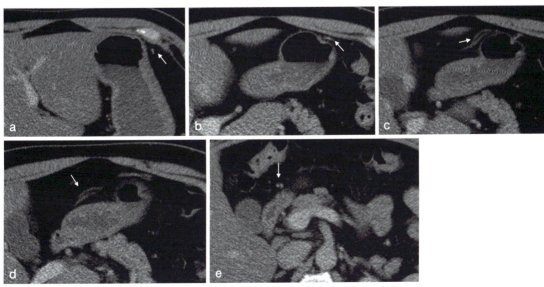

図1　腹部単純CT(水平断)による術前RGEA評価

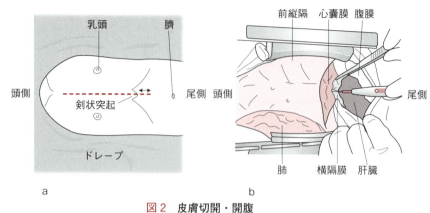

図2 皮膚切開・開腹

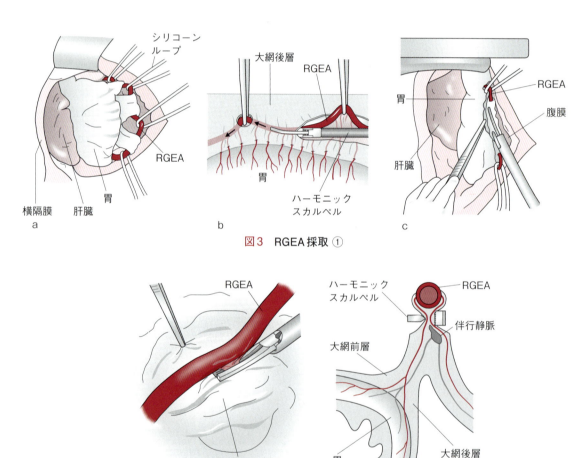

図3 RGEA 採取 ①

図4 RGEA 採取 ②

て剥離する.

　全長のRGEAを触診し，石灰化などがなく使用可能なことを確認する．まず図3aのように約5 cm幅で，動脈だけにシリコーンループをかけていく．そして図3b, cのようにブレードを動脈と表層の脂肪との間に入れunroofしていく．

　ループを吊り上げながら，動脈の下でブレードを挟み凝固切開していく(図4)．分枝は個々に十分に凝固する.

　中枢は幽門に向かい外側斜めから背側に降りて

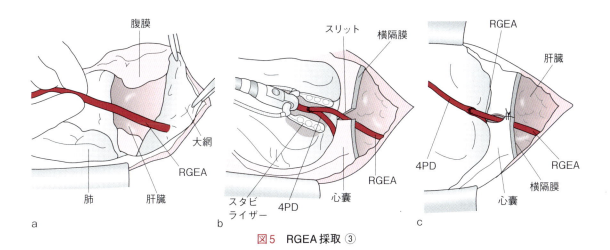

図5　RGEA採取 ③

いく．幽門あたりでは可動性が少なく，中枢に向かっていくら剝離を行っても長さの確保にはつながらない．肝臓の縁を越えるあたりで十分であり，可動性を妨げる周囲組織や静脈から剝離するにとどめる．中枢への過度な剝離は無駄である(図5a)．

3　長さの調整

RGEAの取り扱いで気を使うことの1つに長さの調整がある．決して短くなってはいけない．胃大網動脈は多くの場合，長さには十分なゆとりがある．心臓を垂直に立て後下行枝にバイパスするとき，緩んだ状態でまっすぐに到達する長さがベストである(図5b)．心配なときは少し長めにする．少々長くても腹腔内でゆとりをもたせることでいくらでも長さの調節は可能である．

4　横隔膜閉鎖，腹腔内から心囊内へ

横隔膜の閉鎖は上端だけを閉じて，縦のスリット上の進入口を形成する(図5c)．多くの場合，肝臓の表面を走り心囊内に入る．心囊内に入ったあとストレートにターゲットに向かい，無理な走行にはならない．これはsequential吻合を行った場合でも問題とはならない．時に横隔膜の切開縁でkinkingすることがある．この場合kinkingしている部分の横隔膜に横切開を入れることで問題は解決する．横隔膜には縦の大きな裂隙ができるが，それが原因でヘルニアになったことはない．

コツと勘所　ハーモニックスカルペルによるRGEA採取

剝離前に十分触診して性状と太さを正しく評価すること．ハーモニックスカルペルの使い方と取り回しに慣れること．長さに十分余裕をもたせて剝離して吻合後にテンションをかけないこと．

第8章 冠動脈手術(2)—吻合法

1 冠動脈バイパス術(CABG)の基本戦略とテクニック

小坂眞一・吉田成彦

A 適応と戦略

冠動脈バイパス術(CABG)の古典的適応は左前下行枝(LAD)の近位部狭窄を含む2～3枝病変か左冠動脈主幹部(LMT)病変であるが，薬剤溶出ステントを用いた経皮的冠動脈形成術(PCI)の進歩によって，SYNTAX scoreが32以下の2～3枝病変や単独のLMT病変などはPCIが選択されている．現在CABGの適応となるのはSYNTAX scoreが33を超える多枝複雑病変が中心で，その患者背景も高齢で糖尿病や腎不全(透析)を合併するハイリスク症例が多くなっている．したがって，個々の症例に対してより長期にわたり高い開存性を維持できるグラフト選択とバイパスデザインを構築することが戦略上の重要ポイントとなる．本邦の待機的CABGは，on-pump, off-pumpに限らず，両側内胸動脈(BITA)を用いて，左冠動脈領域のバイパスを行うことが多い[1]．一方，右冠動脈には大伏在静脈グラフト(SVG)か右胃大網動脈(RGEA)が選択される．回旋枝には内胸動脈(ITA)のほか，橈骨動脈(RA)がグラフトとして使用される．

以下，各グラフトの適応と戦略について述べる．

1 *in situ* LITA
LADへのバイパス

in situ LITA-LADはBITA，片側ITA(SITA)に限らず，またon-pump, off-pumpに限らずCABGの基本である．BITAの場合に左右どちら側の *in situ* ITAをLADに用いるかは，LADの狭窄部位，採取した各ITAの長さや太さ，回旋枝の病変の程度や位置，また術者の好みによって決まることが多い．現在LADにSVGが上行大動脈からLADにバイパス(ACバイパス)されるのは緊急手術や左右のITAやRAが使用できない場合に限られる．

対角枝へのバイパス

多くは *in situ* LITAのLAD吻合の際にsequential吻合として，縦の側側吻合(パラレル吻合)として行われる．対角枝の狭窄が軽い場合，*in situ* LITAの対角枝吻合部までが閉塞して，対角枝とLADの間の冠動脈間バイパス(CCバイパス)となってしまうことがあるので注意が必要である．

回旋枝分枝へのバイパス

回旋枝の枝である中間枝(ramus marginalis)や高位側壁枝(HL)，また鈍角辺縁枝(OM)には問題なく吻合可能である．後側壁枝(PL)でも開胸して肺の下を通せば単独吻合では問題はない．*in situ* LITAの回旋枝の分枝(OM, PL)へのsequential吻合は原則として縦の側側吻合(パラレル吻合)を行うので，やや長さに問題が生じる可能性がある．

2 *in situ* RITA
LADへのバイパス

BITAで *in situ* RITAがLADの#7に吻合される場合，*in situ* LITAは回旋枝領域に吻合される．*in situ* RITAの欠点はLADの#8に対して長さと太さが不足することである．

対角枝へのバイパス

高位の対角枝であれば，長さ・角度とも特に問題はない．ただし下位の対角枝ではグラフトの吻合直上がkinkしてしまう可能性が大きい．

回旋枝分枝へのバイパス

上行大動脈と肺動脈の後面の心膜横洞を通して *in situ* RITAを回旋枝領域に誘導して回旋枝の枝

(OM)に吻合することができる．しかし通常，full skeletonize をしても低位の PL にはグラフト太い部分は届きにくい．この場合は，RA や free RGEA を繋いで I-composite graft とする（本章 4 参照，⇒154 頁）．

3 Free ITA

Free ITA は *in situ* LITA-LAD 吻合を基本する際，*in situ* RITA が短いときに，その他の左冠動脈の分枝へのバイパスグラフトとして選択される．通常，中枢側吻合部位としては上行大動脈，*in situ* LITA，他の free グラフト（SVG, RA）があるが，ITA は SVG や RA に比べてグラフト径が小さく，また壁が菲薄なため，壁の厚い上行大動脈への直接吻合には適さない．これを克服する方法は本章 7 を参照されたい（⇒168 頁）．*in situ* LITA への中枢側吻合は端側と側側が可能であるが，いずれにしても Y-composite graft となるので，血流分配の点で懸念が生じる．一方，すでに AC バイパスとして構築した RA や SVG の上に吻合するの方法は，血流不足の心配もなく技術的にも最も容易で推奨される方法である．

4 SVG

SVG は右冠動脈（RCA）領域に対する血行再建グラフトとして選択される．実際，SVG は動脈グラフトより口径が太く，狭窄度の軽いやや太目の RCA（#2, #3）には best match ともいえる．一方で若年者で慢性完全閉塞の RCA や，若干細めの RCA で 90％以上の狭窄を有するものは *in situ* 右胃大網動脈の適応とされる．SVG は通常上行大動脈をその中枢側吻合部位として選択されが，その結果ほかのいかなるグラフトよりも高流量の血液を心筋に供給することができる．したがって急性心筋梗塞（術前術中を問わず）や急性大動脈解離，大動脈弁手術で冠動脈の血流障害が疑われた際には，冠動脈の部位の如何を問わず SVG による AC バイパスを行うべきである．

5 橈骨動脈（RA）

1970 年中頃，RA は海外で AC バイパスとして盛んに用いられたが，spasm に起因する早期血栓閉塞のため一度消え，1998 年にカルシウム拮抗剤との併用により復活したグラフトである[2]．free

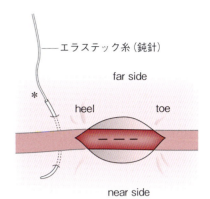

図 1 冠動脈の剝離と切開
冠動脈の剝離は最小限にとどめる．切開は中央をねらう．OPCAB の中枢側への 4-0 エラステック糸はシャントチューブの挿入に慣れてくると不要になる．

の動脈グラフトであり，口径が大きいので大動脈を中枢側とする AC バイパスとして，また *in situ* ITA を中枢側の inflow とする composite graft の extension graft としても使用が可能である（本章 4 参照，⇒154 頁）．筋性動脈であるので拡張予備力があるが，容易に spasm を起こすことを念頭において使用する必要がある．AC バイパスとして届きうる範囲は右冠動脈の #3 まで，LAD および対角枝，回旋枝の分枝（OM, PL）である．*in situ* ITA との I-composite graft であれば OM, PL, 4AV, 4PD まで 1〜4 か所までの吻合が十分可能である．いずれにしても，RA は SVG より長期開存が期待できるので，若年者に対しては左冠動脈領域の BITA に続く第 3 のグラフトとして選択されるべきである．

6 右胃大網動脈（RGFA）

in situ RGEA の適応と戦略に関しては本章 5（⇒158 頁），free RGEA の適応と戦略に関しては本章 4（⇒154 頁）を参照されたい．

B 手術の手順と手技

1 冠動脈の剝離と切開（図 1）

冠動脈の剝離は先の丸い小さなメス（#15 か Beaver® Mini-Blade）を使う．初めに目標とする冠動脈の表面の心外膜を切開して，メスで脂肪を左右にはらうように使い，吻合に必要な長さまで

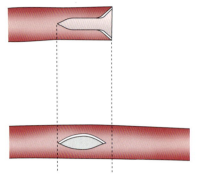

図 2　ITA のトリミングとバックスリット
ITA の先端は直角にカットし縦にバックスリットを入れる．この長さは冠動脈切開より 2 割ほど長くしておく．

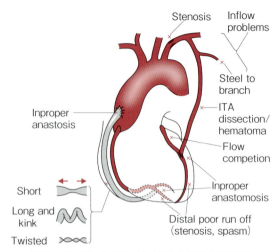

図 3　CABG のグラフト流量を損なう諸因子

過不足なく（1.0〜1.2 cm 程度）剝離する．次に off-pump CABG（OPCAB）であれば中枢側の冠動脈の周囲にスネアのための 4-0 鈍針のエラステック糸をかける．露出した冠動脈のやや末梢側に先の尖った小さなメス（#11 か Beaver® Micro-Sharp Blade 3.0 mm 15 度）で 2〜3 mm に縦切開をおく．このときメスは立てずになるべく寝かせて使う．これは冠動脈の後壁を損傷をしないためである．さらにマイクロ剪刀で中枢側に切開を 4〜5 mm 延長する．必要に応じて末梢側にも切開を延長し，全長が 7〜8 mm になるようにする．なお末梢側に狭窄や硬化病変があれば，必ずそれを越え，よい吻合が可能ところまで切開を延長する．

2　グラフトのトリミングとバックスリット（図2）

端側吻合ではグラフト先端のトリミングが必要になる．SVG の場合は通常 3 mm 以上の径があるので，先端が 60 度になるように斜めにカットをして，さらに heel（ヒール）側に 2〜3 mm 程度のバックスリットをおく．ITA では径が 2 mm 前後と細いので先端は 90 度のままで 8〜9 mm のバックスリットを入れる．これは冠動脈切開長の約 20% 増しで側側吻合でも同じである．RAG や RGEA では血管径が太ければ，SVG と同様に先端を斜にカットしてバックスリットを加えるが，通常は ITA と同じようにバックスリットのみとして，隅が角張っていれば軽くカットする．

3　吻合

バイパス手術のポイントは以下の 4 つである[3]（図 3）．
① Good inflow（グラフトの十分な血流）
② Proper length without torsion or kinking（グラフトの長さに過不足がなく，軸のねじれや折れ曲がりがないこと）
③ Precise anastomosis and ample anastomotic area（十分な吻合口を有する正確な吻合）
④ Good outflow（末梢側の血管床が十分にあり，狭窄や spasm がないこと）

ここでは，③ を念頭において，CABG における各種の吻合のポイントを解説する．

in situ ITA と LAD の端側吻合

口径が小さく壁の薄い ITA の運針には，より倍率の高い（3.5 倍以上）拡大鏡が必須である．糸は通常 8-0 のポリプロピレン糸，針は 6.5〜8.0 mm 長が使用される．吻合に関しては外科医が多様な運針を行っているが，1 本の針糸による端側の連続縫合であれば，LAD の ① heel 側を先に縫うこと，② toe（トウ）側は内側から外側（内-外）に針を通すことは共通する．Heel を先に吻合するのは，*in situ* グラフトでは toe を先に縫うと heel が縫いにくいからで，toe 側の LAD を外-内に縫わないのは toe の解離が致命的合併症になるからである．一方で，吻合に多様な運針法が存在する理由は，① heel 側の運針法の違い，② toe 側の回り方

の違い(時計回りか反時計回り), ③助手側(far side)のheel側のLADを順手で外-内で縫うか逆手で内-外に縫うかの違いである. まず①について, 通常heel吻合ではパラシュート縫合を行うが, 2つの方法がある. すなわちheel側に糸を4～6針と多目にかけてグラフトを寄せる方法と, 2～3針にとどめて早めにグラフトを寄せる方法である. 前者の多針パラシュート法ではLADとITAの距離を離さない(1.0 cm以内, OPCABであればスタビライザーの枠内におく)ことが大切である. 両者の距離が長いと寄せたときに糸が絡みやすく, 無理に寄せるとLADやITAが損傷する. ②に関しては好みもあるが, 時計回りに縫うと糸を結ぶ位置が術者側(near side)になり, 反時計回りではfar sideになる. ③に関してはOPCABではfar sideはnativeを外から順手で縫うと運針が楽である. 冠動脈吻合のキーポイントは, よい視野で助手に頼らず, 順手を優先し運針の針の持ちかえは最小限にして, 吻合法を毎回変えないことである.

以上の吻合に関する基本原理とキーポイントを踏まえたうえで, *in situ* LITAとLAD縫合の代表的な3パターン示す. いずれの方法もITAと対角枝, 回旋枝分枝への端側吻合や縦の側々吻合(パラレル吻合)にも適用可能である.

Type 1 吻合　heel中央3針/toe反時計回り(図4)

　LITAの断端は直角とし, 縦に7～8 mmのバックスリットを入れる. 長さの基準は冠動脈切開より2割増しで, 角が気になれば小さくカットしてもよい. LITAをモスキート鉗子で開胸器の助手側のタオルに縦に固定する. 初めのLITAへの運針はheelの中央より術者から見て1針右側に内-外にかけ, 針をラチェット付の持針器に付けて術者から見て右側のタオル上に置く. 反対の針でLADの1時に内-外にかけ, そのままITAのheelの真中を外-内に通し, LADの12時に内-外にかける. 次にLITAを外-内, LADの11時に内-外に針をかけ, 固定のモスキートを外して鑷子でLITAをLADに接合させる. 針はそのまま10時から反時計回りに, ITAは外-内, LADは内-外でnear sideを4針, toeを4～5針で回る. この時点で針をかえfar sideを, 順手で時計回りにheel側からtoe側に向かってLADは外-内, LITAは内-外にone motionで運針を進めtoe側の手前

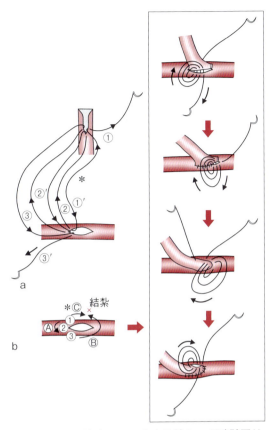

図4　Type 1 吻合. heel中央3針/toe反時計回り
Ⓐ heel 3針(parachute)→ Ⓑ 反時計回り(2/3周)→ Ⓒ 針をかえて時計回り(1/4周)
＊針の持ちかえ

で糸を結紮する. OPCABでは最後の1～2針の前にシャントチューブを抜く. 逆手を苦にしなければtoeを回った針を持ちかえずにそのままfar sideを反時計回りに最後まで運針することもできる.

Type 2 吻合　heel手前3針/toe時計回り(図5)

　LITAのトリミングと固定はType 1吻合と同じ. 初めに針をLITAのheelの中央に内-外に通してラチェット付の持針器に付けて術者の右手側のタオルに置く. 反対側の針をLADのheel中央にかける. 針はかえず, 術者から見てLITAの左側に外-内にかけて, そのままLADの11時に内-外にかける. 同じ針でLITAを外-内にかけて, そのままLADの10時に内-外にかけてLITAをLADに接合させる. ここで針をかえて, 順手でLADの1時に外-内にかけ, そのままLITAに内-外にかける. この順手運針を時計回りに2時から

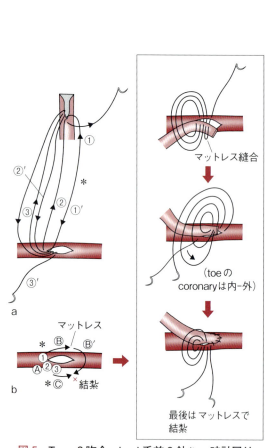
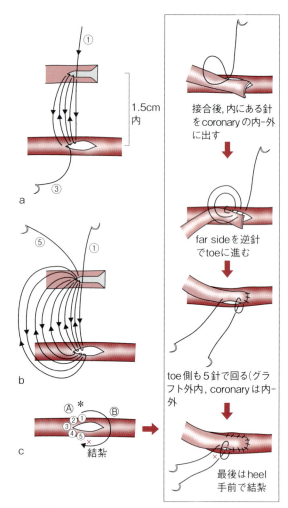

図5 Type 2 吻合．heel 手前3針/toe 時計回り
Ⓐ heel 手前3針（parachute）→ Ⓑ 針をかえて heel から時計回り（2/3周）途中グラフトマットレス→ Ⓑ′ toe を時計回り→ Ⓒ 針をかえて反時計回り
＊針の持ちかえ

図6 Type 3 吻合．heel 方針/toe 時計回り
Ⓐ heel 5針（parachute）→ Ⓑ 時計回り（2/3周）
＊針の持ちかえ

3針続け，toe の運針が始まる手前で LITA の内-外に出した針をそのままもう一度 LITA に外-内に通して（このマットレスの幅は狭くする），LAD に内-外に針を通す．ここからは逆手になるが LITA は外-内，LAD は内-外で時計回りに toe を回り，途中からは順手でそのまま near side まで運針，ここで再度針をかえて反時計回りに2～3針かけて near side の中央で糸を結紮する．なお，初めのパラシュートは2針でもよい．

Type 3 吻合　heel 5針/toe 時計回り（図6）[4]

LITA のトリミングは Type 1，2吻合と同じ．ただし LITA を LAD と平行に far side におく．OPCAB であればスタビライザーの split arm の上に乗せる位置である．運針は初めに LITA の heel 中央から2針手前を内-外に拾い，そのまま針はかえずに LAD の2時の位置に外-内にかける．LITA の中央から1針手前を内-外にかけ LAD の1時に外-内にかけ，さらに ITA の heel の中央に内-外 LAD に外-内にかける．4針目，5針目も同様に LITA 内-外・LAD 外-内に11時・10時の位置にかける．5針かかったところで LITA を LAD に接合させ，針をかえて，far side の LAD の内にある針を内から外にかけて外に出し，far side から時計回りにサイドは3～4針，toe は5針，near side は3～4針，LITA は外-内，LAD は内-外にかけて near side の heel 側で糸を結紮する．

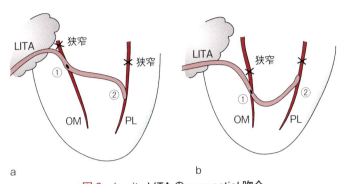

図8 *in situ* LITA の sequential 吻合
a, b：いずれも縦の側側吻合と端側吻合で ① → ② の順に行う

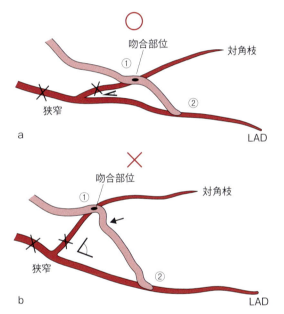

図7 *in situ* LITA の対角枝と LAD への sequential 吻合
吻合順は ① → ②．
a：対角枝が LAD から鋭角に分枝している．スムースに走行する．
b：対角枝が LAD から広角に分枝していると kink (↓) を起こす．

in situ LITA による対角枝と LAD の sequential 吻合

　吻合は初めに対角枝に縦の側側吻合を行い，OPCAB では対角枝にフローを流したままブルドッグ鉗子をかけて LAD の端側吻合を行う．なお，対角枝の分枝角度が広角な場合は *in situ* LITA が途中で kink してしまうことがある（図7）．このような高位広角の対角枝には，回旋枝グラフトの一番目の sequential 吻合を行うのがよい．

in situ LITA による回旋枝分枝（OM，PL）の吻合
端側吻合

　特に *in situ* LITA-LAD と異なる点はない．心臓を脱転したときに LAD で far side であったものが術者から見て右側（尾側）にくるだけである．Type 1 吻合で最後に行った 2～4 時の順手の 3 針は，パラシュートを終えてグラフトを降ろした時点で先に縫っておくほうが OM，PL の吻合では楽である．Type 2，3 の吻合法は LAD の場合と全く同じ手順で施行できる．

縦の側側吻合による sequential 吻合

　通常 *in situ* LITA と回旋枝分枝への sequential 吻合では，初めに HL や OM に対して縦の側側吻合（パラレル吻合）を行い，その後に PL への端側吻合を行う（図8a）．これによって OPCAB では順次バイパスからの血流を供給することができる．また狭窄の位置によっては，図8b のパターンも可能である．ITA の径が小さい場合は，通常 SVG や RA で用いられる横の側側吻合（ダイヤモンド吻合）は行わない．

SVG（RA）と回旋枝分枝の端側と sequential 吻合

　回旋枝分枝に対する SVG（RA）動脈の端側吻合も運針の基本は LITA-LAD の吻合と同じである（糸は 7-0 で針は 7～8 mm）．これらは ITA よりも径の大きなグラフトであるので吻合は比較的容易である．回旋枝分枝に対する sequential 吻合は，初めに末梢側の PL に端側でつなぎ，次に OM に側側で吻合する（図9）．側側吻合では ITA と異なり径が太いのでダイヤモンド吻合が選択される．ダイヤモンド吻合であってもグラフトに切開

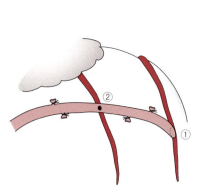

図 9 SVG/RA による sequential 吻合
① 端側，② 側側（ダイヤモンド）で ① → ② の順に吻合する．

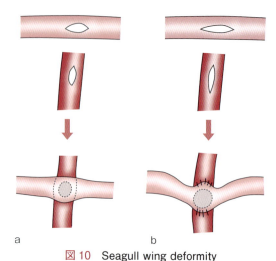

図 10 Seagull wing deformity
a：Seagull wing deformity を防ぐためにはグラフトの切開を
グラフトの直径以下にする．
b：Seagull wing deformity

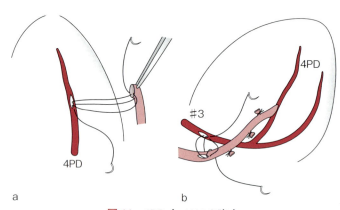

図 11 4PD と 4AV の吻合
a：SVG と 4PD の端側吻合
b：SVG による 4PD，#3 への sequential 吻合

をおく際には，seagull wing deformity を防ぐためにグラフトの切開長はグラフトの直径を超えないようにする[5]（**図 10**）．

SVG と RCA(#3)と 4PD，4AV の吻合

4PD，4AV に対する端側吻合を**図 11**に示した．LAD との吻合とはちょうど鏡面になる．RCA(#3)に関しては toe 側からの吻合を推奨している海外の教科書もあるが，本邦では heel 側から縫うのが一般的である．なお，#1 あるいは #2 に狭窄があり，さらに 4AD か 4AV がある場合は**図 11**のような sequential 吻合が選択される．

SVG 部分と上行大動脈との吻合

鉗子を使って吻合する方法と各種吻合デバイスを用いる方法に大別される．**図 12**に部分遮断鉗子を使って吻合する方法を示した．部分遮断鉗子は C 型のものがより安全と思われるが，いずれにしても血圧を下げて行うことが大動脈解離予防に肝要である．吻合デバイスに関しては本章 8 を参照されたい（⇒170 頁）．

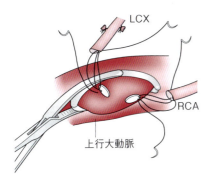

図 12　SVG と上行大動脈の吻合

コツと勘所　端側吻合と縦の側側吻合の比較

端側吻合では toe の狭窄をいかに防ぐかがポイントとなる．このためにはグラフトのトリミングの際に先端を尖らせないことである．2 mm 以下のグラフトでは bevel cut は避け直角に切って，バックスリットのみを冠動脈の切開長の 2 割増で入れることである．側側吻合では toe の狭窄に気を使わなくてよいうえに，切開長も吻合中に延長できるメリットがある．しかし，どちらの吻合法であっても toe と heel では冠動脈側の bite を大きく取ると狭窄が起こる．

コツと勘所　グラフトのねじれ防止法

グラフトのねじれは ITA，SVG，RA，RGEA ともグラフトの背側にマーカーで縦のラインを入れることで防ぐことができる．特に full skeletonize した際には必須である．

コツと勘所　内膜損傷の予防

内膜損傷はグラフト閉塞の主因と考えられる．血管を掴むときは外膜よりむしろその外側の結合織を掴む感覚が大切である．血管内への鑷子などの挿入は厳に慎むべきである．

コツと勘所　再吻合を躊躇しない

ドプラなどの検査で，吻合したグラフトの流量および波形パターンが適切でないときは躊躇なく吻合を take down して再吻合を行う．

コツと勘所　末梢側で妥協しない

吻合時間を短縮する目的で冠動脈の切開を小さくすることは厳に慎むべきである．吻合口が経年的に内膜の過形成で狭くなることは周知の事実である．また冠動脈切開時に toe 側の狭窄や硬化病変を残すとグラフトが早期に閉塞する．そのような場合は躊躇なく末梢側へ切開を伸ばして，グラフトを大きめにトリミングして onlay patch 形成を行うことである．

● 文献

1) 冠動脈外科学会全国アンケート調査結果，2015
2) Acar C, Jebara VA, Portoghese M：Revival of the radial artery for coronary artery bypass grafting. Ann Surg. 1992；54：652-660
3) 小坂眞一：冠動脈外科学会会長特別講演；冠動脈バイパスグラフトは何故詰まるのか？―グラフト開存を決定する3大要素（2007年7月15日，京王プラザホテル）
4) 南淵明宏：CABG テクニック．pp45-51，医学書院，1997
5) 小坂眞一，庄司 佑：冠状動脈バイパス手術手技．pp114-123，南江堂，1993

第8章 冠動脈手術（2）―吻合法

2 心筋保護液の追加を要さない conventional CABG

藤松利浩

A 適応と戦略

Off-pump CABG(OPCAB)が盛んな本邦においても，いまだに conventional CABG(on-pumpで大動脈を遮断，心筋保護液を基部から注入し心停止下に冠動脈吻合を行う)は信頼性の高い安全な外科的冠血行再建法として，primary CABG 全体の3割を占めている[1]．近年，心機能の悪い患者においては on-pump beating CABG が行われることが多いが，カリウム(K)添加心筋保護(blood cardioplegia：BCP)液を使用し，30分前後の短い遮断時間のなかで in situ LITA-LAD を含めた，ほぼすべての冠動脈吻合が施行されれば，術後低心拍出量症候群(LOS)を発生する可能性はきわめて低いことは，経験のある外科医であれば周知であろう．ポイントは，完全静止野で CABG に習熟した心臓外科医が型通りの吻合をきわめて短時間に能率よく行うことであり，この手術の要諦が存在する．したがってこの手術の適応は pump ハイリスク症例（脳血管動脈高度狭窄症例，肺機能低下症例，frail 症例など）を除くすべての CABG 適応症例であり，特によい適応は低左心機能(EF<35％)で多枝バイパスを要する症例である．

B 手術の手順と術式

以下，30分以内の大動脈遮断下に4本の冠動脈バイパス吻合を施行する手術の手順と手技上のコツを述べる．

1 グラフトの選択

4枝バイパスを行うにあたっては，左内胸動脈(LITA)あるいは右内胸動脈(RITA)，大伏在静脈

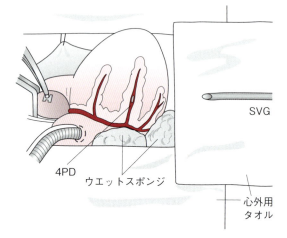

図1　SVG と 4PD の端側 T 型吻合

(SVG)，胃大網動脈(GEA)などいろいろなバイパス材を使って種々の吻合を行うことができるが，本術式では in situ LITA-LAD を基本として，冠動脈の他の3か所は1本のSVGを用いた sequential バイパスを常時選択する．

2 後下行枝(4PD)へのT型吻合

大動脈遮断後，aortic root から順行性にK添加BCP液(K 40mEq/L)を 1,000～1,200 mL 注入する．心停止後，2つのスポンジを心臓の下に入れ，心臓を脱転することにより4PDを視野の中心におく（図1）．次にSVGを腹部（尾側）に置き，7-0 Prolene を2針SVGと4PDにかけ，グラフトに下ろし，後は合計12針をすべて逆手で one motion の連続縫合でT型の端側吻合を行う[2]（図2）．結紮に際してはSVの断端に留置したベッセルカニューラから注射器に入れた BCP液を入れて，漏れのないことを確認しながら行う．結紮を行ったのち吻合部の直上のSVGにブルドッグ鉗子をかけ，また十分圧をかけて張ったSVGのベッセルカニューラの手前にブルドッグ鉗子をか

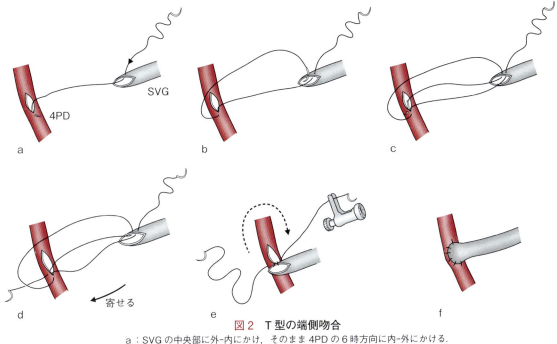

図2 T型の端側吻合
a：SVGの中央部に外-内にかけ，そのまま4PDの6時方向に内-外にかける．
b：SVGの左側に外-内にかける．
c：SVGの7時方向に内-外にかける．
d：グラフトを4PDに寄せる．
e：時計回りに運針を行う．
f：T型吻合完成．

ける．そののち，SVGを心臓の左側に移動させて，次に吻合するPLに距離を合わせる．

3 後側壁枝（PL）へのダイヤモンド吻合

心臓を左右に動かして距離をチェックし，若干遠目にSVGの吻合部を決定したのち，PLを15番メスで剝離し45度のマイクロフェザーメス（K-745）で切開する．圧をかけて張ったSVGをPLの切開部に合わせて11番メスで約7mm前後の縦切開をおく．図3のように逆手で7-0 ProleneをSVGにかけ，図4のようにPLの右側中央にかける．そしてPL側に下ろし，初めの2〜3針以外はone motionの連続縫合12針にてダイヤモンド型の側側吻合を行う．糸を結紮する際は4PDと同様にBCP液を注射器から注入しながら，出血がないことを確認して結紮を行う．

4 鈍角辺縁枝（OM）へのダイヤモンド吻合

OMに対してもPLと同様に3本目の吻合を行う．この時点で遮断時間は20分前後である．

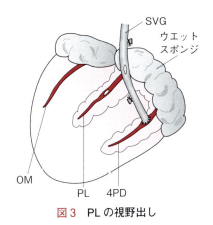

図3 PLの視野出し

5 LITA-LAD吻合

LITA-LAD吻合においてはLITAを助手の摂子2本で宙に浮かせた状態で，7.5 NespyleneにてLITAとLADのheelに各3針をおいたのち，LITAをLAD側に下ろし，その後は側壁に2針，toeに5針，側壁に2針，計12針にて端側吻合を行う（図5）．

LITAの中枢側のブルドッグ鉗子を外し，出血

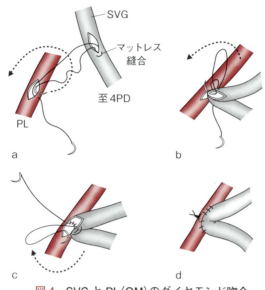

図4 SVG と PL(OM)のダイヤモンド吻合

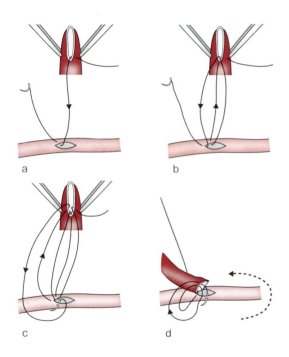

図5 LITA-LAD(heel 中央3針，以下反時計回り)

がないことを確認したのち，糸を結紮し大動脈の遮断を解除する．この時点で遮断時間は30分前後である．

6 SVG の中枢側吻合

人工心肺の flow を一時的に下げて，partial clamp を上行大動脈に gentle にかけて OM-PL-4PD に吻合した SVG の中枢側吻合を行う．大動脈の吻合口は11番メスにて三角形にくり抜く．吻合は 6-0 Prolene で3針のパラシュート吻合の後連続縫合にて上行大動脈に端側吻合を行う．

7 吻合の評価

トランジットタイム血流計にて LITA-LAD の flow および Ao-SVG による OM-PL-4PD の SVG の sequential graft の flow を測定後，さらに SPY® にて術中グラフト造影を行い，すべての吻合および末梢へ良好な flow run を確認する．こののち pump からウィーニングを行う．止血を確認したのち，ドレーンを挿入し，型のごとく閉胸して手術を終了する．

コツと勘所　Conventional CABG のポイント

どんなに心機能が悪い症例で，かつそれが4本バイパスであっても，1回のきわめて短い遮断時間で行えば，ほとんどの患者において人工心肺からの離脱は容易で，何ら問題なく手術を終了し術後管理を行うことができる．

C 成績と今後の課題

過去6年間約300例の症例の平均大動脈遮断時間は30分，人工心肺時間は48分であった．また，

いずれも術中および術後の経過は順調に回復した．SPYにて1例のみLITA-LADの造影が不良であったが，off-pump下に再吻合を行い，大過なく退院した．Four distal anastomoses in a half hour cross clamp timeの吻合ポイントは2～3針のパラシュート吻合ののち，グラフトを寄せてone motionでグラフトと冠動脈を縫い上げる方法でありOPCABにもフィードバックされる技術である．

● 文献

1) 冠動脈外科学会全国アンケート調査結果．2015年
2) 小坂眞一：冠状動脈バイパス手術手技．応用編第2章 大伏在静脈のsequential grafting. p129, 南江堂, 1993
3) Takahashi M, Ishikawa T, Higashidani K, et al： SPY：an innovative intra-operative imaging system to evaluate graft patency during off-pump coronary artery bypass grafting. Interact Cardiovasc Thorac Surg. 2004；3：479-483

第8章 冠動脈手術(2)─吻合法

3 Off-pump CABG(OPCAB)の適応と基本手技

沼田 智・夜久 均

A 適応と戦略

1 冠動脈バイパス術(CABG)の適応

2014年ESC/EACTSガイドラインでは，左主幹部病変と三枝病変で大きなコントラストがついた．左主幹部病変では経皮的冠動脈形成術(PCI)に対してSYNTAX scoreが22以下はClass I，23〜32はClass IIaとなり，一方，三枝病変ではSYNTAX scoreが22以下ではPCIがClass Iであるが，23以上ではClass IIIとなった[1]．また糖尿病患者の多枝病変で手術リスクが低ければCABGがClass Iとなった．すなわちCABGの適応はより複雑，多枝，末梢性病変をきたしている症例が中心となってきている．

2 人工心肺非使用冠動脈バイパス術(OPCAB)の妥当性

多くのOPCABと人工心肺を使用したCABG(ONCAB)の前向き無作為比較研究があるが，OPCABの優位性は示されていない[2]．一方で傾向スコア(propensity score)マッチング試験のメタ解析では死亡率，脳梗塞，心筋梗塞，腎不全，長期間人工呼吸ともにOPCABで低いと報告されている[3]．無作為試験とレジストリー研究で結論が分かれているが，これは症例群の違いに起因する可能性がある．無作為試験の症例は低リスク症例が中心だからである．人工心肺の悪影響を回避すべきハイリスク症例にこそOPCABの利点があると言えるかもしれない．

本邦では全CABGの60%以上がOPCABで施行されており，その傾向は最近10年以上変化していない．報告されている手術成績は良好で，日本ではOPCABの妥当性は高いと思われる[4]．しかし，最も重要なのは完全血行再建であり，OPCABで行うことを優先して完全血行再建が行われなければ手術の目的を達しているとは言えない．各外科医，各施設が自施設の状況を鑑みて手術法を決定することが好ましいと思われる．

B 手術の手順と手技

当院では，単独冠動脈バイパス術は90%以上OPCABで施行されている．本項では当院のOPCABの方法について述べる．

1 グラフトデザイン，採取

右内胸動脈(RITA)−左前下行枝(LAD)，左内胸動脈(LITA)−左回旋枝(LCX)，大動脈+大伏在静脈(SVG)−右冠動脈(RCA)または右胃大網動脈を基本とし，複数の病変がある場合はsequential graftを多用する．橈骨動脈は使用していない．

内胸動脈，右胃大網動脈は超音波メスを使用したskeletonize法を用いて採取している．大伏在静脈は下腿から採取し，脂肪組織を完全に除去しないように，また前拡張も行わないようにしている．

2 開胸

開胸器は独自に開発したものを使用し，右側の胸壁を挙上する形(RITAを採取するときと同様)で末梢側吻合を行う．特にLCX領域の吻合の際には心尖部が右胸壁の下に完納されるようにする．OPCABの場合，心臓脱転時の血圧低下を防ぐため，心臓の右側の構造物を取り除く必要がある．また右側の心膜も圧迫の原因となるため，切開して心臓への圧迫を解除する．横隔膜上の心膜を自由縁から下大静脈に向かって垂直に切開し心膜を横隔膜から剝離する．また右内胸動脈の走行路として胸膜と胸腺組織の間を切開し，さらに切開を上大静脈直上の心膜まで延長する．これらの

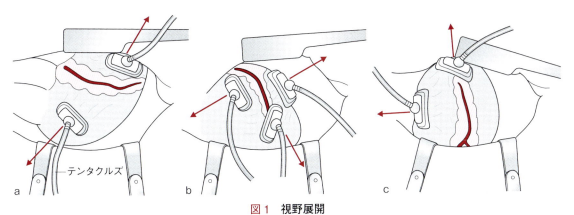

図1 視野展開
a：LADの展開　b：LCXの展開　c：RCA，4PDの展開

操作により右側の心膜の圧迫を解除できる．その際に胸膜はできる限り切開せずに残す．左内胸動脈の走行路も同様に左胸膜と胸腺組織の間を切開し，心膜を肺動脈主幹部まで切開する．

3　視野展開（図1）

吻合の順番は原則，①（中枢側吻合が必要なグラフトがあれば）中枢側吻合，②LAD吻合，③LCX吻合，④RCA吻合としている．On-lay patchなどを行う場合は最後にするようにしている．

ハートポジショナーとしてテンタクルズを好んで使用し，視野展開を行っている．LADの視野展開には左手で心臓の左側を軽く持ち上げテンタクルズのアームをLADの左側に平行に付け，左側に牽引する．2つ目のアームを右心室の前面に付けて右側に牽引する．これにより右心室の内腔を広げることができ，安定した血行動態の維持に寄与する．LCX領域の視野展開には手術台をコントロールし下肢挙上，右側を下とする．吻合する血管の両側に1つずつアームを装着し，枝の末梢部にもアームを装着する．バイタルサインに注意して複数のアームを同時に牽引し，徐々に心臓を右側に牽引する．心尖部が右胸壁下に収めるようにすると視野がよくなる．吻合すべき枝が自分に向かってくるようにコントロールすると吻合しやすい．RCAの露出の際には鋭縁のすぐ下面と後下行枝の末梢に付け，心尖部が天井を向くようにアームを頭側に牽引する．

すべての吻合が終了したら心囊内に心臓を丁寧に収容する．

4　固定，切開

ターゲット冠動脈の固定にはオクトパス，アクロバットなどのスタビライザーを使用している．固定後にまず，Beaver®メスを用いて冠動脈上の結合組織を切開する．冠動脈中心線のみを切開し，過剰に剥離をしない．手指やメスの感触，肉眼的所見で動脈の性状を確認し，吻合しうるかどうか判断する．吻合可能であれば切開予定部分の中枢側にリトラクトテープをかけ，中枢側の血流を遮断する．吻合するグラフトを実際に冠動脈に当ててグラフトの切開部位を決定する．その後，グラフトを6-0ポリプロピレン（PPP）糸で胸壁に固定する．冠動脈の切開はまずスピッツメスを刺入し，刺入部位から切開を延長する．切開長は8mm程度（やや大きめに感じる程度）とする．前下行枝の場合は内シャントを挿入しているが，他の部位では必ずしも使用していない．グラフトの切開もスピッツメスを使用するが，非常に容易に解離してしまうので刺入するのみとし，跳ね上げるようなメスの動きをしないように注意する．切開をマイクロ剪刀で刺入点から中枢，末梢側に延長する．われわれは原則縦の側々吻合を行っており，切開長は冠動脈の切開部と同じサイズにする．

5　吻合法
末梢吻合（図2）

グラフトの長さに余裕がない場合を除き，側々吻合を行っている．側々吻合の利点は，①コブラヘッド型にする必要がない，②冠動脈切開とグラフト切開が同じ形なので吻合のイメージがしやす

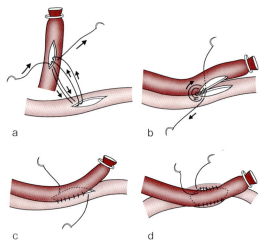

図2 側側吻合によるグラフト冠動脈吻合

い，③吻合後に遠位端を切開しグラフトフローを確認できる，④グラフト末梢を把持できるので吻合時のグラフトにテンションをかけやすい，⑤吻合する冠動脈に対してグラフトの径が大きい場合にも吻合の形を気にする必要がないなどである．

末梢側吻合にはすべて8-0 PPP糸を使用している．末梢側吻合はすべての吻合に同様の方法をとっている．すなわち最初の運針はグラフトのheelに内-外に行い，同じ糸で冠動脈切開部のheelから1針外れた場所に外-内で刺入する．同じ糸をグラフトのheelから1針動いた場所に内-外にかける．さらに冠動脈の外-内に刺入し，グラフトの内-外にかける．この状態でパラシュートテクニックを行い，グラフトと冠動脈を接合させる．今まで使用した糸とは反対の糸で冠動脈のheelに内-外で刺入する．同じ糸でグラフトの外-内，冠動脈の内-外と刺入していきheel吻合を完了させる．糸を冠動脈から刺出した際に，糸のたわみが取れるまで糸を牽引する．この際にグラフトが内翻しないように，グラフトをソフトに牽引して吻合が外翻するように気を付ける．運針が終了したらグラフトの血流を再開し，空気抜きを行い，吻合部に温生理食塩水をかけながら両方の糸をゆっくり牽引する．吻合部からの出血が丁度止血されたところで結紮する．終了後，側側吻合の遠位端を切開しグラフトフローが障害されていないか確認する．吻合部の出血がなければグラフトを心表面に6-0で固定する．吻合ごとに血流量計を使用してフロー測定を行う．吻合に懸念がありそうな場合はSPY®を使用して確認している．

中枢側吻合（図3）

吻合デバイスを使用し，Enclose® IIを最も頻用している．Enclose IIでは，吻合口以外に大動脈にデバイスを挿入する刺入点が必要になるが，吻合口を比較的大きくとることができる．まず，上行大動脈の性状をダイレクトエコーで確認し吻合口を決定する．右冠動脈であれば右心耳と右心室の間をトンネル状にくぐるようにグラフトが通過し，かつ右室心筋で角度が急峻にならない部位をイメージしている．左冠動脈の場合は肺動脈を自然なラインで越えていけるように設定する．吻合口は全くの円形にせず，長軸方向に延ばし長楕円形にする．グラフトを胸壁に固定する．吻合は端側吻合とし，グラフトのcutbackは吻合口よりやや長めにする．吻合には6-0強彎針を使用する．まず，グラフトのheelに内-外でかけ，すぐ横に外-内で戻り，heelの頂点はマットレス縫合とする．その針で時計回りに大動脈の内-外，グラフトの外-内で運針しグラフトの三角の頂点まで進む．その段階でパラシュートテクニックでグラフトと大動脈を接合し，反対の糸で反時計回りで運針する．最後に大動脈壁側に抜いた糸同士を結紮するが，このとき大動脈がカッティングしないように自己心膜のプレジェットに通してから結紮する．

> **コツと勘所　OPCAB技術の保持**
>
> OPCABは，吻合手技の困難さが問題となる．施設ごとのOPCAB症例数が多いほど病院死亡率は低下するが，ONCABではそのような相関は乏しく症例数で病院死亡率は変わらないという報告もある[5]．これはOPCABの技術的な問題点，すなわち技術レベルを保つのには一定の症例数を必要とするという現実を反映していると思われる．世界的に冠動脈バイパス症例が減少し，適応となる冠動脈疾患の複雑さが悪化するなか，高い吻合技術を習得し，維持することは今後は困難になってしまう可能性がある．一定のレベルに到達した外科医でもウェットラボやドライラボでの吻合を日常的に行い，吻合の技術レベルを保ち，向上することが重要であると考える．

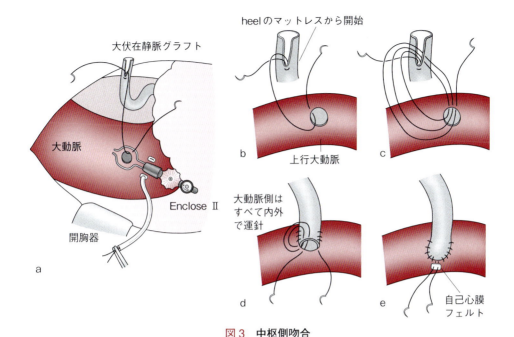

図3 中枢側吻合

C 手術成績と今後の課題

　1998～2015年に京都府立医科大学附属病院で施行された単独CABGは1,302例である．うち不完全血行再建だった156例を除外した1,146例のうちOPCABは935例(81.5%)であり，ONCABは211例(18.5%)である．2002年以降は85%以上の症例でOPCABが施行されている．平均バイパス本数は両群ともに3.3本である．30日死亡率はOPCABで0.6%，ONCABで2.4%である．

　術前因子をpropensity score adjustmentを行ってマッチングした検討では30日死亡，術後感染，長期人工呼吸器管理，周術期心筋梗塞に関してOPCABが有意差をもって頻度が低い．遠隔期の検討では死亡率，PCI率，MACCE率で両群間に有意差はない．これらの結果から当院におけるOPCABを基本とした冠動脈血行再建術は妥当であると考えられる．

文献

1) Windecker S, Kolh P, Alfonso F, et al：2014 ESC/EACTS Guidelines on myocardial revascularization. Eur Heart J. 2014；35：2541-2619
2) Møller CH, Penninga L, Wetterslev J, et al：Off-pump versus on-pump coronary artery bypass grafting for ischaemic heart disease. Cochrane Database Syst Rev. 2012；3：CD007224. doi：10.1002/14651858
3) Kuss O, von Salviati B, Börgermann J, et al：Off-pump versus on-pump coronary artery bypass grafting：a systematic review and meta-analysis of propensity score analyses. J Thorac Cardiovasc Surg. 2010；140：829-835
4) 沼田 智，山崎祥子，夜久 均：心臓血管領域　正中切開下人工心肺非使用冠動脈バイパス―傾向スコアを用いた人工心肺使用バイパス術との比較．胸部外科．2016；69：573-580
5) Konety SH, Rosenthal GE, Vaughan-Sarrazin MS：Surgical volume and outcomes of off-pump coronary artery bypass graft surgery：Does it matter? J Thorac Cardiovasc Surg. 2009；137：1116-1123

第8章 冠動脈手術(2)—吻合法

4 *in situ* BITA+free RA/RGEA(I-composite graft)による多枝 OPCAB

金村賦之

A 適応と戦略

　冠動脈バイパス術は虚血性心疾患に対する治療の選択肢の1つであるが，特に多枝病変や糖尿病患者，低心機能症例などでは，経皮的冠動脈形成術(PCI)よりも優先されるべき治療とされる．特に左冠動脈領域に対して両側の内胸動脈(ITA)を用いることにより，遠隔期の生命予後が改善するということもよく知られるところである[1,2]．しかしながら，心拡大症例や，右冠動脈にも病変を有する症例など，*in situ* BITA のみでは血行再建が困難な症例については，内胸動脈を補完するグラフトを必要とする．

　BITAに次ぐグラフトとしては，橈骨動脈(RA)，右胃大網動脈(RGEA)，大伏在静脈(SVG)などが用いられるが，種々の条件により使用できるグラフトが制限されることも多い．透析患者であればRAは使いにくく，下肢閉塞性動脈硬化症患者であればSVGの使用はためらうであろう．また上行大動脈の石灰化のため，大動脈冠動脈(AC)バイパスを行うことができない場合は，両側のITAを in flow とする吻合戦略を考慮する必要がある．

　まず前下行枝(LAD)にLITAを吻合するのは，若年者で再開胸の可能性が考えられる場合や，心拡大のため前下行枝の吻合予定部にRITAが届かない場合，LADと対角枝を sequential 吻合せざるをえない場合などが挙げられる．この場合，必然的に回旋枝領域にRITAを用いることになる．解剖学的にRITAはLITAと比較してやや短いため，回旋枝でも鈍縁枝(OM)までしか届かないことが多い．そのためRAや free RGEA を用いてITAを延長する形でI-composite graft を作成しOMと後側壁枝(PL)に吻合する．逆にLADに

RITAを吻合する際には，LITAを用いてOMとPLに吻合することが可能であるため，通常は composite graft を作成する必要はない．しかし，上行大動脈がuntouchableで右冠動脈(RCA)領域までカバーする必要がある場合には，同様にRAやRGEAを用いてITAを延長する．

B 手術の手順と手技

1 切開〜グラフトの採取

　胸骨正中切開を行い，心膜は逆T字切開しておく．右側心膜は上大静脈(SVC)で翻転するところと，下大静脈(IVC)付近の横隔膜面に大きく横切開を加えておく(図1)．これにより心臓を脱転させたときに，右側心膜で右房が圧迫され血圧が低下することを防ぐことができる．最初に上行大動脈の石灰化を確認するため，epiaortic echo を行う．この時点でAC バイパスが可能かどうかを判断し，吻合戦略を確定するためである．LITAの

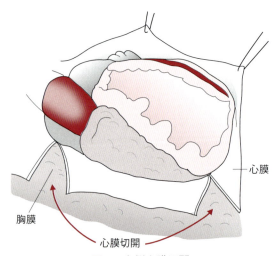

図1　右側心膜切開
術者側に大きく開ける．

154

採取と同時にRAの採取を行うが，左手にシャントを有する透析患者や，左橈骨動脈からカテーテルを行っている場合などRAが使用できない症例では，正中切開を下方に延長し開腹したのちにRGEAの性状を確認する．

ITAの採取には筆者は電気メスを15 Wの低出力で用いている．中枢は第1肋間動脈まで確実に剝離し，クリップをかけて離断する．末梢は上腹壁動脈と筋横隔動脈の分岐するところまで剝離を進める．間に存在する肋間動脈はクリップにて止血するか，鑷子でつまんで電気メスで凝固切離する．LITAに続いてRITAを採取したのちに，RGEAの採取に移る．RGEAは超音波メスを用いてskeletonize法にて採取する．Sequential吻合を行うためと，できるだけ長いグラフトを採取するためである．グラフトを採取し終えたところでヘパリンの全身投与を行い，ACTが300秒を超えたことを確認してグラフトを切離する．ITAには3倍希釈のミルリノンを注入し，切離端をクリップにて閉鎖して，自己圧にてspasmを解除しておく．

2 吻合

吻合はまずLADより開始する．左側心膜にやや深めにかけた糸を牽引することで，LADの吻合予定部位は正中に見えてくる．スタビライザーは術者側に固定する（図2）．スタビライザーのアームを術者の左手でホールドすることで安定した吻合が可能になるのと，助手から術野が見えやすくするためである．LITAを吻合する際には開胸してLITAが肺の下を通るようにして，最短距離でLADに到達できるようにする．RITAを吻合する場合には，必ず右の胸腺の下を通し胸骨と癒着しないようにする．

吻合予定部の冠動脈外膜をBeaver® メスにて十分剝離して，尖メスでカットする．吻合口は8 mmほど切開し，ITAはその1.2倍程度cut backする．グラフトはfar sideに置き，グラフトの中-外，冠動脈の外-中に運針していく．6針ほどでheelを回りグラフトを降ろす．次いでfar sideを逆手で運針していき，toeを回りnear sideで結紮する．吻合終了後はITAの外膜をepicardiumに1針固定して，脱転時に吻合部が引っ張られて裂けないようにしておく．ドプラ血流計にて拡張期優位の血流であることを確認する．

3 I-composite graftの作成

LADの吻合が終了したところで，I-compositeを作成する．ITAと比較して一般的にRAやGEAは血管径が太いため，端端吻合を行うとITA側が扁平となり狭窄を作ることがある．そのため端側吻合にてcompositeを作成することが多い（図3）（本章1 Type 3吻合参照，⇒142頁）．RITAに吻合して回旋枝領域をカバーする場合，右の胸膜外脂肪を十分に剝離し上大静脈のすぐ上を通るようにして，グラフトをtransverse sinusを通過させて左心耳の横に誘導する．

回旋枝領域と右冠動脈領域の展開には，1本のdeep pericardial sutureを用いる．基本的にハートポジショナーは用いない．心尖部が天井を向くようにし，麻酔科に依頼して手術ベッドを術者側に傾けることで，良好な視野，安定した血行動態で吻合可能である．脱転後に僧帽弁逆流（MR）が増強し血行動態が不安定になる場合には，いったん脱転を緩め血行動態の改善を図るか，人工心肺のサポートも検討する．

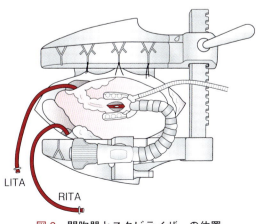

図2　開胸器とスタビライザーの位置

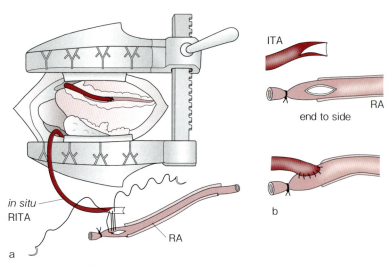

図3 I-composite graft の作成（ITA＋free RA/RGEA）

コツと勘所　Sequential 吻合の順序

Sequential 吻合の順序のポイントは，最も狭窄度の強いターゲットを最も遠位にすることである．右冠動脈が完全閉塞病変であれば，回旋枝を先に吻合し右冠動脈を最終とする．逆の場合には右冠動脈を先に吻合することになるが，その場合 composite graft は右房側に最短距離で降りてくるように routing する．最終吻合部位にヘアピンカーブ様に吻合せざるを得ない場合には，reverse flow となるよう吻合することもある．いずれにせよ，血流を無理なく冠動脈に誘導することを心がけている．

コツと勘所　吻合法の選択

側側吻合の形態には縦につなぐパラレル吻合と横に直交するダイヤモンド吻合の2通りを用いている．グラフトの走行経路により吻合形態を決めることが多いが，ダイヤモンド吻合を行った場合の引きつれを危惧して，ITA を吻合する場合には parallel 吻合を選択することが多い．しかし，血管径が太ければどちらの吻合法を用いても成績に変わりはない．大事なことはグラフトに無理な屈曲を強いることがないように routing することである．

4　回旋枝の吻合〜閉胸

回旋枝の吻合も LAD と同じく，順手でグラフトの中-外，冠動脈の外-中に運針していく．手術台を傾けても吻合面は垂直に近いため，heel および toe の部分は針を鎌状に把持して冠動脈に刺入する．右冠動脈の吻合は，far side にグラフトを置くが，運針は他と同じくグラフトの中-外，冠動脈の外-中で行う．すべての予定吻合が終了したのちに，もう一度ドプラ血流計にてグラフト血流を確認する．問題なければプロタミンの投与を依頼し，速やかに閉胸する（図4，5）．

C　手術成績と今後の課題

2015年1月〜2016年6月の18か月間に，当院にて施行した心拍動下冠動脈バイパス術141例のうち，24例に ITA と free graft の I-composite graft を作成してバイパスを施行した．そのうち20例が RITA との composite graft であった．24例の composite graft の平均バイパス数は2.1本で，術後冠動脈 CT 検査を施行した22例では，すべての吻合箇所の開存を確認することができた．I-composite graft を作成した ITA において十分な血管径が確保されていたことから，血流量としては問題ないと判断している．なお今後の課題として，composite graft の遠隔成績の評価を行うことが必要と考えている．

Q&A

Q1 I-composite graft で冠動脈は何か所まで吻合が可能ですか？

A1 RA でも GEA でも，単独で1領域をカバーで

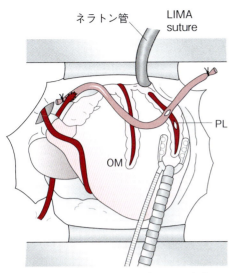

図4　I-composite graft と PL の吻合
手術台は near side に傾ける．

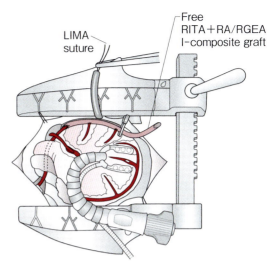

図5　I-composite graft と 4PD の吻合
手術台は頭側に傾ける．

きることから，少なくとも2〜3か所の吻合が可能です．

Q2 標的冠動脈に対して"流量負け"を起こさないでしょうか？　またY-composite graft との使い分けは？

A2　RAについては，狭窄度の緩い血管に使用されると狭窄を起こしやすいと言われています[3]．そこで流量負けを起こさないためには，sequential 吻合の順番を考慮する必要があります．狭窄の緩い標的血管を中枢に，狭窄の強い標的血管を末端吻合部位にすることで，ITAに対する flow demand を確保します．症例によっては冠動脈-冠動脈間の血流を認める場合もありますが，ITAが閉塞することはないでしょう．

　グラフトの走行デザインによってY-composite graft を作成したこともありましたが，ACバイパスにおいて作成したY-composite graft と比較して，in situ ITA の場合は絶対的な流量に不安があること，さらには，いわゆる"血流の取り合い"の問題もあることから，筆者はあまり選択しません．

Q3 SVGとの composite graft ではどうですか？

A3　ITAとSVGとでは，血管径の差が強いこと，SVGは viable graft としての平滑筋細胞は著しく低下していると考えられることなどから，グラフトとして使用する優先順位は低いと言えます．

● 文献

1) Cameron A, Davis KB, Green G, et al：Coronary bypass surgery with internal-thoracic-artery grafts--effects on survival over a 15-year period. N Engl J Med. 1996；334：216-219
2) Lytle BW, Blackstone EH, Sabik JF, et al：The effect of bilateral internal thoracic artery grafting on survival during 20 postoperative years. Ann Thorac Surg. 2004；78：2005-2014
3) Possati G, Gaudino M, Prati F, et al：Long-term results of the radial artery used for myocardial revascularization. Circulation. 2003；108：1350-1354

第8章 冠動脈手術(2)—吻合法

5 *in situ* BITA + *in situ* RGEA による多枝 OPCAB

浅井 徹

A 適応と戦略

　冠動脈バイパス手術とカテーテル治療の最も大きな違いは，治療後の予後の違いにある．冠動脈バイパスは重症三枝冠動脈病変や左主幹部病変を有する高度動脈硬化性疾患において，単に胸痛を取る症状の改善だけでなく，将来起こりうる心筋梗塞や心臓死の発生率を長期間にわたって低下させる効果がある．ただし，その効果はバイパス手術で用いるグラフトの開存にかかっている．

　内胸動脈(ITA)はグラフト長期開存率に優れることが知られているが，これは標的冠動脈が左前下行枝，左冠動脈領域のとき最も優れている．また，*in situ* ITA は free ITA より開存率が優れる．両側内胸動脈(BITA)を左冠動脈領域の2つ(以上)のターゲットにバイパスすることが，長期において最も劣化しないバイパスのスタイルであることは疑問の余地がない．最新の心拍動下冠動脈バイパス術(OPCAB)の時代でも *in situ* BITA は片側内胸動脈(SITA)と比べ長期臨床成績で優れることが示されてきた[1]．我々は過去15年間一貫して，最高の長期効果を保つ手術として *in situ* BITA を skeletonize して左冠動脈領域に使用している．Skeletonized BITA 採取法(図1)は手術手技による胸骨や前胸壁の虚血と創治癒遅延と感染に対してリスクを軽減する効果がある[2]．また，*in situ* skeletonized RITA(右内胸動脈)は左前下行枝(LAD)に対して左内胸動脈(LITA)と同等の高開存率を示すことや再胸骨正中切開が安全に行えることも明らかになってきた[3]．

　in situ skeletonized RGEA(右胃大網動脈)は，ITA に次ぐ *in situ* で使用できる動脈グラフトでその長期での動脈硬化性劣化は少ない．筆者が開発した簡便なハーモニックスカルペルを用いる剝離法(図2)[4]で RGEA は skeletonize でき，その血管径は増大し良好な状態のバイパス血管を得ることが可能となる．また，RGEA 近位部の血管は末梢部に比べ攣縮が生じにくいことが明らかになった．幽門輪のレベルから性状がよく，太く攣縮になりにくい部分を中心に skeletonize した *in situ*

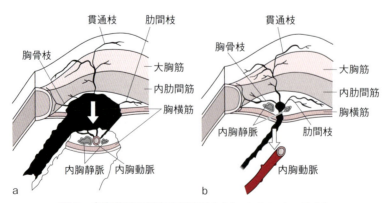

図1　内胸動脈の従来的採取法(a) と skeletonize 法(b)
内胸動脈(ITA)の採取法．従来は動脈の周囲組織ごと一塊にして採取していたのに対し，skeletonize 法は周囲組織はできるだけ温存し動脈だけをきれいに採取する方法．胸壁虚血を減じ，感染リスクを軽減する，また内胸動脈の長さ，太さを増す，グラフト評価がしやすいなどの利点がある．

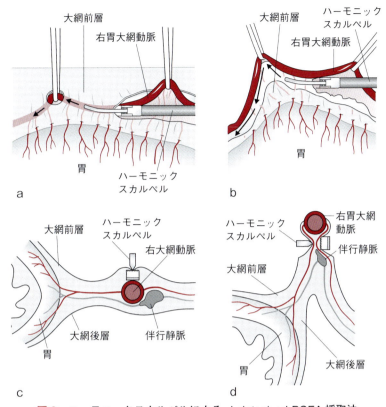

図2 ハーモニックスカルペルによる skeletonized RGEA 採取法

 RGEA を使用したバイパスは，我々の長期のデータで開存率[5]も臨床成績[6]も良好である．
 このようなグラフトアレンジを施した OPCAB（図3）には多くの利点がある．まず，上行大動脈手術操作が全くないこと，次に拍出する自然な心臓のサイズと形態で正確なグラフト長でバイパスデザインしやすいこと，出血が少ないことなどである．これらのバイパス血管は OPCAB ならではの周術期の凝固能亢進があっても静脈のようにグラフト閉塞に陥りにくい．

B 手術の手順と手技

 胸骨正中切開を剣状突起以下へ約 5 cm 心窩部に延長する．ITA 剥離の前にこの部位から RGEA の拍動と性状を確認しておく．この時点で RGEA の使用を断念する割合は 3％未満である．
 Delacroix 開胸器を用いて LITA の剥離を始める．内胸静脈の走行は筋膜越しにかなり見えるため，その 5 mm 内側に血管に平行に筋膜を切開す

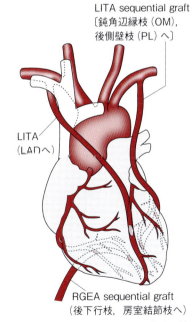

図3 in situ BITA+in situ RGEA による5枝 OPCAB の例

る．できるだけ組織を焼灼せずにまず内胸静脈（ITV）の下縁を skeletonize しながらその奥のITA の外膜に達する．動脈と静脈の間の層を電気メスの先端を使い，焼灼せずに分けてゆく．この際，ITA の細い分枝を傷つけないようにしながら固定し，ある程度の長さを出しながら電気メスまたはハーモニックスカルペルで本管から最低1mm 離れたところで焼灼する．チタンクリップは使用してもよいが，熟練するとほとんど必要ない．この基本操作の繰り返しだけで，ITA は伴走静脈と胸壁から愛護的に分離できる．ITA 近位部はより太い分枝をもつが，先に内側方向の縦隔へ分かれる枝を処理したのち，胸壁への枝を処理すると効率的に行える．通常内胸静脈（ITV）は動脈より早く胸壁から内側で離れていくので，クロスするあたりで中クリップを用いて静脈を離断してその奥の動脈の視野をよくする．ITA の胸壁への枝はすべて処理して，鎖骨下動脈の背側に潜っていくレベルまで十分に剝離する．遠位側は第6肋間以下で上腹壁動脈と筋横隔動脈に分岐するレベル以下まで剝離する．ただし，この分岐部以下には動脈硬化や石灰化は生じることがあり，バイパス吻合にはその部分より中枢レベルで使用する．全体の走行にわたり，枝を処理して skeletonize したITA を剝離し終えたら十分にパパベリン塩酸塩希釈液に浸したガーゼに愛護的に包み，開胸しているなら肺組織の下に置いておく．

対側のITA 剝離に移る際にDelacroix 開胸器の胸骨ブレードで損傷しないように注意が必要である．術者は，対側に移り，全く同様な繊細な手技でRITA を skeletonize して剝離する．熟練すれば，BITA をほとんど出血なしに約30分で剝離できるようになるが，拙速よりむしろ正確な枝や周囲組織の分離に集中し，血腫や枝抜け解離など損傷のない両側内胸動脈を準備することがきわめて重要である．達人の域に入れば，内胸動脈だけでなく剝離した組織の破壊侵襲が少なく，胸骨治癒遅延や縦隔炎のリスクはさらに軽減するものと思われる．

RGEA の剝離（図2）は必ずしも大きな腹部正中切開を要しない．代わりに横隔膜を肝付着部まで縦切開して開腹する．まず，RGEA を約5cm ごとに細いゴムテープで確保してその間の漿膜をハーモニックスカルペルで開放する．続いて残り

の組織や枝をハーモニックスカルペルで切離する．腹腔内の壁の薄い組織には理想的で迅速な処理が可能となる．RGEA 近位部の血管は末梢部に比べ攣縮が生じにくいため，近位部は幽門輪のレベルまで十分に剝離し，遠位部は必要に応じて剝離する．側壁レベルまで in situ skeletonized RGEA は十分な太さで吻合は可能なことが多い．BITA とRGEA の剝離が終了したら，ヘパリンを投与して3本の in situ グラフトはそれぞれ遠位側末端で結紮し切離する．Free flow があることを確認して血管拡張薬（10倍希釈ミルリノン）を数mL 注入して再度パパベリン塩酸塩希釈液に浸したガーゼに包んでおく．

開胸器を開き，心膜縦切開をやや左側で行い，左側の心膜断端のみ2号絹糸で吊り上げる．さらに深部心膜糸（0 PDS）を下大静脈の左側と左肺静脈の下部にかけておき，これらの糸のテンションコントロールによって理想的な心臓ポジションのコントロールすることがOPCAB のコツである．

グラフトデザインは，3枝以上の場合，以下の原則で行っている（図3）．まず，LAD には independent なITA をつなぐこと．RITA もLITA も使用するが，そのITA には composite や sequential をできるだけ使用しない．LAD へのITA は特別に重要だからである．RITA をLAD に吻合した場合，残りのLITA は主に左冠動脈領域の重要な血管をターゲットとし，時に sequential で2か所以上を血行再建する．また，RGEA は右冠動脈末梢の後下行枝（PDA）や後側壁枝（PL）を主なターゲットとするが，時に回旋枝まで延長することも可能である[7]．吻合の順序は，通常心臓の脱転がごく軽度で済むLAD をまず先に行う．これにより血行動態はかなり安定し，残りの回旋枝領域，右冠動脈領域をバイパスする．筆者が行う吻合は，内シャントをほとんどすべての標的冠動脈で使用している．心筋保護下の心停止無血視野に比べると，心拍動下手術ではスタビライザーが発達しても多少の動きと，吻合口からの多少の出血がある．吻合の正確さを考えると不利な点であることを認めざるを得ない．内シャントはその弱点を軽減し，吻合口からの出血を減らし，遠位部心筋虚血を緩和し，運針で後壁を間違って縫う危険を減らす．適正なプローブによるサイジングののち，内シャントを導入することは大いに奨励すべ

きであると考える.

吻合には心停止下の手術と全く同様の道具,針糸を使用する.私の場合,7-0 ポリプロピレン糸を動脈グラフト,静脈グラフトにかかわらず使用している.1 針連続縫合で,端側吻合は 12～14 針,側側吻合は 8-1 針で通常 7-0 Prolene ever-point または 7-0 Surgipro を用いて行っている.*in situ* skeletonized グラフトは吻合の際に把持するところが少ないが,外膜外組織以外は把持せず内膜の損傷を最低限にするデリケートな扱いが重要である.また,グラフトの吻合部周囲でのねじれや急角度の曲がりは,折角のバイパスの流れを減らし,術後造影でも狭窄様所見となる落とし穴がある.したがってグラフトにねじれなく急角度の曲がりを生じないように必ず吻合部から 10 mm ほど心外膜に吻合糸の残りで固定する.全体のグラフト走行が長すぎず短すぎず無理なく流れるような美しいデザインが長期における良好な開存に関係していると考えている.

閉胸前のグラフト確認は重要な手術手技の一部である.グラフト流量,血流波形を確認するトランジットタイム血流計と,ICG による造影検査(SPY®)は外観だけではわからないグラフト機能の情報を提供する.これらの確実な確認を経て閉胸を始める.

コツと勘所 　両側内胸動脈と右胃大網動脈の完全な skeletonize 剝離手技

Skeletonize 剝離によって動脈グラフトは蛇行屈曲が取れ,より太い部分が標的冠動脈に届くようになる.また,胸骨剝離面の損傷は軽減でき局所虚血は緩和されるため,術後縦隔炎の発症率低下も期待できる.また,周囲組織温存の剝離では困難であったグラフト血流評価は,トランジットタイム血流測定も ICG による造影検査も確実に行える利点がある.反面,正確で繊細な剝離を行わなければ,局所のグラフト血管解離,血腫による内腔狭窄,側枝の枝抜けによる損傷のリスク上昇が問題となる.局所解剖の正確な理解と細心の注意が必須である.

C 手術成績と今後の課題

手術成績は良好で,最も低侵襲な正中切開による完全血行再建が可能である.グラフト遠隔成績では,BITA の利点があるだけでなく skeletonize 剝離による右胃大網動脈は 8 年で 90.2%の開存率を示しており,遠隔成績も良好だ.今後の課題は,こうした高い技術を要する動脈のみによる OPCAB が確実に執刀できる若手心臓外科医の修練をいかに効果的に行えるかであろう.

● 文献

1) Kinoshita T, Asai T, Suzuki T, et al：Off-pump bilateral versus single skeletonized internal thoracic artery grafting in high-risk patients. Circulation. 2011；124(11 Suppl)：S130-134

2) Parish MA, Asai T, Grossi EA, et al：The effects of different techniques of internal mammary artery harvesting on sternal blood flow. J Thorac Cardiovasc Surg. 1992；104：1303-1307

3) Kinoshita T, Asai T, Suzuki T：Reoperative median sternotomy following the use of a right internal mammary artery pedicle graft crossing the midline to the left anterior descending artery. J Card Surg. 2015；30：396-399

4) Asai T, Tabata S：Skeletonization of the right gastroepiploic artery using an ultrasonic scalpel. Ann Thorac Surg. 2002；74：1715-1717

5) Suzuki T, Asai T, Nota H, et al：Early and long-term patency of *in situ* skeletonized gastroepiploic artery after off-pump coronary artery bypass graft surgery. Ann Thorac Surg. 2013；96：90-95

6) Suzuki T, Asai T, Matsubayashi K, et al：In off-pump surgery, skeletonized gastroepiploic artery is superior to saphenous vein in patients with bilateral internal thoracic arterial grafts. Ann Thorac Surg. 2011；91：1159-1164

7) Asai T, Suzuki T, Nota H, et al：Off-pump coronary artery bypass grafting using skeletonized *in situ* arterial grafts. Ann Cardiothorac Surg. 2013；2：552-556

第8章 冠動脈手術（2）―吻合法

6 心拍動下 onlay grafting の戦略とテクニック

湊 直樹

A 適応と戦略

1 Onlay grafting の適応

冠動脈末梢吻合部を決定するにあたり，吻合したいと思うその場所に狭窄やびまん性病変がある場合に，冠動脈形成術としての onlay grafting を行う．すなわち，狭窄部の中枢・末梢両側，および付近から出る側枝を含めた血行再建を一度に行う目的として onlay grafting を考慮する．前下行枝に限らず対角枝も，また鈍縁枝を含む回旋枝系，後下行枝・房室枝を含む右冠動脈系の全領域において行っている．また，同一患者で2～3か所の onlay grafting を行うこともある．

2 内膜摘除の適応

冠動脈切開時に内膜が自然に解離する場合や，解離せずとも石灰化が強く針が通りそうもない場合に内膜摘除を行う．そうでない場合には極力内膜摘除は行わない方針としている．筆者の経験から，内膜摘除を加えると，加えない場合に比べ約1.5～1.8倍の冠遮断時間を要するからである．

3 戦略

内膜摘除の有無にかかわらず，onlay grafting には時間がかかるのが常であり，虚血時間の短縮は重要だが，吻合の速さだけを求めてはならない．雑な内膜摘除・吻合は，残存させるべき中外膜の損傷や，運針が深かったり浅かったりのデコボコ吻合を惹起し，ひいては出血，グラフト-本幹閉塞，分枝閉塞の原因となる．特に，吻合ラインとしては，冠動脈分枝を温存できる一定の高さでの吻合を推奨する．例えば前下行枝の左側（助手側）では，対角枝を温存できる一定の高さでの吻合を行うことで吻合部の不整を極力抑えることが

できる．この丁寧な操作を心停止下に行えば，心筋全体の虚血時間がかなり長くなるため，筆者は心拍動下に行っている．

心拍動下 onlay grafting においては，単枝の虚血ではあるものの吻合時の冠虚血時間は長いので，いわゆる外シャントを用いた末梢側冠灌流を行うことが安全性を高める．筆者は大腿動脈に4 Fr のカテーテル用シースを穿刺挿入し，これに接続した冠灌流カテーテル®（1.4 mm, 1.7 mm, 2.0 mm）（秋田住友ベーク）を切開部より末梢側に挿入し，大腿動脈圧で末梢側冠灌流を行っている．この方法の利点は，off-pump CABG でよく用いられている内シャントカテーテルが届かないような長い切開長でも外シャントであれば末梢灌流が可能であること，吻合中に血圧が低下した場合には手押し注入が可能なことである．筆者は onlay grafting に限らず off-pump CABG でも常用しており，きわめて有用である．

4 Off-pump にするか，on-pump にするか

安全性を考慮し，冠動脈予定切開長2 cm 未満を off-pump で，2 cm 以上を on-pump beating として行うことを原則としているが，現在では3 cm を超えても off-pump で行うこともある．ただし，不整脈の多い症例や低左心機能症例などでは，あらかじめカニュレーションし人工心肺装置スタンバイのもと onlay 手技を行うのがより安全と考える．すなわち長い onlay grafting を難渋しながら off-pump で行うよりも，患者の安全性と丁寧な操作による開存率向上が最も大事と考えている．

5 グラフト選択

前下行枝には左内胸動脈（LITA）が適している．対角枝吻合と sequential に前下行枝への onlay grafting を行う場合には LITA では長さ・口径が不十分となるため，橈骨動脈（RA）が適し

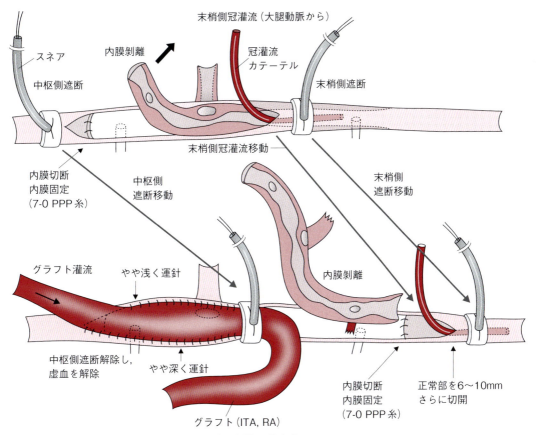

図1 段階的遮断・末梢冠灌流法による onlay grafting

ている．回旋枝系にはRAや大伏在静脈(SVG)を，右冠動脈本幹末端部から後下行枝・房室枝への分岐部に対してはRAやSVGを，後下行枝や房室枝には右胃大網動脈，RA，SVGを使うことが多い．

6 Onlay grafting に不向きな場合とは

　冠動脈が深部脂肪内や心筋内に埋没している場合には，onlay手技は不向きと考えている．これらの例では冠動脈露出に時間がかかるうえ，深い谷の中でonlay手技を行うことになり，技術的にも困難である．経験はないが，心筋内埋没例で冠動脈露出の際に心筋穿孔を起こすと，穿孔部閉鎖のためにonlay手技どころではなくなるだろう．たとえonlayが可能としても，穿孔部閉鎖に伴い吻合部狭窄をきたす可能性がある．深部脂肪内や心筋内走行の症例で，埋没していない部分があればjump graftingや分枝とのsequential吻合，あるいは別個のグラフトを用いた2か所吻合を行う

のも1つの方法である．

B 手術の手順と手技(図1)

　まずターゲットの冠動脈前面を露出する．造影所見をもとに冠動脈切開範囲を予想しておくことが重要であるが，硬化が強く切開範囲が予定よりも延びることも多い．中枢側は硬化があっても許容できるが，末梢側は正常部が必要である．正常部が得られてからさらに10 mm程度末梢まで露出しておく．

　可能な限り標的冠動脈の前壁中央を切開する．側壁を切開してしまうと残存する中外膜壁への吻合形態が悪くなるからである．最初に切開する場所は，性状がよければ狭窄部の中枢側が最もよい．中枢側から狭窄部を越え末梢側に切開を進める．狭窄度が強く狭窄部内腔に尖刀が入らない場合には，軟らかい末梢側も切開し，中枢・末梢の

表1 Onlay grafting の早期成績（91 症例，102 病変）

	Off-pump		On-pump	
	EA なし	EA あり	EA なし	EA あり
病変数	55	14	13	20
切開長（cm）	2.0±0.7	2.9±1.2	3.1±1.0	4.4±1.1
体外循環（分）	0（stand-by 4 例）		77±50	123±51
Vf など 急変	0	0	0	0
On-pump 急転	0	0	na	na
IABP 追加	0	0	0	0
周術期心筋梗塞（AMI 除く）	0	0	0	1
病院死亡	0	0	0	2（AMI 緊急 1，虚血性腸炎 1）
早期開存率	98.2%（閉塞 1）	100%	100%	95%（閉塞 1）

EA：血栓内膜摘除術，Vf：心室細動，AMI：急性心筋梗塞

両側から確実に内腔を切開する．4-0 ポリプロピレン（PPP）糸を中枢側冠動脈周囲に刺入し，フェルトと細いネラトン管内に通し軽く冠動脈を締めて遮断する．前述した外シャント用冠灌流カテーテル（1.4 mm を使うことが多い）が挿入可能な部位まで冠動脈を切開し末梢側冠灌流を行う．切開時に内膜が自然に解離する場合や，解離せずとも石灰化が強く針が通りそうもないときに内膜摘除を行う．この場合，石灰化内膜を一度切断し，その部より剥離内膜を引き上げるように中枢側，末梢側に向けて剥がしていくと，同層での内膜剥離がきれいに進むが，残存させるべき中外膜層を損傷しないようにゆっくりと行うことが重要である．もし損傷した場合には，針糸の運針を後壁までかけて損傷部を除外する．

中枢側内膜を 7-0 PPP 糸を用い 2～3 針で固定する．吻合長が長い場合は，一気に全長を切開するのではなく，初期切開を冠灌流カテーテルが挿入可能なところまでとし，そこから末梢側への外シャント灌流を行いながら，中枢側からグラフト吻合を開始する（7-0 PPP 糸の連続吻合）．側枝や中隔枝を縫いつぶさず，しかも運針が深かったり浅かったりするデコボコ吻合にならないよう，できるだけ一定の深さで吻合すると内腔の不整が少なくなりスムースな血流が得られる．例えば前下行枝では，術者側では中隔枝の手前のやや深めの吻合ラインとし，助手側は対角枝より上のやや浅めに一定の吻合ラインを設定する．術者側・助手側の両側の吻合を進め，2 cm ほど進んだところで冠動脈遮断を吻合の済んだ冠動脈周囲に移動する．すなわち，吻合部周囲に 4-0 PPP 糸を刺入し，フェルトと細いネラトン管に通し吻合部冠動脈を軽く締めて遮断する．空気抜きののち，中枢側の冠遮断を解き，さらにグラフトからも灌流することで中枢側の虚血を早期に解除する．次に末梢側正常部まで冠動脈切開を進め，末梢側灌流を移す．このような段階的に遮断・末梢灌流移動を繰り返すことによって虚血領域をできるだけ少なく，虚血時間を短くするよう心がけている．正常内膜に移行するところで末梢側内膜を鋭的に切断する．7-0 PPP 糸の 2～3 針で末梢側内膜を固定し，内膜剥離に起因する冠動脈閉塞を予防する．この糸は冠動脈外で結紮する．さらにグラフト吻合を術者側・助手側の両側に進め，吻合を終了する．

コツと勘所　Onlay grafting のポイント

内膜切断端には段差ができるため，そこを吻合部最末端とすべきでない．すなわち，末梢側内膜切断端よりさらに 6～10 mm 正常部冠動脈前壁を追加切開することが重要である．これによって最末端が正常冠動脈に吻合されることになり，良好な開存を期待できる．前述した外シャントによる段階的遮断・末梢灌流移動を繰り返すことが，長い onlay grafting の虚血範囲縮小および虚血時間短縮を図るためにきわめて有用である．また，吻合に関しては，運針が深かったり浅かったりするデコボコ吻合を避け，一定ラインでの吻合をすることが早期開存をよくするコツである．

表2 吻合部の中期遠隔期 remodeling 現象

グラフト	LITA	RA	GEA	SV
N	41	9	7	12
吻合部同径化	34（83％）	6（67％）	6（83％）	5（42％）
吻合部平滑化	36（88％）	8（89％）	7（100％）	10（83％）
遠隔閉塞	1	1（string）	1	3
遠隔開存率	98％	89％	86％	75％

LITA：左内胸動脈　RA：橈骨動脈　GEA：右胃大網動脈　SV：saphenous vein
確認造影　62例，69枝（平均23±17，4〜60か月の時点）

C 手術成績と今後の展望

2001年〜2015年9月に91例，102病変の onlay grafting を経験した．その早期成績を**表1**に示す．前述の外シャントを用いた段階的遮断・末梢灌流移動を行うことにより，off-pump で施行中の心室細動等の急変や on-pump への緊急移行，IABP 緊急追加，周術期心筋梗塞，死亡例はなく安全に施行できた．計画的 on-pump 症例では，手術死亡を2例（IABP＋PCPS 補助下の緊急症例におけるアテローム多発塞栓1例，透析例での虚血性腸炎からの DIC 1例）認めたが，onlay 手技に起因するものではなかった．早期開存率は全体で98.0％と病変の重症度の割には良好であった．

中期遠隔期成績を**表2**に示す．平均23±17（4〜60）か月の時点で，62例，69枝の確認造影が得られた．その結果，術直後には onlay grafting 法により拡大していた吻合部が native coronary 径と同径化して，不整であった内腔が平滑化する現象が多くみられた．動脈グラフトでは約7〜8割が，静脈グラフトでも約4割が同径化し，また，グラフト種類にかかわらず約9割が平滑化した．遠隔閉塞を6枝に認め，遠隔期開存率は動脈グラフトで94.7％，静脈グラフトで75％であった．

びまん性，多発性冠動脈病変，長いステント病変などの複雑病変症例では単なる CABG での完全血行再建は困難である．この onlay grafting 法は，側枝を含めた広範囲血行再建が可能であり，吻合部の良好な remodeling 現象により複雑病変においても長期開存を期待できる点で，PCI を超える CABG 戦略として冠血行再建術に必須の技術と考えている．

Q1 RAで対角枝と前下行枝に sequential に吻合する際，対角枝と前下行枝への RA onlay grafting を off-pump で行うときは先に大動脈側（中枢側）をするのですか？　他部位への SVG，RA はどうですか？

A1 末梢側吻合を先行します．対角枝の末梢側吻合（側側吻合）後，グラフトを外シャントで灌流しながら前下行枝への onlay grafting を行います．他部位への吻合も末梢側を先行し，最後に，血圧を80 mmHg 台にコントロールしながら中枢側吻合を行います．

Q2 術後の抗凝固療法と抗血小板療法を簡単に教えてください．

A1 当初，onlay 吻合部はグラフトにより径が拡大し，内面は壁不整です．そのため，血液乱流による血栓閉塞が危惧されます．当科では，術後2〜3か月アスピリンとワルファリンカリウムを併用し血栓形成を予防しています．術後2〜3か月で冠動脈造影あるいは冠動脈CTを行い，onlay 吻合部の native coronary との「同径化」，「内腔の平滑化」の両方が確認できれば，ワルファリンカリウムを中止し，アスピリンのみとします．動脈グラフトでは約8割に同径化，9割弱に平滑化が得られます．SVGでは，中長期経過で内腔の平滑化は8割に得られますが同径化は約4割なので，ワルファリンカリウムを継続する場合が多いです．ただし，拡大が残る SVG でも，内腔が平滑化し，さらに冠動脈造影でグラフトや吻合部内に造影剤のうっ滞や乱流がなけ

れば，ワルファリンカリウムは中止できると考えています．

● 文献

1) Takanashi S, Fukui T, Hosoda Y, et al：Off-pump long onlay bypass grafting using left internal mammary artery for diffusely diseased coronary artery. Ann Thorac Surg. 2003；76：635-637

2) Fukui T, Takanashi S, Hosoda Y：Long segmental reconstruction of diffusely diseased left anterior descending coronary artery with internal thoracic artery with or without endarterectomy. Ann Thorac Surg. 2005；80：2098-2105

3) Shimokawa T, Manabe S, Fukui T, et al：Remodeling of reconstructed left anterior descending coronary arteries with internal thoracic artery grafts. Ann Thorac Surg. 2009；88：54-58

4) Minato N, Okada T, Kanemoto S, Zempo N：Segmental clamp and distal perfusion technique for reducing myocardial ischemia during coronary onlay grafting on a beating heart. Surgery Today 2018；48：566-570

Column

4 針側側吻合

田代 忠

　カテーテル治療の進歩により，冠動脈バイパス対象例は，多枝病変やびまん性病変などの複雑病変例がほとんどとなった．これらの対象例に対し，多枝完全血行再建を行ううえでsequential bypass(SB)は，不可欠のテクニックである．SBのうちの端側吻合は通常に行う吻合であるが，側側吻合はやや難易度の高い吻合である．側側吻合を円滑容易に行うために4針側側吻合(図1)を考案し現在までに700例以上行ってきた．

　縫合糸は，動脈グラフト(橈骨動脈)では8-0ポリプロピレン(PPP)糸を，静脈グラフト(大伏在静脈)では7-0 PPP糸を用いた．端側吻合を通常の連続吻合にて行ったのち，直交する形(ダイヤモンド型)で側側吻合を行った．側側吻合は，グラフトに長軸方向に小切開(動脈グラフト2〜3 mm，静脈グラフト3 mm)を行ったのち，短軸方向に2本の縫合糸を内-外にかけた．吻合予定冠動脈にも長軸方向に2 mmの切開を行ったのち，短軸方向に2本の縫合糸を内-外にかけた．それぞれの両端針縫合糸を相対するtoeとheelに内-外に縫合したのち結紮し，側側吻合を完成させた．小さな切開口であったが，4本の結節縫合により吻合口は放射状に広がり，十分な吻合口となった．

　4針側側吻合の利点として，① 容易な吻合，② 近接する吻合が可能，③ ダイヤモンド型であるためグラフト長を生かして多数吻合が可能，などが挙げられる．

● 文献

1) Tashiro T, Wada H, Minematsu N, et al. Four-stitch side-to-side anastomosis for sequential coronary artery bypass grafting. Ann Thorac Surg 2015；99：1092-1094

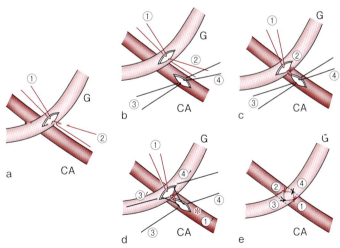

図1　4針側側吻合の実際

a：グラフト(橈骨動脈，大伏在静脈)に小切開を加えたのち，両端針の一端を短軸方向に内-外にかける(①，②)．
b：吻合予定冠動脈に小切開を加えたのち，両端針の一端を短軸方向に内-外にかける(③，④)．
c：両端針②の一端を冠動脈のheel側に，内-外にかけ，外側で結紮する．このことにより，グラフトと冠動脈は固定された形になり，以降の操作が容易となる．
d：③，④の両端針の片側をグラフトの長軸方向に内-外にかける．①の両端針の片側を冠動脈toe側に内-外にかける．
e：③，④，①の順に糸を結紮し吻合を終了する．
CA：冠動脈，G：グラフト(橈骨動脈 or 大伏在静脈)

第8章　冠動脈手術（2）─吻合法

7　内胸動脈-大動脈側吻合法

伊藤敏明

A　適応と戦略

両側内胸動脈を左冠動脈領域に用いることで単独内胸動脈よりも予後改善効果が得られるとする報告が増えている．Onlay血管形成などが自由にできるように，左内胸動脈（LITA）前下行枝（LAD）吻合をスタンダードとすると，右内胸動脈（RITA）の回旋枝（Cx）への吻合は心膜横洞経由の *in situ* grafting，他のグラフトとのY-composite，I-compositeが一般的で大動脈冠動脈吻合（AC吻合）の報告は少ない．大伏在静脈（SVG）と同様にRITAをAC吻合で用いることができればグラフトのデザインの自由度は増しY-compositeのようなLITA血流への影響，I-compositeのような別種グラフト（橈骨動脈：RAなど）の介在による懸念も不要となる．

普通に上行大動脈にパンチ穴を開けてRITAを直接吻合する場合，パンチ穴に対しグラフト径が不足すると吻合部でグラフトが扁平となり吻合部狭窄が生じる．RITA径に合わせて小さなパンチ穴とすると，当初は良好な形態となっても術後の内膜肥厚により容易に狭窄をきたす可能性がある．術後内膜肥厚に耐えうる大きなパンチ穴を開け，なおかつ狭窄のない吻合を行うために2種類の方法を使い分けている．

B　手術の手順・手技

1　Piggyback法（図1）

右冠動脈領域へのfree graft（SVGまたはRA）がある場合，これをまず上行大動脈に十分なサイズのパンチ穴を開けて側側吻合する．中枢盲端側は数mm残しておき，ここからグラフトを吻合

heel部分を越えるまで背開きする．ここにカットバックしたfree RITAの中枢を7-0糸で蓋をするように端端吻合する．SVGまたはRAGにRITAがおぶさった形となるためpiggyback吻合とよぶ（命名は近年Puskasによる．手技自体は当院で2000年から開始）．回旋枝，対角枝方向に向けSVGとfree RITAを同方向に用いることも可能である．

2　Foldback法（図2）

右冠動脈領域への相棒グラフトがない場合に用いる．上行大動脈に十分なサイズのパンチ穴を開けて，中枢盲端を15mmほど残しRITAを6-0糸で側側吻合する．この時点ではグラフトはseagull変形している．盲端から吻合heelを越えるまでグラフトを背開きとし，できたフラップを折り返し蓋をするように7-0糸で縫合する．当初のseagull変形は盛り上がった形に矯正される．

3　中枢吻合補助デバイス

出血コントロールが確実なため，off-pump CABGの場合Enclose® IIを使用している．

C　手術成績

症状の有無にかかわらず，両側内胸動脈使用患者の早期freeグラフト造影を90%以上，遠隔冠動脈CTを約30%の患者に行った．Piggyback法によりfree RITA-Cxの5年開存は *in situ* RITA-Cxよりも有意に良好（97% vs 80%）であり，foldback法は早期遠隔とも100%開存であった．対側グラフト（SVG，RA）の閉塞とfree RITAの閉塞に相関関係はなく，一方の閉塞で共倒れになる懸念は払拭された．回旋枝領域に対する5年97%の開存率は従来のいかなるグラフトデザイン

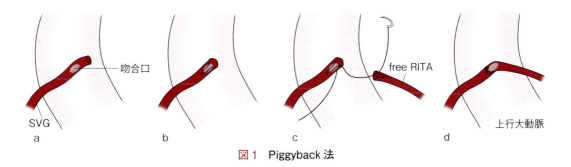

図1 Piggyback法

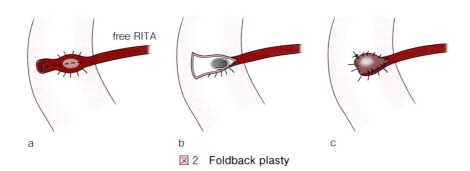

図2 Foldback plasty

のいかなる種類のグラフトよりも良好であり，上行大動脈の性状に問題がない限り RITA を積極的に free graft として使ってもよいことが示された．特に piggyback 法は RITA を無駄なく全長利用可能であり，対角枝から後側壁枝まで sequential 吻合により1本でカバーできる．

コツと勘所　内胸動脈−大動脈側吻合のコツ

上行大動脈のパンチ穴は通常 SVG 吻合に用いる際と同等に大きく開ける．また，SVG と free RITA の吻合は均等に運針することに留意するが，細かく運針しない．無用に細かい運針は吻合部内膜肥厚を促す．

文献

1) Ito T, Abe T, Yamana K, et al：Foldback technique for aortic anastomosis of free right internal thoracic artery in coronary artery bypass grafting. Gen Thorac Cardiovasc Surg. 2009；57：678-680
2) Hayashi Y, Ito T, Maekawa A, et al：Effect of modified proximal anastomosis of the free right internal thoracic artery：piggyback and foldback techniques. Interact Cardiovasc Thorac Surg. 2016；22：265-272
3) Yanagawa B, Orozco-Sevilla V, Pawale A, et al：Piggyback technique facilitates off-pump coronary artery bypass graft by using a proximal anastamostic device with arterial conduits. J Thorac Cardiovasc Surg. 2015；150：725-727

第8章　冠動脈手術(2)─吻合法

8 各種吻合デバイスを用いた中枢側吻合法

西村善幸

A 適応と戦略

経皮的冠動脈形成術(PCI)と比較して冠動脈バイパス(CABG)が長期予後に優れることは SYNTAX study など様々な報告で明らかであるが，術後脳梗塞に関しては CABG(約2.2%)が PCI(0.6%)と比較して多いことが問題である[1]．

近年，人工心肺を用いない心拍動下冠動脈バイパス術(OPCAB)により，術後脳梗塞発症のリスクが軽減した．とりわけ上行大動脈を操作する必要のない *in situ* 動脈グラフトによる aorta non touch 法など様々な工夫により脳梗塞のリスクは減少したが，病変の多枝多様化により静脈グラフト(大伏在静脈；SVG)が必要な症例もある．

SVG を中枢吻合する際は，まず術前 CT にて上行大動脈の性状を評価する必要がある．単純 CT では石灰化の評価は容易であるが，塞栓症の原因となりうるソフトプラークは造影 CT でないとわかりにくい．さらに，傍大動脈エコー(以下，epiaortic echo)にて正確に評価する必要がある．上行大動脈の性状が非常に悪い場合は中枢吻合が望ましくないこともあり，グラフトデザインを変更しなければいけないケースがあり得る．したがって，中枢吻合直前だけでなく，開胸直後の SVG 採取前にも大まかに見ておく必要がある．また，SVG の質が開存率に影響する可能性があり，術前に下肢静脈 plain CT にて SV の太さや走行などを確認しておくほうがよい．

OPCAB の中枢側吻合法には部分遮断鉗子と中枢吻合デバイスがあるが，中枢吻合デバイスを用いた吻合法のほうが脳梗塞のリスクが少ないと報告されている．部分遮断鉗子は中枢吻合が容易でコスト上はよいが，外科医は中枢吻合デバイスを積極的に使用することにより術後脳梗塞予防に努

める必要がある[2,3]．中枢吻合デバイスを用いることで脳梗塞リスクが44%減少し，上行大動脈が中等度以上(壁厚2mm以上)の動脈硬化を有する場合に特に有効であるという報告がある[4]．

現在使用可能なデバイスは PAS・Port® システム，Enclose® II，HEARTSTRING III の3種類ある．表1のように各デバイスとも一長一短あり3種類を同時に比較した大規模試験はなく，今後の報告が待たれる．以下，各種デバイスの使用に対するコツと注意点を中心に述べる．

B 手術の手順と手技

1 PAS・Port システム

自動吻合器のため吻合は容易だが，セットアップに時間がかかる．SVG のみの吻合器で，使用できる SVG にも制限がある．

サイジング

SVG のみの自動吻合器で，使用できる SVG に制約がある．血管径は4.0〜6.0mm(メーカー推奨径は4.25〜5.5mm)で，側枝は4-0以下の縫合糸で処理しクリップの使用は禁忌である．吻合部の断端から15mm以内に静脈弁や側枝がない部位を専用の計測器を用いてサイジングする．

セットアップ

グラフトは平らな場所でローディングする．グラフトをエバートするとき，伸展性のない細い(4.0mm付近)SVG はエバートが困難な場合がある．無理にエバートを続けるとタインを損傷してしまい展開不全の原因や SVG が裂ける可能性がある．エバートしたのち，タインが9本すべて出ており曲がっていないか確認する．曲がりがある場合は，展開不全の原因となるため使用しない．

表1 OPCAB 中枢吻合デバイス比較

	PAS・Port システム	Enclose Ⅱ	HEARTSTRING Ⅲ	パーシャルクランプ
メーカー	Dextera	Vitalitec	MAQUET	—
カテゴリー	自動吻合器	吻合アシストデバイス	吻合アシストデバイス	クランプ
ディスポーザブル/リユーザブル	ディスポーザブル	ディスポーザブル	ディスポーザブル	リユーザブル
1枝吻合時必要穴数	1か所	2か所	1か所	1か所
吻合可能数	1か所	3か所	1か所	—
パンチサイズ	1種類	3種類(3.5 mm・4.0 mm・4.5 mm)	2種類(3.8 mm・4.3 mm)	—
出血量	ファイアリング時の数秒のみ	ほぼなし	拍動に合わせてややあり	なし
吻合時間	数分(ローディング)+数秒(吻合)	数分(挿入)+手縫い	数分(挿入)+手縫い	手縫い
適合グラフト種類	SVG のみ	すべて	すべて	すべて
適合グラフトサイズ	4~6 mm	すべて	すべて	すべて
適合大動脈サイズ	外径 18 mm 以上	内径 15 mm 以上	直径 25 mm 以上	すべて
税抜価格	¥130,000	¥98,000	¥165,000	—

吻合操作

中枢吻合予定部位の大動脈壁を epiaortic echo にて確認し，厚さ 1~4 mm で径 18 mm 以上が適応である．大動脈壁が厚すぎる場合，インナーフランジが完全に展開しきれず斜めに展開し，吻合後に SVG が引き抜ける恐れがある．また，大動脈前面に吻合すると SVG が折れてしまう恐れがある．したがって，左冠動脈領域へのグラフトはやや左側に吻合し肺動脈が枕になるように，右冠動脈領域へは右心耳が枕になるように，または右心耳の内側を迂回する走行にする必要がある．

吻合時の大動脈圧が低いとカッターで後壁を損傷したり，デバイスがずれ展開不全の原因となるため，吻合時の平均大動脈圧は 50 mmHg 以上が推奨されている．吻合操作時はデバイス先端の透明な開窓部分が術者に向くよう保持し，大動脈壁に対して垂直に，浮かさず押し付け過ぎない．

吻合終了直後から SVG に血流が生じるため膨らんだ SVG が PAS・Port 内部でスタックする恐れがあるため，助手が SVG の根元を鑷子でつまみ血流を遮断したのち，術者は本体をゆっくりと垂直に引き上げる．

コツと勘所　PAS・Portシステムを用いた吻合法

吻合部から少量の出血(oozing)があった場合は，展開された外部フランジの先端から 3~4 mm 外周に巾着縫合糸をかける．大動脈の中膜を拾う程度の深さにかけ，吻合部の止血具合を確認しつつ締める．吹くような出血は SVG が裂けている可能性がある．特に直径が 4.0 mm 付近の SVG を使用した場合，ステープルが 4.65 mm に展開する際に裂けることがある．SVG のテア(tear)は巾着縫合糸では止血できない．3針程かけても修復できず，止血不可能な場合は部分遮断鉗子下にデバイスを抜去し中枢吻合するか，SVG を結紮し部位を変える必要がある．

2　Enclose II

吻合部はほぼ無血野で3か所まで吻合可能でありコストパフォーマンスに優れる．しかし，穴を

2か所開ける必要があり動脈壁に対してはやや侵襲がある.

使用前準備

中枢吻合予定部位の大動脈壁を epiaortic echo にて確認し, 内径が15 mm 以上が適応である. 念のため, 使用前にメンブレンが開いて穴が開いていないことを確認する. 視野出しの工夫としては大動脈をテーピングし引き上げ視野を浅くしたり, 右室流出路に吸引型スタビライザーを吸着させ大動脈の動きを抑制させてもよい.

吻合操作

Enclose Ⅱを大動脈壁に挿入する際の大動脈解離を予防するために, 14G サーフローを刺した後は指でしっかり押さえ, 最初はローワー・ジョーを垂直に入れたのち, 斜めに(大動脈壁に対し45度以上)挿入する. メンブレンの損傷予防に穴をあける際は円刃を用い, パンチは慎重に行い, 運針は6-0強彎13 mm縫合針を用いて大動脈壁に対し内-外がよい.

> **コツと勘所** **Enclose Ⅱを用いた吻合法**
>
> メンブレンが損傷しパンクチャーする主な原因は, 大動脈を横切開時にメスによるもの, パンチ挿入時にパンチによるもの, 吻合時に針によるものがある. パンクチャー初期には少量の出血で問題なく吻合できたり, 後に出血が増大し吻合困難になることもある. 出血が多く吻合困難な場合は, デバイスを抜き新たなデバイスを挿入するか, 部分遮断鉗子を使用する. いずれにせよ手技が煩雑であり, メンブレンが損傷しないよう細心の注意を払う必要がある.

3 HEARTSTRING Ⅲ

手技が簡便で大動脈への侵襲が比較的小さい反面, 完全無血野の確保が困難で手技がやりにくい場合がある.

使用前準備

中枢吻合予定部位の大動脈壁を epiaortic echo にて確認し, 直径が25 mm 以上が適応である. Enclose Ⅱと同様, 大動脈をテーピングし引き上げ視野を浅くしたり, 右室流出路に吸引型スタビライザーを吸着させ大動脈の動きを抑制させてもよい.

吻合操作

中枢吻合部の穴を内側からシール(傘)で蓋をしているだけであり, 運針の際にシールがずれると出血し完全無血野の確保が困難な場合があるため, 吻合時の平均大動脈圧は55 mmHg 以上が推奨されている. また, ブロアーによる塞栓を予防するためブロアーは炭酸ガス(CO_2)を使用し強くしすぎない.

運針の際, 大きな針ではシールがずれやすいため13 mm 以下の針がよく(釣り針型の針でもよい), 針がシールを貫かないよう大動脈壁に対し内-外に縫うのがよい.

吻合終了後はシールを外してから糸を結ぶため, 結ぶときに糸切れすると糸がほどけ最初からやり直さなければならず大出血の原因となる.

> **コツと勘所** **HEARTSTRING Ⅲを用いた吻合法**
>
> 針がシールを貫いた場合はシールを一部残したまま糸結びが可能な場合があるが, 異物が残存しグラフト閉塞の恐れがあり, 新たなデバイスで縫い直したほうがよい.
>
> 吻合が終了し結紮時に糸が切れてしまった場合は新たなデバイスでやり直す必要があるが, 予防策としては先に糸を結んだ後にシールを外すとよい(ただしメーカーの推奨手順ではない). この場合, シールの分だけ糸が緩むため吻合部出血が予想されるが, 出血は少ないため慌てずに追加吻合すればよい.

● 文献

1) SYNTAX 5 year results. Paper presented at Transcatheter Therapeutics 24th Annual Scientific Symposium, October 2012, Miami, FL.

2) El Zayat H, Puskas JD, Hwang S, et al : Avoiding the clamp during off-pump coronary artery bypass reduces cerebral embolic events : results of prospective randomized trial. Interact Cardiovasc Surg. 2012 ; 14 : 12-16

3) Emmert MY, Seifert B, Wilhelm M, et al : Aortic no-touch technique makes the difference in off-pump coronary artery bypass grafting. J Thorac Cardiovasc Surg. 2011 ; 142 : 1499-1506

4) Thourani VH : Incidence of postoperative stroke using the heartstring device in 1380 coronary artery bypass graft patients with mild to severe atherosclerosis of the ascending aorta. Ann Thorac Surg. 2014 ; 97 : 2066-2072

Column

Flow を制す

中嶋博之

　動脈グラフトの主要な閉塞機序は，グラフト血流の不足である．静脈グラフトでも，血流が豊富であれば，血栓形成や内膜の肥厚も起こりにくく，開存しやすいことは知られている．

　CABG 吻合ののち，transit-time flow meter（TTFM）でグラフト血流を測定する．多ければ安心して閉胸，少なくても大抵はそのまま閉胸する．元々は吻合が適切かを術中に確認するための作業であるが，その意義に加えて最近では，遠隔期のグラフト開存と関連することが報告されてきている．

　TTFM で流量が多いグラフトは「good」，一定の血流を下回るグラフトを「bad」とすると，なるべく bad とならない戦略をとることにより，グラフト開存率を高め，動脈グラフトの浪費を防ぐことができるだろう．

　この戦略で重要な点は第一に狭窄度評価である．FFR（fractional flow reserve）は薬剤で hyperemic state としたときの狭窄前後の冠動脈血圧の比率であり，また，CFVR（coronary flow velocity reserve）は平常時と hyperemic state での冠動脈血流の比率である．どちらも中等度狭窄が有意かどうか，虚血の原因となりうるかを評価するための機能的評価方法で，FFR が広く用いられている

　第二のポイントは灌流域の flow demand である．これは，灌流域のサイズや心筋の状態と関連する．Hyperemic state では血流は灌流圧に正比例するが，そもそも demand が少なければ狭窄が高度でもグラフト血流量は多くならない．一般に，左前下行枝（LAD）≫左回旋枝（LCX）＞右冠動脈（RCA）の順に flow demand

が多く，狭窄部位が末梢であるほど，flow demand は少なくなる．RCA の末梢病変であれば，bad の危険性は高まる．

　第三はグラフトの使用方法である．*in situ* の内胸動脈グラフト内圧は上行大動脈より平均して 1 割程度低く，たとえば FFR＝0.8 の冠動脈枝と吻合しても運動時でさえ圧の勾配が不十分で bad となりやすく，閉塞する懸念がある．静脈グラフトは，狭窄度の影響を受けにくい長所があり，こういったときに有用である．Bad が高率に予想されるときには，sequential 吻合で good の流量を確保したり，動脈グラフトを控えたりしてもよい．内胸動脈はベストなグラフトだが，すべての標的枝に内胸動脈がベストな選択ではない．いくらよい車でも，コンビニや銭湯に行くのに，ポルシェはベストな選択ではないだろう．

　注意点としては，TTFM は off-pump で最も bias が少ないが，on-pump や心停止では，bias が大きくなる．また，多枝病変における FFR では，慢性完全閉塞（CTO）への collateral source となっている枝では，狭窄が過大評価される，つまり，値が低く出ることがある．さらに，FFR と CFVR の結果は必ずしもが一致しないが，微小血管障害によるものとされ，予後不良群となる．TTFM では，good と bad の境目が問題なのだが，おそらく 15～20 mL/分程度であろう．

　Off-pump 吻合後の TTFM 流量は，CFVR や FFR に勝る最強の狭窄病変の機能的評価といえるだろう．

第**8**章　冠動脈手術（2）―吻合法

9　MICS on-pump CABG

坂口太一

A　適応と戦略

　MICS（minimally invasive cardiac surgery）CABGの最大の利点は胸骨温存による術後早期回復と縦隔炎の予防であることから，早期の就労復帰を希望する患者，縦隔炎のハイリスク患者がその対象となることが多い．若年患者の多い僧帽弁MICSとは異なり，美容上の目的でMICS CABGを選択することは少ない．解剖学的条件としては，MICS on-pump CABGでは基本的にすべての部位に末梢吻合が可能であるが，以下の症例は適応外としている．
① 逆行性送血による体外循環が不適な症例
② 上行大動脈に動脈硬化病変を認める症例（aorta no-touch症例は除く）
③ 左肺の全面癒着が疑われる症例
④ 冠動脈びまん性病変，心筋内走行
　術前に造影CTによる血管性状や胸郭形状などの評価を行う．その際の検討項目を以下に示す．

上行大動脈の性状

　上行大動脈に操作を加える症例では特に注意を要する．上行大動脈に石灰化やsoft plaqueなどがあれば，composite graftによるaorta no-touchを考慮する．

下行大動脈～大腿動脈までの性状

　大腿動静脈カニュレーション部位の血管性状に問題がある場合や，腹部大動脈にsoft plaqueがあり，逆行性送血による脳塞栓のリスクが危惧される症例では，MICS on-pump CABGの適応外としている．

胸郭の前後径，心臓の大きさ，心臓前面から胸壁までの距離

　MICS CABGでは限られた胸腔内スペースで心臓を脱転する必要がある．心拡大症例や胸腔の小さな症例はMICS off-pump CABGは不適であるが，MICS on-pump CABGでは心臓がdecompressionされるので問題になることは少ない．また心臓前面が胸壁に接しているような症例では，左内胸動脈（LITA）の採取が困難になる可能性がある．

肋間と心臓の位置関係

　適切な開胸部位を決定するために，3D-CT再構築画像から肋骨と心臓の位置関係を把握する．一般的に上行大動脈への中枢吻合やLITAの中枢側採取には第4肋間開胸が，後側壁枝や後下行枝への末梢吻合には第5肋間開胸が有利である．ただし個人差もあり，症例ごとの評価が必要である．

LADの心筋内走行の有無

　左前下行枝（LAD）の走行を確認しておく．心筋内走行が強く疑われる症例では，LITAを採取する前に心膜を切開してLADを確認し，心停止下の吻合のほうが望ましいと考えられれば，胸骨正中切開への移行を考慮する．

B　手術の手順と手技

1　麻酔導入～体位固定

　ダブルルーメンチューブあるいはブロッカーを用いて右側片肺換気とする．体位は15～30度の左半側臥位とし，左上腕はやや背側に牽引して左前胸部の視野が十分確保できるようにする．その際，左側を挙上するより，ロール状のものを左肩甲骨と背骨の間に置き，背中を反らすような体勢

にしたほうが，LITA採取などの視野が良好になる．左肩が過度に背側に牽引されると，腕神経叢麻痺などの合併症を起こす危険があるので注意する．骨盤部はなるべく水平にして，大腿動静脈に容易にアクセスできるようにしておく．体外式除細動パッドを貼り，正中部および肋間をマーキングしておく．

2 開胸〜LITA採取

目的とする肋間の上に左前胸部に約7〜9 cmの皮膚切開をおく．開胸器を入れ背側の胸膜を十分に剥離しておく．ケント鈎などを用いてThoraTrak® MICS開胸器のlarge bladeを上方に牽引し，LITAの近位部の視野を確保する．その際，ブレードの先端がLITAに接触していないことを確認する．これを怠るとLITAを採取する前に損傷する可能性がある．通常はLITAの近位部の視野は良好に確保される．電気メスあるいはハーモニックスカルペルを用いてLITAを剝離する．採取法は通常の慣れた方法で行うのがよい．

3 体外循環の確立

MICS on-pump CABGでは中枢吻合の前に体外循環を確立している．左鼠径部を小切開し，femoro-femoral bypassを確立する．PCPS回路を用いたclosed circuitでもよいが，volume controlを容易にするため，通常の人工心肺を用いている．

4 中枢側吻合（図1）

心膜を心尖部から大動脈遠位翻転部付近まで切開する．上大静脈付近の心膜の吊り上げにより，大動脈を術野に近づけることができる．肺動脈と大動脈の間の脂肪組織を剥離し，左剣状突起下から挿入したOctopus® Nuvoスタビライザーを用いて肺動脈を外側に圧排して大動脈の視野を確保する．大動脈にテープを通す必要性は必ずしもない．MICS on-pump CABGでは血圧のコントロールや肺動脈の圧排が楽になり，off-pumpと比べて吻合は容易になるが，視野が劇的によくなるわけではない．中枢吻合は通常の縫合方法で十分可能であるが，MICS用の持針器やノットプッシャーが必要な場合もある．後の止血が困難なので，吻合後の止血は完璧にしておく．

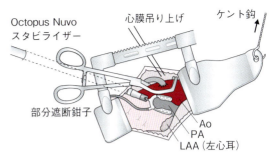

図1 中枢吻合のセッティング
① 上大静脈近くに吊り上げ糸をかけて十分に牽引する．
② 上大静脈(Ao)と肺動脈(PA)の間を十分に剥離し，左剣状突起下より挿入したOctopus Nuvoスタビライザーを用いてPAを下側方に圧排し，部分遮断鉗子を入れるスペースを作る．
③ 部分遮断鉗子にて上行大動脈遮断．鉗子が滑らないように気をつける．

5 遠位側吻合

心膜を心尖部からさらに横隔膜面に沿って下大静脈付近まで切開する．これにより心臓の脱転が容易になる．前下行枝は心尖部まで確認し，最適な吻合部位を選択することが重要である．開胸部位によっては心尖部付近が見えにくい場合があり，また並走する対角枝と間違えることがあるので注意する．Starfish® NSハートポジショナーなどを用いて心臓を脱転するが，on-pumpで心臓が十分虚脱されていれば，スタビライザーのみでハートポジショナーは必要でない場合もある（図2，3）．MICS off-pump CABGでは困難なことが多い後側壁枝，後下行枝へのアプローチもon-pumpでは十分可能である．また後下行枝へのグラフト長の決定は心臓の脱転前にしておく．

6 閉胸

グラフト流量，止血を確認したのち，心膜を閉鎖する．前下行枝吻合部より頭側は開放として，グラフトを圧迫しないようにする．心膜の脂肪組織を寄せてLITAをカバーし，肺の癒着を予防する．ドレーンは左胸腔のみ挿入している．

> **コツと勘所 　MICS CABGのポイント**
>
> MICS CABGといっても吻合部位の展開さえできれば，吻合手技そのものは通常のCABGと変わりない．ただ反対側（患者の左側）から吻合することになるので，グラフトの置き方や運針方向など混乱しないように留意する．遠位側吻合はMICS持針器やノッ

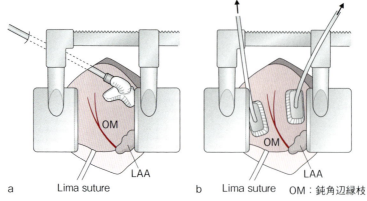

図2 回旋枝領域のポジショニング
a：Starfish NS ハートポジショナーを使用する方法．左剣状突起下から心嚢内に挿入した Starfish NS を心尖部やや側壁寄りに付ける
b：Tentacles を使用する方法．創外から Tentacles を入れ，側壁を展開する．

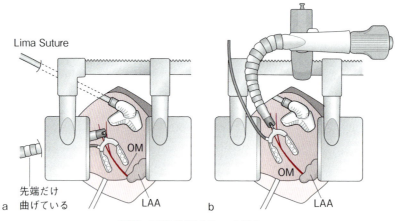

図3 回旋枝領域の stabilizing
a：Octopus Nuvo スタビライザーを使用する方法．Octopus Nuvo スタビライザーを2肋間下，あるいは同一または1肋間下，側方より胸腔内に挿入．
b：通常のスタビライザーを使用する方法．創外より通常のスタビライザーを入れる．胸腔スペースの小さな患者にはこちらのほうが固定しやすい．

トプッシャーは不要であるが，上行大動脈への中枢吻合には症例によっては上記器具が必要になる場合があるので，それらの使用方法に慣れておく必要がある．

末梢吻合の視野展開が MICS CABG の最大のポイントであり，ラーニングカーブにおいて直面する最大の問題でもある．MICS CABG 用にデザインされた着脱式のリジッドシャフトをもつ Octopus Nuvo スタビライザーと Starfish NS ハートポジショナーは，体格の小さな日本人には off-pump では使いにくい場合が多いが，体外循環下では胸腔内で心臓を脱転することは比較的容易なので，デバイスの使用法に慣れるという点でも，MICS on-pump CABG から開始することは有用と思われる．

C 手術成績と今後の課題

1 手術成績

Staten Island Hospital と Ottawa 大学で行われた連続450例の MICS CABG 症例（平均年齢62.3±10.7歳，女性27%，平均バイパス本数2.1±0.7本，off-pump CABG 92%，on-pump CABG 8%）の報告では，手術死亡率1.3%，胸骨正中切開への移行3.8%，出血再開胸2.2%であった[1]．MICS CABG と正中切開 OPCAB の case matched study では，両者の短期成績に差はなく，MICS CABG

は創感染が少なく，術後回復が良好であった[2]．また75歳以上の高齢者に対する長期成績においても，MICS CABGは正中CABGより5年生存率が有意に優れていた[3]．グラフト開存率については，6か月後の開存率92%（内胸動脈100%）と良好な成績が報告されており[4]，少なくともこれらのhigh-volume centerにおけるMICS CABGの成績は安全性，開存率いずれにおいても正中CABGと遜色がなかった．

　当院ではMICS CABGを2012年12月に導入し，2016年10月まで84例（同時期の予定単独CABGの21.3%）に施行してきた．多枝MICS CABGは43例（平均年齢65.3±8.8歳，女性13%，平均バイパス本数2.4±0.6本）で，初期の症例を中心に18例（42%）に人工心肺を使用した．多枝MICS CABGの平均手術時間は315±78分，on-pump症例の平均体外循環時間153±58分であったが，これらはラーニングカーブとともに短縮傾向にあった．入院死亡，出血再開胸，脳梗塞，創感染は認めなかったが，1例が術後腎不全にて透析を一時的に必要とした．遠隔死亡はなく，術後短期のグラフト開存率は98.1%であった．

2 今後の課題

ラーニングカーブ

　MICS CABGのラーニングカーブに関するOttawa大学の報告によれば，初期の多枝MICS off-pump CABG症例で胸骨正中切開への移行を4.8%に認めたが，手術死亡はなく，経験値の上昇と手術成績に関連はみられなかった．しかしMICS off-pump CABGの手術時間は，経験症例数と有意に負の相関を示し，CUSUM解析を行うとその手術時間は17例目でunacceptableを脱し，44例目でacceptableとなった．一方，MICS on-pump CABGでは相関は認めず，初期の症例でも手術時間はacceptableであった．このことから，多枝MICS CABGを導入する際には，MICS on-pump CABGから開始することを推奨している[5]．

動脈グラフトの使用

　動脈グラフトを多用したoff-pump CABGの有用性が強調される現状において，多枝MICS CABGにおけるLITA-LAD以外のグラフト選択が問題となる．大伏在静脈（SVG）や橈骨動脈（RA）をACバイパスとして上行大動脈に中枢吻合する方法が一般的であるが，RAをLITAに端側吻合してY-composite graftとして使用したり，両側内胸動脈（BITA）を用いたMICS CABGも報告されており，今後多枝MICS CABGの新たな展開を示唆するものとして注目される．

PCIとのハイブリッド治療

　近年冠動脈血行再建治療におけるハートチームの役割が重要視されるとともに，LITA-LADの1枝バイパス（MIDCAB）と経皮的冠動脈形成術（PCI）とのハイブリッド治療（hybrid coronary revascularization：HCR）が最注目されている．PCIの低侵襲性とCABGの虚血改善効果の両者を兼ね備える治療として，HCRの有用性がこれまでに示されてきたが，米国においてもその普及率は2013年時点で全CABGの0.48%にすぎない．しかし薬剤溶出性ステント（DES）時代において特定の患者には有用な治療とのコンセンサスが得られており，今後の展開が期待される．

Q&A

Q1 MICS on-pump CABGでは大動脈は遮断せず，on-pump beatingで行うのですか？

A1 はい．技術的には上行大動脈を遮断して，順行性に心筋保護液を投与することは可能かもしれませんが，左開胸からは逆行性心筋保護ができないことなどを考えると，心停止にするメリットはないものと考えられます．

Q2 PCPSではなく人工心肺を使用する場合の送脱血管のサイズ・種類は？

A2 患者の体格に合わせて選択しています．PCPSと同様大腿動静脈アクセスで行うので，サイジングも同様にしています．

Q3 術前に前下行枝の心筋内走行を診断するのは冠動脈造影CT検査ですか？

A3 冠動脈造影CT検査が心筋内走行を診断するには最も優れていますが，撮影されていない場合は，通常の造影CT，CAGなどを参考にします．それらで心筋内走行が疑われる場合は，冠動脈造影CT検査を行ってもよいかも

しれません.

● 文献

1) McGinn JT Jr, Usman S, Lapierre H, et al：Minimally invasive coronary artery bypass grafting. Dual-center experience in 450 consecutive patients. Circulation. 120；2009：S57-S84
2) Lapierre H, Chan V, Shomer B, et al：Minimally invasive coronary artery bypass grafting via a small thoracotomy versus off-pump：a case-matched study. Eur J Cardiothorac Surg. 2011；40：804-810
3) Barsoum EA, Azab B, Shah N, et al：Long-term mor-

tality in minimally invasive compared with sternotomy coronary artery bypass surgery in the geriatric population（75 years and older patients）. Eur J Cardiothorac Surg. 2015；47：862-867
4) Ruel M, Shariff MA, Lapierre H, et al：Results of the minimally invasive coronary artery bypass grafting angiographic patency study. J Thorac Cardiovasc Surg. 2014；147：203-209
5) Une D, Lapierre H, Sohmer B, et al：Can minimally invasive coronary artery bypass grafting be initiated and practiced safely?：a learning curve analysis. Innovations. 2013；8：403-409

第8章 冠動脈手術(2)—吻合法

10 両側内胸動脈を用いた MICS off-pump CABG

菊地慶太

A 適応と戦略

MICS CABG は左小開胸部位から多枝冠動脈へのバイパスを行う新たな術式として 2009 年に報告された[1]．用いる手術器具やテクニック，さらにはその戦略も含めたすべてが従来の MID CAB とは異なるもので，冠動脈バイパス術における新たなアプローチである．また MICS CABG においても両側内胸動脈(BITA)の使用が可能となり[2,3]，長期予後への期待も高まっている．

本項では BITA を用い，off-pump で行う左小開胸からの MICS CABG を紹介する．この術式で重要なことは，右内胸動脈(RITA)を含めた内胸動脈(ITA)の採取法，中枢側吻合の方法とその工夫，さらには人工心肺を用いず安全に MICS CABG を行うための手術展開に集約される．

1 MICS CABG の適応

縦隔炎のリスクが高い症例，高齢者，ハイブリッド治療，早期の社会復帰を希望する患者などはよい適応である．また BITA の使用が可能であれば，若年者を含めた多くの症例で適応となる．しかし狭小冠動脈や 3 枝ともびまん性の冠動脈病変を有する症例，埋没冠動脈症例や胸郭変形例，虚血性心筋症などの心拡大症例や EF＜40％の低心機能例などは適応外と考えられる(表 1，2)．

B 手術の手順・手技

1 術前検査

1 mm の thin slice による造影 CT 検査により，上行大動脈の性状，両側内胸動脈の長さや走行，および胸骨との関係を確認する．また 3D-CT に

表 1　MICS CABG の適応

1. 高齢者：75 歳以上の症例
2. 胸骨骨髄炎ハイリスク患者(重症糖尿病患者，ステロイド投与例)
3. 早期社会復帰を望む患者：運転手など
4. コズメテック(美容性)
5. 若年者：BITA の使用による症例

表 2　MICS CABG の適応外症例

1. 急性心筋梗塞，循環不全など緊急手術症例
2. 多枝におよぶ狭小冠動脈・びまん性冠動脈病変を有する症例
3. 埋没冠動脈症例
4. 低心機能例(EF＜40％)，心拡大症例(LVDd＞65 mm)虚血性心筋症
5. 胸郭変形症例
6. 重症慢性閉塞性肺疾患

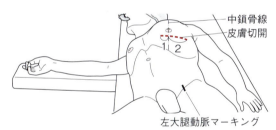

図 1　体位と皮膚切開
乳頭を中心に，またはそのやや外側を 1：2 の比率で多めに右上がりの切開を行う

て切開部位を決定する．通常左室心尖部より約 2 cm 頭側の肋間を開胸している．

2 切開部位の違いと開胸器の牽引による左小開胸部位の有効利用

MICS CABG では(図 1)のように乳頭を中心または，そのやや外側の右上がりの切開を行う．多くの症例では第 5 肋間の小開胸である．

3 ITA 採取

多枝バイパス予定症例は開胸後 RITA 採取の有

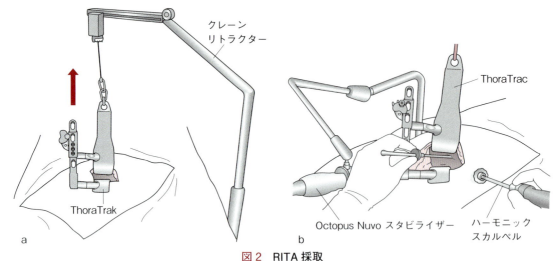

図2 RITA採取
ThoraTrakを右側頭側に牽引し右側に傾ける．その後 Octopus Nuvo スタビライザーを心窩部から挿入して右肺を押さえ術野を展開する．開胸部位から約5 cm離れた同じ肋間にサージカルポートを挿入し，ここからハーモニックスカルペルを挿入してITA採取を行う．

無にかかわらず，RITA採取時と同様に胸骨裏面脂肪組織を広範囲に胸骨から剥離する．またBITA使用症例ではRITA採取を左内胸動脈（LITA）採取より先に行う．

ThoraTrak®リトラクター（Medtronic）をTractator® IMA クレーンリトラクター（GEISTER）で牽引する．この場合RITA採取時は右側頭側へ，LITA採取時は左側頭側へ牽引する．本項ではRITA採取について重点的に説明する．

RITA採取時はThoraTrakを右側頭側に牽引し十分に胸骨を右側に傾ける．その後，胸骨裏面の脂肪組織を，頭側は innominate vein まで，尾側は横隔膜のラインを越え心窩部まで，右側は右肺が目視できるまで剥離する．ここで胸骨下端から約5 cm尾側の心窩部を切開してOctopus® Nuvo スタビライザー（Medtronic）を挿入する．アームで固定したOctopus Nuvoを用いて右肺を背側に押さえつけ胸骨裏面の術野を展開する（**図2a**）．さらに右内胸静脈（RITV）が目視できるまで剥離を進める．ここで開胸と同じ肋間の開胸部位から約5 cm離れた部位に金属のポートを挿入し，32 cm dissecting hook-type ハーモニックスカルペル（Ethicon Endo-Surgery）を用いて skeletonizeしてITA採取を行う（**図2b**）．ポートを用いることで小さい開胸部位でも術野は良好となる．RITAから約1 cm手前の壁側胸膜を電気メスで

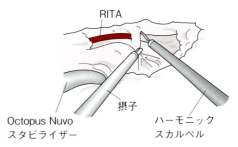

図3 ハーモニックスカルペルを用いたRITA採取
通常の skeletonize 法と同様にハーモニックスカルペルを用いてRITAとRITVを分けて skeletonize する．きわめて短い時間でハーモニックスカルペルをRITAに接触させつつRITVを右上方に払い上げるように操作する．

切開する．ここにハーモニックスカルペルの先端を挿入して末梢側の壁側胸膜を hook 側で引っ掛けて切開し，中枢側の胸膜は hook 側でない楕円の部分を用いて TA に沿ってなでるように切開する．その後は通常の skeletonize 法と同様にRITAと右内胸静脈（RITV）を分けていく．このときハーモニックスカルペルをきわめて短い時間でRITAに接触させつつRITVを右上方に払い上げるように操作する（**図3**）．中枢側の採取はRITVを切離して同様に行い，第1肋間枝は血管クリップを用いて切離する．末梢側は分岐部まで採取する．また分枝は鈍な先端で捕捉して切離するのが困難な場合が多い．筆者は hook 側で本幹から約2 mm離れたところで分枝を引っ掛けてほんの少し牽引するように（内腔がつぶれる程度の感覚）約

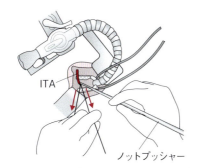

図 4 ノットプッシャーを用いた結紮
術野の深さによってはノットプッシャーを用いて結紮する．その場合には自分の力加減だけで助手には糸を把持させずに結紮している．

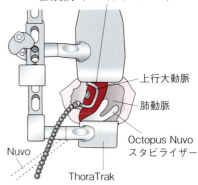

図 5 中枢側吻合
Octopus Nuvo スタビライザーにて主肺動脈を尾側に牽引し上行大動脈を露出する．Cygnet Flexible Clamps Lambert-Kay Jaw を用いて上行大動脈を部分遮断する．

10 秒かけて分枝内腔を接着したのちに切離している．万一，分枝から出血した場合には縫合止血が必要となる．その場合には中枢吻合時に使用する MICS 用のシャフトの長い鑷子と持針器を用いて，7-0 血管モノフィラメント糸で縫合結紮する．結紮時は ValveGate® Adams-Yozu-ノットプッシャー(GEISTER)を用いて結紮している(**図 4**)．

RITA 採取が終了したら RITA を左前下行枝(LAD)に導く最短距離の道を作成する．Innominate vein が上大静脈(SVC)へ流入する部位から LAD までの間の胸腺遺残脂肪組織を，電気メスまたはハーモニックスカルペルで切離する．その後 LITA を採取する．

LITA 採取の手技は基本的に RITA 採取と同様である．しかし LITA は従来と反対からの採取になる．LITA は第 4 肋間あたりから末梢側は胸横筋に覆われて見えない，そのため第 2 肋間周辺から採取を開始する．さらに末梢側に剝離が進むにつれて，LITA は自分が思ったより術者のほうに近づくように走行しているので，胸横筋を丁寧に切開して LITA の走行を確認することが大切である．中枢側は左鎖骨下動脈から 1〜2 cm の部位で剝離を終了する．第 1 肋間枝は必ず処理する．

ITA 採取後に off-pump CABG(OPCAB)と同様の全身へパリン化を行う．

心膜切開は最初に LAD の近くの心膜を少し切開し，その後上行大動脈の遠位部まで切開する．次に左室心尖部まで切開を行ったら，さらに横隔膜面を下大静脈(IVC)まで切開する．この時点で RITA が LAD に届くかどうか確認する．心膜を開放すると心臓は左側に移動している．RITA の長さを確認するときは心膜を左外側に牽引し，心臓を元の位置まで戻して長さを確認する．

4 中枢側吻合

上行大動脈を牽引するため大動脈遠位部両側の心膜を 1 号絹糸で心膜に吊り上げる．心窩部から挿入した Octopus Nuvo スタビライザーの先端を約 60 度折り曲げて主肺動脈幹を尾側に牽引する．少しずつ術野を形成しては上行大動脈と主肺動脈の間を剝離していく．剝離操作中に血圧の変動があるため，常に麻酔科医と一緒に主肺動脈の牽引具合と血圧の変動を確認しながら，一気に術野を決めずに少しずつ術野を形成する操作を行っていく．その後 Octopus Nuvo スタビライザーにてしっかりと主肺動脈を尾側に牽引し上行大動脈を露出する．ここで Cygnet® Flexible Clamps Lambert-Kay Jaw(Vitalitec)を用いて，右冠動脈に注意しながら上行大動脈を部分遮断する(**図 5**)．部分遮断時は収縮期血圧を 100 mmHg 以下に維持してもらう．遮断後は約 5 分をかけて大伏在静脈(SVG)のトリミングを行い，その間に遮断鉗子のズレがないか確認する．パンチャーには金属製の長いものを用い，吻合は通常の CABG と同様のグラフトの向きで行う．基本的に大動脈側を内-外で運針縫合すると吻合しやすい．また深い術野であるので小さい針を用いて大動脈内に挿入して引っ掛けるように吻合するとよい．結紮はノットプッシャーを用いて行うことが多い．もし吻合中に遮断鉗子がずれてきたら，ツッペルなどで吻合

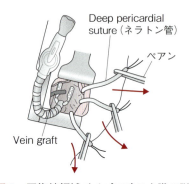

図6 回旋枝領域バイパス時の心臓の脱転
OM吻合時は3本のdeep pericardial suturesをすべて左側に牽引し心臓を脱転する．

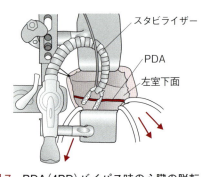

図7 PDA（4PD）バイパス時の心臓の脱転
PLとPDA吻合時は，IVC横のdeep pericardial sutureは尾側に，他の2本は左側に牽引し心臓を脱転する．

部を押さえ，遮断鉗子をかけなおすとよい．

5 末梢側吻合

心膜の左側を絹糸により胸壁に牽引する．その後通常のOPCABのように心膜の左上肺静脈横，IVC横，およびその中間点の3か所にdeep pericardial sutureを付けて心臓を脱転する．鈍角辺縁枝（OM）吻合時は胸骨下へ心臓を入れるように3本のdeep pericardial suturesをすべて左側に牽引し心臓を脱転する（図6）．後側壁枝（PL）と後下行枝（PDA）吻合時は心尖部を立てるようにIVC横のものは尾側に，他の2本は左側に牽引し心臓を脱転する（図7）．基本的にはこの操作で心臓の脱転は行うことができるが，不十分な場合はStarfish® ハートポジショナー（Medtronic）のアームを外し茎部を血管テープで結紮してarmless starfishを作成する．術野から心臓にStarfishを付けてテープを牽引して心臓を脱転する[4]．吻合時は開胸器に付けたtissue stabilizerを用いて術野を形成している．その後の吻合合法は通常のOPCAB時と基本的には同様に行っている．

実際の冠動脈縫合では，すべての冠動脈吻合はmirror imageとなり通常の手術とは反対になる．冠動脈縫合糸は60 cmのものを用いている．

6 吻合方法

最初にグラフトの先端を，ITAは2か所，SVGでは1か所に7-0モノフィラメント糸を付け，これをラバー付モスキート鉗子で把持してグラフトを固定する．

次に鈍針エラスティック糸を吻合予定冠動脈中枢側に2重に回し，その後冠動脈の正中部位を約7 mm切開してシャントチューブを挿入する．

LADへの吻合ではITAのheelに内-外で運針し，これをラバー付モスキートで把持．次に対側の針をLADのheelに内-外で運針する．その後反時計回りに2針進んだところでグラフトを冠動脈に降ろす．ここで針をかえて冠動脈を外-内で3針進む．再度針を持ちかえて反時計回りに冠動脈を内-外で縫合していく．Toeを3針回ったところで再度外-内時計回りに順手で縫合し終了する．

回旋枝，PDAもLADと同様に吻合を進めていく．またsequentialバイパス時は冠動脈のheelから同様に進めていく．基本的には冠動脈のheelから吻合を開始している．中枢，末梢とも，縫合しやすい確実な方法で行うべきと考えている．

C 手術成績と今後の課題

2012年2月～2016年11月に94例のMICS CABGを施行した．平均年齢66.5歳．LMT病変は25例，三枝病変は50例であった．緊急手術例はなく，4例でハイブリッド治療を予定した．72例で第5肋間を開胸した．1枝バイパスを22例に，多枝バイパスは72例で行った．平均吻合数は2.5±1.2本．多枝バイパスの平均吻合数は3.0±1.0本であった．RITAは37例で問題なく採取でき，すべて使用した．in situ RITAは20例で使用した．中枢側吻合は70例ですべて問題なく行い，このうち上行大動脈に動脈硬化病変がある5例では予定通り左鎖骨下動脈に中枢側吻合を行った．平

均手術時間は 259 ± 101 分．人工心肺は 1 例で使用．胸骨切開への移行はなかった．また 83 例は無輸血であった．合併症としては再開胸止血を 3 例に，また胸水貯留を 41 例で認めた．平均在院日数は 13.0 ± 6.3 日で病院死亡は 1 例であった．

MICS CABG の今後の課題は ITA 採取と中枢側吻合である．新たなデバイスの出現やさらなる手術手技の工夫により，ITA 採取と中枢側吻合の手技が容易になると本術式は一気に普及すると考えている．また，ロボットや内視鏡を用いた ITA 採取も報告されるが，低コストのデバイスや容易な手技の出現が望まれるところである．

1 Graft configuration（design）

RITA は可及的に *in situ* で LAD に使用している．RITA が LAD の吻合予定部位に届かない場合は，RITA を free graft として使用する，その場合は Y-graft もしくは V-graft として使用するとよい．V-graft 作成時は先に SVG 中枢吻合部近傍に RITA を吻合して中枢吻合を行うとよい．いずれにしても術前から血管損傷などの可能性をすべて想定しておき，納得できる回避方法が想定困難な場合は MICS CABG を行うべきではない．

コツと勘所　ITA 採取の注意点

MID CAB と違い ITA 採取の術野は良好である．しかし LITA 採取では末梢側が術者側にかなり近づくように走行する．また LITA は側方に向けて細かい分枝を出す．これらを理解しないと容易に損傷する．この手術は LITA が命なので，pedicle であっても skeletonize であっても，またハーモニックスカルペルであろうが電気メスであろうが，慣れた得意な方法で質の高い LITA を採取することがきわめて重要である．RITA 採取はその上に成り立っている．LITA 採取に十分慣れれば RITA 採取は決して困難な手技ではない．

コツと勘所　ノットプッシャーによる縫合結紮

筆者は基本的には 7-0 モノフィラメント糸まで（場合によっては 8-0 も）の結紮は術野の深さによってノットプッシャーで結紮している．その場合，助手には糸を持たせずに自分の力加減だけで結紮している．左手第 4，5 指で軸糸を把持し，左第 1，2 指で対側の糸を把持しこちらからノットプッシャーを用い，軸糸の上のノットを滑らせて結紮している．ノットプッシャーによる細い糸の結紮方法は，ITA からの出血の止血時，中枢側吻合の結紮では必須である．MICS CABG 開始にあたり必ず習得しておかなくてはならない（図 4）．

コツと勘所　人工心肺を用いない秘訣

胸骨裏面の脂肪組織を胸骨から完全に剥離することにより，心臓および心膜は胸骨による固定から解放される．また心膜をしっかりと大きく切開することでさらに心臓の可動性が増す．この 2 つの処置は末梢側吻合時の心臓脱転にはきわめて重要である．筆者は LITA-LAD 以外の多枝バイパス症例では必ず行っている．この手技と 3 本の deep pericardial suture，症例によっては Starfish による direct retraction technique[4]により基本的には人工心肺の使用は回避できると考えている．

Q&A

Q1　RITA を先に取ると LITA をリトラクターで損傷しないでしょうか？

A1　ThoraTrak リトラクターをクレーンリトラクターで牽引する際に，開胸部の真上に牽引すると，ThoraTrak リトラクターの長い歯が胸壁裏面に当たってしまいます．そのため，ThoraTrak リトラクターを図 2a のように少し頭側方向に牽引しています．これにより ThoraTrak リトラクターの歯が胸壁裏面に当たることを回避できます．

● 文献

1) McGinn JT, Jr., Usman S, Lapierre H, et al：Minimally invasive coronary artery bypass grafting：dual-center experience in 450 consecutive patients. Circulation. 2009；120：S78-84
2) Kikuchi K, Une D, Endo Y, et al：Minimally invasive coronary artery bypass grating using bilateral in situ internal thoracic arteries. Ann Thorac Surg. 2015；100：1082-1084
3) Kikuchi K, Chen X, Mori M, et al：Perioperative outcomes of off-Pump minimally invasive coronary artery bypass grafting（MICS CABG）with bilateral internal thoracic arteries under direct vision. Interact Cardiovasc Thorac Surg. 2017；24：696-701
4) Kikuchi K, Une D, Suzuki K, et al：Off-pump minimally invasive coronary artery bypass grafting with a heart positioner：direct retraction for a better exposure. Innovations. 2015；10：183-187

第9章 弁膜症と冠動脈の合併手術

1 冠動脈バイパス術と大動脈弁置換術との同時手術

東上震一・畔栁智司

人口の高齢化に伴い老年者の degenerative disease（動脈硬化性変性疾患）が増加している現在，冠動脈疾患と他の心・血管病変（大動脈疾患，心臓弁膜症）が合併する割合も増加すると予想できる．現実に冠動脈バイパス術（CABG）と他病変との合併手術は，本邦における報告でも増加してきている．そのなかでも多くなってきているのは動脈硬化の進行に伴う退行性変性による大動脈弁狭窄（AS）との同時手術である[1]．本項では CABG と，主に AS に対する弁置換術（AVR）との合併手術について技術的要点，問題点などについて詳述する．

A 適応と戦略

冠動脈病変と大動脈弁病変，どちらもが外科的治療が必要となる severe な程度なら CABG＋AVR を選択するというのが従来の非常にシンプルな手術方針であった．しかし高齢化したハイリスクな症例に対しても外科治療の低侵襲化によって適応拡大が図られる現在，OPCAB/MIDCAB＋TAVI（カテーテル大動脈弁留置術）の選択肢もあり得ると考えられる．ただ TAVI 施設が限定されている現状では一般的治療方針とはなりにくく，これを必要とする症例も限られるだろう．

冠動脈バイパス術適応例に軽度〜中等度 AS を合併した場合の手術方針が問題となる[2]．特にOPCAB が冠動脈バイパス術を行ううえで第一選択となっている本邦では，AS そのものに対する評価にとりわけ注意を払う必要がある．心エコーでの連続波ドプラ血流速からの圧較差（簡易 Bernoulli 法：$4 \times V^2$m/秒），弁口面積（トレース法，連続式）のみならず，2D，3D エコーでの弁石灰化の程度と開放制限の評価が重要である．筆者の施設では術中経食道心エコー（TEE）に加え，心臓手術全例で超音波プローブを清潔カバーで包み，

epiaortic，epicardiac などのエコー（echo）検査を術者が行っている．これによりドプラ波の入射角度，サンプリングポイントの設定により大動脈弁位での血流速がいかに変化するかを実感できる利点もある．心超音波検査による圧較差は心臓カテーテル検査による引き抜き法（LV-AO）の値より高くなり，低心拍出の場合には逆に実際の大動脈弁口の狭窄度より低値になる．**表1** は Westaby，Buxton らの手術方針に日本超音波学会の AS 重症度分類を加えて示している．弁口面積 1.0 cm^2 程度（1.0〜1.5），平均圧較差 25〜40 mmHg の中等度 AS が合併している場合，CABG に AVR を加えることのリスクと CABG 後の遠隔期に再手術として AVR を行うときのリスクを冷静に比較し判断する必要がある．従来の報告からみれば，いずれの場合も手術リスクは明らかに上昇する[3]．安易に同時手術を選択すべきではないが，冠動脈疾患を合併した高齢者例や透析症例では，AS の進行が速いことも考慮すべきであり，技術力が担保された積極的な同時手術が妥当な選択肢だと考えられる[4,5]．

B 手術の手順と手技

1 手術方針の決定

心嚢切開が終わった時点で TEE，epiaortic echo を行い，心臓弁膜（大動脈弁，僧帽弁，三尖弁）について，手術計画通り AVR のみを行うのか，あるいは他の弁についても外科修復（弁形成術）を加えるのかを最終決定する．また上行大動脈〜近位側弓部の壁性状を詳細に検討し，送血管挿入部位の決定，大動脈遮断，部分遮断が可能かどうかの判断も併せ行っておくことが安全に体外循環（CPB）を行ううえでは不可欠である．石灰化を伴うハードプラークよりも，むしろ触診上は判

表1 CABG＋AVR 合併手術の指針

		大動脈弁狭窄		
		軽度	中等度	高度
Buxton B, et al(eds)：Ischemic heart disease surgical management. Mosby, 1999	圧較差(mmHg)	<25	25〜50	≧50
	弁口面積(cm²)	>1.0	0.75〜1.0	<0.75
弁膜疾患の非薬物治療に関するガイドライン(2012年改訂版)	連続波ドプラ法最高血流速度(m/秒)	<3.0	3.0〜4.0	≧4.0
	簡易 Bernoulli 式平均圧較差(mmHg)	<25	25〜40	≧40
	弁口面積(cm²)	>1.5	1.0〜1.5	≦1.0
	弁口面積係数：弁口面積(cm²)/体表面積(m²)		<0.6	
IHD		CABG のみ		CABG＋AVR

断が難しい大動脈壁内面の厚いソフトプラークが embolic source としても重要である．送血部位変更については下行大動脈(〜腹部大動脈)の壁性状(shaggy aorta)も考慮し様々な選択肢を検討する(大腿動脈/腋窩動脈＋大腿動脈/両側腋窩動脈)．

OPCAB を先行させ，同時手術ゆえの体外循環時間，心停止時間の延長に対応する手術方針も当然成り立つ．しかし一方では，高度な大動脈弁疾患を有する症例の，OPCAB ゆえの手術手技による心筋負荷も考慮に入れる必要がある．心停止時間の延長については，on-pump beating によってcross clamp 前に CABG 末梢吻合の比較的容易な個所を行っておくことが現実的で安全な対応策と考えている．

2 体外循環の確立

上行大動脈(〜近位側弓部大動脈)送血，右心房1本脱血(two-stage)，右上肺静脈からの左室ベント挿入で体外循環を確立する．有意な大動脈弁逆流を伴わない限り左室は non-working beating の状態となる．この状態で複数か所のバイパス末梢吻合を完遂しておくことも可能である．ただ左前下行枝が心筋内走行の場合には，迷わず心停止下での冠動脈剝離・吻合を行っている．

3 心筋保護

常温体外循環下に blood cardioplegia(St. Thomas 液＋CPB 血)を上行大動脈より注入する順行性冠灌流による心筋保護を基本としている．CABG では末梢吻合終了ごとに 200〜300 mL の cardioplegia を注入する間欠投与法を行っている．大動脈基部切開後は左右の冠動脈口からの選択的冠灌流に移行する．従来より多枝病変例での順行性冠灌流は，その狭窄ゆえに心筋保護液の不均等分布をきたし心筋保護効果にとってはマイナスであるとする議論があった．On-going ischemia でない限り，その病的冠動脈系の血流により心筋は維持されていたわけで，しかも心停止(弛緩した心筋)，希釈され粘性(viscosity)が低下した血液という条件下で，なお心筋保護液の不均等分布を危惧する議論はデリケートに過ぎると思われる．ただこの見解は有意な大動脈弁逆流が併存するような場合の逆行性冠灌流法の有用性を否定するものではない．また選択的冠灌流による手術手技の中断を厭い逆行性を主として採用する術者もある．順行性，逆行性それぞれの方法論は確立しており，その心筋保護効果は良好である．

末梢吻合が完成したグラフトからの心筋保護液注入については，狭窄の程度によっては中枢側(冠動脈口)への steal が多くなり，末梢への心筋灌流量が減少する恐れがあり，完全閉塞枝へ吻合されたグラフト以外では行っていない．

4 冠動脈バイパス術(CABG)

我々の施設での CABG に対する基本的な戦略を表2に示す．左内胸動脈-左前下行枝(LITA-LAD)，回旋枝は自家静脈か橈骨動脈(SVG/RA)，右冠動脈に対しては SVG(完全閉塞なら右胃大網動脈；RGEA)を用いてバイパスすることが基本で，合併手術においても変わりはない．酸素需要

表2 CABGの戦略

CABG strategy-Ⅰ
・LITA-LAD：golden standard/＋onlay ・左回旋枝(LCX)：SVG/RA(RITA＋RA) ・右冠動脈(RCA)：基本的にSVG〔右胃大網動脈(RGEA)〕 ・graft fashion：flow competition/stringの回避
CABG strategy-Ⅱ
・冠動脈末梢切開は比較的大きく(通常10 mm前後) ・プラークの連続する病変に対して，積極的に冠動脈切開を延長する：open TEA, onlay patch graftingの多用 ・RCA：＃3〜4への連続性を優先した吻合＞＃4 sequential ・LCX領域へのグラフト開存率向上の工夫：＃13へのバイパス

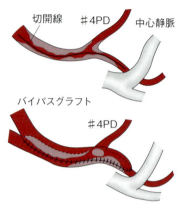

図2 右冠動脈＃3〜4への連続切開によるonlay-patch grafting＋open endarterectomy

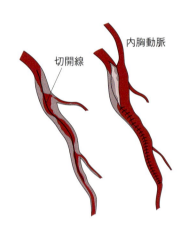

図1 左前下行枝に対するlong onlay-patch grafting（＞3.0 cm）＋部分的open endarterectomy

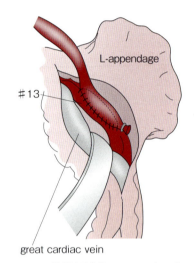

図3 回旋枝領域＃13へのバイパス

の増加しているAS，心筋肥大の症例での有茎動脈グラフトの使用に際してはflow competitionやstringの回避が最重要ポイントである．

人工心肺使用下でCABGを行うメリットを最大限活用できる具体的方法をstrategy-Ⅱ(表2)に示している．プラークが連続するような病変に対しては積極的に冠動脈切開を延長し，部分的にプラーク内膜除去を加えるonlay- patch grafting＋open endarterectomyを行う(図1)．右冠動脈(RCA)＃3〜4に連続する病変では＃4でのsequential bypassよりもlong onlay-patchを用いたバイパスを行うことで，グラフトのrun-offが＃4全体となるようなバイパス様式を優先する(図2)[6,7]．回旋枝領域へのバイパスは側枝である鈍角辺縁枝(OM)，後壁側枝(PL)への吻合が一般的であるが，それが比較的細いターゲットであることも開存率が低くなる原因と考えられる．筆者らは開存率向上の試みとして＃13へのバイパスを行っている(図3)．これは左心耳と冠静脈洞との間の脂肪層を切開して＃13にアプローチする方法である．RCA＃3と同様でこの部位は比較的動脈硬化性変化が強く壁硬化や肥厚はあるものの，大きく切開(1.5〜2.0 cm)して吻合することで回旋枝全領域を短いグラフトで包括して灌流することが可能になる．

末梢吻合はend to side, side to sideを行うが，吻合長の調節やtoeの吻合形態に対する配慮が不要な点でもside to sideが容易な手技と考えている．

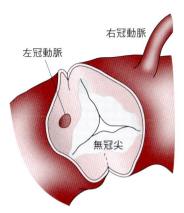
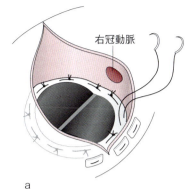
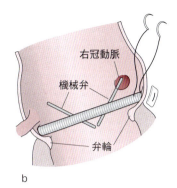

図4 AVRにおける大動脈基部切開（無冠尖への切開延長）

図5 弁輪切開を行わない1サイズアップのAVR
a：人工血管パッチを用いて大動脈閉鎖を行う場合もある．

5 大動脈弁置換術（AVR）

右冠動脈起始部から1.5 cm離して大動脈基部の横切開を行う．横切開の術者側（SVC側）は無冠尖へ切開延長が可能なところで止めておくことが要点である（図4）．狭小弁輪例では，無冠尖の弁輪部まで大動脈切開を切り込みsupra annular implantationすることで弁輪切開を行わず1サイズアップの人工弁縫着が可能になる（図5）．

人工弁選択については60歳以上の比較的高齢者で生体弁使用が適応となるが，21 mm以上の弁サイズが縫着可能なら，将来的なTAVIによるvalve in valveの可能性も考慮して50歳くらいまで適応拡大が可能かもしれない．

大動脈弁を検索した時点で，血行動態的には高度なASにかかわらず石灰化が3尖全体に及んでいない例がある．石灰化の形態がcusp全体ではなく弁輪からループ状に伸びた形状によって弁開放が制限されている場合である．これは数少ないCUSA decalcificationの好適応と考えている．部分的な脱灰により驚くほど弁開放は改善し，自験例でも再発は経験していない．

6 体外循環からのウイニング

大動脈切開閉鎖後，心停止下にバイパスグラフトの中枢吻合を行い大動脈遮断を解除する．ほとんどの症例で自然に心拍動が回復するが，容易に心室細動に陥る場合には左室ベントの状態，TEEとepicardiac echoによってAR（弁輪周囲逆流）の程度や冠動脈口などをチェックする必要がある．

バイパスグラフトの血流測定〔トランジットタイム血流計（TTFM）〕に際して，予想に反して血流量が低値で波形も不良であったときの判断が難しい．特に内胸動脈（ITA）-LADのグラフト血流に問題があった場合には，筆者の施設では回旋枝領域へのグラフトがY型になってでもSVG/RA-LADバイパスを追加することを原則としている．Flow competitionや吻合形態，グラフト損傷などグラフト不全に対する不安を術後へ持ち越さないことが術者としての基本姿勢と考えている．

CABG，AVR，いずれも手術術式は確立したものではあるが，2つの安全な手術の合併手術が安全というわけではない．同時手術を許容される手術リスクで完遂するには術者の総合的な技量が要求される．

CABGの分野では，日本におけるOPCAB主体の方法論は良好な手術成績によってその妥当性は実証されている．しかし人工心肺を用いることでOPCABの末梢吻合での限界を容易に克服していけることも事実である．本項では筆者が行っている末梢吻合の工夫を紹介した．＃3～4への連続切開，long onlay-patchにより1本のグラフトで＃4全体をrun-offとして包括する術式，＃13をターゲットにすることで回旋枝領域へのバイパス開存率向上への試みなど，追試していただければ幸いである．AVRでは弁輪切開を要しないサイズアップの方法を呈示した．読者諸氏の参考になれば幸いである．

● 文献

1) Asimakopoulos G, Edwards MB, Taylor KM : Aortic valve replacement in patients 80 years of age and older : survival and cause of death based on 1100 cases : collective results from the UK Heart Valve Registry. Circulation. 1997 ; 96 : 3403-3408

2) Karagounis A, Valencia O, Chandrasekaren V, et al : Management of patients undergoing coronary artery bypass surgery with mild to moderate aortic stenosis. J Heart Valve Dis. 2004 ; 13 : 369-373

3) Society for Thoracic Surgeons : Adult cardiac database ; executive summary 10 years ; STS reportedperiod ending. 12/31/2010〔http://www.sts.org/sites/default/files/documents/pdf/ndb2010/1st HarvestExecutiveSummary(1)pdf〕

4) Pereira JJ, Balaban K, Lauer MS, et al : Aortic valve replacement in patients with mild or moderate aortic stenosis and coronary bypass surgery. Am J Med. 2005 ; 118 : 735-742

5) Smith WT, Ferguson TB Jr, Ryan T, et al : Should coronary artery bypass surgery patients with mild of moderate aortic stenosis undergo concomitant aortic valve replacement? A decision analysis approach to the surgical dilemma. J Am Coll Cardiol. 2004 ; 44 : 1241-1247

6) Fukui T, Tanabe M, Taguri M, et al : Extensive reconstruction of the left anterior descending coronary artery with an internal thoracic artery graft. Ann Thorac Surg. 2011 ; 91 : 445-451

7) Soylu E, Harling L, Ashrafian H, et al : Does coronary endarterectomy technique affect surgical outcome when coronary bypass grafting? Interact Cardiovasc Thorac Surg. 2014 ; 19 : 848-855

第9章 弁膜症と冠動脈の合併手術

2 僧帽弁置換/形成術＋冠動脈バイパス術

竹村博文

A 適応と戦略

　虚血性心疾患と僧帽弁手術の併施の適応で問題になるのは，虚血性僧帽弁逆流(ischemic mitral regurgitation：ischemic MR)である．Ischemic MRの定義は，①虚血性心疾患が原因の二次的閉鎖不全症，②リウマチ性心疾患のないこと，③変性性弁膜症がないこと，④先天性心疾患のないこととされる．基本的にはMagneの提唱する乳頭筋の側後方への変位により，腱索が牽引されることによる機能性閉鎖不全症である[1]．
　狭義のischemic MRはreversible MRであり，non reversible MRはpost-infarction MRとして区別されなければならない．ここでは主にreversible MRに関して述べる．理論的には虚血が改善されれば，二次的である機能性MRは改善もしくは消失することになるが，左室リモデリングが不可逆ならば僧帽弁に介入が必要になってくる．弁下部組織まで介入すべき虚血性僧帽弁閉鎖不全症は第4章で述べられるのでここでは割愛するが，冠動脈バイパス術(CABG)の施行によりMRが改善されるか否かの判断は非常に困難である．しかしSchroderらは，術中の経食道心エコー(TEE)でMRの程度をnone，mild，moderateの3群に分けてその予後をみたところ，mild MRを放置しただけでも予後が不良になることを指摘している(図1)[2]．一方，Golandらは，麻酔導入された後の術中TEEでのMRの評価は過小評価する危険

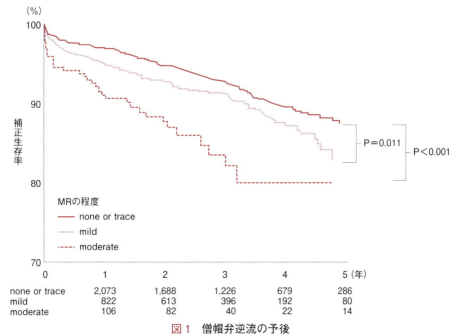

図1　僧帽弁逆流の予後

〔Schroder JN, Williams ML, Hata JA, et al：Impact of mitral valve regurgitation evaluated by intraoperative transesophageal echocardiography on long-term outcomes after coronary artery bypass grafting. Circulation. 2005；112(9 Suppl)：I293-I298 より〕

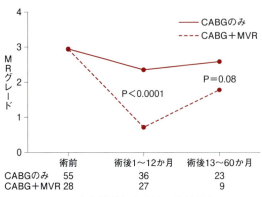

図2 虚血性僧帽弁逆流の術後評価
(Goland S, Czer LS, Siegel RJ, et al : Coronary revascularization alone or with mitral valve repair : outcomes in patients with moderate ischemic mitral regurgitation. Tex Heart Inst J. 2009 ; 36 : 416-424 より)

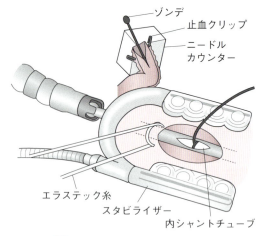

図3 On-pump beating CABG

性があるので術前の十分な検討が必要であると報告している(図2)[3].

B 手術の手順と手技

CABG+僧帽弁形成術(MVP)のそれぞれの項目は冠動脈バイパス術(off-pumpとon-pump CABG)や僧帽弁形成術の項で詳述されており，ここで述べることは避ける．MVP・僧帽弁置換術(MVR)が併施される際に，off-pumpでCABGを先行し，のちに体外循環を確立して僧帽弁の手術に移る選択肢もあり，我々も以前には行っていたが，最近は行っていない．特に低左心機能症例に対する心拍動下冠動脈バイパス術+僧帽弁形成術に関して述べる．

低左心機能を伴う虚血性心疾患の手術の際，最も需要なのは心筋のviabilityの評価である．その評価には心エコー，ドブタミン負荷心エコー，血流心筋シンチグラムなどが有用で，最近はdelayed enhanced MRIの有効性が報告されている．左室形成術が必要な手技は第10章に譲る．

低左心機能に対して，バイパス本数はなるべく多くするように心がけている．左室形成を必要としない，あるいは適応のない症例では，多枝バイパスにより駆出率が改善する症例を多く経験するからである．バイパスグラフトの選択に関しては内胸動脈-前下行枝バイパスは基本であるが，他の枝に関しては長期成績を考慮すると特に内胸動脈にこだわることはない．むしろ静脈グラフトを用い，なるべく多くの血流を心筋に供給する術式を選択する．したがってsequentialバイパスを多用し，多枝バイパスになることが多い．

通常は左室拡大を呈しているので，冠動脈バイパス術時からon-pumpでbeating下にCABGを行う．内胸動脈と大伏在静脈を採取後，直ちに上行大動脈に部分遮断鉗子もしくは中枢側吻合デバイスを用いて，通常は2本の静脈グラフトを上行大動脈に吻合する．その後上行大動脈送血，上下大静脈脱血で人工心肺を確立する．場合によっては左室ベントを挿入したほうが視野展開に有利なことがある．

On-pump beating CABGの手技に関しては第8章で述べられているが，簡単に我々の術式を述べる．吻合部の固定にはスタビライザーを用いる．しかし通常のoff-pump CABG(OPCAB)のときに用いる心尖部挙上のデバイスは用いない．保険適用がされないこともあるが，on-pump beating CABGであればポンプによる左室の脱脱とスタビライザーで吻合部の露出，固定に難渋することはない．心臓を脱転すると中枢側を先に吻合した静脈グラフトの長さ決定は重要かつ困難である．我々は脱転する前に，回旋枝用のグラフトでは左心耳のところに，右冠動脈へのグラフトではacute marginのところにそれぞれ血管クリップでマーキングをしておく．こうすると心臓を脱転したときにグラフト長を決めるための信頼できる目安になる．冠動脈切開後の止血にはエラステッ

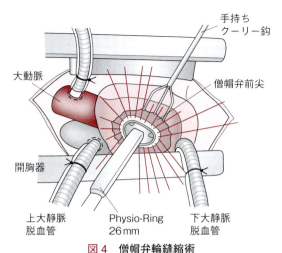

図4 僧帽弁輪縫縮術
大動脈遮断を行わないまま心拍動下に行う方法.

ク糸を2度回し，このループに絹糸を通しておくとリリースするのが容易となる.

血管吻合は動脈グラフトには8-0ポリプロピレン(PPP)糸を，静脈グラフトには7-0 PPP糸を用いて連続吻合を行っている(図3).

冠動脈バイパスの次に僧帽弁輪縫縮術を行う.このときに使用できる手技は，① 大動脈遮断を行い，心筋保護液注入による心停止下，② 大動脈遮断下に逆行性冠灌流による心拍動下，③ 大動脈遮断を行わないままの心拍動下の3つのオプションがあり，これらを使い分けている．心機能が左室駆出率(EF)40%程度であれば何ら躊躇なく①の心停止下で行うが，EFが20%程度となるとなるべく心筋の虚血再灌流障害を避けるべく②か③の心拍動下で行う.

ここでは③の方法を述べる．上下大静脈にテープをおかずに部分体外循環下で，右側左房切開で僧帽弁を観察する．このとき，通常用いる固定型の心房リトラクターではなく，従来の手持ち型クーリー鈎を用い，助手に持ってもらうほうが瞬時の位置移動が容易である(図4).通常左房は拡大しているので僧帽弁の観察は容易である．右肺静脈から挿入したベントチューブを左室に移動すれば十分な無血視野は得られる．もちろん僧帽弁閉鎖不全症があるので心拍動下で左房を解放しても空気を大動脈に送る心配はない.

僧帽弁の観察を通常通り行い，弁下組織への介入が必要ないことを確認し，弁輪縫縮用の糸をかけていく．後尖弁輪への針の刺入は容易であり，まず後尖側から糸をかけ始める．前尖弁輪への糸針であるが後交連は比較的容易に観察可能で，運針も容易であるが，前交連側は困難なことが多い．時には陥没しているように見える場合もあり，工夫が必要である.

対策法として，① 体外循環の流量を落とす，② 大動脈基部を右手人差し指で手前に押し，前交連側を引きつける，③ あまり使用しないが，intermittent aortic clamp を行い，大動脈基部を減圧するなどがある．前交連の1〜2針の運針に使うので短時間での処理となる.

人工弁輪のサイジングは2サイズダウンで決定している．前尖の面積と前尖の高さで決定するジャストサイズよりも小さめの full ring を用いる．基準としては術前心エコーで僧帽弁の tethering height が10 mm 以下であること，弁尖そのものに変性病変がないことが条件となる.

心拍動下で左房が解放されているので空気抜きが重要である．僧帽弁リングを縫着した直後から大動脈に空気を駆出する可能性があるので，終始左室ベントチューブの側孔が一部左房にもあるようにおかなければならない．その後左房に十分血液を満たした状態で左房を閉じているが，今のところ空気塞栓の合併症は経験していない.

術前から大動脈内バルーンパンピング(IABP)を導入していることもあるが，理論的に心筋の虚血再灌流がないので，人工心肺からの離脱に難渋したことはない.

C 手術成績と今後の課題

大動脈遮断のない心拍動下手技を3例に行った．平均グラフト本数は5.7本．使用した人工弁輪は全例Physio-Ring 26 mmであった．全例においてEFの上昇，左室拡張末期径(LVDd)の低下を認めた．MRは1例でmild以上の逆流が残ったが他の2例ではMRは制御できた.

大動脈遮断下に逆行性冠灌流による心拍動下手技を3例に行った．平均グラフト本数は4.0本．使用した人工弁輪は同じくPhysio-Ring 26 mmであった．2例でEFの上昇を認めた．全例でLVDdの低下を認めた．図5に術後39か月の各パラメーターの推移を示す．全例で人工心肺からの離脱は

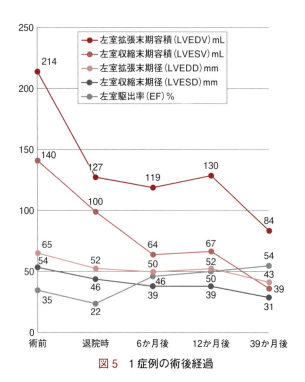

図5 1症例の術後経過

IABP補助下で容易であった.

> **コツと勘所　Ischemic MR + CABG**
>
> CABGにおいては，できるだけ心停止をしないで施行したほうが人工心肺からの離脱は容易である．グラフト本数を多くして，できる限り心筋血流を多くしたほうが有利であろう．
>
> 僧帽弁輪形成術は先に述べた ① 大動脈遮断を行い，心筋保護液注入による心停止下，② 大動脈遮断下に逆行性冠灌流による心拍動下，③ 大動脈遮断を行わないままの心拍動下の3つがあるが，当科では ③ の方法を好んで行っている．
>
> 前尖弁輪への運針で前交連側が困難なときの対策法として ① 体外循環の流量を落とす，② 大動脈基部を右手人差し指で手前に押し，前交連側を引きつけるなどの工夫が必要である.

Q&A

Q1　Ischemic MR に CABG を併施する場合，弁形成にするか弁置換を行うかの判断基準を教えてください．

A1　僧帽弁の tethering height が10 mm 以下であれば，2サイズダウンの弁輪縫縮の適応だと思います．

Tethering height が10 mm 以上であれば，乳頭筋吊り上げ，乳頭筋接合術，後尖の augmentation などを用いた弁形成術を考慮しますが長期成績は不明です．また，人工弁置換術も適応となってきます．

Q2　On-pump beating 下の MVP の施行中に IABP は常時作動させるのですか？

A2　Pump に乗っているとき IABP は停止しています．心内操作が終了した時点で再開しています．

● 文献

1) Magne J, Sénéchal M, Dumesnil JG, et al：Ischemic mitral regurgitation：a complex multifaceted disease. Cardiology. 2009；112：244-259
2) Schroder JN, Williams ML, Hata JA, et al：Impact of mitral valve regurgitation evaluated by intraoperative transesophageal echocardiography on long-term outcomes after coronary artery bypass grafting. Circulation. 2005；112(9 Suppl)：I293-I298
3) Goland S, Czer LS, Siegel RJ, et al：Coronary revascularization alone or with mitral valve repair：outcomes in patients with moderate ischemic mitral regurgitation. Tex Heart Inst J. 2009；36：416-424

第**10**章　左室瘤手術と左室形成術

1 左室瘤手術の適応と基本戦略

西村健二・下川智樹

　左室瘤は心筋梗塞後合併症の1つで，左前下行枝の完全閉塞に伴う広範な貫壁性梗塞により，前壁に発生することが多い．梗塞領域の心筋が線維組織に置換された結果，梗塞部位の壁が伸展・菲薄化し，奇異性収縮 dyskinesis を示すようになる．その結果，瘤内の血栓形成による塞栓症の誘発，瘢痕組織からの致死性心室性不整脈の惹起，心収縮力の低下による心不全の発症などが原因で左室瘤の予後は不良とされている．近年，急性冠症候群（acute coronary syndrome：ACS）に対して，経皮的冠動脈インターベンション（percutaneous coronary intervention：PCI）や血栓溶解療法などによる急性期の再灌流療法が可能となり，広範囲の貫壁性心筋梗塞から巨大な左室瘤を形成する症例は減少している．一方で，心筋梗塞後に左室リモデリングから左室壁運動のびまん性の無収縮 akinesis を生じ，左室拡大と高度の左室収縮能の低下をきたしたものは，虚血性心筋症（ischemic cardiomyopathy：ICM）とよばれている．貫壁性の心筋梗塞により dyskinesis に陥った部位が左室瘤を形成し，akinesis の部位が大きいものが低左心機能となり ICM を形成すると考えられている．

　左室瘤の基本戦略は，心筋虚血の解除と dyskinesis となった瘤の切除であり，手術適応は，① 心不全のコントロールが困難である場合，② 薬物治療抵抗性の心室不整脈が出現する場合，③ 血栓塞栓症を繰り返す場合，④ 冠動脈バイパス手術の同時手術として行う場合とされている．左室瘤手術は，その部位や大きさにより，術後の左室形態や左室容積を考慮した術式が選択される．従来は左室瘤を切開し，瘤壁を除外するように縦方向に直接縫合閉鎖する linear closure が用いられていたが，心室瘤に合併する中隔部心室瘤や瘢痕化が残存する問題や，過度の縫縮によって左室容積が小さくなる問題があった．この問題を解決するべく

心内パッチを使用して梗塞部位を除外する術式が開発されてきた．その代表的な術式が Dor 手術（endoventricular circular patch plasty：EVCPP）である[1]．心筋梗塞部と健常心筋の境界を巾着縫合（Fontane stitch）で縫縮したのち，円形のパッチで閉鎖することで，瘤壁や瘢痕組織のほとんどを除外することができる術式で，左室瘤に対する術式として一般的になっている．

　ICM に対する左室形成術は，左室形態を修復し，左室容積を縮小させることで心機能の改善のみならず，予後の改善を目指した外科的治療方法である．ICM に対する基本戦略としては，心筋シンチグラムや心臓 MRI 遅延造影検査により心筋虚血の有無，残存心筋の viability を評価し，虚血のある冠動脈領域に対して冠動脈バイパス術を行い，中等度以上の僧帽弁逆流を有する場合に僧帽弁手術を追加することが多い．また，心臓 MRI 検査で，左室収縮末期容積係数（left ventricular end-systolic volume index：LVESVI）を算出し，LVESVI≧80 mL/m² で左室拡大の高度な場合に左室形成術が有効であったとする報告が多く[2]，LVESVI≧80 mL/m² が左室形成術の適応と考えられている．左室形成術は，心筋梗塞巣の部位が心尖部に限局した場合には Dor 手術，前壁中隔の広範囲な場合には SAVE 手術（septal anterior ventricular exclusion）[3]が用いられることが多い．左室形成術の他の術式には，左室心筋を切除せずオーバーラップすることによって球形になった左室形態を修復する overlapping 手術（overlapping cardiac volume reduction operation）[4]や，左室内の梗塞部位と非梗塞部位の境界部を内膜側で基部から心尖部に向かって linear に縫合することで左室容積を縮小させる ELIET 手術（endocardial linear infarct exclusion technique）があり，側壁や後下壁の心筋梗塞後にも適応可能な術式である[5]．

● 文献

1) Dor V, Sabatier M, Di Donato M, et al：Efficacy of endoventricular patch plasty in large postinfarction akinetic scar and severe left ventricular dysfunction：comparison with a series of large dyskinetic scars. J Thorac Cardiovasc Surg. 1998；116：50-59

2) Athanasuleas CL, Buckberg GD, Stanley AW, et al：Surgical ventricular restoration in the treatment of congestive heart failure due to post-infarction ventricular dilation. J Am Coll Cardiol. 2004；44：1439-1445

3) Isomura T, Horii T, Suma H, et al：Septal anterior ventricular exclusion operation（Pacopexy）for ischemic dilated cardiomyopathy：treat form not disease. Eur J Cardiothorac Surg. 2006；29：S245-250

4) Matsui Y, Fukada Y, Suto Y, et al：Overlapping cardiac volume reduction operation. J Thorac Cardiovasc Surg. 2002；124：395-397

5) 土井 潔, 夜久 均：Endocardial linear infarct exclusion technique（ELIET）を用いた左室形成術：Dor 手術との比較. 冠疾患誌. 2010；16：197-201

第10章 左室瘤手術と左室形成術

2 Overlapping 法 + 乳頭筋接合術

松居喜郎

A 適応と戦略

　左室形成術は，一般に心筋梗塞後虚血性心筋症に対し，残存する心筋への血行再建，梗塞部のexclusion（排除），左室形態改善や，合併する僧帽弁逆流に対する手術を症例に合わせて行うオーダーメイドの手術である．左室縮小術ともよばれるが，過度の容積縮小は低心拍出量の原因となる可能性があり注意を要する．

1 虚血性心筋症（ICM）に対する左室形成術の適応と成績

　左室形成術の手術適応としては，現時点ではLVESVI 60〜100 mL/m²以上あるいはLVDd 65 mm 以上で左室形成を考慮している施設が多い．

　2010年，我々を含む本邦11施設で，本邦における虚血性心筋症に対する左室形成術の遠隔期成績集計を行った[1]．計596例の検討で遠隔死亡の独立規定因子はINTERMACS機能分類，僧帽弁逆流程度，左室駆出率，年齢が抽出された．この4つの危険因子でscoringするとlow-risk 317例，intermediate-risk 156例，high-risk 95例と分類され，3年生存率は順に93％，81％，44％と大半の症例で良好であった．high-risk症例では左室縮小形成術のよい適応とはいえない．

2 Overlapping 法

　当初はBatista手術に替わるものとして非虚血性拡張型心筋症に対して考案された[2]．動物実験で有効性を確認したのち臨床応用し，良好な結果を得たが，非虚血性では限界があることがわかり，植え込み型人工心臓の普及に伴い適応はきわめて限定された．

　そののち，主に虚血性に対して応用されてきた

が，この場合，1970年代のStoney手術の変法ともいえる[3]．パッチを使わないことで非収縮領域が減り，理論上同じ拡張末期圧で大きな一回拍出量が得られるとされる[4]．

3 合併する機能性僧帽弁逆流に対する手術

　機能性僧帽弁逆流（FMR）に対する標準術式は僧帽弁輪過縫縮とされるが，再発が多く，運動時に機能的狭窄が起こることも報告されている．これに対し，弁下組織に手を加えた種々の追加術式が報告されている．我々は2003年より乳頭筋間距離が3 cm以上の症例に限り乳頭筋接合術（papillary muscle approximation：PMA）を行い，2005年からは十分なtethering解除と将来の心拡大時のFMR再発予防のため接合術＋吊り上げ術（papillary muscle suspension：PMS）を行っている[5]．PMAは心尖部瘢痕による拡大を修復し，心形態を楕円形にするうえでも重要であり，左室形成術の一面もある．

B 手術の手順・手技

1 人工心肺開始から心筋保護

　収縮期血圧が80 mmHg以下の場合，麻酔導入自体が危険であり，局所麻酔で大動脈内バルーンパンピング（IABP）を挿入してから全身麻酔を行う．

　通常の胸骨正中切開で心嚢に達し，上行大動脈送血，上下大静脈脱血にて人工心肺開始．右側左房から左室にベントチューブを挿入．28℃中等度冷却体外循環とする．原則低心拍出症例では三尖弁輪形成術を施行するため，上下大静脈テープを通しておき右房切開し逆行性心筋保護カニューラを直接冠静脈洞に挿入．15℃blood cardioplegia（BCP）を用い，初回15 mL/kgを150 mmHgで順行性に注入．30分ごとに5 mL/kgを追加する．

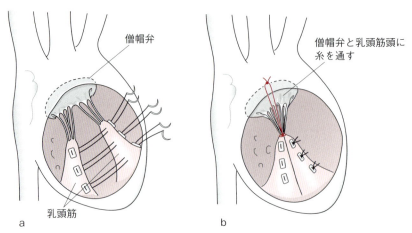

図1 乳頭筋接合術，乳頭筋吊り上げ術（左室切開）
a：経心室切開（経僧帽弁，経大動脈弁も可能）で前後乳頭筋にプレジェット付マットレス縫合を行う．左室形態を球形から楕円形へ改善できる．将来の再発予防のため後壁を全方向に吊り上げ，人工弁輪前尖側中央部へGore-Tex®糸で吊り上げる．
b：乳頭筋間を縫縮することで左室径も縮小し後壁が前方へ移動する．

順行性のBCP後に続けて，逆行性にBCP液を50 mmHgで7.5 mL/kg注入し，その後15℃の血液を逆行性に持続注入している．

2 左室切開から乳頭筋接合術（PMA）＋吊り上げ術（PMS）（図1）

まず必要な冠動脈再建を行う．可及的多枝バイパス術は低心機能例では必須である．PMAは原則心筋梗塞後瘢痕部を切開し経左室で行う．左室は全長10 cm程度の切開線で，LADから左側に最低1.5 cm離し，瘢痕部の自由壁側の縫い代1 cm程度を残して縦切開する．瘢痕になっている場合，第2対角枝（D2）は切離する．切開線に4本のretraction sutureをおき心室内を見やすくする．

乳頭筋は左右に開大し，心尖部は瘢痕化している．心尖部より乳頭筋を接合する方法では高さが不均等となり弁の逸脱を生じることがあり，我々は乳頭筋頭が多数ある場合も多いことから，まず腱索付着部から，乳頭筋頭をすべて束ねる形で，乳頭筋の虚血を考慮し長軸方向に大きいプレジェットを用い面で接合するようにしている．自己心膜や小さなプレジェットでは乳頭筋に食い込むため，フェルトとePTFEの2重のプレジェットを作成し乳頭筋縫合用規格（PMA用）Asflex特殊強々彎22 mmを使用して，心尖部まで3~4対のマットレス縫合で心臓を楕円化するように接合する．後壁が完全に瘢痕の場合，後壁を拾うこともあるが，viableな場合は心筋が裂けることがあるので，原則的に後壁は拾わない．

続いて乳頭筋頭においたプレジェットを通しCV-4 ePTFE糸を二重にかけ結紮し，針を左室側から僧帽弁の前尖弁輪中央に刺しておく．さらにその針を右側左房切開口から左房側へ引き出す．

3 Overlapping法による瘢痕exclusion

切開線から内膜面を見て自由壁側に瘢痕が多く残っていた場合，縫い代約1 cm残し切除する．まず我々の左室短軸50 mmの正常型の楕円体サイザー（72 mL）（図2a）を用いて，過度の縮小は避けるように心室の最低の大きさを想定し，自由壁が直接中隔に縫合できるラインにペンでマーキングしておく．ほとんどの場合梗塞-健常心筋境界部分にマーキングされる．次に切開の中枢側径がかなり大きい場合はプレジェット付心筋縫合用規格（overlapping用）Asflex強々彎40 mm（図2b）を用い，切開線中央部で前壁を2針程度で縫縮する（図3）．

次にラインに沿って，同規格の針糸を用いて自由壁断端と中隔を2層に連続縫合していく．心尖部は薄く脆いため大きめに運針する．縫合部が脆弱な場合はフェルトを用いる（図4）．

この吻合で中枢側の縫合にやや注意を要する．中枢側は自由壁の外側から糸をかけ内腔に出したのち，中隔の縫合ラインに刺入し，いったん内腔

2 Overlapping 法＋乳頭筋接合術

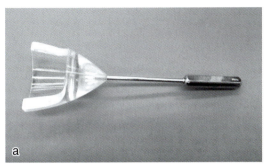

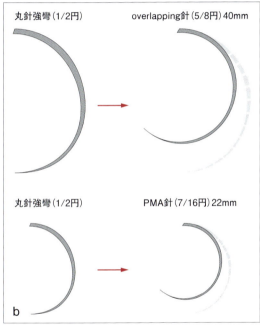

図2 左室形成用サイザーと特殊な針糸
a：サイザー．正常の心形体を合わせて作成．乳頭筋が当たらないようにしている．術後心臓が楕円体となり容積過小にならないように縫合ラインをマーキングする．
b：強々彎針．連続縫合で狭い範囲で十分な強度が得られる．直角に近い角度でも容易に運針が可能で，他の複雑病変にも応用できる．

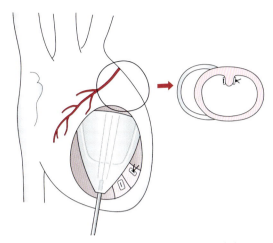

図3 Overlapping 手術，縫合ライン決定
プラスチックサイザーを用いて縫合ラインを決定する．症例に応じ心容積決定を行い容積過小にしない．左室自由壁断端と中隔を2層連続縫合する．より心臓基部が拡大している場合，内側から強々彎針を用いて部分縫縮する．

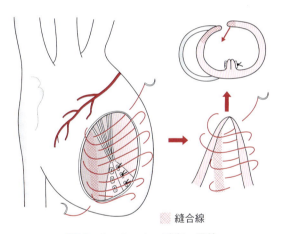

図4 Overlapping 手術，運針
自由壁断端上縁外側から始め中隔に向けて隙間のないように運針し2層連続縫合する．組織が脆ければ felt strip を使用する．

に出したのちに再度内-外に運針し前壁外側に出す．その針糸で2針目も同様にし，3針目からは自由壁-内腔-中隔と運針する．

4 右側左房からの MAP＋PMS

右側左房から前尖の大きさに合わせた true size の full ring の弁輪に CV-4 糸を通してから縫着する．弁輪過縫縮に準じた2サイズ下のリングは機能的狭窄や逆流再発の要因になるため避ける．最後に十分に生理食塩水による逆流試験を行い人工弁輪の高さまで CV-4 を引き上げ結紮する．接合した乳頭筋を人工弁輪全体で支える形体となる．通常は PMA だけで tethering はなくなるので，将来の再拡大時の予防として行う．

5 大動脈遮断解除後

左房閉鎖後，大動脈遮断を解除し，まず左室切開部に戻り左室切開線断端を，心筋縫合用規格

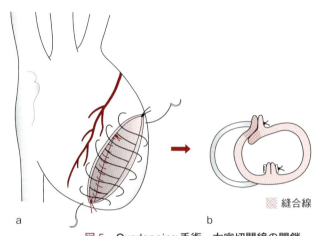

図5 Overlapping手術，左室切開線の閉鎖
a：大動脈遮断解除後exclusionした瘢痕部断端は1層目を補強するよう連続縫合する．
b：ventを止めて十分に止血を確認する．左室が楕円形になる．

(overlapping用) Asflex強々彎40 mmを用いて二層連続縫合し完全な止血を得る（図5）．次に心拍動下で三尖弁輪リング形成術を行う．右房を閉鎖し人工心肺から離脱する．

6 離脱時，術後注意点

術後急性期は拡張能低下に注意する．術中体外循環中の水分のプラスバランスが多くなると，サードスペースから水分が戻ってきたときに拡張末期圧が急激に上昇する可能性がある．このため，我々は体外循環中の水分バランスに留意し，術中は最大500 mL以内のプラスバランスとしている．

また症例によりカテコールアミンの反応性が異常なことがある．大量のDOA/DOB使用するよりは，アドレナリン(AD)を用いるほうが反応することも考慮する．

コツと勘所　心筋直接縫合

以前はマットレス縫合を何本かおいた上から連続縫合を行ったが，縫合部周囲の変形が強いためか，全体の心機能に影響があった印象があり，すべて連続縫合としている．この際，特注したAsflex強々彎40 mmを用いることで中隔のような前後方向に立ち上がっている部位でも比較的狭い範囲で深く組織を深く把持することが可能である．

コツと勘所　心筋保護

心拍動下で左室形成や冠動脈再建は可能だが，上記の心筋保護により結果に差がないと考え，確実な手技が可能な心停止を基本としている．

C 手術成績と今後の課題

我々の多施設集計によるとoverlapping法は，より心臓が大きくEFの低い重症例に応用されている．現在まで101例の登録があり，全体で1年生存率77％，3年生存率70％，5年生存率56％と術前重症度を考えると比較的良好な成績を得ている．

例えば左室収縮機末期容積係数が110 mL/m^{2}以上のように極端に心拡大が進んだ例，前述のhigh-risk例ではよい結果が得られない可能性があり，人工心臓や心臓移植，緩和療法を考慮すべきである．

● 文献

1) Wakasa S, Matsui Y, Isomura T, et al：Risk scores for predicting mortality after surgical ventricular reconstruction for ischemic cardiomyopathy：results of a Japanese multicenter study. J Thorac Cardiovasc Surg. 2014；147：1868-1874
2) Matsui Y, Fukada Y, Suto Y, et al：Overlapping cardiac volume reduction operation. J Thorac Cardio-

vasc Surg. 2002 ; 124 : 395-397

3) Stoney WS, Alford WC Jr, Burrus GR, et al : Repair of anteroseptal aneurysm. Ann Thorac Surg. 1973 ; 15 : 394-404

4) Dang AB, Guccione JM, Zhang P, et al : Effect of ventricular size and patch stiffness in surgical anterior ventricular restoration : a finite element model study. Ann Thorac Surg. 2005 ; 79 : 185-193

5) Matsui Y, Fukada Y, Naito Y, et al : Integrated overlapping ventriculoplasty combined with papillary muscle plication for severely dilated heart failure. J Thorac Cardiovasc Surg. 2004 ; 127 : 1221-1223

第10章 左室瘤手術と左室形成術

3 ELIET 法

山崎祥子・夜久 均

A 適応と戦略

左室形成術は回復が期待できない心筋のみを切除する必要があるのに加え，左室形成術によって得られる収縮力改善のポテンシャルを見極めるために残存心筋の評価も非常に重要であり，心筋のviability評価が不可欠である．

我々は心筋viability評価をガドリニウム（Gd）遅延造影MRIで行っている．左室形成術の適応となるのは遅延造影の壁内進展度50%以上のviabilityを認めない心筋が存在する場合であり，かつ左室収縮末期容積係数（LVESVI）が80 mL/m²以上の左室拡大をきたした症例としている．また，viabilityを有する残存心筋に対しては，血行再建の適応があれば積極的に冠動脈バイパス術を行うことが左室形成術の成績向上につながる．

B 手術の手順と手技

ELIET（endocardial linear infarct exclusion technique）手術は，前壁中隔，側壁，下後壁いずれの部位に対しても適応可能である[1,2]．個々の部位に対する方法を以下に記す．

1 前壁中隔 ELIET（図1）

左前下行枝に平行な左室の切開

左前下行枝は中隔枝を出しているため，前壁中隔が梗塞に陥っていても左前下行枝は温存し，中枢側に有意狭窄がある場合は冠動脈バイパス術を考慮する．

心室切開は左前下行枝と平行に，2〜3 cm離して心尖部から心基部（第一対角枝）まで切開する．まず心尖部分を切開したところで内腔を確認し，

梗塞部の視診と心筋の厚みを触診しながら基部の方向に切開を延長する．

New apex の作成

左室の切開線が従来の心尖部の方向とは異なり，特に症例の多数にみられるように下壁方向へ梗塞が及んでいるような場合，切開ラインが下方へ延長されるため，左室を楕円形になるように形成するには新たな心尖を設定し，そこを頂点とした縫合線を作成する．梗塞部分の境界は必ずしも直線ではないため，形成後の左室が円錐形になるようにイメージする．New apexと縫合線を決定したら，まず下壁の内膜縫合を行い，そののちに前壁中隔の内膜縫合を行う．心尖を新たに作成することで，長軸方向とともに短軸方向の径が短縮され，円錐形を再現した左室の形成が可能となる．

心内膜の直接縫合

マーキングした縫合線，梗塞範囲と健常範囲の境界部内膜を，4-0モノフィラメント糸を使用し，梗塞で線維化している内膜側の心筋を大きく取るように連続で直線的に縫合する．縫合の際には手袋で作成した容量90 mLのバルーンを挿入し，形成後の最小容積を確保するように注意する．

切開線（自由縁）の縫合

切開線は2 cm幅の2本のフェルトストリップと2-0モノフィラメント糸を用いて，水平マットレス単結節縫合と連続縫合で2層縫合する．死腔を残さないように縫合することが重要であり，水平マットレスの糸は隣同士の糸が近接するように運針をおくので，筆者らはわかりやすいように2色の糸を交互に用いている．

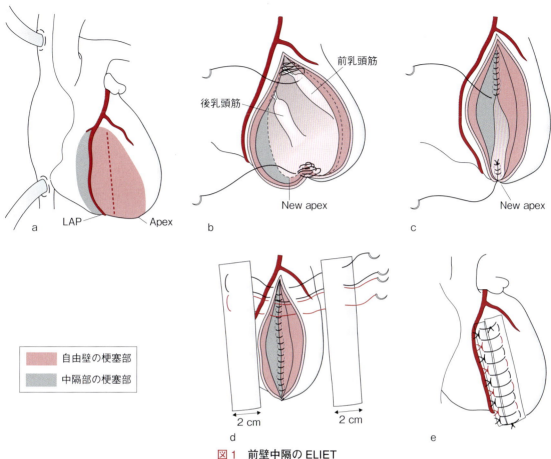

図1 前壁中隔の ELIET
切開線(自由縁)の縫合は死腔を残さず,中隔枝を巻き込まない.

コツと勘所　切開線(自由縁)の縫合

切開線(自由縁)の縫合は1層目縫合との間に死腔を残さないように1層目の縫合線のすぐ脇に支出点と刺入点がくるように運針する.中隔側の自由壁は中隔側の梗塞範囲によっては心室中隔を利用して閉鎖する必要があるが,この際に左前下行枝中隔枝を巻き込まないように十分注意する.

2　側壁 ELIET(図2a〜c)

側壁に対しても本術式は有用である.左室側壁の梗塞部分を心尖部から切開する.左回旋枝の血管系を損傷しないように注意する.心尖部の切開から注意深く内部を観察し,前・後乳頭筋を確認して切開線から外すように切開線を心基部方向に延長する.前壁中隔の場合と同様に内膜を線状に心基部から心尖部に向けて直接縫合したのち,フェルトストリップを用いて自由壁を縫合する.

コツと勘所　残存左室容量の決定

側壁の場合,残存左室の容量は左室拡張末期径(LVDd)で考える.LVDd を 15 mm 縮小させる場合,乳頭筋付着部の位置で側壁を 45 mm 除外すればよい計算になる.内膜の縫合線は乳頭筋を避け,かつ LVDd をどれだけ縮小させるかでそれぞれの自由縁からの距離を設定する.

3　下壁 ELIET(図2d)

下壁の場合の切開線は後乳頭筋の付着部位と心室中隔の間におく.右後下行枝とそれに伴走する静脈を損傷しないように注意する.後乳頭筋を損傷しないように切開を心尖部から加え,内腔を確

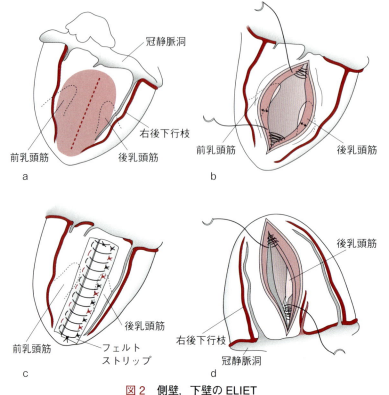

図2 側壁，下壁のELIET
a〜c：側壁のELIET．LVDdを何cm縮小させたいかにより両側乳頭筋基部部分の心筋を辺縁からそれぞれ何cm exclusionするかが決まる（b：↔）．
d：下壁のELIET

認しながら切開線を基部のほうへ延長する．側壁の場合と同様に梗塞部境界の内膜を線状に直接縫合するが，心室中隔にも梗塞が及んでいる場合は自由壁側の境界部を心室中隔の境界部に直接縫合していくことになる．内膜を線状に縫合したのち，フェルトストリップを用いた2層の縫合で補強する．

C 今後の課題

どのような左室形成術にも共通の問題点と思われるが，もともとの左室が極端に大きい症例に関しては，残存心筋への負荷を十分に減少させるほどに左室を縮小することが困難である．当院の成績においても，術前LVESVIが130 mL/m^{2}を超える症例は予後不良であり[3]，このような症例に対して単独の冠動脈バイパス術のみを施行するか，LVADなどの補助循環を使用するかなど，どのような治療がベストな選択肢となるかを解明するのは今後の課題である．

Q&A

Q1 手袋を使って容量90 mLの楕円モデルを作る方法を教えて下さい．

A1 手術時に用いるサイズ6の清潔手袋を用意し，第1指以外の指の根部と手首を結紮します．心室に手袋を挿入する際は，手首部分を大動脈弁にはめ込むようにします．シリンジと太めのエクステンションチューブを用いて第1指部分から水を注入します（図3）．
　左室内腔の乳頭筋も含むmitral apparatusの占める割合を考慮すると左室腔容量はバルーンのvolumeの1.5倍になると考えます．90

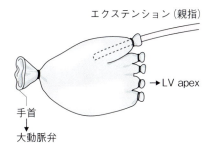

図3　手袋を使った楕円モデル

mL のバルーンが入る LV volume は 1.5 倍となり，BSA が 1.5 とすると EDVI は 90 mL/m^2 となります．つまりバルーンの volume が目標 EDVI となります．

● 参考文献

1) Yaku H, Ohira S, Yamazaki S, et al：Endocardial linear infarct exclusion technique for infarcted lateral wall. Interact Thorac Cardiovasc Surg. 2017；24：460-461
2) Ohira S, Yamazaki S, Numata S, et al：Ten-year experience of endocardial linear infarct exclusion technique for ischemic cardiomyopathy. Eur J Cardiothorac Surg. 2018；53：440-447
3) Yamazaki S, Doi K, Numata S, et al：Ventricular volume and myocardial viability, evaluated using cardiac magnetic resonance imaging, affect long-term results after surgical ventricular reconstruction. Eur J Cardiothorac Surg. 2016；50：704-712

第10章 左室瘤手術と左室形成術

4 Dor/SAVE 手術

野口 亮・福井寿啓

A 適応と戦略

　虚血性心臓病の治療は，カテーテルインターベンションの技術の向上もあり，治療成績が改善する一方で，度重なるステント治療の末に左心機能が高度に障害された症例や，前下行枝の心筋梗塞治療後に低左心機能症例を経験する機会が増加している．虚血性心筋症(ischemic cardiomyopathy：ICM)の終末期に対する，標準的，最終的な治療法は心移植であるが，世界的なドナー不足という問題が未解決である．左室瘤を含めた左心機能が低下した虚血性心筋症に対する心臓移植に代わる外科的治療法として，左室形成術(left ventricular restoration：LVR)が提唱されてきた．LVRの術式は様々な方法が考案されており，Cooleyら[1]による linear suture technique や Dorら[2]による endoventricular circular patch plasty に代わり左室を形成する術式が一般的に行われてきた．しかし，Dor 手術では術後の左室形態が本来の楕円形ではなく球形になることから，心機能に及ぼす影響が問題視されるようになったため，磯村ら[3]は左室の形態を正常な楕円形に近づけ縮小する術式として SAVE 手術(septal anterior ventricular exclusion)を開発し良好な成績を報告している．それ以外にも，overlapping 手術などが開発され，それぞれ良好な成績を報告している．これらの LVR の目的は外科的に左室容量を減少させ，左室の形態を正常化させ，心機能を改善させることで ICM による心不全を改善する手術手技として開発されてきた．本項では，ICM に対する LVR として現在広く普及している Dor 手術および SAVE 手術について述べる．

　一般的な LVR の適応は，冠動脈前下行枝の完全閉塞により広範囲な左室前壁心筋梗塞をきたし，慢性期に心室瘤を形成した症例である．心室壁は心筋梗塞巣の瘢痕化にともない収縮能を失い拡張し，周囲の健常心筋とは反対に収縮期に突出する奇異性運動を示す．また，多枝領域の虚血や梗塞により慢性的な虚血状態が継続することによりリモデリングをきたし，心室瘤を形成することなくびまん性に左室が拡張してしまった ICM の症例でも適応となる．拡張した左心室は機能不全となり，心不全を繰り返すようになる．その理論的機序は Laplace の法則により説明されており，左室内圧を P，張力を T，半径を R とすると内圧は $P = 2T/R$ で表される．つまり左室内径が大きくなればなるほど，同じ血圧を得るためにはより高い左室張力(収縮力)が必要になるため，左室の仕事量は増大する．左室仕事量の増大に伴い，心筋酸素消費量も増大し，心負荷が増悪していくため心不全を繰り返すこととなる．左室の内径の増加(拡張)と生命予後は臨床研究でも示されており，White らは 1987 年に心臓死イベントの相対危険度は左室収縮末期容量(end-systolic volume：ESV)が 100 mL を超えると増大すると報告している[4]．Laplace の法則および White らの報告などをもとに，左室拡大を伴う左室瘤および ICM に対して，左室容積を減少させる，つまり Laplace の法則でいう R を小さくし，左室形態を正常に近づける LVR が，心室瘤や ICM の心不全に対する外科的治療法として提唱されるようになった．

B 手術の手順と手技

　Dor 手術も，SAVE 手術も，前壁中隔の心筋梗塞に伴う前壁から心尖部に存在する左室瘤や ICM がよい適応となる．

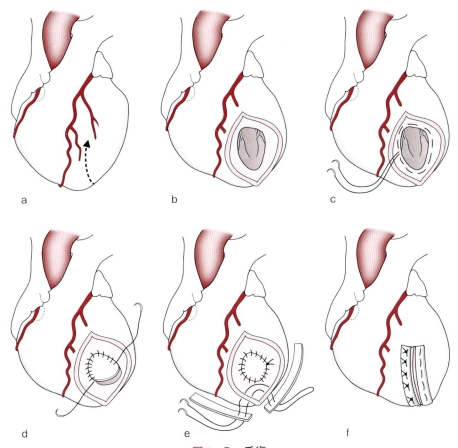

図1 Dor手術
a：左室を前下行枝左側に沿って（黒破線矢印）心尖部から切開する．
b：左室をaの黒破線矢印に沿って切開したところ．
c：瘢痕となった病変部と健常部との境に2-0モノフィラメント糸にてpurse string stitch（Fontan stitch）をおき，直径3 cm程度の開口部となるように結紮する．
d：Hemashield patchなどを用いて2-0モノフィラメント糸にて縫合，パッチ形成を行う．
e：このパッチの上部で，切開した心筋を縫合閉鎖する．
f：終了．

1 Dor手術

Dor手術は，体外循環確立後に冠動脈の完全血行再建ののち，左室を前壁側前下行枝から2 cm程度左側で切開する．梗塞範囲の程度によるが約5〜8 cm切開する．心内膜側をよく観察し，瘢痕化した梗塞部位と健常な心筋組織との境界部位に症例に応じてcryoablationを追加後2-0モノフィラメント糸にてpurse string stitch（いわゆるFontan stitch）をおき結紮する．左室内腔に100 mLのバルーンを挿入し，その大きさで2-0糸を結紮することで縫縮しすぎないで大きさを決定できる．縫合糸は直径3 cm程度に縫縮する．この縫縮した部分に楕円形のパッチ（Hemashield patch）を2-0モノフィラメント糸の連続縫合で縫着し，パッチ形成を行う．最後に，余剰な瘤壁をトリミングしたのち，あるいはトリミングせず折りたたむ形で切開部を縫合閉鎖する（図1）．

2 SAVE手術

磯村らは，Dor手術を行うと長軸方向へ左室が短縮され，術後の左室形態が円形となり本来の左室の形態のように楕円形とならなくなることが心機能改善に影響することを問題視し，術後の左室形態に重点を置く術式を考案した（SAVE手術）．体外循環確立後に冠動脈の完全血行再建を行う．大動脈遮断を解除し，心拍動下に左室形成を行う．拍動下に行うメリットは虚血時間の短縮もあるが，心筋の収縮を視診・触診できexclusionす

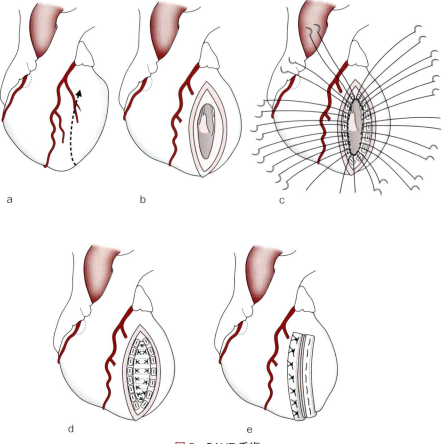

図2　SAVE手術

a：Dor手術同様に左室を前下行枝左側で前下行枝に沿って切開する．SAVE手術では心基部近くまで長く切開を行う(黒破線矢印)．
b：切開を行ったところ．
c：心筋と病変部の境界部にプレジェット付0 Ti･cron糸を用いたマットレス縫合をかける．
d：Hemashield patchなどを用いてパッチ形成を行う．パッチは左室の長軸方向の切開線の長さで決定(7～8 cm程度を目安)，短軸方向は3 cm前後を目安として長楕円形のパッチを用いる．先述の0 Ti･cron糸のU字縫合糸を用いてパッチ形成する．
e：パッチの前面で心筋切開部をdead spaceを残さないように閉鎖する．

る部位の正確な位置決めに有用である．左室の切開はDor手術同様に左室の前行枝左側2 cm程度の部位を前行枝に沿って，Dor手術より長く切開する．次いで，中隔側のexclusion lineに沿って0 Ti･cron™針＋プレジェットを用いたマットレス縫合をおく．同様に，側壁側も複数の0 Ti･cron針によるマットレス縫合をexclusion lineに沿っておいておく．Dor手術同様にHemashield patchなどを用いてパッチ形成するが，左室の楕円形の形態を保つため，パッチの形態を左室の切開長などにもよるが3×8 cm前後の長楕円形にトリミングする．トリミングしたパッチを縫着し結紮する．最後に，切開した心筋を縫合閉鎖する(**図2**)．

> **コツと勘所　心筋のviabilityの評価，術式の選択**
>
> 手術適応決定の際に左室容積の測定はきわめて重要であり，左室容積を測定する検査方法として，左室造影，心エコー，心プールシンチグラム，心臓MRI(シネMRI)などがあるが，最も正確とされているのはシネMRIといわれている．MRIでの遅延造影などから心筋のviabilityの判定にも有用である．LVRの適応を考慮する左室収縮末期容積係数(LVESVI)はいくつかの報告からLVESVI>80～100 mL/m²が妥当と考えられている．左室容積の減少率は，予後を左右する重要な問題であり，術前十分に検討されるべきである．諸家の報告にて生命予後の改善に有効

であったとしている左室収縮末期容積の減少率は 30～58%(平均約 40%). 手術時には左室の容積は術前の左室容量の 30～40% を減少するように, また LVESVI で 100 mL/m² 以下になることを目標に縫縮するべきである. 元来, 拡張能が低下している ICM の左室容量を縮小しすぎると, 拡張障害により致命的な合併症となる可能性があるため, 術後の左室容量の決定には注意が必要である.

コツと勘所　冠動脈病変に対する血行再建

冠動脈病変に対する血行再建の適応に関しては, 生命予後の改善のため完全血行再建を目指すべきである. ICM 例では前下行枝の虚血が強いうえに, 前壁や中隔の虚血の改善が心機能および生命予後の改善につながるために左内胸動脈(left internal thoracic artery : LITA)を用いてバイパスし, 回旋枝, 右冠動脈領域にも完全血行再建を目指してバイパスを行うべきである.

コツと勘所　僧帽弁逆流に対する合併手術

僧帽弁逆流(mitral regurgitation : MR)に対する合併手術に関して, 術後の MR の残存により心不全が悪化するため積極的な僧帽弁形成術(mitral valve plasty : MVP)が望ましい. ICM 症例では後尖側のみならず, 前尖間の trigone 間も拡大していることが多く, full ring を用いた弁輪縫縮術を施行する. 心室瘤, ICM では術前後の不整脈, 特に心室頻拍が問題となることがあり時に致死的合併症となる. そのため梗塞部位の心内膜切除や cryoablation なども考慮するべきである.

C　手術成績と今後の課題

LVR は, ICM の末期心不全に対して心移植に代替できる手術法として開発されてきた. 薬物治療で改善しない心不全に対する最終的な外科治療としての心移植の 5 年生存率は ISHLT(国際心肺移植学会)の年次報告によると約 70% である. LVR の大規模研究の 1 つに RESTORE group による他施設研究がある. 本報告では 1,198 名の前壁中隔梗塞後の慢性心不全患者に LVR を施行し遠隔の生存率を追跡した研究によると 5 年生存率は 69% と報告されている[4]. この 2 研究での患者背景などには差があり, 直接比較はできないものの, 5 年生存率は同等であり LVR は心移植の完全な代替治療とはいえないが, 移植を回避あるいは移植待機の間の生命予後改善には有効であると考えられる. Dor 手術, SAVE 手術における術式選択について, 磯村らが Dor 手術と SAVE 手術群を比較検討したところ, 7 年後の遠隔生存率は Dor 手術で 61.5%, SAVE 手術で 72.1% であり, 手術死亡率を上げることなく遠隔予後の改善を認めることを報告している.

LVR に対するもう 1 つの大規模研究として 2009 年に STICH trial が行われたが, この trial では多くの外科医の期待を裏切り ICM に対する LVR は効果なしと報告された[6]. STICH trial では, 患者選択, 手術適応, 手術術式, 術後の評価方法など正確性に欠ける部分も多く, 再検証が必要と考えられている.

D　おわりに

左室瘤や ICM に対する Dor 手術および SAVE 手術は, 心機能を改善し, 心不全を治癒し, 心移植を回避できる手術法として有効性が報告されてきた. 今後も, 術後遠隔期成績など検証が必要な点もあるが, 個々の患者における病態の理解と適切な手術適応・合併手術の選択, 切除範囲の決定, 術後管理などが改善することにより今後さらに予後が改善すると考えられる.

Q1　Dor 手術か SAVE 手術の選択基準は何ですか?

A1　基礎疾患（左心室瘤か ICM かなど）, 左室の形態, 前壁領域, 特に左室基部の心筋 viability や対角枝の大きさなどを考慮し総合的に判断すべきと思います.

Q2　Dor 手術や SAVE 手術で心膜パッチを使うのは好ましくないですか?

A2　左室形成術に対する心膜パッチは, 報告では使用されており短期成績は問題ないと考えられますが, 遠隔期の石灰化などが問題となる可能性があり, 今後の報告などを加味して考慮してよいと思います.

● 文献

1) Cooley DA, Collins HA, Morris GC Jr, et al：Ventricular aneurysm after myocardial infarction；surgical excision with use of temporary cardiopulmonary bypass. J Am Med Assoc. 1958；167：557-560

2) Dor V, Sabatier M, Di Donato M, et al：Efficacy of endoventricular patch plasty in large postinfarction akinetic scar and severe left ventricular dysfunction：Comparison with a series of large dyskinetic scars. J Thorac Surg. 1998；116：50-59

3) Isomura T, Horii T, Suma H, et al：Septal anterior ventricular exclusion operation（Pacopexy）for ischemic dilated cardiomyopathy：treat form not disease. Eur J Cardiothorac Surg. 2006；29（SUPPL 1）：245-

250

4) White HD, Norris RM, Brown MA, et al：Left ventricular end-systolic volume as the major determinant of survival after recovery from myocardial infarction. Circulation. 1987；76：44-51

5) Athanasuleas CL, Buckberg GD, Stanley AW, et al：Surgical ventricular restoration in the treatment of congestive heart failure due to post-infarction ventricular dilation. J Am Coll Cardiol. 2004；44：1439-1445

6) Jones RH, Velazquez EJ, Michler RE, et al：Coronary bypass surgery with or without surgical ventricular reconstruction. N Engl J Med. 2009；360：1705-1717

第11章　心室中隔穿孔手術

1 心室中隔穿孔の診断と 外科的治療戦略

新浪博士

A 心室中隔穿孔とは

心室中隔穿孔(ventricular septal perforation：VSP)は，心破裂，乳頭筋断裂による僧帽弁逆流とともに急性心筋梗塞(AMI)後合併症の1つであり，1845年にLatham PMによって報告された[1]．発生頻度はAMIの1～3%に生じ，経皮的冠動脈インターベンション(PCI)後であれば0.2～0.7%といわれる．VSPはAMI発症後48時間以内に50%発症し，1週間以内に95%発症する．VSPの発症時期はAMI発症24時間以内と5日前後という2つのピークをもつという特徴がある．AMI発症後の修復過程として0～4日は炎症期，4～8日は炎症が治まるが心筋の崩壊が進行し，6～8日は治癒が開始するが心筋が最も脆弱となる時期となる．VSPがAMI発症直後と遅れて1週間程度に発症するというのはこのためである．

VSPでは，心筋梗塞そのものによる心機能障害に加えて，突然の左-右短絡による両心室の急激な負荷のため，発症後早期に血行動態の急激な悪化から心原性ショックに陥る場合が多い．自然予後は不良であり，24時間以内に33%，1週間以内に65%が死亡し，1か月以上の生存は20%以下とされ，外科的手術が唯一の救命治療である．ほとんどが初回梗塞であり，冠動脈の側副路が少ない1枝病変に多く，左前下行枝(LAD)が責任病変である前壁中隔梗塞によるものと右冠動脈(RCA)が責任病変である下壁梗塞によるものがあり，後者の頻度は少ないといわれている．日本冠動脈外科学会アンケート調査(2015年)によると下壁梗塞による頻度は30.2%であった[2]．

原因としてはAMIが一般的であるが交通事故などによる胸部鈍的外傷による心外傷によって生じるとの報告もある．

B VSPの診断

臨床症状としては，突然生じるthrillを伴う汎収縮期雑音，肺水腫，両心不全が挙げられる．症状の程度は心筋梗塞の範囲と左右短絡量によって決まり，シャントの大きい例や心機能障害合併例では心原性ショックとなる．

診断の際に有用であるのは突然出現するthrillを伴う胸骨左縁第3～4肋間に聴取する強い全収縮期雑音であり，心筋梗塞後の患者に心不全症状が突然悪化した際には，本症を念頭におき聴診を行うことが重要である．確定診断には速やかに心エコーを施行し，カラードプラ法による心室レベルの左右シャントの確認によりVSPか乳頭筋断裂による僧帽弁逆流かを鑑別する．断層心エコーで多くの場合，穿孔部の位置の同定が可能となる．前壁梗塞では心尖部中隔に，下壁梗塞では心基部付近に生じることが多い．次にSwan-Ganzカテーテルを用いた酸素飽和度の上昇を確定し，肺・体血流比，短絡率を測定する．

診断がつき次第，速やかに大動脈内バルーンパンピング(IABP)により左室後負荷を減少させることが重要である．一般的には冠動脈造影検査と初期治療による血行動態の安定が得られれば，可及的早期に手術を考慮すべきである．多くの症例では多臓器不全が徐々に進行し，臓器傷害は不可逆性となる場合が多い．

C VSPの手術適応

ごく少数(5%以下)の症例では，梗塞範囲が狭く，VSPも小さいため血行動態が安定し，2～3週間手術を待機できることもある．しかしほとんど

209

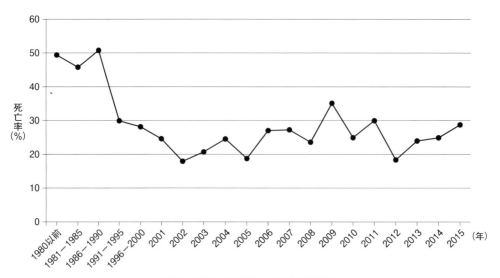

図1　VSPの手術成績の年次推移
VSPの手術成績は，最近約15年間はほぼ横ばいの状態で，2015年の手術死亡率は28.9％，前年は25.0％．
（日本冠動脈外科学会：冠動脈外科全国アンケート調査結果．2015より）

の症例でショックを伴っているか，急速に悪化する危険が高く，IABPの効果のピークは24時間との報告もあり，診断確定後24時間以内の手術が必要となる．その適応はわが国のガイドラインにおいてもクラスⅠ，レベルCのエビデンスを有する．

　VSPでは，冠動脈多枝病変を伴っていることもあり，血行動態が安定している限り，責任病変の同定，他病変の確認のために冠動脈造影を施行し，手術の際はよりよい長期成績を得るためにも冠血行再建術を併施すべきである．

D　VSPの外科的治療戦略

　VSP合併例は初回梗塞例がほとんどであり左室容積は拡張していないことが多い．このためVSPに対する外科治療の基本的なコンセプトは左室変形，左室容積減少を最小にして，左右短絡をなくすことである．

　1957年にCooleyら[3]がVSP初手術例を報告して以来，手術が本症治療手段として確立された．その後，梗塞心筋を扱うという性格上，出血と遺残短絡軽減のために，種々の術式の変遷を経て今日に至っている．1977年には二重パッチを用いたDaggett法[4]が，1990年には壊死部のみならず健常心筋を含めて広範囲にパッチを縫着する

David-Komeda法[5]が登場して生存率は改善した．

E　VSPの治療成績

　Society of Thoracic Surgeons National Database（1999〜2010年）によると2,876例の手術死亡は42.9％で，日本胸部外科学会誌統計（2010〜2013年）においても26.7〜38.5％と依然高く，弁膜症，大動脈手術成績が年々向上するなか，VSPの手術成績はいまだ満足できるものではない．2015年の日本冠動脈外科学会アンケート調査でも手術死亡は28.9％で，最近の15年は横ばいであった（図1）[2]．

　一番のポイントになるのは手術である．的確な手術手技，脆弱梗塞心筋に対する確実な止血，遺残短絡を残さないことが重要であり，さらに右室，左室形態および機能温存を図ることも重要である．

　特にVSP合併例のなかで前壁中隔梗塞と下壁梗塞について手術死亡を比較すると，前壁中隔梗塞26.4％に対し下壁梗塞では34.4％で成績が不良であった[2]．手術死亡の予後不良因子としては，① 心係数1.75 L/分/m^{2}以下，② 右室と心室中隔の機能障害，③ 平均右房圧12 mmHg以上，④ VSP発症6日以内などが挙げられる．下壁梗塞に合併

するVSPでは右室機能障害を合併しやすく，右房圧の上昇をきたし，さらに心室中隔が代償機転として機能しなければ有意な死亡率上昇につながる．一方，前壁中隔梗塞に合併したVSPでは左室機能の程度は生命予後への有意な影響はなかったと報告されている．こういった観点より下壁梗塞によるものは前壁中隔梗塞によるものよりも死亡率が高いと考えられる．

● 文献

1) Latham PM：Lectures on Subjects Connected with Clinical Medicine Comprising Diseases of the Heart, Vol. 2. pp168-174, Longman Rees, 1846

2) 日本冠動脈外科学会　全国アンケート2015年調査 www.jacas.org

3) Cooley DA, Belmonte BA, Zeis LB, et al：Surgical repair of ruptured interventricular septum following acute myocardial infarction. Surgery. 1957；41：930-937

4) Daggett WM, Guyton RA, Mundth ED, et al：Surgery for post-myocardial infarct ventricular septal defect. Ann Surg. 1977；186：260-271

5) Komeda M, Fremes SE, David TE：Surgical repair of postinfarction ventricular septal defect. Circulation. 1990；82：Ⅳ243-Ⅳ247

第11章 心室中隔穿孔手術

2 心室中隔穿孔に対する改良型梗塞除外手術（exclusion 法）

米田正始

A 適応と戦略

1 適応

心筋梗塞後に心室中隔穿孔（VSPあるいはVSR）をきたした症例のほぼすべてが手術適応となりうる．たとえ診断の時点でシャント量が少ない場合でも，時間経過とともにシャント量が増え重篤な状態になることが多いため注意が必要である．Exclusion 法は，ある程度の慣れが必要だが，左室のどの心筋穿孔部位でも修復できるという利点があり，この点で Daggett 法や経右室法との使い分けも可能である．

2 戦略

VSP の治療成績は現在でも世界的に良好とはいえない．その原因として，①広範な心筋梗塞の直後で心臓や心筋の状態が悪い，②そのため縫合部心筋が裂けやすい，③突然の左右シャントのため心原性ショックになりやすく全身状態が悪い，④患者の高齢化などが挙げられる．かつては心筋の状態が落ち着く2週間は待つという戦略が取られたこともある．しかしその待ち時間のなかで肺炎や腎不全，肝不全など多臓器不全（MOF）を合併して失うケースが少なくないため，可及的速やかに手術する方向で戦略は固まっていった．必然的に心筋梗塞後の超急性期や急性期にも安全確実に行える術式への探求に結びついていった．我々が開発した梗塞除外術もその1つであった．

現代の VSP 治療戦略は，診断がつき次第，可及的速やかに，脆弱心筋でもこなせる術式でシャントや出血・心筋解離や破裂を解決することが基本原則と考えられる．

なお，ハートチーム時代の方向性として，SHD（structural heart disease）カテーテルインターベ

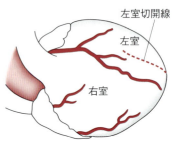

図1 左室切開線

ンションや LVAD（left ventricular assist device）が VSP 治療の中で将来活躍する可能性がある．

B 手術の手順と手技

手術は胸骨正中切開し心膜を左側中心に吊り上げる．

体外循環は型通り，上行大動脈送血で脱血管は上大静脈（SVC），下大静脈（IVC）の個別カニュレーションがやや有利である．上行大動脈にルートカニューラを入れ，右上肺静脈から左室へベントを挿入する．

体外循環を開始し，上行大動脈を遮断する．冠動脈バイパス術（CABG）を行うべき血管があれば可及的にグラフトを行う．

心筋保護法は心筋梗塞直後かつ高度心不全という状況を考えた手厚い方法を心がける．

ここから前壁中隔の VSP における手術手技について述べる．

左冠動脈前下行枝から約 2 cm 程度左側を心尖部から心基部に向かって左室切開する（図1）．心筋梗塞後急性期では慢性期とは異なり，左室壁が薄くなっていないこともあり，逆に血腫や，時に oozing 破裂がみられることもある．

急性 VSP 例の左室は，心停止の状態では通常正

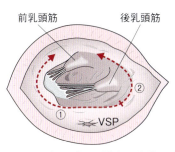

図2 VSP同定とパッチ縫合予定線の決定

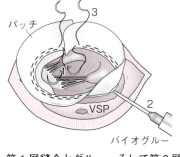

図3 第1層縫合とグルー，そして第2層縫合

常サイズのことが多く，内腔が狭い．左室切開部などにフェルト付4-0ポリプロピレン(PPP)糸を2対4本付け，左室内腔展開の一助にする．

まずVSPを同定する．通常壊死心筋の中にある．VSPを同定したら心筋梗塞域を大掴みに把握し，縫合ラインを決める(図2)．

梗塞域がわかりにくい場合は，VSPから離れ，つまり術野では心室中隔の奥のほうへ移動する．術野は深くなるが，より健常な心筋に縫合できるため，改良型exclusion法なら難なく縫合できるであろう．

標準的な縫合ラインは，VSPから2〜3cm離れた，心室中隔の後側から心基部へ向かい，左室切開部の手前から前方へカーブし，切開部心基部端の少し心基部寄りを左室自由壁へ渡り，前乳頭筋の根元に近い左室自由壁を通過する(図2点線①)．もう一方のラインはVSPの後方2〜3cmのところから心尖部へ向かい，梗塞部を避けて心尖部の手前で自由壁へ渡り，あとは前乳頭筋根部へと向かい，前述のラインとつながる(図2点線②)．

以上のイメージラインができたら，まずウシ心膜を幅3〜4cm程度に切り帯状パッチを作成する．

この帯状パッチを4-0 PPP糸で水平マットレス縫合にて前述のライン上を縫う(図3)．VSP後部から開始し，まず心基部側を自由壁へ，次にでもう一方の針でVSP後部から心尖部側を自由壁へ回る．

針はできるだけ深く刺入し，ひねらずに運針する．深い術野でも水平マットレス縫合なので苦痛は少ないであろう．左室を縮小する必要はないため，ありのままパッチを縫うことが望ましい．

もしパッチが不足する場合は同じ幅でもう1枚パッチを作り，これを先ほどのパッチに続いて同様に左室心筋に縫合する．左室内を1周したところでこれらを連結し円筒状にする．本改良術式では縫合完成の後でパッチの組立てを行うため，縫合時にはパッチの大きさや形，膨らみなど一切気にせず，ひたすら強度の高い縫合線の作成に集中することができる．

円筒と左室心筋との間にバイオグルー(以下グルー)を塗る．まんべんなく少なめでよい．あまり多量になると心筋が硬くなりすぎて，次の縫合が少々やりにくくなる．なお，VSPから右室にグルーが漏れないよう，サージセルなどでVSPを軽くパッキングしておくのも一法である．

グルーを塗布して3分ほど待ち，第2層の水平マットレス縫合を同じ4-0 PPP糸で行う．2層目は円筒の内側から始め縫合のすぐ外を縫う．心筋が硬くなっている場合はあまり深く刺入する必要はない．深くせずとも十分パッチを保持できるからである．できれば1層目と互い違いになるようにすると縫合ラインからの小リークが予防しやすくなる．

パッチ縫合の2層目が完了すればパッチの3次元組立てにかかる(図4)．糸は5-0 PPP糸のやや大きめの針を勧める．ここで大切なことは，パッチの組み立てが終わった段階でパッチの高さが左室壁を少し越えるようにすることである．それによって縫合線にかかる力が最小となりリークがより起こりにくくなる．パッチは左室壁に少し押されて皺が入るが，ウシ心膜パッチは術後時間経過とともに安定し，きれいな形になる．その間，ワルファリンカリウムかDOACで血栓防止に努めればよい．

円筒状になったパッチの上縁をただ縫合してもよいが，不自然な封筒状になりそうな場合はパッ

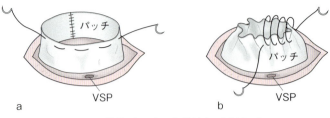

図4 帯状パッチの立体的(3D)組立て

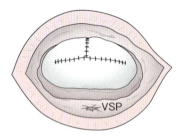

図5 3Dパッチの完成図とVSP

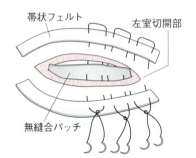

図7 左室閉鎖と無縫合パッチ

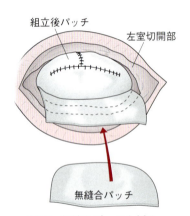

図6 無縫合パッチと挿入

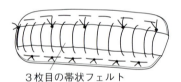

図8 左室縫合閉鎖の完成図

チ上縁に水平マットレスでの巾着縫合をかけ軽くすぼめてから over and over の連続縫合を行うとよい．針孔からの軽微な出血はVSP穴を通じて右室にドレナージされる．基本的にVSPそのものは触らないというのが exclusion 法の原則である．

　パッチの組み立てが終われば左室ベントを一時止めて左室を張らせる（図5）．これによってパッチの形態が確認できる．形態やサイズに懸念があれば，この段階で調整できる．パッチが高すぎれば上縁を少し切除して背を低くすることもできるし，低すぎれば小さいウシ心膜パッチを補填縫合することで望みの形ができあがる．

　パッチを膨らませることで，心筋との縫合ラインにリークがないことも確認できる．もしリークがあればフェルト付4-0 PPP糸の追加針をかける．

　最後に左室切開部を縫合閉鎖するが，その前にテフロンフェルトで無縫合パッチを作成し，心室中隔を覆う形で挿入する（図6）．テフロンフェルトの幅は左室切開線と同じで，高さは後でトリミングできるため，最初の縫合線から左室切開部までの長さを越えるのが望ましい．

　テフロンフェルト無縫合パッチを挿入し，ウシ心膜パッチとの間に残余のグルーを注入し，左室切開部閉鎖を行う．左室切開部断端の心外膜側にも幅1cmのグルーを塗布すると心筋が安定する．

　左室閉鎖は3-0または2-0 PPP糸の大型針で幅1cmのマットレス結節縫合で行う（図7）．通常これが6～8つ必要である．切開線の両サイドを少し越えて縫合すると出血しにくい．このマットレス

縫合の際に上述のテフロンフェルトパッチも併せて固定できる.

　最後に同様の糸で左室切開部を over and over の連続縫合で完全閉鎖する(図8). このとき, 3枚目の帯状フェルトをタコシールとともに用いると完全止血が得やすい. 連続縫合は途中で一度結紮し, 1か所で多少緩んでも全体が緩まず出血しにくいようにする.

　術後は大動脈内バルーンパンピング(IABP)を1～3日は維持し, 血圧を90～100 mmHg前後で心筋と縫合部の保護に努める.

C　コツと勘所

　まず本法を執刀するための必要条件は以下の通りである.
① 左室内の解剖を熟知している
② 22～26 mm長の針を大きく刺入して, その針先端が自分の思うところから出すことができ, 針先端の3次元位置がわかる
③ 運針は順針と逆針に加えてフック運針(1章4参照, ⇒19頁)もできる(補強の際に有用)
④ 脆弱組織を裂かずに縫合する技術を習得している

　VSPの心筋梗塞除外術(exclusion法)は, 左室瘤や虚血性心筋症などに用いられる左室形成術とは目的を異にするものである. すなわち左室容積縮小や左室形態の回復が目的ではなく, 左右シャントの根絶と術直後の出血や将来の心筋解離を予防することが本手術の目的である. そのため通常の左室形成術とは異なるコツがある.

　VSP exclusion法はCirculation誌で1990年に発表した. 反響が大きく, David-Komeda手術などとよばれて内外の多数の施設で活用頂けたのは光栄であった. しかし当初術式には課題もあり, 現在まで改良を重ねてきた. 現在の術式の理解に役立つため, その違いを以下に簡略にまとめる.
① パッチを1枚板状から帯状に変えた
② パッチがより大きく立体的に膨らむようにした
③ パッチ縫合法を over and over の連続結紮から水平マットレス2層の連続縫合に変えた
④ バイオグルーの採用

⑤ 無縫合テフロンパッチの併用

　これらを踏まえ, 改良型exclusion法を行う際のコツと勘所は以下のとおりである.

> **コツと勘所　改良型 exclusion 法のポイント**
>
> ① ウシ心膜帯状パッチは大きめにして, パッチそのものになるべく張力がかからないようにする.
> ② なるべく健常心筋を縫合する. おのずと狭い左室の奥深くで運針を行うことになる. 深い術野でも容易かつ確実に運針できる水平連続マットレス縫合へと改変した.
> ③ 水平マットレス縫合の弱点であるリークしやすさを2層にして隙間ができない縫合を用いることで解決した. バイオグルーの心筋硬化作用が縫合線の安定性をさらに増した.
> ④ 帯状パッチを用いることで術者は確実で強固な縫合に専念できる.
> ⑤ パッチの組み立ては容易である.
> ⑥ パッチが切開部の左室壁よりも高くなることで, 左室切開部閉鎖のあとはパッチが外から少し押し付けられた形になり, 縫合線が守られる.

D　手術成績と今後の課題

　過去10年間16例(年齢75.2±10.4歳, 男性7, 女性9)の経験では術前クラッシュやMOF例を含めた全体の病院死亡率は6例38%に上る. 術式の改良で最近の12例では遺残シャントは認めていない. 術前クラッシュやMOF例を除くと病院死はなかった. なお, 虚血性心筋症の上に前壁VSPを合併した症例が2例(50歳男性と84歳男性)あったが, いずれも良好な経過をたどった. 一方, 後壁VSPに後乳頭筋断裂を合併した79歳女性例や後壁VSPに左室oozing破裂を伴い術前PCPS(経皮的心肺補助法)に乗っていた79歳女性はMOFで失っている.

　これらの結果から, 全身状態が保たれているうちに早期手術することと, 手術操作そのものを簡便にし確実かつ短時間でシャントを消し心筋解離や出血を根絶することが必要であろう. この意味で改良型のexclusion法は貢献しうるものと考える.

Q1 無縫合パッチを用いる理由は何ですか？

A1 無縫合パッチが必須というわけではありません．パッチの縫合や組み立てラインにある針穴から軽微な出血がある場合，それを慢性期にゼロにする効果があるため使用しています．またメインパッチとの間に残余のグルーを塗布するときにも役立ちます．さらに，無縫合ゆえ手術操作に時間がかからないという利点があるため，無縫合パッチは使わない理由がないと考えています．

Q2 バイオグルーは正常心筋にダメージを与えませんか？

A2 正常心筋内に多量のグルーを注入すれば，その心筋はダメージを受けて機能しにくくなるでしょう．あくまでも正常心筋や境界部心筋の心内膜表面に塗布し，縫合ラインを強化するように用いています．少量塗布なら表面から2〜3 mmの深さまで硬化するという印象です．図3に示したようにパッチと左室壁の間に少量塗布するだけで，心筋は硬く強くなり，第2層縫合線の強度は術者がその場で安心感をもてるほどになります．心内膜表面塗布なら心機能への影響はないと考えています．

● 文献

1) Arnaoutakis GJ, Zhao Y, George TJ, et al：Surgical repair of ventricular septal defect after myocardial infarction：outcomes from the Society of Thoracic Surgeons National Database. Ann Thorac Surg. 2012；94：436-443；discussion 443-444
2) Komeda M, Fremes SE, David TE：Surgical repair of postinfarction ventricular septal defect. Circulation. 1990；82(5 Suppl)：Ⅳ243-Ⅳ247
3) David TE, Dale L, Sun Z：Postinfarction ventricular septal rupture：repair by endocardial patch with infarct exclusion. J Thorac Cardiovasc Surg. 1995；110：1315-1322
4) Komeda M：Alternative method of patch implantation and creation for postinfarction ventricular septal defect repair by the infarct exclusion technique. J Thorac Cardiovasc Surg. 2017；153：91-93

第**11**章　心室中隔穿孔手術

3 Non exclusion 法（single patch/double patch repair 法，その他の方法）

藤田知之

A　適応と戦略

　心室中隔穿孔（ventricular septal perforation：VSP）は急性心筋梗塞（acute myocardial infarction：AMI）における致死的な合併症の1つで，最初のイベントから約1週間以内に発症するが，その期間のなかでも特に最初の血栓溶解後の24時間以内に発症することが多い．AMIに対する経皮的冠動脈形成術（percutaneous coronary intervention：PCI）が標準化してから頻度は減少したとはいえ，VSPの発生頻度はST-elevated AMIの0.2〜0.34％といわれている[1,2]．現在のガイドラインでは，たとえ血行動態が安定していたとしても迅速なVSP修復手術が推奨されている[3]．なぜなら破裂部位はすぐに大きくなり，血行動態の破綻をきたしやすいからで，仮に迅速な左右シャントが完全に消失しなくても減少すれば血行動態は安定し，次の治療につながるからである．3〜4週間待てば周囲の組織はscarとなり，硬くなるため手術が容易になる．外科的修復術の術後の死亡率は20〜87％と報告されているが，病態によっても，また，手術介入の時期によっても成績が異なる．状態が安定しており遠隔期に手術介入すれば成績は向上する．また急性期に手術介入すれば組織は脆弱でresidual shuntも多くの症例にみられるため，手術介入をできるだけ遅くしたいと考える外科医もいる．そのため，慎重に適応と手術のタイミングを考える必要がある．心室中隔欠損（ventricular septal defect：VSD）用のoccluder deviceを利用したtrans-catheter repairの報告も散見されるが，日本では未承認であるうえ，今のところ症例数は少なくその是非を問うことはできない[4]．しかし，低侵襲であるため，根治できなくてもシャント量を減らすことができ，血行動態を安定化させるので外科手術までのブリッジとしては有用かもしれない．

B　手術の手順と手技

　外科的修復術は様々な方法があり，Daggett法，David-Komeda法，double patch repair（サンドイッチ）法などがある．心筋のダメージには多様性があり，ほぼすべての修復において何らかの工夫がなされている．ここでは，infarct exclusionであるDavid-Komeda法以外の各方法につき論じる．

1　Daggett 法

　1970年にDaggettらによって提唱された方法で，梗塞部位の心尖部を切断し，右室壁，中隔そして左室壁をフェルトで補強したマットレス縫合で閉鎖する方法である（図1）[5]．しかしこの方法では高位のVSPには向かないうえ，拡張障害が起こりうる．そのため，Daggettらは左室容量を確保するためには右室自由壁を介してマットレス縫合する方法に改良した（図2）[6]．しかし，その後の自験例の検証から，左室のgeometryを確保するために，左室欠損部分の補填が必要と考え，パッチによる再建が妥当という結論に至った．その結果，double patch repair法が採用されるようになった．初期のdouble patch repair法はパッチを2枚，左室と右室を再建するために使用し，それを縫い合わせた（図3）．

2　Double patch repair 法

　近年のdouble patch repair法の方法は出血のコントロール，残存シャントのコントロールを改善する目的で改良され，多くの施設で工夫され術式には多様性がある．基本的にはVSPを2枚のウ

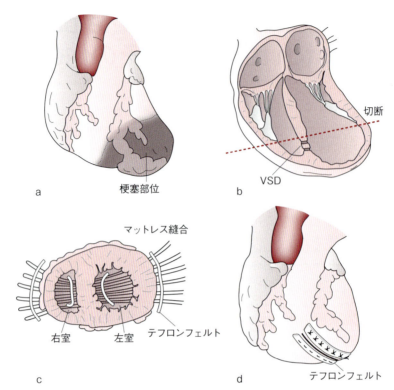

図1 Daggett法
梗塞部位の心尖部をVSPを含め切断し，右室壁，中隔そして左室壁をフェルトで補強したマットレス縫合で閉鎖する方法である．
(Daggett WM, Burwell LR, Lawson DW, et al：Resection of acute ventricular aneurysm and ruptured interventricular septum after myocardial infarction. N Engl J Med. 1970； 283：1507-1508 より)

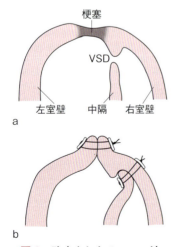

図2 改良されたDaggett法
左室容量を確保するため右室自由壁を介してマットレス縫合する方法に改良された．
(Daggett WM, Guyton RA, Mundth ED, et al：Surgery for post-myocardial infarct ventricular septal defect. Ann Surg. 1977；186：260-271 より)

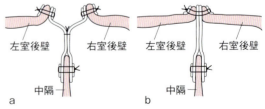

図3 Daggettらによって提唱されたdouble patch repair法
(Daggett WM, Guyton RA, Mundth ED, et al：Surgery for post-myocardial infarct ventricular septal defect. Ann Surg. 1977；186：260-271 より)

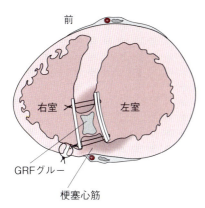

図4 後壁型 VSP に対するサンドイッチ法（double patch repair）
(Isoda S, Imoto K, Uchida K, et al : "Sandwich Technique" via a Right Ventricle Incision to Repair Postinfarction Ventricular Septal Defects. J Card Surg. 2004；19：149-150 より）

シ心膜でサンドイッチする方法で，フェルト付の大きなモノフィラメント針をマットレスで中隔を全層で貫通させ，2枚のウシ心膜を合わせるのが double patch repair である（図4）[7,8]．複数の（多くの場合6〜10針）フェルト付の大きなモノフィラメント針（3-0 Prolene MH 針）を，VSP の大きさより1.5〜2 cm ほど糊代をもった大きさにカットした円形のウシ心膜の辺縁に均等にマットレスで通しておき，ウシ心膜を対側に落とし込み，対側から VSP 辺縁から1 cm 程度離れたところに針を通す．こちら側も同様にウシ心膜をマットレスで通したのちフェルトで補強し結紮する．これで VSP はサンドイッチされたことになり，サンドイッチ法ともいう．

3 左室切開法

心筋梗塞部位の左室心尖部を切開すると，当然ながら梗塞部位は連続しているため，VSP と切開線が連続することもある．そのため，左前下行枝（LAD）から1.5 cm 以上離れたところを切開するほうが容易である．左室側からアプローチした場合は肉柱が少なく VSP がすぐに同定できるため，比較的簡単に糸を通すことができる．しかし，左室心尖の心筋梗塞部を閉鎖する必要があるため出血のコントロールが課題で，閉鎖が困難となることがある．左室破裂を併発している場合には左室アプローチは必然である．左室破裂の修復術を追加するため，心筋閉鎖に加え心外膜パッチを追加

して補強する方法や，David-Komeda 法を併用し減圧することもある．この手技を行う際は，術後の左室拡張障害への影響を考慮する．

4 右室切開法

右室を切開しアプローチする方法の詳細は別項に譲るが，右室は低圧系であるうえ，場合によっては非心筋梗塞部を切開するので術後の止血は容易である．右心機能への影響も限局的である．また，左室を切開しないため，左室拡張障害の心配がないので有利である．右室心尖は肉柱が多く，VSP が小さい場合は同定に苦慮するが，その場合，肉柱を切除し VSP を発見するとよい．時には梗塞部位を切除し VSP を拡大しターゲットを明確にすれば手術が容易になることもある[9]．

5 Single patch repair 法

この方法は現在一般的には用いられていないが，基本的にはパッチを用いて新たな中隔を作るイメージである[10]．遠位部を非梗塞部から確実にパッチに糸をかけることができたら，手前の心筋梗塞部はパッチを心外まで出し，心筋でサンドイッチすることにより固定する（図5）．安定した縫合線を確保することにより再発を防ぐ．

6 まとめ

VSP は高齢者に多く，腎不全などの併存症がリスクを高め，収縮能，拡張能，弁逆流，シャント量，シャントの位置など，症例によって様々な病態を呈するため，手術介入も柔軟に対応する必要があり，パッチの当て方も症例によって modify する．VSP 修復術は発症直後の手術介入であれば，脆弱な心筋は広がることもあり，再発する（residual shunt）ことは想定の範囲内である．しかしそれでもシャント量を減少させることができると，循環が安定するので，再度 VSP 閉鎖を行うことも可能となる．Infarct exclusion 法で修復したのち，辺縁が線維化する3〜4週間後に double patch repair で修復し良好な結果を得た例もある．

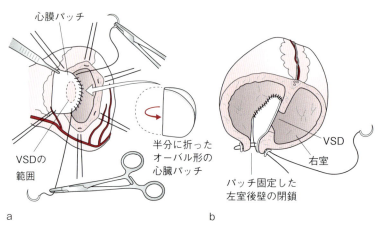

図5 後壁型 VSP に対する single patch repair 法
a：遠位部を非梗塞部から確実にパッチに糸をかける．
b：手前の心筋梗塞部はパッチを心外まで出し，心筋でサンドイッチする．
(Arnaoutakis GJ, Conte JV：Repair of postinfarct ventricular septal defect：anterior apical ventricular septal defect. Oper Tech Thorac Cardiovasc Surg. 2014；19：96-114 より)

コツと勘所　VSP repair のポイント

VSP は過去 40 年余りにわたり，様々な術式が創案され改良を続けているが，それぞれに長所と欠点が存在する．手術のタイミングを含めて，個々のケースに応じて best match の手術術式を選択するのがコツと勘所となる．

● 文献

1) Crenshaw BS, Granger CB, Birnbaum Y, et al：Risk factors, angiographic patterns, and outcomes in patients with ventricular septal defect complicating acute myocardial infarction. GUSTO-I (Global Utilization of Streptokinase and TPA for Occluded Coronary Arteries) Trial Investigators. Circulation. 2000；101：27-32

2) Figueras J, Alcalde O, Barrabés JA, et al：Changes in hospital mortality rates in 425 patients with acute ST-elevation myocardial infarction and cardiac rupture over a 30-year period. Circulation. 2008；118：2783-2789

3) O'Gara PT, Kushner FG, Ascheim DD, et al：2013 ACCF/AHA guideline for the management of ST-elevation myocardial infarction：a report of the American College of Cardiology Foundation/American Heart Association Task Force on Practice Guidelines. American College of Emergency Physicians.；Society for Cardiovascular Angiography and Interventions. J Am Coll Cardiol. 2013；61：e78-140

4) Thiele H, Kaulfersch C, Daehnert I, et al：Immediate primary transcatheter closure of postinfarction ventricular septal defects. Eur Heart J. 2009；30：81-87

5) Daggett WM, Burwell LR, Lawson DW, et al：Resection of acute ventricular aneurysm and ruptured interventricular septum after myocardial infarction. N Engl J Med. 1970；283：1507-1508

6) Daggett WM, Guyton RA, Mundth ED, et al：Surgery for post-myocardial infarct ventricular septal defect. Ann Surg. 1977；186：260-271

7) Isoda S, Imoto K, Uchida K, et al："Sandwich Technique" via a Right Ventricle Incision to Repair Postinfarction Ventricular Septal Defects. J Card Surg. 2004；19：149-150

8) Takahashi S, Uchida N, Imai K, et al：New infarct exclusion repair using cohesive double-patch closer. Interact Cardiovasc Thorac Surg. 2012；14：353-355

9) Hosoba S, Asai T, Suzuki T, et al：Mid-term results for the use of the extended sandwich patch technique through right ventriculotomy for postinfarction ventricular septal defects. Eur J Cardiothorac Surg. 2013；43：e116-120

10) Arnaoutakis GJ, Conte JV：Repair of postinfarct ventricular septal defect：anterior apical ventricular septal defect. Oper Tech Thorac Cardiovasc Surg. 2014；19：96-114

第11章　心室中隔穿孔手術

4 経右室「拡大サンドイッチ法(extended sandwich patch technique)」

浅井 徹

A Infarct exclusion 法の問題点とその解決法

心室中隔穿孔(VSP)閉鎖術式，infarct exclusion(IE)法は，左室の梗塞部位を切開してVSP辺縁のデブリドマンなしで，梗塞辺縁健常部を連続縫合で大きな1枚のウシ心膜パッチにてカバーする方法であった．その当時は，Daggettなどの中隔の再建法が標準術式であったが，IE法の理論的なシンプルさとDavid自身の良成績から一気に多くの外科医に受け入れられ，VSPの標準術式になった．しかし，2011年に発表されたSTS(米国胸部外科学会)データベースでは全手術死亡42.9%，VSP発症1週間以内の手術では54.1%という成績で，IE法によってVSP治療が進歩してきたとは言いがたい．さらにこの方法の弱点は，「肉眼ではわからない健常心筋と梗塞部の境界を長い連続縫合すること」にある．高いシャント再発率(特に超急性期)と後壁型VSPで僧帽弁や後乳頭筋の位置により的確な運針が困難なことが問題である．

私が提唱する経右室「拡大サンドイッチ法(extended sandwich patch technique)」は，その弱点がない．右室切開からVSPを経由して大きな軟らかな左室パッチを挿入し，その固定に放射状にマットレスによる全壁縫合をおくことである．したがって，infarct exclusionという架空のコンセプトにはとらわれない超急性期でも後壁型でも確実にVSPの閉鎖ができる新手技である．

B 手術の手順と手技

1 前壁型心室中隔穿孔閉鎖術式

人工心肺を通常通り上行大動脈と上大静脈，下

大静脈のカニュレーションで開始する．VSPでは強いthrillを心表面に触れるが，あらかじめ心外膜エコーを用いて中隔の破綻した部位を診断しておく．また心嚢内後側方に柄付タオルを入れ冠動脈左前下行枝(LAD)が前面にくるようにしておく．

大動脈遮断後，心筋保護液を注入し同時に右室切開を行う．前壁型VSPではLADに平行で1cmほど右室側に中隔穿孔部のレベルに切開線をおく(図1)．右室内腔は左室と比べ中隔上の心筋肉柱が荒く粗であるが，切ってはいけない重要な乳頭筋はこの視野にはない．VSP同定後，周囲の肉柱と穿孔部辺縁の壊死心筋をおよそ2cmの穴になるようデブリドマンを行う．

直径約6cmの八角形のダクロンパッチにあらかじめ大きな針(3-0 Prolene MH)8針マットレス縫合をかけたうえで，針を中隔穿孔部から左室に通し，逆に辺縁から遠く放射状に左室の外(中隔であれば右室側，自由壁であれば外)へ垂直に針穴を裂かないように抜く(図2a，b)．自由壁の外には大きなフェルトプレジェット(1×2cm)を補強し，右室側に抜いた針には左室側と同様のダクロンパッチを通して中隔を挟むようにする(図2c)．これらの大きなマットレス縫合を適度なテンションで締め，最後の糸を結ぶ前にデブリドマンを行った穿孔欠損部にバイオグルーを入れて糸を締め閉鎖する(図2d)．

右室切開の閉鎖はフェルトストリップで補強した3-0 Proleneを用いる．連続でも結節でもよい．穿孔閉鎖に使用したフェルトやダクロンパッチは一見邪魔だが，むしろ積極的に閉鎖する縫合に通している．責任血管のLADは犠牲にしてよい．血行再建の対象にはならない．他の領域に必要な冠動脈バイパス術の予定があれば，この後に行う．

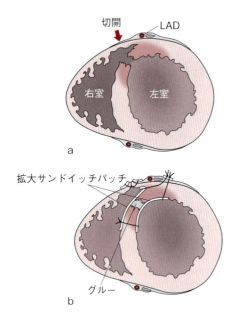

図1 前壁型心室中隔穿孔に対する経右室切開拡大サンドイッチ法のシェーマ
(Asai T, Hosoba S, Suzuki T, et al：Postinfarction ventricular septal defect：right ventricular approach-the extended "sandwich" patch. Semin Thorac Cardiovasc Surg. 2012；24：59-62 より)

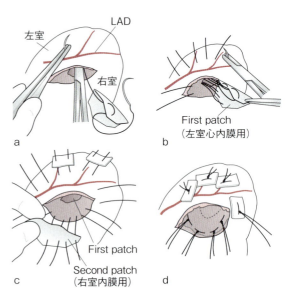

図2 前壁型心室中隔穿孔に対する経右室切開拡大サンドイッチ法の術式
(Asai T, Hosoba S, Suzuki T, et al：Postinfarction ventricular septal defect：right ventricular approach-the extended "sandwich" patch. Semin Thorac Cardiovasc Surg. 2012；24：59-62 より)

2 後壁型心室中隔穿孔閉鎖術式

後壁型も同様に人工心肺を開始したのち，心外膜エコーを用いて破綻部位を観察する．通常，僧帽弁輪に近い基部中隔に発生する（図3）．また心囊内後方に柄付タオルを入れ冠動脈後下行枝（PDA）がよく見えるよう心臓を脱転する．

大動脈遮断後，心筋保護液を注入し同時に右室切開を行う．後壁型VSPではPDAに並行で1cmほど右室側に中隔穿孔部のレベルに切開線をおく．右室内腔は，前壁型と同様にVSP同定後，周囲の肉柱と穿孔部辺縁の壊死心筋をおよそ2cmの穴になるようデブリドマンを行う（図4a）．後壁型ではこの穴から僧帽弁弁尖や腱索，そして後乳頭筋の筋束が比較的近くに観察できる．

前壁型と全く同様に，直径約6cmの八角形のダクロンパッチにあらかじめ大きな針（3-0 Prolene MH）で8針マットレス縫合をかけたうえで，針を中隔穿孔部から左室に通し辺縁から遠く放射状に左室の外（中隔であれば右室側，自由壁であれば外）へ垂直に針穴を裂かないように抜く（図4b）．この際，僧帽弁弁尖，腱索，後乳頭筋を注意深く避けて運針する．自由壁（左室下壁）の外には大きなフェルトプレジェット（1×2cm）を補強し，右室側に抜いた針には左室側と同様のダクロンパッチを通して中隔を挟む（図4c）．マットレス縫合を適切なテンションで締め，最後の糸を結ぶ前にデブリドマンを行った穿孔欠損部にバイオグルーを入れて糸を締め閉鎖する（図4d）．

右室切開の閉鎖は前壁型と同様にフェルトストリップで補強した3-0 Proleneを用いる．責任血管のPDAは犠牲にしてよい．他領域に冠動脈バイパスを予定があればこの後に行う．

C 手術成績と今後の課題

2008年にこの経右室「拡大サンドイッチ法（extended sandwich patch technique）」を標準術式として以来，25例のVSPを経験した[1-3]．前壁型14例，後壁型11例で，発症1週間以内の症例は22例であった．3例の病院死亡（死亡率3/25，12.5％）を認め，残存や再発VSPは認めなかった．強調すべき点は，手術死亡リスクが高い超急性期や後壁型で，手術死亡リスクが上がらなかったこ

4 経右室「拡大サンドイッチ法(extended sandwich patch technique)」 223

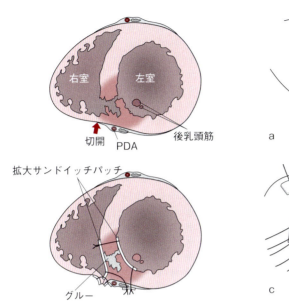

図3 後壁型心室中隔穿孔に対する経右室切開拡大サンドイッチ法のシェーマ
(Asai T, Hosoba S, Suzuki T, et al：Postinfarction ventricular septal defect：right ventricular approach-the extended "sandwich" patch. Semin Thorac Cardiovasc Surg. 2012；24：59-62 より)

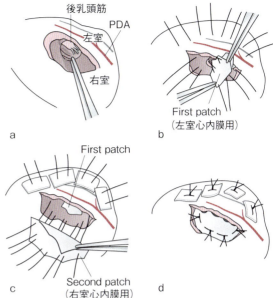

図4 後壁型心室中隔穿孔に対する経右室切開拡大サンドイッチ法の術式
(Asai T, Hosoba S, Suzuki T, et al：Postinfarction ventricular septal defect：right ventricular approach-the extended "sandwich" patch. Semin Thorac Cardiovasc Surg. 2012；24：59-62 より)

とである．確実で再発のないVSP閉鎖が達成できることが確認できた．

　かつては，待てるものなら6週間は待とうという方針であり，近年の米国の報告でも発症1週間以内の手術で54.1%の死亡率であった．しかし，実際に数週間待てる症例というのは全体の5〜10%に過ぎず，待機中に血行動態の破綻や腎および多臓器不全の進行が生じることが多い．手術死亡リスクの第一は重度心不全悪化状態であることから，むやみに手術時期を引き延ばすことは救命率向上に対して現実的アプローチではないというのが現在の考え方である．心臓外科医は血行動態破綻が7日以内で，健常心筋と梗塞部の境界が肉眼ではわからなくとも，確実で再発しないVSP閉鎖手術で好成績を循環器内科医に示す必要がある．この経右室「拡大サンドイッチ法」は，コンセプトを理解し正確に行うことで，超急性期か慢性期かにかかわらず，前壁型か後壁型にかかわらずに有効であり次世代標準術式となることを確信している．

● 文献

1) Asai T, Hosoba S, Suzuki T, et al：Postinfarction ventricular septal defect：right ventricular approach-the extended "sandwich" patch. Semin Thorac Cardiovasc Surg. 2012；24：59-62
2) Hosoba S, Asai T, Suzuki T, et al：Mid-term results for the use of the extended sandwich patch technique through right ventriculotomy for postinfarction ventricular septal defects. Eur J Cardiothorac Surg. 2013；43：e116-120
3) Asai T：Postinfarction ventricular septal rupture：can we improve clinical outcome of surgical repair? Gen Thorac Cardiovasc Surg. 2015；24：59-62

第12章 胸部大動脈手術

1 上行大動脈置換術

大石恭久・塩瀬 明

A 適応と戦略

　真性胸部大動脈瘤に対する人工血管置換術の適応としては，最大径 50～59 mm というのが一般的であるが，1年間で 5 mm 以上の拡大を認めるものは破裂の危険性が高く手術適応とされる[1]．また，Marfan 症候群など結合織異常に起因する場合や二尖弁の大動脈弁と同時手術を行う場合は，瘤径 45 mm 以上を手術適応とする[1,2]．一方，急性大動脈解離では entry 閉鎖が目的であり，entry が上行大動脈に存在する場合，上行置換術のみを行うことも多い．

　上行置換術でのポイントは，吻合部断端形成を含めた吻合法と人工心肺による補助手段と考える．我々の施設では，真性瘤と急性解離では血管の脆弱性から断端形成の方法を大きく変えている．また，末梢側吻合を上行大動脈遮断下に行えるのか，open distal 法か，吻合順をどうするのか，人工心肺の送血を上行大動脈から行えるのか，選択的脳灌流や低体温循環停止を必要とするのかなど，解剖的な面から十分な戦略を立てて手術に臨む必要がある．

B 手術の手順・手技

1 慢性大動脈瘤—大動脈遮断下での手術

　通常の胸骨正中切開で心嚢に到達．上行大動脈周囲（肺動脈との間）を，丁寧かつ後の置換に十分な範囲で剝離する（瘤が大きく剝離困難な場合は，人工心肺確立後，大動脈遮断前に行う）．上行大動脈および弓部に傍大動脈エコー（epiaortic echo）を行い，人工心肺の送血カニューラが挿入可能な内腔性状か判断する．弓部小彎側に 2-0 Nespolen で巾着縫合を二重にかける．全身のヘパリン化（300 単位/kg）を行ったのち，送血用カニューラを挿入する．右心耳をサテンスキー鉗子で把持し，4-0 Nespylene で巾着縫合をかけたのち，2-stage 脱血用カニューラを下大静脈に向けて挿入する．人工心肺を開始し，右上肺静脈に 4-0 Nespylene で巾着縫合をかけたのち，左室内にベントチューブを挿入する．すべてのカニューラやチューブの位置を経食道心エコー（TEE）で問題がないか確認する．上行大動脈の中央付近に心筋保護液注入用のカニューラを立て，上行大動脈を腕頭動脈直下で遮断．心筋保護液を注入し心停止を得る．上行大動脈遮断時は，腕頭動脈の遮断や狭窄をきたしていないか注意を要する（INVOS® による脳内酸素飽和度測定が有効）．

　心停止後，心筋保護液注入用のカニューラを抜去．同部位から大動脈の切開を開始し，基部に向けて切開を進める．Sinotubular junction（STJ）よりやや末梢で大動脈を離断．左右冠動脈口の位置を確認する．大動脈断端外側に 1.5 cm 幅のフェルトを巻きつけ，4-0 Prolene SH-1 を 4 針縫合固定することで断端を形成する．術前 CT 画像の計測により選択したサイズの人工血管を 3-0 Prolene SH を用いて連続縫合で吻合する（図1）．その際，人工血管が大動脈の内側に入り込むように吻合する（テレスコープ法）．このためには，人工血管の断端から 4 クリンプあたりの位置を狙って針を通していく．吻合終了後吻合部をチェックし，吻合の間隔が疎となっている部位には追加縫合を行っておく．吻合部にウレタン製の Hydrofit® を薄く塗布する（しっかりと効果が出るまで約 3 分間）．人工血管から心筋保護液を注入し，吻合部からの出血がないことを確認する．

　末梢側に大動脈切開を進め，吻合に十分な距離を残して離断．末梢側吻合部も中枢側と同様，1.5 cm 幅のフェルトを用いて断端形成を行う．中枢

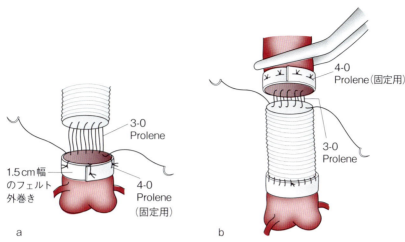

図1　真性上行大動脈瘤の吻合
a：中枢側吻合　b：末梢側吻合

側吻合を終了した人工血管を適切な長さで離断（余剰な人工血管による屈曲は心不全や溶血の原因となりうる）．3-0 Prolene SH を用いて連続縫合で吻合する．この場合も，人工血管が大動脈の内側に入り込むように行う．Hydrofit®を薄く塗布したのち，人工血管に立てた心筋保護用カニューラから空気抜きを行いながら，ヘッドダウンの体勢で大動脈遮断を解除する．十分な空気抜きののち，人工心肺から離脱する．十分な止血ののち，必要に応じて遠位上行大動脈の人工血管によるラッピングを行う．

人工心肺離脱後，300単位/kg のプロタミンで中和を行い，十分に止血を行ったのち，一時的ペースメーカーリードを右心室に縫着．心囊内と胸骨下にドレーンを挿入．心膜は可及的に閉鎖し，閉胸する．

2 急性解離―Open distal 法での手術

急性大動脈解離では，心タンポナーデによるショック状態をきたしている場合がある．その際は送血路確保のために大腿動脈の露出を行いながら胸骨正中切開で開胸を行っている．心膜切開によるタンポナーデ解除により血圧の上昇をきたし，破裂する危険性があるので，心膜にはごく小さな切開をおき，時間をかけてタンポナーデ解除を行う．

人工心肺の送血は大腿動脈とともに腋窩動脈（主に右）に 8 mm の人工血管を，クランプ下に 5-0 Prolene C1 で縫着して行っている．腋窩動脈も脆弱な場合があり，新たな解離を作成しないよう，剝離や遮断に注意を要する．血管の遮断，人工血管吻合時には 100 単位/kg のヘパリンを投与しているが，これにより吻合部および人工血管内に血栓を形成することがなくなり，人工心肺を速やかに開始することが可能となった．吻合部にはフィブリン糊を塗布し，吻合した人工血管の根部をクランプ後，動脈のクランプを解除．吻合終了後にいったん 100 単位/kg のプロタミンで中和する．

送血路確保ののち，心膜を完全に切開し，上行大動脈周囲（肺動脈との間）を丁寧かつ可及的に剝離する．無名静脈の枝を処理しながら十分に剝離し，血管テープを廻す．弓部 3 分枝（腕頭，左総頸，左鎖骨下動脈）を同定・剝離し，それぞれにベッセルテープを廻しておく（この際に，弓部分枝を損傷すると弓部置換をせざるを得なくなるので決して無理をしてはならない）．左総頸，左鎖骨下動脈のベッセルテープには，のちの選択的脳灌流に備えて，適当な長さに切断した 10 Fr のネラトン管を通しておく．

全身のヘパリン化（300 単位/kg）を行ったのち，腋窩動脈および大腿動脈の人工血管吻合部の中枢および末梢側をクランプする．血栓が存在しないことを確認後，人工血管に人工心肺送血回路を接続する．右心耳をサテンスキー鉗子で把持し，4-0 Nespylene で巾着縫合をかけたのち，2-stage 脱

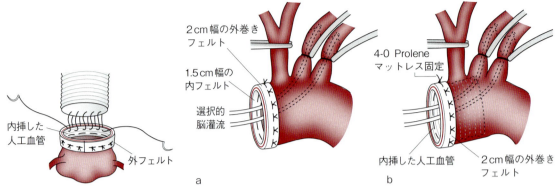

図2　急性大動脈解離の吻合

図3　急性大動脈解離の末梢側断端形成
a：内外フェルト　b：内挿した人工血管は引き出す

血用カニューラを下大静脈に向けて挿入する．人工心肺を開始し，右上肺静脈に4-0 Nespyleneで巾着縫合をかけたのち，左室内にベントチューブを挿入し，膀胱温25～28℃を目標に全身冷却を開始する．上行大動脈を遮断（偽腔に血栓が充満している場合は，塞栓予防のため遮断を避けている）．大動脈を切開し，真腔に到達したら，切開を基部に向けて進め，左右冠動脈口を確認する．選択的に心筋保護液を注入し心停止を得る．心停止後大動脈を離断し，エントリー位置や偽腔の進展具合，大動脈弁の状態などを確認する．

STJよりやや末梢で大動脈を離断．大動脈断端から綿球を挿入し，大動脈弁および冠動脈口を保護したのち，偽腔内にバイオグルーを少量注入し，3分間かけて真腔と癒着させる．綿球を取り出し大動脈断端外側に1.5 cm幅のフェルトを巻きつけ，内側には1.5 cm幅に離断した使用サイズの人工血管の一部を挿入．4-0 Prolene SH-1で，全周性にマットレス縫合を丁寧に行い固定することで断端を形成する（図2）．内挿したのと同サイズの人工血管を3-0 Prolene SHを用いて連続縫合で吻合する．吻合終了後吻合部をチェックし，吻合の間隔が疎となっている部位には追加縫合を行っておく．吻合部をシリコンシートで覆い，Hydrofit®を薄く塗布する（13章1のD参照，⇒251頁）．

人工血管から心筋保護液を注入し，吻合部からの出血がないことを確認する．深部体温が25℃になっていることを確認後，上行大動脈の遮断を解除し，循環停止とする．左総頸と左鎖骨下動脈に8Frもしくは12Frの住友ベークライトのカニューラを挿入し，ネラトンを締めて固定．右腋窩動脈からの送血と合わせて選択的脳灌流を確立する．末梢側に大動脈切開を進め，吻合に必要かつ十分な距離を残して大動脈を離断する．大動脈の外側に2.0 cm幅のフェルトを巻き，内側に1.5 cm幅のフェルトを挿入する．4-0 Prolene SH-1で，全周性にマットレス縫合を行い固定することで断端を形成する（図3a）．中枢側吻合を終了した人工血管を適切な長さで離断し，3-0 Prolene SHを用いて連続縫合で吻合する．この場合も，人工血管が大動脈の内側に入り込むように行う（末梢側断端が非常に脆弱な場合は，人工血管を翻転させ，断端から挿入し，3-0 Prolene SHを用いて連続縫合で吻合する．吻合終了後人工血管を引き出し，下半身再灌流としたのち，人工血管同士を吻合する場合もある（図3b）．Hydrofitを薄く塗布したのち，人工血管に立てた心筋保護用カニューラから空気抜きを行いながら，ヘッドダウンの体勢で大動脈遮断を解除する．復温が終了後，人工心肺から離脱する．

腋窩動脈に吻合した人工血管は，2号絹糸で結紮後，2-0 Nespolenで刺通結紮を行う．大腿動脈に吻合した人工血管は，感染予防および次回手術時での使用を容易にする観点から，できる限り取り外し，動脈形成を行っている．

コツと勘所　吻合部位の決め方

術前のCTで大動脈の状態（石灰化や血栓など）を十分に把握し，良好な位置を断端とする．吻合部周囲をしっかりと剝離することにより無駄なテンションがかからず，吻合しやすい視野が確保できる．

> **コツと勘所　人工血管のサイズ選択**
>
> 　人工血管のサイズ選択は，吻合予定部位の大動脈径から2〜3サイズダウンを目安としている．術前CT上30 mm径であれば，人工血管は26もしくは24 mm．ドッグイヤーとならないよう，大動脈壁と人工血管の運針距離を調整する．

> **コツと勘所　吻合部の運針**
>
> 　吻合時の運針では，大動脈壁に垂直に針を通すことを心がける．縫合によるカッティングを防ぎ，針穴が最小となることによって出血を軽減できると考える．のちに追加縫合による止血を行いにくい箇所（後壁など）の運針は密に行う．止血剤は針穴を塞ぐためのものであり，再灌流前に塞いでしまえば出血しない．

C　手術成績と今後の課題

　九州大学病院で2016年までに施行した上行大動脈人工血管置換術110例のうち，大動脈解離に起因するものが70例であった．先天性二尖弁合併を16例（14.5％）に認めた．合併手術として，大動脈弁置換術を26例，大動脈弁吊り上げ12例，冠動脈バイパス10例，僧帽弁置換術を3例に行った．在院死亡を3例（2.7％）に認めた．全例急性大動脈解離の症例であり，うち2例は冠動脈解離に

よる心筋梗塞，もう1例は腹部臓器虚血の合併症例であった．

　DeBakey Ⅰ型急性大動脈解離に対して上行大動脈置換を行った場合，術後も残存解離腔の変化を注意深く観察する必要がある．拡大傾向から再手術を必要とする症例もあり，初回および追加手術をどう行うべきなのかは，いまだ課題として残る．

Q&A

Q1　A型急性大動脈解離で上行大動脈の偽腔の血栓化がある場合は，直径何 mm 以上が手術適応でしょうか？

A1　大動脈径が50 mm以上，血栓化した偽腔径が11 mm以上の場合は，瘤径拡大や心タンポナーデ発症の危険性が高く，内科的治療への抵抗性が高いため手術適応と考えます．内科的治療を選択後の経過観察中に，偽腔径の増大や偽腔開存型への移行が認められた場合も手術適応となります．

● 文献

1) 日本循環器病学会：循環器病の診断と治療に関するガイドライン（2010年度合同研究班報告）大動脈瘤・大動脈解離診療ガイドライン（2011年改訂版）
2) 日本循環器病学会：循環器病の診断と治療に関するガイドライン（2011年度合同研究班報告）弁膜疾患の非薬物治療に関するガイドライン（2012年改訂版）

第12章 胸部大動脈手術

2 全弓部大動脈置換術（非広範囲）

志水秀行

A 適応と戦略

　弓部大動脈，特に遠位弓部大動脈は胸部大動脈瘤の好発部位である．大動脈瘤がひとたび破裂すれば致命的な転帰をたどる可能性が高いため，未破裂の段階で治療を行うことが重要である．疼痛，吐血，喀血，ショックなどの症状の出現は破裂時に初めて認めるものであるから，無症状であることのみを理由に手術時期を先延ばしにするべきではない．逆に，症状が出現した場合は，破裂あるいは切迫破裂の状態が示唆され，緊急手術が必要である．

　未破裂大動脈瘤の手術適応は主に大動脈瘤の大きさと形状で決定される．大動脈瘤・大動脈解離診療ガイドライン（2011年改訂版）[1]によれば，瘤径が6cm以上の場合は6cm未満に比べて破裂のリスクが5倍以上になるため，手術適応（Class I）とされる．また，瘤径5.0〜5.9cmの場合には，破裂を起こす年間のリスクが4.3〜16％，解離を起こすリスクが7.7〜8.5％との報告があり，仮に外科手術での死亡リスクを5％と仮定すれば，手術適応として妥当と判断されると記載されている．2014年の日本胸部外科学会からの年次報告[2]によれば未破裂の非解離性大動脈瘤に対する外科手術の病院死亡率は3.5％ときわめて良好であり，この範囲の大動脈瘤も術前リスクスコアなどを参考に手術適応とすることに妥当性があるといえる．また，遠位弓部大動脈瘤でしばしばみられるような囊状瘤は破裂のリスクが高いことが知られており，比較的瘤径が小さくても手術適応となる．

　手術のアプローチは，胸骨正中切開，左側方開胸ともに可能であるが，胸骨正中切開は標準的な心臓手術と同一のアプローチ法であり，体外循環，心筋保護，脱気などを確実に施行でき，冠動脈バイパス術や弁膜症手術などの同時手術あるいは緊急対応が容易であること，弓部分枝の視野が浅く比較的容易に剝離や吻合ができること，脳合併症の発生頻度が側方アプローチより少ないこと，左肺への影響がより少ないことなど多くのメリットがあり，弓部大動脈手術における標準的到達法となっている．したがって，遠位弓部大動脈瘤であっても，気管分岐部より近位での末梢吻合が可能な場合には，胸骨正中切開で循環停止下に末梢側開放吻合（open distal anastomosis）法を用いる定型的な手術を選択する．一方，末梢吻合部が気管分岐部以遠となる広範囲病変は胸骨正中切開のみで到達することは困難であり，左側方開胸，胸骨正中切開＋左開胸，clamshell法（胸骨横断＋両側開胸）などを用いるか，あるいは二期的手術を計画する．

　弓部大動脈手術においては，術中の脳灌流障害，塞栓症，心機能低下や出血に伴う低灌流が恒久的神経障害や死亡の原因となる可能性があり，適切な脳保護法，塞栓対策，出血予防などによって脳梗塞および高次脳機能障害を予防することがきわめて重要である．術前には頸動脈エコーやMRIなどを用いて，大動脈および弓部分枝の内腔の性状やWillis動脈輪の交通性などを評価しておく．

　術中の主な脳保護法には，低体温循環停止法（hypothermic circulatory arrest：HCA），選択的順行性脳灌流法（selective cerebral perfusion：SCP），逆行性脳灌流法（retrograde cerebral perfusion：RCP）がある．

　HCA法は深部体温を20℃以下まで冷却し，脳血流を含め全身循環を停止させる方法である．弓部分枝へのカニュレーションを要さず確実に無血視野が得られる簡便で優れた方法であるが，循環停止には時間的制約がある．循環停止時間が25分を超えると一過性の神経障害が増加し，40分を超えると脳卒中，60分を超えると死亡のリスクが高

くなることが報告されている.

RCP法は中心静脈圧(CVP)を15〜20 mmHgとして上大静脈経由で逆行性に脳を灌流する方法である.HCA法との比較において安全限界時間に大きなメリットはないが,弓部分枝への粥腫の迷入を防止し脳塞栓を予防する効果があると考えられている.HCA法やRCP法においては,まず弓部分枝再建を行って短時間ののちに脳への順行性灌流を再開する"arch first technique"が好んで用いられる.

SCP法は体循環停止後も弓部分枝送血により脳血流を維持する最も生理的な方法である.弓部分枝再建における時間的制約が少なく,最も安全な方法として脳保護法の主流となっている.SCP法はHCA法よりも冷却,復温に要する時間が短く,超低体温による血液凝固異常が少ないなどのメリットもある.

我々の施設では,体外循環により目標体温(最近は25〜28℃)に達した時点で循環停止とし,切開した弓部大動脈の内腔側から選択的脳灌流用カニューラを挿入し,弓部3分枝すべてを灌流する順行性脳灌流法を用いている.

塞栓症を予防するためには,適切な送血部位を選択することや循環停止前の上行・弓部大動脈への操作を最小限にとどめることも重要である.送血部位は上行大動脈が原則であるが,大動脈解離の場合,石灰化や粥腫などがあり上行大動脈の性状が著しく不良な場合,送血部位の大動脈径が著しく拡大している場合などは,右腋窩動脈など別部位からの送血を考慮すべきである.

また,弓部大動脈の動脈管索近傍には左反回神経(迷走神経の枝)が存在し,反回神経麻痺は嗄声や誤嚥性肺炎の原因となるため,大動脈周囲の剝離は慎重に行う必要がある.

B 手術の手順と手技

体位は仰臥位とし,胸部正中で皮膚切開し,胸骨正中切開を行う.胸骨の止血操作後,心膜を切開し,胸腺を中央部で分離する.無名静脈(左腕頭静脈)は,数本の細い分枝静脈を処理して長く剝離を行ったほうが,その後の弓部分枝動脈の操作が容易になる.

全身ヘパリン化ののち,上行大動脈に送血用カニューラ,右心房に脱血用カニューラを挿入し,体外循環を開始する.上行大動脈の性状が不良な場合には,dispersionカニューラを用いるか,送血路を鎖骨下動脈とすることで,塞栓症予防に努める.右上肺静脈より左心ベントを挿入し,全身冷却を開始する.冷却には20分程度要するので,この間に弓部3分枝へのテープをかけ,冠動脈バイパスが必要な場合には,バイパスの末梢吻合を行う.弁置換など心内操作が必要な場合には,上行大動脈を遮断して心停止とする.

深部体温が目標体温(25〜28℃)に達したところで,ヘッドダウンとし,循環停止とする.大動脈弁閉鎖不全(AR)がなければ,ルートカニューラを立てて,上行大動脈遮断下にcardioplegiaを注入しながら,手技を進めることが可能である.ARがある場合には,あらかじめ経食道心エコー下に冠静脈洞にカニューラを挿入し逆行性冠灌流を行うか,上行大動脈遮断を行わずに冠動脈入口部からの選択的冠灌流を行う.

弓部大動脈を切開し,吻合予定部で大動脈を切断する.この際,左反回神経を温存することは重要である.末梢吻合部が浅い位置であれば大動脈ぎりぎりでの剝離を進めればよいが,深い場合は瘤壁を血管走行に沿って切らずに瘤末梢で内側から円周状に大動脈を切断する(図1).

弓部3分枝の内腔側からバルーン付カニューラを挿入し,選択的脳灌流を開始する.弓部分枝の分岐部はしばしば性状が不良であり,そのような場合には分枝動脈をより末梢まで剝離し,比較的性状が良好な部位で切断したうえでカニュレーションを行い塞栓症を予防する.我々は弓部3分枝をすべて灌流する方針としているが,Willis動脈輪に問題がなければ2本あるいは1本の灌流でよいとする意見もある.

人工血管は4分枝付き弓部大動脈置換用グラフトを用いる.

吻合順序は施設ごとに異なるが,我々の施設では,最近は,末梢大動脈→左鎖骨下動脈→中枢大動脈→左総頸動脈→腕頭動脈の順に吻合することが多い.以前は,脳分離体外循環中は体温を上げずに脳分離体外循環時間を短くすることを重視し分枝再建を先行し,中枢大動脈吻合を最後にしていたが,中枢吻合を優先し早めにデクランプした

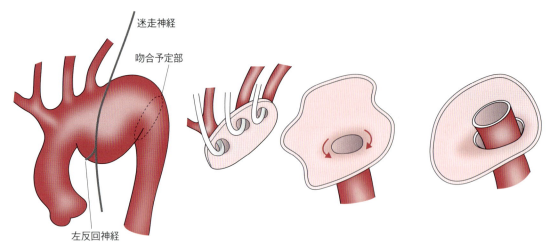

図1 左反回神経を温存させるための末梢大動脈切開法

ほうが体外循環時間や手術時間の短縮を図ることができ，また，脳分離体外循環中に復温しても問題ないことから，現在の吻合順序に変更した．左鎖骨下動脈の吻合が容易に行える場合には，この吻合も中枢吻合より後にすることができる．もちろん，arch first technique を行うのであれば弓部分枝の再建を優先し，その後に大動脈の末梢および中枢吻合を行うことになる．

末梢吻合は，自己大動脈外側に補強用のフェルトストリップを巻き，4-0 モノフィラメント糸の1層連続縫合で行う．吻合部が深い場合には，retrograde stepwise 吻合を用いると良好な視野で吻合が可能である（図2）．最初の2〜3針の吻合後は，糸を引っ張ることで末梢大動脈が引き出され，吻合が容易となる．我々の施設では，あらかじめ大腿動脈にもカニューラを挿入しており，末梢大動脈吻合終了後，末梢大動脈を開放のまま短時間の逆行性送血を行い，下行大動脈内の空気および浮遊粥腫を除去している．局所止血製剤を用いる場合には，体外循環再開前のタイミングで行うのが有効である．

グラフト側枝からの順行性送血を開始する．

左鎖骨下動脈は5-0 モノフィラメント糸の1層連続縫合で行う．可能であればバルーンカニューラを挿入したまま吻合を行うが，困難な場合には，カニューラを抜去し，単純遮断した状態で吻合する．さらに吻合が困難であれば，左鎖骨下で別に皮膚切開をおき，左腋窩動脈に人工血管を端側吻合し，左鎖骨下動脈の根部を閉鎖する．吻合終了後，人工血管に21 G の注射針を刺入し，遺残空気の除去を行う．

中枢大動脈吻合は，末梢と同様，フェルトストリップを用いて4-0 モノフィラメント糸の1層連続縫合を行う．人工血管が長すぎると屈曲してしまうので，適切なデザイン設計が重要である．

ルートカニューラを用いて，terminal warm blood cardioplegia および controlled perfusion を開始する．同時に，左総頸動脈，腕頭動脈の血行再建を開始するが，心拍動が安定したところで大動脈遮断解除を適宜行う．左総頸動脈，腕頭動脈の再建は左鎖骨下動脈同様，5-0 モノフィラメントの1層連続縫合で行う．

復温および止血操作が完了したところで体外循環を終了し，プロタミンを投与する．

> **コツと勘所** 左鎖骨下動脈の位置を把握する
>
> 大動脈瘤は短軸方向（太さ）の拡大のイメージで捉えられるが，実際には長軸方向（長さ）の延長もある．したがって，遠位弓部大動脈瘤であれば，弓部分枝は手前側に押され，上行から近位大動脈の拡大があれば弓部分枝は末梢側に押される感じで移動する．弓部分枝の操作を行う際に，左鎖骨下動脈の起始部の位置をイメージしておくべきである．

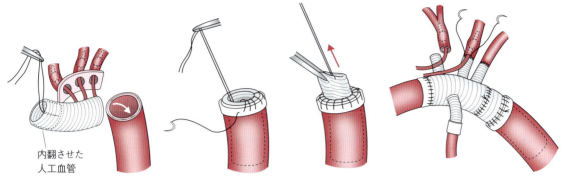

図2 Retrograde stepwise 吻合

コツと勘所　反回神経損傷を防ぐ方法

左反回神経は左鎖骨下動脈末梢の大動脈前壁側を走行する迷走神経から分岐し，動脈管索の位置で反転し，大動脈後面を通って喉頭に向かう．したがって，この部位の剥離には十分な注意が必要である．神経損傷を回避するために，反回神経の近くでは電気メスの使用を控える．大動脈を切開する場合は，神経が走行していない大彎側を切開するようにする．末梢吻合部が深い場合には，瘤をそのまま残すように瘤末梢すなわち反回神経走行部より末梢で大動脈壁を内腔側から全周性に切開し，反回神経の損傷や牽引を回避する（図1）．

コツと勘所　左鎖骨下動脈の吻合

弓部分枝の再建において，左鎖骨下動脈の吻合予定部が深く，難度が高い場合がある．そのような場合も，左鎖骨下動脈の剥離を末梢に進めることで対応できるが，どうしても吻合困難な場合には，鎖骨の下に別の皮膚横切開をおき末梢で左鎖骨下動脈を露出し，肋間を通した分枝グラフトを端側吻合し大動脈からの分岐部近傍で閉鎖することにより血行再建することが可能である．

C　手術成績と今後の課題

近年，標準術式で対応可能な弓部大動脈瘤の治療成績は良好である．本邦の全国統計によれば，2014年に行われた上行弓部大動脈の手術死亡率は，急性解離10.5％（1,566例中164例），慢性解離3.7％（404例中15例），非解離大動脈瘤非破裂例3.5％（2,139例中75例），破裂例23.5％（162例中38例）であり，我々の施設における全弓部大動脈置換予定手術例における病院死亡率は1.9％，脳合併症は2.5％であった[3]．今後，弓部置換の治療成績をさらに改善するためには，shaggy aorta 症例，超高齢者，広範囲大動脈瘤における治療成績の向上が必要である．

● 文献

1) 日本循環器病学会：大動脈瘤・大動脈解離診療ガイドライン（2011年改訂版）．2010年度合同研究班報告（班長：髙本眞一）http://www.j-circ.or.jp/guideline/pdf/JCS2011_takamoto_d.pdf
2) Committee for Scientific Affairs, The Japanese Association for Thoracic Surgery, et al：Thoracic and cardiovascular surgery in Japan during 2014—Annual report by The Japanese Association for Thoracic Surgery. Gen Thorac Cardiovasc Surg. 2016；64：665-697
3) Shimizu H, Matayoshi T, Morita M, et al：Total arch replacement under flow monitoring during selective cerebral perfusion using a single pump. Ann Thorac Surg. 2013；95：29-34

第12章 胸部大動脈手術

3 全弓部大動脈置換術（広範囲）

荻野 均

通常の全弓部大動脈置換（TAR）では，上行〜遠位弓部もしくは近位下行までが置換範囲となる．したがって，本項で扱う広範囲TARとは，近位側への置換範囲拡大として「基部置換＋TAR」，遠位側への拡大として「TAR＋下行・胸腹部置換」となる．また，後者においては，治療方針として一期的再建か二期的再建かに分かれる．

A 適応と戦略

1 広範囲TARの対象疾患

基部置換術＋TAR

① 急性・慢性A型大動脈解離でTARの適応があり，遺伝性結合織疾患（CTD）例を含む基部拡大もしくは基部内entryを有するもの．
② 基部から弓部までの真性瘤．
③ 高安動脈炎などに伴う基部〜弓部病変．

TAR＋下行・胸腹部置換

① 上行〜下行・胸腹部瘤（mega-aorta syndrome）．
② 上行〜下行・胸腹部の拡大を伴う解離．
③ 上行置換後の弓部以下の残存解離．
④ 弓部TEVAR後の残存・再拡大病変．

CTDや高安動脈炎などの特殊基礎疾患のある症例，若年症例（60歳以下），左開胸手術に耐えうるリスクの低い症例などが一期的再建の対象となる．それ以外は，TAR＋エレファントトランク（elephant trunk：ET）法を先行させ，二期的に下行置換もしくは胸部ステントグラフト内挿術（TEVAR）により治療する．TEVARの進歩・発展や症例の高齢化もあり，二期的再建が主流となってきている．一方，最近になり本邦ではリバイバルとなるTAR＋オープンステント（frozen elephant trunk：FET）法が，専用デバイス（旧J Graft Open Stent Graft，新Frozenix®）も承認さ

れ，良好な成績が報告されている[1]．

2 広範囲TARの到達法

基部置換＋TAR

胸骨正中切開下に到達する．

一期的TAR＋下行・胸腹部置換

様々な到達法が存在し（**図1**），長所，短所がある．主病変の局在，併存疾患，患者状態，術者・施設の習熟度から最適なものを選択する[2]．

① 胸骨正中切開のみ（＋左側縦隔胸膜切開）：胸骨正中切開のみで到達し，左縦隔胸膜を切開し，左肺を手前に圧排して下行大動脈に到達する．内胸動脈（ITA）剝離用の開胸器を用いると視野が確保でき操作が容易となる．
② 胸骨正中切開のみ（pull-through法）：胸腔内癒着などで左開胸が困難な症例に適した方法である．心尖部を持ち上げ心膜を切開し，心嚢内から下行に到達し，瘤内から人工血管をpull-through法により下方へ引き抜き遠位側吻合を行う．最近はTEVARにより同様の効果が期待でき適応症例は限られる．
③ 胸骨正中切開＋左開胸：心・脳保護が確実となり，基部置換を含め種々の心内操作も可能で弓部分枝の再建も容易である．同一視野でないため煩雑である．
④ 胸骨正中切開＋左開胸（オープン・ドア法）[3]：煩雑さはなくなるが，LITAの切離，遠位下行への到達の限界などがある．
⑤ 下部胸骨正中切開＋左開胸（antero-lateral partial sternotomy：ALPS法）：上行から下行まで良好な視野が確保できる[4]．LITAの切離と広範囲切開が短所といえる．
⑥ 左側方開胸：大きく開胸すれば広範囲TARは可能である．近位側の視野に限界があり，近位側吻合や弓部分枝再建がやや困難となる．

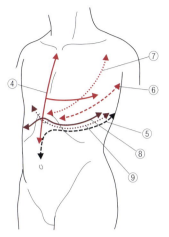

図1 到達法
④ 胸骨正中切開＋左開胸（オープン・ドア法）
⑤ 下部胸骨正中切開＋左開胸（antero-lateral partial sternotomy, ALPS法）
⑥ 左側方開胸
⑦ 左前側方腋窩開胸
⑧ 胸骨横切開＋両側開胸（clamshell法）

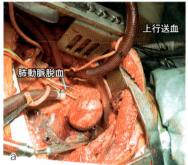
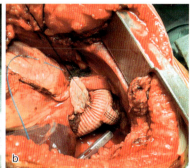

図2 左前側方腋窩切開到達下の広範囲TAR
a：術前　b：術後（広範囲全弓部置換）

⑦ 左前側方腋窩開胸：⑥と比べ近位側の視野が良好である．切離する筋肉も少なく痛みも少ない[1]．

⑧ 胸骨横切開＋両側開胸（clamshell法）：両側同時肺移植の到達法であり，遠位側下行まで良好な視野が得られる[5]．胸骨横断，両側ITAの切離，両側開胸に伴う呼吸不全などの問題がある．

B　手術の手順・手技

1　一期的広範囲TAR

左前側方腋窩開胸下の一期的TAR

この20年来，筆者が好んで採用してきた左前側方腋窩開胸下[1]の一期的広範囲TARについて記載する．

① 麻酔・体位：右肺分離換気用ツイン・ルーメンチューブを用いて気道を確保する．30度の右半側臥位とし，左上肢を頭上へ挙上し左腋窩部の視野を確保する．

② 切開・到達法：左前側胸部の第4肋間に添い，胸骨左縁から腋窩に向けて乳頭を回り込むように皮膚切開をおく（図1）．第4肋間で左開胸とする．視野不良な場合には第4もしくは5肋骨を切離する．開胸器を縦横の二方向にかけるか（図2，3），多鈎式開創器により視野を確保する．心膜を横隔神経の前方で切開し心嚢内に到達する．心膜を手前・上方にきつく牽引し胸壁に固定すると，上行大動脈に加え，右心房（RA）まで視野に入る．その結果，上行送血・遮断はもとより，RA脱血も可能となる（図2）．

> **コツと勘所　切開・到達法**
>
> ○筋層からの出血は，超音波振動メスや外科用シーリングデバイスにより軽減できる．
> ○上行～弓部・近位下行置換の場合は第4肋間開胸を，遠位下行までの場合は第5肋間開胸もしくは第4肋間開胸＋第5肋骨切離を選択する．第5肋間開胸に肋軟骨切離を加えると肋骨弓が大きく開き，良好な視野が確保できる．
> ○手前・上方方向への心膜の牽引と胸壁への固定により良好な視野が得られる．
> ●ヘパリン化の前に気管支ファイバーで気道内出血のないことを確認しておく．
> ○：コツ，●：注意点・ピットフォール（以下，同様）

③ 体外循環（ECC）：上行もしくは左大腿動脈（FA）送血，RA脱血〔左大腿静脈（FV）経由もしくは直接〕＋主肺動脈（PA）脱血によりECCを確立する．

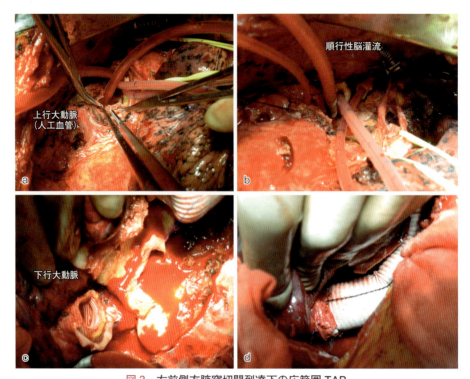

図3 左前側方腋窩切開到達下の広範囲TAR
a：近位側吻合部（前回の人工血管） b：順行性脳灌流 c：下行大動脈吻合部（吻合前） d：下行大動脈吻合部（吻合後）

コツと勘所　体外循環

- 主PA脱血（図2）は脱血の補助と同時に左心系のベントとなる．大動脈弁閉鎖不全を合併する場合には，冷却中の心室細動による左室過伸展を回避すべく，左肺静脈より左室ベントを挿入する．
- FV経由RA脱血：PA脱血を併用するので，18 Frか20 Fr程度の脱血管で十分である．特に，先端を上大静脈（SVC）まで挿入し吸引脱血を用いれば，十分な脱血が得られる．

④ 広範囲TAR（図2，3）：膀胱温25〜30℃程度まで全身を冷却する．目標温度に到達すれば，ヘッドダウンとしCVPを15 mmHgまで上昇させ循環停止とする．上行を遮断し心筋保護液により心停止を得る．続いて下行を遮断する．同時に，脱血管から逆行性に500〜1000 mL/分の逆行性脳灌流を送りながら（FA送血による高本法[6]でも代用できる），上行〜弓部を切開．弓部三分枝に選択的順行性脳灌流（SCP）用バルーン付チューブを挿入し，22℃，10〜12 mg/kg，バルーン先端圧30〜50 mmHgでSCPを行う．

コツと勘所　広範囲TAR

- 上行と下行遮断が可能であり，吻合順はどこからでもよい．筆者は，Kouchoukosの「arch first technique」[7]と同様に，弓部分枝から先に再建する．
- ECCおよびSCPの送血路として左腋窩動脈を使用することがある．FAからの逆行性送血に伴う脳塞栓を防止でき，左椎骨動脈経由の部分SCP（100〜200 mL/分）も可能である．

一期的再建としてのTAR＋FET

欧州で先行して専用FETデバイスが認可され，TARにおける最大のトピックスとなっている[8-11]．本邦でも2014年から専用のFETデバイスが認可され，かつての方法[12]のリバイバルとして最近盛んに施行されており，コツと勘所（ピットフォール）について記載する．

① 到達：胸骨正中切開下に到達する．

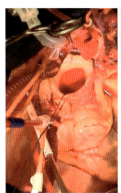
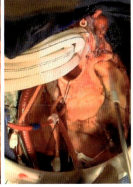
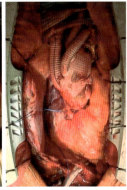

図5　FET法を用いた一期的TAR
a：FET挿入時　b：遠位側吻合　c：TAR＋FET

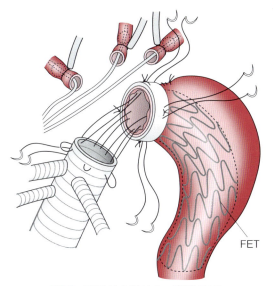

図4　FET法を用いた一期的TAR

多い．目標の温度で循環停止とし，上記のSCPを確立．同時に上行を遮断し心停止を得る．Zone-2で弓部を離断し下行内を観察する．術前CT画像から想定したFET遠位端のランディング部位を確認し，下行径の10〜20%アップの径のFETを選択し挿入する．このとき，FA灌流(500 mL/分)を併用し粥腫のフラッシュアウトと下半身灌流を行う．

コツと勘所　FET挿入

- 脊髄障害防止の観点からLSCA灌流は必須である．
- 内視鏡で下行内を観察し，FET遠位端のランディングの位置の確認と同時に，FET挿入に伴う塞栓症の回避につなげる．
- FETの長さ：承認デバイス長は6，9，12 cmのものに限られる．用途別に真性瘤12 cm，急性解離9 cmとしている．
- FETの位置：FETのnon-stented partの部分が長くなると同部位の屈曲につながる．Stented partの中枢端を弓部の離断端の近くにランディングさせることが重要である．逆に，短すぎてもFETの遠位端が浮き上がり，Type Ibエンドリークにつながる．

コツと勘所　左鎖骨下動脈(LSCA)の処理

弓部瘤が残存し，かつ近位側(zone-2)吻合になるためLSCA再建が困難となる．十分剝離・露出しておくか，創部上縁を左斜めに皮膚切開し視野を拡大する．左胸腔経由で左鎖骨下窩で再建する場合もある．

② ECC：上行送血を中心に，右腋窩動脈やFA送血を用いる．FA送血は粥腫や血栓のフラッシュアウトだけではなく，脊髄障害防止のための下半身灌流を可能とし必須である．

③ FET挿入(図4，5)：Zone-2の左総頸動脈(LCCA)-LSCA間で遠位側吻合をすることが

④ 遠位側吻合：FET中枢端を大動脈に外側フェルト補強を用い仮固定する．これに，弓部置換用4分枝グラフトを3-0/4-0マットレスの4点支持で固定し，その間を連続で縫合する．

表1　TAR の成績

病変・置換範囲	件数	病院死亡(%)	件数	病院死亡(%)
非解離性	非破裂性		破裂性	
全弓部置換	2,193	75(3.5)	162	38(23.5)
A) 基部-弓部置換	120	3(2.5)	2	0
B) 弓部-下行置換	137	14(10.2)	22	4(18.2)
A)+B)	257	17(6.6)	24	4(16.7)
解離性	急性(A/B 型)		慢性(A/B 型)	
全弓部置換	1,525/41	156(10.2)/8(19.5)	295/109	10(3.4)/5(4.6)
A) 基部-弓部置換	129/—	23(16.3)/—	29/5	8(27.6)/0
B) 弓部-下行置換	57/16	5(8.8)/6(37.5)	24/62	2(8.3)/7(11.3)
A)+B)	186/16	28(15.1)/6(37.5)	53/67	10(18.9)/7(10.4)

〔日本胸部外科学会年次報告(2014 年度)〕

コツと勘所　遠位側吻合

○ 4 点支持をおき外反吻合すると後出血が少ない．外膜フェルト補強は必ずしも必要としない．FET 径が大動脈径より大きく FET のたわみができることが多い．4 分枝グラフト→FET→大動脈壁→フェルトの順に確実に刺入する．
○ 遠位側吻合中も FA 送血による下半身灌流により脊髄障害の防止に努める．
● 空気塞栓の防止：FET 周囲に air が貯留する．脊髄障害防止の観点から，吻合後の下半身灌流再開後に 18 G 針で瘤内の deair を行う．

⑤ 弓部分枝再建：LSCA，LCCA，腕頭動脈の順に再建する．
⑥ 近位側吻合：通常と同様である．

コツと勘所　脊髄障害の防止対策

脊髄障害は本術式の最大の欠点であり，その防止策[13]は重要である．中等度以下の低体温，LSCA 灌流，FET の遠位側ランディングを T8 レベルまでとする，FA 灌流などが挙げられる．脳脊髄液ドレナージも考慮する．

2　二期的広範囲 TAR

TAR＋ET/FET を先行させた下行・胸腹部置換もしくは TEVAR であり，上記内容と重複するため省略する．

C　手術成績と今後の課題

日本胸部外科学会の 2014 年度の報告（**表 1**）[14]をみても，通常の TAR に比べ，拡大 TAR（上行-弓部-下行置換）の件数は少なく，その成績はやや不良で，特に破裂例や急性解離の場合に高めの死亡率を認める．

TEVAR の著しい進歩・発展や高齢化に伴い，弓部以下の大動脈病変に対して，TEVAR 単独やハイブリッド治療，もしくは TAR を先行させた二期的再建の割合が増えていくものと思われる．したがって，初回治療としての一期的 TAR の適応は，CTD や大動脈炎症候群などを基礎疾患とする比較的若年齢の症例に限られてくる．しかしながら，TEVAR 後のエンドリークや感染など合併症併発症例に対しては一期的広範囲 TAR の必要性が高く，本邦の習熟は依然として重要である．

◉ 文献

1) Uchida N, Katayama A, Kato M, et al：A new device as an open stent graft for extended aortic repair：a multicenter early experience in Japan. Eur J Cardiothorac Surg. 2016；49：1270-1278
2) Ogino H, Ueda Y, Sugita T, et al：Aortic arch repairs through three different approaches. Eur J Cardiothorac Surg. 2001；19：25-29
3) Tokuda Y, Oshima H, Narita Y, et al：Extended total arch replacement via the L-incision approach：sin-

gle-stage repair for extensive aneurysms of the aortic arch. Interact Cardiovasc Thorac Surg. 2016；22：750-755

4) Uchino G, Yunoki K, Oba O, et al：Operative results of the anterolateral thoracotomy with partial sternotomy approach for chronic-type B aortic dissection involving the aortic arch. Interact Cardiovasc Thorac Surg. 2016；ivw360

5) Kouchoukos NT, Mauney MC, Masetti P, et al：Single-stage repair of extensive thoracic aortic aneurysms：experience with the arch-first technique and bilateral anterior thoracotomy. J Thorac Cardiovasc Surg. 2004：128：669-676

6) Takamoto S, Matsuda T, Harada A, et al：Simple hypothermia retrograde cerebral perfusion during aortic arch surgery. J Cardiovasc Surg. 1992；33：560

7) Kouchoukos NT, Masetti P, Rokkas CK, et al：Single-stage reoperative repair of chronic type A aortic dissection using the arch-first technique. Ann Thorac Surg. 2002；74：S1800-1802

8) Di Bartolomeo R, Pacini D, Savini C, et al：Complex thoracic aortic disease：single-stage procedure with the frozen elephant trunk technique. J Thorac Cardiovasc Surg. 2010；140(6 Suppl)：S81-85

9) Mestres CA, Tsagakis K, Pacini D, et al；IEOR Registry Group. One-stage repair in complex multiseg-

mental thoracic aneurysmal disease：results of a multicentre study. Eur J Cardiothorac Surg. 2013；44：e325-331

10) Di Bartolomeo R, Berretta P, Pantaleo A, et al：Long-Term Outcomes of Open Arch Repair After a Prior Aortic Operation：Our Experience in 154 Patients. Ann Thorac Surg. 2016.

11) Shrestha M, Kaufeld T, Beckmann E, et al：Total aortic arch replacement with a novel 4-branched frozen elephant trunk prosthesis：Single-center results of the first 100 patients. J Thorac Cardiovasc Surg. 2016；152：148-159

12) Kato M, Ohnishi K, Kaneko M, et al：New graft-implanting method for thoracic aortic aneurysm or dissection with a stented graft. Circulation. 1996；94(9 Suppl)：II188-II193

13) Uchida N, Shibamura H, Ishihara H, et al：Long-term results of the frozen elephant trunk technique for the extensive arteriosclerotic aneurysm. J Thorac Cardiovasc Surg. 2010；139：913-917

14) Committee for Scientific Affairs, The Japanese Association for Thoracic Surgery, Masuda M, Okumura M, Doki Y, et al：Thoracic and cardiovascular surgery in Japan during 2014：Annual report by The Japanese Association for Thoracic Surgery. Gen Thorac Cardiovasc Surg. 2016；64：665-697

第12章 胸部大動脈手術

4 肋間動脈再建を伴う下行大動脈置換術（広範囲）

細山勝寛・齋木佳克

A 適応と戦略

胸部下行大動脈置換術は，胸部下行大動脈瘤や慢性B型大動脈解離に対する治療の選択肢の1つである．近年では，真性胸部下行動脈瘤に対する胸部ステントグラフト内挿術（TEVAR）の成績が安定しているため，TEVARが選択される機会が増えたが，Marfan症候群や大動脈炎症候群などの特殊疾患や，大動脈の解剖学的制限や複合病変などの存在下では人工血管置換術が優先される[1]．

胸部下行大動脈置換術においてしばしば問題となるのは，中枢側吻合法，脊髄保護法とそれに関連する肋間動脈再建法である．中枢側吻合に関して考慮すべきこととしては，左鎖骨下動脈との位置関係や大動脈壁の性状を勘案して中枢側遮断を行うか，回避するかという選択である．中枢側遮断を回避する必要がある症例では，吻合は一般に超低体温循環停止下に行われる．また，弓部大動脈の手術既往がある場合には，elephant trunkやfrozen elephant trunk（FET）が挿入されているか，入っているとすれば遠位吻合部から何cm入っているのか，中枢側吻合として使用することに問題はないかなどの情報を過去の手術記事をもとに十分に検討する必要がある．次に脊髄保護に関しては，まず術前検査においてAdamkiewicz動脈を同定することが重要である．大動脈置換範囲内にあると診断されたAdamkiewicz動脈へ連続する肋間動脈の再建を要する場合，あらかじめ脳脊髄液ドレナージを行い，術中体温は膀胱温32℃以下の中等度低体温法を併用することが安全であると考えられる．さらに，硬膜外カテーテルを挿入し持続的に冷却水を注入することで局所冷却による脊髄保護効果を得ることも可能である．

B 手術の手順と手技

1 開胸

体位は右半側臥位，分離肺換気下で手術を開始する．通常は左第5肋間開胸，第6肋骨後方切離により下行大動脈瘤に到達する．遠位弓部の操作を要する場合には第4・5肋骨を離断し，横隔膜近傍の遠位下行瘤の場合には第6肋骨，第7肋軟骨切離を追加することで良好な視野が得られる．再手術症例や慢性大動脈解離症例では，左肺が胸壁や大動脈に強固に癒着している場合があり，肺の剥離は慎重に行わなければならない．肺靭帯を切離して肺を脱転し，胸部下行大動脈全体を露出する．必要に応じて横隔神経，迷走神経を剥離しテープを通し，また左鎖骨下動脈も胸腔内で剥離しテープを廻しておく．

2 体外循環確立

下行大動脈手術における体外循環法としては，心機能や呼吸機能が良好で，病変も複雑ではない症例においては，大腿動静脈送脱血のみの部分体外循環法や，脱血を左上肺静脈経由左房脱血のみとする左心バイパスが選択可能である．弓部大動脈に近接した複雑病変などの場合には，上・下半身分離灌流法，もしくは，超低体温循環停止法が用いられるが，通常，大腿動脈送血，経大腿静脈下大静脈脱血で体外循環を開始する．左腋窩動脈送血・左肺動脈脱血を追加することでfull flowとし，目標体温まで冷却を開始する．送血路は遠位側の虚血予防と安定した送血流量の確保のため，それぞれ8mm程度の小口径の人工血管を端側吻合しグラフト送血とすることで安全性が高まる．術中体温は上・下半身分離灌流法では膀胱温32℃前後，超低体温循環停止法であれば20℃以下を目

標とする．循環停止法の場合には，上記の送脱血に加え左上肺静脈から左房ベント挿入する．これは冷却によって心室細動となった際に，左心室の過伸展を予防する目的がある．

3 遠位側吻合

冷却中に大動脈遠位・近位，およびその他の遮断予定部位を剝離しテープを通しておく．吻合の開始は中枢側・遠位側どちらでもよいが，大動脈解離症例の場合には，偽腔灌流による malperfusion を回避する戦略が必要である．また，再建予定の肋間動脈が虚血になる時間を最小限化するために大動脈の分節遮断が不可能な場合には，肋間動脈再建を先行させる．

大動脈を遮断後に切開し，瘤内にデブリが存在する場合には可及的にそれを除去し，肋間動脈からの back flow は縫合閉鎖によって速やかに止血する．人工血管は感染予防としてリファンピシンに浸漬した後に使用する．20～28 mm のストレート型人工血管を数針のマットレス結節縫合で固定し，外側を帯フェルトで補強しながら連続縫合にて端端吻合する．遮断解除前にフィブリン糊を塗布することで針穴からの出血を抑えることができる．

4 肋間動脈再建

肋間動脈再建部を含む胸部下行大動脈の切開を進める際には，大動脈瘤内のデブリを除去し，再建予定の肋間動脈を同定する．開口部からの back flow は，脊髄灌流の steal 現象を予防するために小径のオクルージョンカテーテル（A-シールド）などを用いてコントロールする．

肋間動脈再建法には様々な手法がある．最も初期から行われてきた方法には，Crawford らが報告している inclusion 法を用いて複数の肋間動脈を大動脈本幹グラフトに島状に側々吻合する手法である．この方法の利点は，比較的短時間で複数の肋間動脈を再灌流できる点と術後の開存率が比較的高いという点である．デメリットとしては，長い縫合線から出血すると展開が困難で止血に難渋する点と遠隔期における patch aneurysm 形成のリスクが挙げられる．肋間動脈を個別に再建する手法としては，肋間動脈周囲の大動脈壁をボタン状にくり抜き carrel patch 法に準じて大動脈人

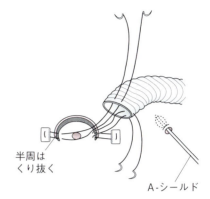

図1 小口径人工血管を介在させた肋間動脈再建法

工血管に直接端側吻合する方法がある．この方法では吻合は確実になるものの，人工血管が必ずしも "in situ" に配置されなかった場合に，固定がしっかりしていない細い肋間動脈に kinking などのストレスがかかるリスクが残る．本邦では，単独または左右一対の分節的な肋間動脈を，小口径の人工血管を介在させて端側吻合で再建する方法が多く報告されている．吻合手技や止血がより確実であること，距離が離れた肋間動脈でも別個に再建できることなどのメリットがある．しかしながら再建肋間動脈の数が増えた場合には手術時間の延長につながること，術後の開存率が必ずしもよくないというデメリットが挙げられる．近年では，複数の肋間動脈，あるいは，全肋間および腰動脈を短時間に再建する方法が報告されている．背側の自己大動脈壁を vascular tube として形成し，小口径（8～10 mm）人工血管を介在させて本幹となる人工血管と吻合する手技[2]，8 mm の人工血管を舟形パッチのように開いて複数の肋間動脈に被せ，その頭側尾側を本幹に端側吻合する "double tract" 様再建[3]，2 ないし 3 対の主要肋間動脈に target を絞って 1 分枝付人工血管をパッチ状に形成したものを，覆い被せるように吻合する方法[4] などが報告されている．これらの手法では，遠隔期における肋間動脈再建部の血栓閉塞や patch aneurysm の懸念は残るものの，成績改善に一定の寄与をする可能性がある．

次に，小口径人工血管を介在させた再建法を具体的に記述する（図1）．肋間動脈開口部を直径約 1 cm の円周を想定し，まず半周のみトリミングする．Inclusion 法と異なり，この半周側の縫合においては確実に外膜を捉えることができる．トリミ

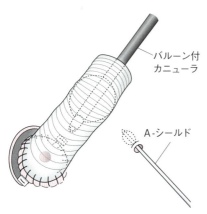

図2 再建グラフトからの肋間動脈灌流

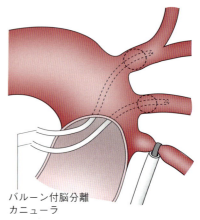

図3 Open proximal 法における選択的脳分離循環法

ングを半周に止める理由は，吻合後のねじれを防止するためと，連続縫合時に大動脈の背後に走行する肋間動脈を偶発的に損傷することを防ぐことにある．その後，10 mm の人工血管を約 5 cm 長にトリミングし，頭尾側の 2 点支持による連続縫合にて肋間動脈に縫着する．通常は Adamkiewicz 動脈と同側の上下の肋間動脈を計 2～3 本再建する場合が多い．吻合後は人工血管内からバルーン付カニューラを挿入し，人工心肺回路血で灌流することが可能である（図2）．これにより，再建する肋間動脈が複数にわたる場合でも脊髄虚血時間を最小限に抑えることができ，また灌流量をモニターすることで，吻合のクオリティを判断することができる．

大動脈本幹グラフトとの吻合に際しては，肋間動脈に吻合された直径 10 mm 人工血管が本幹グラフトに最短距離で到達するようにデザインし，グラフトは約 10 mm 長に短切する．連続縫合で端端吻合し，肋間動脈灌流を再開する．吻合中は可能な限りオクルージョンカテーテルにて back flow をコントロールすることが肝要である．

5 中枢側吻合

中枢側の遮断が可能であれば，そのまま吻合部をトリミングして本幹グラフトに縫着する．数針のフェルト付マットレス結節縫合をおいたのち，外側帯フェルトで補強しながら連続縫合にて縫着すると確実性が増す．吻合が左鎖骨下動脈に近い場合には，横隔神経と迷走神経の走行に十分に注意する．中枢側が elephant trunk や frozen elephant trunk の場合には，連続縫合のみでも問題ないが，口径差が生じる場合があり注意が必要である．

中枢側遮断を回避する場合には中枢側循環停止が必要となる．体温は膀胱温 20℃ 以下とし，体位はヘッドダウンポジションで中心静脈圧（CVP）を 15 mmHg 程度に上昇させ循環への空気塞栓を予防する．左鎖骨下動脈をスネアし，胸部下行大動脈の遮断鉗子を外すことで，open proximal となる．再手術症例や大動脈食道瘻など循環停止時間が通常より長くなることが予想される症例においては，左腋窩動脈送血に加えて，大動脈内腔から腕頭動脈と左総頸動脈にバルーン付送血カニューラを挿入し，選択的脳分離循環を確立する方法も有用である（図3）[5]．これにより複雑な形態の近位吻合であっても虚血性脳合併症の発生を予防することが可能となる．また，上行大動脈内へ挿入したバルーン付カニューラから心筋保護液を注入することで心停止を得ることができる．これにより長時間の虚血性心筋障害を軽減し，術後の不整脈イベントを抑え，心機能低下を予防する効果を期待できる．吻合は遠位側に吻合された本幹グラフトとは別の同径の人工血管を使用する．フェルト付マットレス結節縫合を全周においたのち，さらに外側帯フェルトで補強しながら連続縫合を行うと追針が不要な強固な吻合となる．脳分離体外循環用のカテーテルは結紮直前まで挿入しておく．左腋窩動脈送血のスネアを開放し上半身の循環を再開し，復温を開始する．最後に本幹グラフト同士を連続縫合にて吻合し再建終了となる．

6 止血・閉胸

長時間の体外循環使用や低体温症例では，時に出血傾向から大量の血液製剤投与を要することがある．特に左肺の癒着剥離面からの出血はコントロールが難しく，気管内に漏出するような場合には術後の呼吸機能にも大きな影響を与えるため，肺を愛護的に取り扱うことに留意する．

また，将来的に大動脈弓部や遠位側大動脈での再手術が予想される場合には，吻合部にGore-Tex®シートを巻くことで周囲の肺との癒着を予防し，次回手術時の癒着剥離を容易にすることができる．

C 手術成績と今後の課題

下行置換術の早期死亡は5%前後，遠隔期成績も1年生存率94%，3年生存率84%と良好な成績が報告されている[6]．一方で脊髄障害発生率は3～10%と報告によりばらつきがみられる．特に術前にAdamkiewicz動脈が同定されていない症例では，術中にどの肋間動脈を再建するか難しい判断を迫られることになる．今後，脊髄循環における新たな灌流指標や再建戦略の導入などが求められている．

Q1 術前Adamkiewicz動脈の同定法は？

A1 マルチスライスCT，または，時間分解MRIによる血管造影によって同定します．前者は空間分解能が優れ，後者は時間分解能が優れており，両者を併用することで同定率がより高まります．

Q2 体性感覚誘発電位（somatosensory evoked potentials：SEP）の使用は？

A2 手術中に脊髄虚血状態をモニタリングする神経生理学的方法として，体性感覚誘発電位，または，運動誘発電位（motor evoked potentials：MEP）を計測する方法があります．胸部下行または胸腹部大動脈瘤に対する人工血管置換術やステントグラフト留置術の際には，近年では後者のMEP，すなわち，術中に大脳の運動野を刺激して主に下肢の筋肉から表面筋電図を記録し，脊髄機能を評価することで間接的に脊髄の虚血状態をモニタリングする方法が行われることが多い傾向にあります．

Q3 術中再建した肋間動脈への具体的なgraft flowは？

A3 選択的肋間動脈灌流時における灌流圧を，平均体血圧と同レベルに調整した場合に得られる灌流量は，1肋間動脈あたり30～50 mL/分となる場合が多いです．

Q4 Open distal吻合の際の選択的脳分離の各flowは？

A4 左鎖骨下動脈の起始部をスネアし，左腋窩動脈から送血している場合には，灌流量を200 mL/分とし，さらに左総頸動脈にもY型回路経由で送血を追加している場合には，それら2枝分を合わせて5 mL/分/kgとします．ただし，左総頸動脈灌流カニューラの先端圧と左rSO$_2$をモニタリングしながら適宜流量を調整します．腕頭動脈への灌流量は1本で5 mL/分/kgとし，右橈骨動脈圧と右rSO$_2$をモニタリングしながら適宜流量を調整します．

● 参考文献

1) Hiratzka LF, Bakris GL, Beckman JA, et al：2010 ACCF/AHA/AATS/ACR/ASA/SCA/SCAI/SIR/STS/SVM guidelines for the diagnosis and management of patients with Thoracic Aortic Disease：a report of the American College of Cardiology Foundation/American Heart Association Task Force on Practice Guidelines, American Association for Thoracic Surgery, American College of Radiology, American Stroke Association, Society of Cardiovascular Anesthesiologists, Society for Cardiovascular Angiography and Interventions, Society of Interventional Radiology, Society of Thoracic Surgeons, and Society for Vascular Medicine. Circulation. 2010；121：e266-369

2) Toyama M, Usui A, Akita T, et al：A vascular tube for intercostal artery reimplantation. Eur J Cardiothorac Surg. 2006；29：413-415

3) Woo EY, Mcgarvey M, Jackson BM, et al：Spinal cord ischemia may be reduced via a novel technique of intercostal artery revascularization during open thoracoabdominal aneurysm repair. J Vasc Surg. 2007；46：421-426

4) Toda K, Taniguchi K, Kainuma S, et al：Novel tech-

nique for reimplantation of intercostal arteries using tailored patch graft. Eur J Cardiothorac Surg. 2008 ; 34 : 458-459

5) Hosoyama K, Kawamoto S, Kumagai K, et al : Selective Cerebral Perfusion with the Open Proximal Technique during Descending Thoracic or Thoracoabdominal Aortic Repair : An Option of Choice to Reduce Neurologic Complications. Ann Thorac Cardiovasc Surg. 2018 ; 24(2) : 89-96.

6) Estrera AL, Miller CC Ⅲ, Chen EP, et al : Descending thoracic aortic aneurysm repair : 12-year experience using distal aortic perfusion and cerebrospinal fluid drainage. Ann Thorac Surg. 2005 ; 80 : 1290-1296 ; discussion 1296.

第12章 胸部大動脈手術

5 デブランチ TEVAR の適応とテクニック

宮本伸二

A 適応と戦略

胸部ステントグラフト内挿術(thoracic endovascular aortic repair：TEVAR)において主要分枝がランディングゾーンに含まれる場合，その対策は donor artery からのバイパス，graft fenestration もしくはその両者の複合ということになる．適応は，開胸グラフト置換術を行うことができないもしくは周術期合併症リスクが高い症例，すなわち開胸手術既往や重度呼吸障害患者，超高齢者などである．デブランチ(debranch)TEVAR の遠隔成績は理論的にも開胸置換術に劣ることは明白であるので適応には慎重であるべきである．開胸手術が未熟だからという理由で TEVAR を行ったり，TEVAR ができないから開胸置換したりすることは厳に戒めなくてはならない．

本項では中枢側での頸部デブランチ法と末梢側での腹部分枝デブランチ法に分けて解説する．TEVAR そのものは通常の手技と大きな違いはない．

B 手術の手順と手技

1 頸部デブランチ

脳合併症が気になるところであるが，フラッシュアウト手順さえ適切に行えば，頸部操作で脳梗塞は起こらない．すべては弓部大動脈もしくはその分枝起始部の粥腫が塞栓源である．したがって，デブリ飛散の危険性が高い弓部操作中に頸動脈直接クランプもしくは用手的外側からの圧迫を行う必要がある．椎骨動脈領域は用手圧迫ができないので左鎖骨下の椎骨動脈起始部より中枢側を出せる場合は直接遮断し，そうでない場合は左鎖

骨下動脈をコイルもしくはプラグで閉鎖もしくはバルーン付カニューラによる遮断を行っている．

Zone 2 デブランチ

鎖骨下動脈を再建する必要があるかどうかは意見が分かれるところであるが，個人的には待期手術では労を惜しまず再建するべきであると考えている．頸動脈を触らなくてよいという理由から鎖骨下-鎖骨下動脈バイパスを行う施設も多いが，我々は左総頸動脈をドナーとして血流を確保する方法を第一選択としている．左鎖骨下動脈起始部椎骨動脈より中枢部のアプローチの容易さは症例によって異なり，肥満体，いかり肩の症例では，非常に深くなり困難である．解剖学的に容易もしくは若年者であれば，中枢で離断して遠隔期開存率が良好な鎖骨下動脈 translocation を行う．鎖骨下動脈をこの translocation も含め，a. 鎖骨上内側(前斜角筋前方)で出す場合と，b. 鎖骨上外側(前斜角筋後方)，c. 鎖骨下で露出する場合は難易度が異なり，a → c の順に簡単になる．

a では，内側には胸管からつながるリンパ管，外側前斜角筋前縁に横隔神経が存在する．リンパ管はその時点である程度とどまっていれば鼠径部などと異なりリンパ瘻となることはない．横隔神経は必ず確認しておかなければならない．Translocation ではなくこの部位でグラフトを端側吻合する十分な範囲を確保するためには，前斜角筋前方を切離する必要があるのでなおさら横隔神経の同定が重要となる(図1)．

b では全斜角筋外側を切離する．横隔神経を確認する必要はないが，腕神経叢には注意が必要である．

c は最も安全で露出が容易である．左総頸動脈から胸鎖乳突筋，内頸静脈背側を用手的に鈍的に剥離して鎖骨下にグラフトを通すことは可能である．

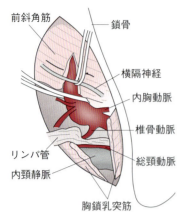

図1 鎖骨上での鎖骨下動脈の展開

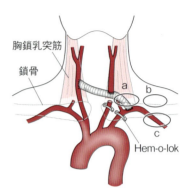

図2 右総頸動脈をドナーとする頸部2枝バイパス

いずれのバイパス作成時も先にグラフト(8 mm)を通しておいて吻合を行う．こうすると最初の吻合時には若干吻合が難しくなるが，グラフトを大きく引き出した状態で行うことで容易になる．脆い鎖骨下動脈吻合部位は十分に長く露出しておくべきであり，横切開創は治癒すると非常に目立たなくなるので気にせず皮切も大きくする．aではコストを下げるために translocation でなくてもできるだけ椎骨動脈中枢で Hem-o-lok® を用いて直接遮断する．Hem-o-lok は非常にしっかりしていて一度しっかり噛めれば外れることはない．したがって一重で十分である．ただし，ロック機構のある先端が十分出ていることを確認して噛まないと，ロックできないだけではなく血管を損傷して大惨事となる．中枢遮断が困難と思われたときや，b, c の場合は TEVAR 後コイルやプラグで塞栓する．

Zone 1 デブランチ

日本では右鎖骨下動脈をドナーとして鎖骨下-鎖骨下バイパスから左総頸動脈へバイパスする方法を採用する施設も多い．海外では食道後経路で右総頸動脈をドナーとする総頸-総頸動脈-鎖骨下動脈バイパスがスタンダードであり，我々もこの方法を基本手技としている（気管前を通す方法は気管切開が必要となった場合に経路変更が必要になること，時にグラフトの突出が目立つことを気にする患者がいることから第二選択としている）．両側総頸動脈中央を胸鎖乳突筋内側で露出．この際，切ってはいけない神経，静脈，筋はなく，と

にかく動脈外膜直前まで一直線に切離剥離を進めていく．外膜に到達したらその層で全周，前後へと剥離を進める．こうすれば迷走神経を確認する必要はなく損傷の心配もない．あらかじめ8 mmサポート付グラフト(Dacron, ePTFE どちらでもよい)を後方（食道後）経路もしくは前方（広頸筋下）経路で通しておく．2本の鑷子で組織を摘んでちぎるようにして椎体前面の筋膜まで到達したら，その層で指を食道後ろに向かって挿入して剥離する．食道を意識する必要はなく椎体前面ぎりぎりを通す気持ちでよい．第2指が余裕で入り食道と気管が前方に持ち上がる感じであればよいが，そうでなければ通過障害の危険があるので前方経路を選択する．ヘパリン 3,000 単位を静注し，ACT を150秒以上にする．いったんブルドッグ鉗子を1つかけて NIRO® の変化をみる．組織酸素化指標が30%を切るようだとシャントチューブの使用を考慮するが，そうでない場合は低下しても血圧を高めに保ちながら吻合操作に進む．これまでにシャントチューブを必要とした症例は1例のみ(0.4%)である．右総頸動脈に切開を加え（後方経路では内側，前方経路では前面）単純遮断後側端で連続吻合する．その後グラフトを使ってフラッシュアウトを行う．左総頸動脈も同様に遮断テストをしたのち，問題なければ中枢を Hem-o-lok で遮断し離断．グラフト頭側に直径6 mm ほどの穴を開けて頸動脈と側端吻合．最後に先の a, b, c いずれかの部位で鎖骨下動脈と端側吻合する（図2）．

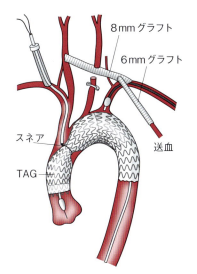

図3 Squid capture での in situ fenestration

Zone 0 デブランチ

通常は開胸をして上行大動脈から頸部分枝に対してバイパスを作成する．ただし，この方法は開胸をするということ，術後上行大動脈の解離を生じる可能性があることからあまり推奨されない．実際，我々は初期に解離を経験して以来この手技を行っていない．また gutter リークを生じる Chimney 法も避け，in situ fenestration 法を行っている[1]．具体的な方法は，① 両頸部間バイパス，右鎖骨下バイパスを作成（上記 zone 1 デブランチ），② 大腿静脈脱血（18 Fr 送血管もしくは 22 Fr・QuickDraw），左鎖骨下動脈送血（人工血管 conduit にコネクターを連結）で PCPS を装着，③ 大腿動脈から Gore® TAG® を zone 0 から弓部分枝をすべて閉塞するように展開，④ 右鎖骨下動脈の conduit を通して弓部内の TAG を穿刺，⑤ バルーンで穿刺口を拡大，⑥ excluder 脚を挿入展開するというものである．スネアを用いて大動脈内でグラフトを締結し，そのスネアの通っているシースから穿刺針を挿入して穿刺するという squid capture 法[2]を用いることで穿刺は安全確実となる（図3）．最初の3例では TAG 展開後の脳循環維持を大腿－鎖骨下動脈バイパスで行っていたが，その後塞栓リスクの少ない PCPS に変更した．手技中，バルーン拡張により下行大動脈破裂をきたしたが，脳循環を PCPS で維持できたため脳障害を免れた経験がある．PCPS をデバイス展開前から開始し両側頸動脈は直接遮断，左鎖骨下動脈，右椎骨動脈はバルーンで閉塞させる脳循環完全分離を行っている[3]．

> **コツと勘所　侮れない鎖骨下動脈**
>
> とにかく鎖骨下動脈は脆い．鎖骨下での展開の場合(c)はまだしも，鎖骨上で吻合する場合(a, b)は十分な長さの動脈を確保してから遮断し，運針をことさら丁寧に行わないと収拾がつかない事態になる．

2　腹部デブランチ

腹部のデブランチ TEVAR は必ず開腹を伴い，分枝起始部が体深部に位置するため術野展開に難渋するという点で頸部分枝のデブランチ TEVAR に比べ侵襲度，難易度が高い．低侵襲手術というのが憚られるところだが，対照が動脈瘤手術のなかでも最も侵襲度が高いとされる体外循環を用いた胸腹部大動脈置換術との比較であるということからなんとか低侵襲性が主張できる．専用グラフトも市販されているが，我々は腹部大動脈瘤用 4分枝グラフト（InterGard 14×7×6×7×6）を用いている．In-flow は腹部大動脈もしくは総腸骨動脈とするが，基本は腹部大動脈を人工血管置換し，その Y-composite graft の左脚よりバイパスする．人工血管 8 mm 脚を in-flow としても十分な血流が確保できる．通常の経腹的腹部大動脈置換術の剝離展開を頭側に延長することで腹腔動脈も含めすべての分枝は確保吻合可能である．吻合は 6-0 Nespylene 糸を用い，上腸間膜動脈（SMA）のみ連続縫合で腎動脈，腹腔動脈は結節縫合（8針）縫合で行う．腹腔動脈は非常に脆弱であり，術後出血，仮性瘤を生じることがあるので慎重な運針を行うとともに heel と toe はプレジェットを血管側に付けたマットレス縫合で行う（8針のうち2針）．SMA はグラフトが「つ」の字になるように斜めに吻合する．すべてのデブランチ（起始部閉鎖）は Hem-o-lok 一重で行う．4分枝バイパスグラフトは長めにして後腹膜を這わせるように蛇行させると必ず後腹膜内に収まる．短いと電線のように張ることになり空間を占拠してしまう[3]（図4）．

> **コツと勘所　腎動脈再建がヤマ**
>
> リトラクター（腎静脈鉤）3本を用いて吻合部位のみを狭い範囲で筒状に展開すると腎静脈や膵臓など周囲臓器の損傷が少ない．左腎静脈後面で吻合する

のであるが，左腎静脈前面を腎基部近くまで剥離し，流入する枝の走行を把握しておくことで引き抜き損傷を防ぐことができ，また損傷を起こしても対処が迅速安全に行われる．腎動脈吻合が最もストレスで，これが終われば一息つける．またヘパリン全身投与を行わないと吻合部出血が軽減される．その場合，使用する人工血管はヘパリン生理食塩水を浸透させて用いる．外腸骨動脈を遮断するときだけは末梢側にヘパリン生理食塩水を注入するという注意が必要である．

我々の施設では積極的にステントグラフト治療の適応を広げようとした結果，TEVAR 458 例中分枝再建を行ったものは 228 例（49％）と高率となっている．術後脳梗塞はデブランチ TEVAR 中 11 例（4.8％）でその内 3 例は in situ fenestration 症例であった．また腹部デブランチ 49 例中ショック状態で TEVAR をせざるを得なかった 1 例のみでしか対麻痺を起こしていない．デバイスを置くだけでよい単純 TEVAR の成績がよいのは明らかであるから，分枝再建法選択とそれを成し遂げる技量がその施設の TEVAR の実力であるといえる．

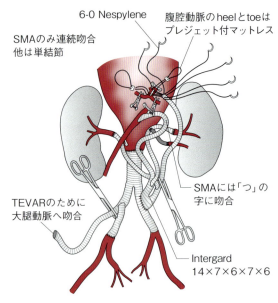

図4 腹部デブランチ基本図

● 文献

1) Hongo N, Miyamoto S, Shuto R, et al：Endovascular Aortic Arch Reconstruction Using In Situ Stent-Graft Fenestration in the Brachiocephalic Artery. J Vasc Interv Radiol. 2011；22：1144-1148
2) Hongo N, Miyamoto S, Shuto R："Squid-capture" modified in situ stent-graft fenestration technique for aortic arch aneurysm repair. Cardiovasc Intervent Radiol. 2014；37：1093-1098
3) 宮本伸二，本郷哲央（編）：イラストでわかる実施困難症例の大動脈ステントグラフト．南江堂，2015
4) Kuratani T, Kato M, Shirakawa Y, et al：Long-term results of hybrid endovascular repair for thoraco-abdominal aortic aneurysms. Eur J Cardiothorac Surg. 2010；38：299-304

Column

Adamkiewicz 動脈

貞弘光章

　近年，胸部下行や胸腹部大動脈，大動脈解離など脊髄に関係する血管病変に対する血管内治療や外科的加療の進歩とともに脊髄血流とその血管解剖の理解が以前にも増して重要となってきており，Adamkiewicz 動脈（AKA）は大血管外科医のみでなく放射線医，脳神経外科医，整形外科医，麻酔科医にとっても常に留意すべき名称となっている．AKA はポーランド生まれの病理学者である Albert Wojciech Adamkiewicz（1850～1921）（図1）により最初に報告され，彼の名前にちなんで命名されている[1]．別名，大前（神経）根髄質動脈（great anterior radiculomedullary artery），あるいは，great（major）anterior segmental medullary artery や great radicular artery of Adamkiewicz ともよばれ，複数存在する前（神経）根髄質動脈のなかで最も太い動脈である．

　AKA の背側大血管からの起始については，国内の報告では第8肋間動脈から第1腰動脈の間からの分枝が91％，左側の肋間動脈起始の確立が72％とされている[2]．海外からも75％がTh8からL1の間で左側から起始と報告され[3]，本邦と海外でほぼ同様の結果が示されている．しかし，時に腰動脈起始があること，30％で右側からの分枝があること，1/4 の症例には2本の large anterior segmental medullary arteries のあることも述べられており，AKA を分枝する肋間あるいは左右の位置は解剖学的に個体差が大きいことがリマインドされている．下行大動脈から起始したのち，椎体外側で肋間を走行する前枝を分枝して脊椎に向かい，（神経）根髄質動脈から前（神経）根髄質動脈となり，脊髄の前面に沿って脊柱管内に入り特徴的なヘアピンカーブを描きながら前脊髄動脈と合流する（図2）．このヘアピンカーブを描くのは脊髄と脊椎の成長の差のためで，この特徴的な形態が CTA や MRA で AKA を診断する際の重要な目印となっている（図3）．また，動脈が硬膜に入る部位では生理的な狭窄が存在すると記載されている[4]．

　Adamkiewicz は19世紀に生きた主に脳神経領域の解剖病理医であったが，血管外科の興隆した100年後の現代で，その名を冠した血管の重要性が一層着目されているとは想像もつかな

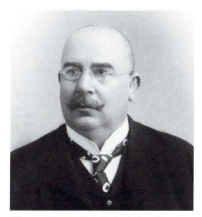

図1　Albert Wojciech Adamkiewicz

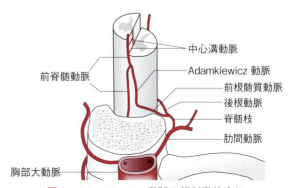

図2　Adamkiewicz 動脈の解剖学的走行

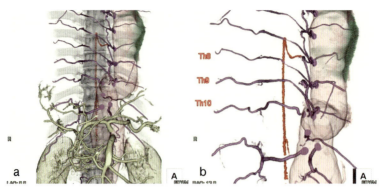

図3 Adamkiewicz動脈の特徴的なヘアピンカーブ
a：CT angioによるThree-dimensional volume rendering image
b：3D-CTAで骨格系をsubtractionした画像

かったであろう．図1に彼の写真を示したが，その真摯な表情に接し感慨深いものがある．

● 文献

1) Manjila S, Haroon N, Parker B, et al：Albert Wojciech Adamkiewicz(1850-1921)：unsung hero behind the eponymic artery. Neurosurg Focus. 2009；26, E2
2) Koshino T, Murakami G, Morishita K, et al：Does the Adamkiewicz artery originate from the larger segmental arteries?. J Thorac Cardiovasc Surg. 1999；117, 898-905
3) Lazorthes G, Gouaze A, Zadeh JO, et al：Arterial revascularization of the spinal cord. J Nerurosurg. 1971；35, 253-262
4) 小宮山雅樹：脊髄．脊椎の機能血管解剖．Neurological Surgery. 2013；41，481-492

第13章 大動脈解離手術

1 急性大動脈解離治療の基本戦略

内田敬二・井元清隆

Stanford A 型急性大動脈解離に対する緊急手術の目的は，大動脈破裂による心タンポナーデの予防または治療，大動脈弁閉鎖不全（AR）への対処，そして臓器血流障害の治療により急性期死亡を回避することである．初期治療の流れと手術のポイント，注意事項を解説する．

A 心タンポナーデへの対応

心嚢内への急性出血は少量でも循環虚脱を起こしうるが，手術に到達する心タンポナーデ症例はすでに血腫で止血され持続出血のないことが多い．再破裂による心停止を防ぐため人工心肺装着までの血圧管理が重要である．特に心嚢切開に注意が必要で，ヘパリンを投与し送血路を確保した状態で使用していた昇圧薬を中止し，心嚢小切開で少量ずつドレナージしながら麻酔薬，降圧薬を調節し過度の血圧上昇を防ぐ．

来院後，手術室入室前に大動脈破裂で心停止となった場合の救命は著しく困難である．安定しているようにみえる症例でも，できる限り迅速に手術室に入る努力をすべきである．

B 臓器血流障害対策

急性大動脈解離により，冠動脈，頸動脈，脊髄動脈，腹部動脈（腹腔動脈，上腸間膜動脈，腎動脈），下肢動脈に血流障害が生じ，心筋，脳，脊髄，腹部臓器，下肢に虚血障害が生じることがある（malperfusion）．血流障害の発生は dynamic type（大動脈の真腔閉塞），static type（解離が及んだ分枝の閉塞）に分類される．Dynamic type は後述の末梢送血を用いた体外循環によって改善することが期待できるが，static type の一部は改善

しない．以前は可及的速やかに entry 部分を含め人工血管に置換すること（central repair 先行）が重要と考えられていたが，再灌流が間に合わず重篤な臓器障害が死因となる症例がしばしば経験された．近年，虚血臓器再灌流先行治療の重要性が認識されつつある．自施設での現在の治療方針を述べる[1]．

1 心筋虚血

心電図での ST 上昇と心エコーでの壁運動低下を認めた場合，心筋虚血と診断する．虚血耐性がなく，さらに冠動脈主幹部の急性閉塞となるため，短時間で重篤な心筋壊死に陥る．一刻も早い再灌流が必要であり，手術室の準備を始めると同時に経皮的冠動脈形成術（PCI）を内科に依頼する．CT 所見をもとに適切な動脈シース挿入部位（左右大腿動脈）を選択し，カテーテルを上行大動脈の真腔に誘導する．IVUS で解離の及ぶ範囲を確認しステントを留置するが，ステントサイズの選択に注意が必要である．大きいと内膜損傷の危険があり，小さいと解離が治癒し冠動脈径が拡大した場合に亜急性血栓閉塞（SAT）の危険が高まる．PCI による冠動脈再疎通後，心機能改善を確認し，大動脈手術に向かう．左冠動脈主幹部閉塞で，PCI による再疎通後も心機能の改善が得られない場合は，大動脈手術を断念する．手術では周術期 SAT の可能性を考慮し，左冠動脈の場合は予防的に SVG による LAD へのバイパスを追加している[2]．

2 脳虚血

内頸動脈，椎骨動脈，Willis 動脈輪の形態，側副血行の有無には個人差が大きく，また解離による血流障害も時間経過とともに変動する可能性がある．片側の頸動脈が完全閉塞しているにもかかわらず意識清明で麻痺もない症例にしばしば遭遇

する．再灌流先行の方法として頸動脈への直接送血の報告があるが，どのような症例に再灌流先行が必要か，現時点で結論は出ていない．また術前神経症状を認めても，発症早期に central repair を施行すれば成績は良好とされているが，治療介入により改善したのか，時間経過で改善したのか，個々の症例における詳細な検討の蓄積が必要だろう．

3 脊髄虚血

多くの場合，肋間動脈の branch type の閉塞と思われ，再灌流先行は不可能であり，発生した対麻痺に対する central repair の効果も確立していない．ただ，救急搬送された患者は自分から下肢麻痺を訴えないこともあり，術前診察で下肢麻痺の有無を確認することが重要である．脊髄ドレナージが行われるが，その効果に一定の見解はない．

4 腹部虚血

腹腔動脈(CA)，上腸間膜動脈(SMA)に解離が及び閉塞し，さらに患者が腹痛を訴える場合に腹部血流障害と診断する．開腹し SMA を露出，血流がないことを確認する．解離のない分枝をカットダウンし，8 Fr アトムチューブを中枢に向けて大動脈内まで挿入，圧を測定しながら引き抜き，圧が低下したところで固定する．大腿動脈に挿入したシースと接続，50 mL シリンジを用いて動脈血を SMA にポンピングで送血する(図1)．この操作により弛緩していた小腸に蠕動運動がみられるようになる．ポンピングを継続したまま，central repair 操作に移る．すなわち腋窩大腿動脈に送血路となる人工血管を吻合し，胸骨正中切開，人工心肺を接続，体外循環を開始する．この時点で SMA 圧が上昇すれば SMA への送血は終了，SMA 圧が上昇しなければアトムチューブを送血回路に接続する．人工血管置換終了時点で SMA 圧は体血圧と等圧になっているので，アトムチューブを抜去し血管縫合する．圧が低い場合は SVG による総腸骨動脈からのバイパスを考慮するが，そのような症例は経験していない．腸管虚血時間が 3 時間以上の場合は翌日に試験開腹し，腸管壊死があれば切除を行う．発症から時間が経過した状態で来院し，開腹した時点で広範な腸管壊死を認めた場合は，central repair を断念する．

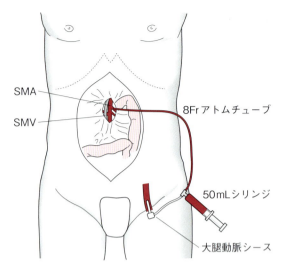

図1 ポンピングによる SMA への送血

5 下肢虚血

大動脈での dynamic type，腸骨動脈に解離が及ぶ branch type の両方がある．阻血症状が強い場合，エコー下穿刺で患側大腿動脈と拍動良好な上腕動脈にシースを挿入，外シャントを作成する．速やかに虚血疼痛は改善する．Dynamic type の場合，閉塞していた側が真腔に連続すると考え送血路として用いるが，送血管を挿入すると術中さらに下肢虚血を増悪することになるため，人工血管吻合による双方向送血が必須である．Branch type の場合，entry 切除後も虚血が改善しない場合がある．Hybrid 手術室であれば腸骨動脈領域にステントを挿入できるが，そうでなければ腋窩-大腿動脈間，大腿-大腿動脈間の非解剖学的バイパスが必要となる．腋窩送血を下肢虚血側にしておけば，人工心肺離脱後に送血路人工血管をバイパスに利用できる．

C 体外循環の確立

A 型急性大動脈解離における送血路選択として，中心送血(心尖，Seldinger 法による上行大動脈)，末梢送血(腋窩動脈，大腿動脈)がある．中心送血は胸骨正中切開，心膜切開後，早期に送血路が確立できるのがメリットだが，心タンポナーデ症例でも心膜切開するまで送血不能であり，さらに臓器血流障害がある場合は体外循環による改善

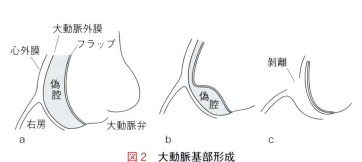
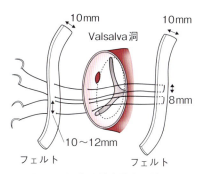

図2 大動脈基部形成
解離した無冠洞の断面図をaに示す．心外膜を剝離せずに偽腔閉鎖すると，Valsalva洞に偽腔が残存する(b)．心外膜を切開し右房と大動脈外膜の間を剝離してから偽腔閉鎖を行う(c)．

図3 大動脈断端補強の縫合
テフロンフェルトストリップ幅10 mmの中枢側1/3にかける．外膜側の歩み＞内膜側の歩み．

が期待できない．末梢送血は多様な entry，re-entry に対応するために2か所からの送血が好ましく，我々は腋窩動脈と大腿動脈の2か所送血を基本とし，CT所見で分枝への解離進展や re-entry の形成をみて，左右を選択している．送血管挿入による新たな内膜 tear を避けるため，人工血管を吻合しての双方向送血が安全である．動脈剝離露出，人工血管吻合に時間を要するが，大動脈の近位部に entry を有する大多数の症例で，人工心肺開始直後から臓器虚血の改善が期待できる．また中心送血，末梢送血いずれの方法としても，送血開始後に術野エコー，経食道心エコーを駆使し，偽腔送血になっていないことの確認がきわめて重要である．

D 大動脈基部に対する手術

Entry が Valsalva 洞に及ぶ場合，Valsalva 洞径が 45 mm 以上の場合を大動脈基部手術の適応とし，基部置換または re-implantation 法を行う．それ以外の多くの場合は AR の程度にかかわらず冠動脈上再建が可能であるので，大動脈基部における解離腔閉鎖，断端形成の方法を述べる．

Sinotubular junction(STJ)の5～7 mm 末梢で大動脈を切離する．より末梢で切離すると病的な解離大動脈壁を長く残すことになり，また Valsalva 洞壁に切り込むと断端形成に十分な強度が得られない．解離腔内の血栓を除去，無冠洞の心外膜を剝離し，解離した大動脈壁を元通りの形に戻すようにフィブリン糊で接着する．この操作により解離，逸脱した大動脈弁交連部の位置も矯正されることとなるが，心外膜を剝離せずに糊で接着すると Valsalva 洞の解離腔が完全に閉鎖されず AR 残存の原因になる可能性がある(図2)．

断端補強のため内外膜側に 10 mm 幅のテフロンフェルトストリップを当て，3-0 Ti・cron™ 糸で結節水平マットレス縫合10～12針で固定する．ここで重要なのは狭窄の予防である．水平マットレスはテフロンフェルトストリップの中央ではなく，中枢側1/3のラインとし，フェルト中枢側のめくれあがりを予防する．外膜側のフェルトの歩み(10～12 mm)を内膜側(8 mm)より大きくとる．Ti・cron 糸の結紮は組織が寄る程度とし，けして強く締めすぎない．人工血管との吻合は 3-0 Prolene SH を用いるが，水平マットレスより中枢には決して針がかからないよう注意する(図3)．

不完全な基部形成は Valsalva 洞解離腔への血液流入を起こし，基部破裂，冠動脈圧排，AR 残存につながる．水平マットレス針穴からのリークを予防するため生体糊による解離腔閉鎖は必要だが，組織毒性のないフィブリン糊で十分と我々は考えている．

● 参考文献

1) Uchida K, Karube N, Yasuda S, et al：Pathophysiology and surgical treatment of type A acute aortic dissection. Ann Vasc Dis. 2016；9：160-167
2) Imoto K, Uchida K, Karube N, et al：Risk analysis and improvement of strategies in patients who have acute type A aortic dissection with coronary artery dissection. Eur J Cardiovasc Surg. 2013；44：419-424

第13章 大動脈解離手術

2 急性大動脈解離（A型）に対する全弓部大動脈置換術―オープンステントグラフト手術

内田直里

A 適応と戦略

　端的にいうと，全弓部置換にelephant trunk法を行っていた例がオープンステントの適応と考えている．弓部置換の適応が各施設によって違うようにオープンステントの適応も各施設で違って当然と思う．以下，私の方針を述べる．

　高度脳障害・広範囲心筋梗塞・腸管壊死（腸管虚血ではなく）など重篤な合併症がある場合は救命を第一に，entry切除を基本術式にした上行・hemiarch置換にとどめる．致命的な合併症がない急性大動脈解離（A型）で，entryの位置，真腔狭小化，弓部大動脈径，年齢の4つの因子からオープンステントグラフトの適応を決めている．

　まずentryが弓部大動脈以遠に存在する逆行解離に対してはオープンステントでentry閉鎖を行う．Entryが弓部大動脈に存在し弓部置換が必要な例もentryをトリミングして同部位の真腔からオープンステントを挿入する．また下行大動脈以下で真腔が高度狭小化もしくは閉鎖しているdynamic obstructionの病態では真腔血流確保の目的でオープンステントグラフトを行う．なお分枝解離によるstatic obstructionにより腹部臓器虚血が発生している場合でも真腔血流を確保し，偽腔内圧を減じる目的でオープンステントの適応としている．片側腎動脈が分枝解離で虚血所見となっていても，オープンステント後に腎血流の改善をしばしば経験する．ただ上腸間膜動脈（SMA）が閉塞している場合は，腸管虚血の程度を術前に把握し，先行して開腹手術も必要である．またSMA虚血を疑う症例にcentral operationとしてオープンステントを施行したのちには腸管観察を行っている．また偽腔が血栓化し広範囲の肋間動脈が閉塞しているために術前から脊髄障害を発症している例は，オープンステントを施行しても対麻痺の改善は期待できない．一方，真腔閉鎖のため真腔から分枝した肋間動脈からの広範囲虚血の場合はオープンステントを施行することで真腔からの肋間動脈血流が回復し，脊髄障害が改善すると考えている．また遠位弓部・下行大動脈径が40 mm以上に拡大している例も適応としている．最後にentryが上行・弓部小彎側に存在し上行・hemiarch手術でentry処理できるものでも，70歳以下の安定した患者には予防的にオープンステントに全弓部置換を行う[1]．

B 手術の手順と手技

1 グラフトの選択

　ステントグラフト長は，術前3D-CTで左総頸動脈から主肺動脈下端レベルまでの真腔大動脈の大彎側で距離を測定し，13 cm以上なら12 cm長，10〜13 cmなら9 cm長，10 cm未満なら6 cmのオープンステントを選択とし，最終的には後述の術中の経食道心エコー（TEE）で大動脈弁レベルの2〜3 cm中枢の下行大動脈に末梢側を合わせてオープンステントを留置し，非ステント部の人工血管でグラフト長を調整している（**図1**）．J Graft Open Stent Graft（Frozenix®，日本ライフライン）は弓部の追従性がよいので，非ステント部は2 cm以内として，弓部大動脈をステント部でカバーするようにしている．

　ステントグラフト径は，術前のCTで計測している．肺動脈レベルの下行大動脈径（外径）を測定し，その90％を選択している．例えば外径30 mmなら27 mmのステントグラフトを選択する．迷う場合は大きいほうの径を選択する．解離発症前の大動脈外径と同径のステントグラフト径が理想と考えている．過去，解離発症前に偶然施行した

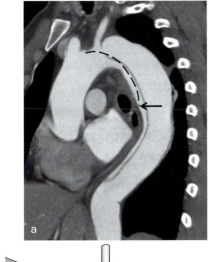
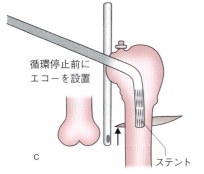
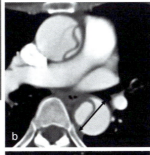
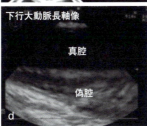

図1 ステントグラフトの術前計測と術中留置方法

a, b：術前.
a：オープンステント長(6, 9, 12 cm)の選択. オープンステント挿入距離を術前CTから算出する. 肺動脈レベルがおおよそT6レベルである. 左総頸動脈起始部から肺動脈下端までの距離を術前CTで測定し, 0からマイナス3 cmのステントの長さを選択.
b：オープンステント径(21～37 mmの2 mmごと)の選択. 肺動脈レベルの大動脈外径(↔)の90%を選択. 3 mmなら27 mm径, 迷った場合は大きめの径を選択.
c, d：術中. 経食道心エコーは, 循環停止前に大動脈弁位レベルで下行大動脈に反転させ, 2～3 cm手前に引いて長軸像を描出した状態で固定しておく. 真腔側を把握して, オープンステントはエコーを見ながら留置する.

CTから，解離発症により下行大動脈径は約7〜10%増大していた．Laplaceの法則から，ステントグラフトはできるだけ円形に拡張するほうが内膜にかかる張力が少なく，内膜損傷も予防できると考えている．小さめのステントグラフト径だと慢性期に至るまで楕円形の拡張にとどまり内膜へのステント張力が大きいままである．解離前の外径と同径のステントグラフトを選択することで，術後速やかなaortic remodelingに伴い術後早期から遠隔期に至まで円形に拡張したステント形状が得られ，その結果術後早期に血栓化偽腔は消失に至ると考えている．

2 手術方法[2)]

メイン送血は大腿動脈送血もしくは腋窩動脈を基本として，補助的に心尖部もしくは上行大動脈を選択している．ただ大腿動脈は必ず確保して，メイン送血の場合は18 Frもしくは20 Fr，補助送血の場合は13 Frの小児用PCPSカテーテルを挿入している．循環停止前にカットダウン法で選択

的脳分離灌流を確立する．麻酔科による頸動脈エコーで血流低下が検出されれば，冷却中に速やかに脳分離を開始する．上行大動脈遮断はいっさい行わず，直腸温が31℃前後で頸部分枝からスタットカテーテル（富士システムズ）で脳灌流を行う．左鎖骨下動脈の起始部はフェルト付4-0 Prolene SHで閉鎖する．オープンステントの左鎖骨下動脈の処理は通常の弓部置換より難しい．無名静脈を左内胸静脈まで剝離し，左総頸動脈からの脳分離を確立したのち，左総頸動脈の末梢を用手的に（用手的に行うことがコツ．これにより神経障害，リンパ損傷が回避できる）しっかり剝離したのちに，左鎖骨下動脈を確保する．頸部分枝動脈の中枢側を1-0絹糸で結紮し，末梢をカットダウンし，まず5-0 Proleneで巾着縫合を設置したのち，脳分離用のカテーテルを挿入し，バルーンは極力手前で拡張し，スネアしてカテーテルの脱落を防止している．

直腸温28〜29℃で循環停止して，弓部大動脈を左総頸動脈レベルで離断，小彎側は断端処理がし

やすいように弓部にあまり切り込まないでおく。大動脈はいっさい遮断せず、循環停止大動脈切開後、速やかに逆行性心筋保護を行う。事前に右房を開け、冠状静脈洞入口部に巾着縫合をかけ、逆行性心筋保護カニューラを挿入し、スネアしておく。心筋の止まりが悪い場合のみ、初回だけ順行性に選択的冠灌流を行う。

横切開した弓部大動脈から弁用玉サイザーと内吸引で真腔に挿入したことを確認し、TEE で挿入角度および深さを確認する。オープンステントの一連の手技中は、完全下半身循環停止ではなく大腿動脈から補助送血すると真腔の広がりがより確認できる（詳細は後述）。ドボン®（心嚢内サッカーカテーテル、東海メジカルプロダクツ）を下行大動脈に挿入し、大腿動脈からの補助送血量を適宜増減することにより無血視野は確保できる。循環停止中の術野からの長さ決めは short cut した最短距離を測定しているので注意が必要である。前述の術前 CT 測定を参考に、最終的には末梢の位置決めは術中 TEE で決定する。けっして大動脈弁位レベルより深くならないことが重要である。自験から術中計測では 9～10 cm で、術前 CT では 12～13 cm である。自験から 9 cm のステントグラフトを 10 cm 挿入していることが多かったが、慣れに伴い最近は 12 cm のオープンステントを 12 cm 挿入することもある。注意すべきは真腔内にステントグラフトが挿入されていることを TEE で確認することと、深く入り過ぎたと思ってグラフトを引っ張って断端固定しないことである。引っ張って固定すると非ステント部の kinking の要因となる。オープンステントの挿入中も大腿動脈から軽度灌流し下行大動脈を血液で充満することで、空気塞栓による脊髄障害の予防になる。断端形成は自己大動脈の外に帯フェルトを付けてオープンステントグラフトと大動脈をまず 4-0 Prolene SH で 4 点固定し、その間を over and over の連続縫合で縫合する（図2）。その後は通常の各施設が行っている方法で全弓部置換を行う。オープンステント断端と弓部 4 分枝人工血管の末梢吻合は 4-0 Prolene SH で連続縫合し、断端形成側が肉厚であるため、糸はかなり緩んでいるので、フックでしっかり締め直すことが肝要である（オープンステントが挿入されているので、しっかり締め直しても解離のカッティングの心配はな

い）。自験では軽めに大動脈バルーンをステントグラフト内で留置し（けっしてステントグラフトを超えないように TEE で確認）、吻合中は大腿動脈から 100～300 mL/分の distal perfusion を術野の邪魔にならない程度に行っている。左鎖骨下動脈再建は translocation しているため前述の視野出しが重要である。視野が不良の場合は、循環停止前に左鎖骨下動脈の末梢吻合を先行して脳分離を開始することもあり、さらに困難な場合にのみ断端を閉鎖して吻合を左腋窩動脈にまで伸ばしている。

コツと勘所　オープンステント：位置決め

ステント挿入は TEE ガイドで行い、ポイントは循環停止前に TEE を大動脈弁位レベルで下行大動脈に反転させ、2～3 cm 手前に引いて長軸像を描出した状態で固定しておくことである。循環停止後に TEE を移動すると虚脱した下行大動脈を描出することはきわめて困難である（図1c）。

---

3 オープンステント治療による脊髄障害

オープンステント治療の最大の課題は脊髄障害である。原因には多因子があるといわれているが[3]、特に急性大動脈解離（A 型）で問題となるのは、術後の低血圧と偽腔血栓化に伴う広範囲肋間動脈の閉鎖である。術中の止血操作は確実に行い、術後血圧管理を安定させることが重要である。また急性大動脈解離（A 型）のオープンステントでは Th7 レベルまでの留置で十分であり、術中 TEE ガイド下にステントグラフトが深く留置されないよう注意する。また術前 CT で下行大動脈から胸腹部大動脈の偽腔は背面に存在している病態、つまり Th8～L1 レベルの肋間・腰動脈が偽腔血流の場合、オープンステントにより術後早期に偽腔血流が血栓化し、広範囲に肋間動脈の血流が失われ脊髄障害が発生すると考えられている。この病態は術後 2～3 日後の過凝固状態の時期に発症することが多く、delayed paraplegia の原因と考えている。偽腔が広範囲にわたり背面に存在しているときには、術後 1 週間程度は高めの血圧管理を行っている。

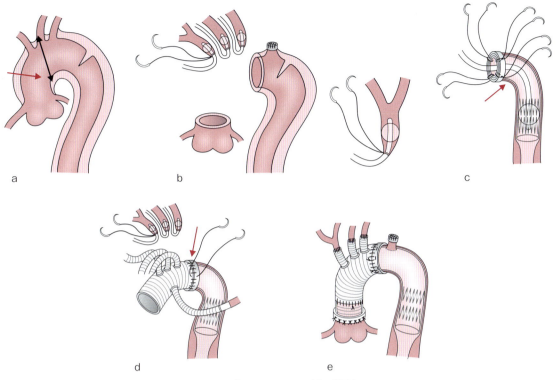

図2 オープンステントの手術手順とコツ

a：左総頸レベルで弓部大動脈を横断（↔）．小彎側はあまり切除せずに，断端形成に利用する（矢印）．
b：選択的脳灌流は3本送血（循環停止前に）．カニューラ脱落防止に手前に巾着縫合．バルーンはできるだけ手前で拡張．左鎖骨下動脈近位部は循環停止前に閉鎖．
c：断端形成は4点支持後に連続縫合固定．オープンテストの脾ステント部分（矢印）は極力短めに．大動脈壁－オープンテスト－外フェルト帯のサンドイッチ縫合．大動脈バルーンは非常に軽めで，大腿動脈（FA）から distal perfusion（200〜300 mL/分程度）．
d：フックでしっかり締め直す（矢印）．怠ると血圧復帰後の oozing 出血の原因となる．
e：左鎖骨下動脈は translocation 以外は通常の弓部置換．

Q&A

Q1 急性大動脈解離（A型）で frozen elephant trunk が (fresh) elephant trunk より優れている理由は何ですか？

A1 ① Ⅲb 逆行解離にも対応可能，② 術中出血制御が容易，③ 術後の下半身の malperfusion を予防，④ 術後遠隔期の末梢側大動脈イベントを回避などの理由があります．

Q2 術中のオープンステントの長さと位置決めのポイントは何ですか？

A2 本文中にも書きましたが，術前の CT 評価と術中の TEE です．TEE に関しては，下行大動脈が虚脱する前に観察位置に固定しておくことが大切です．

文献

1) Katayama A, Uchida N, Katayama K, et al：The frozen elephant trunk technique for acute type A aortic dissection：results from 15 years of experience. Eur J Cardiothorac Surg. 2015；47：350-360
2) Uchida N, Katayama A, Tamura K, et al：Frozen elephant trunk technique and partial remodeling for acute type A aortic dissection. Eur J Cardiothorac Surg. 2011；40：1066-1071
3) Katayama K, Uchida N, Katayama A, et al：Multiple factors predict the risk of spinal cord injury after the frozen elephant trunk technique for extended thoracic aortic disease. Eur J Cardiothorac Surg. 2015；47：616-620

第13章 大動脈解離手術

3 急性大動脈解離（A型）に対する全弓部大動脈置換術—Elephant trunk法

宮入 剛

A 適応と戦略

全弓部置換術における elephant trunk 法は1983年に Borst らが発表した方法で，広範囲胸部大動脈瘤に対する手術を分割し，手術侵襲を軽減する目的で施行された．

大動脈解離手術において elephant trunk 法が用いられる理由は，①大動脈断端の内側フェルトの代わりに使用し止血を目的とする，②吻合部の縫合線より末梢側偽腔内への血液リークを防ぐ，③二期的なステントグラフト挿入術におけるランディングゾーンを確保するなどがある．

B 手術の手順と手技

1 人工心肺のセットアップ

人工心肺の送血部位は，大腿動脈，鎖骨下動脈，上行大動脈，左室心尖部などがあるが，当科では大腿動脈に 8 mm グラフトを吻合して使用するのを原則としている．上行大動脈の解離が半周以下の場合には，傍大動脈エコー（epiaortic echography：EAE）で大動脈内腔の性状を確認してから，Seldinger 法にて真腔内に送血カニューラを挿入する．頸部分枝が解離している症例では，必要に応じて左右の鎖骨下動脈にグラフトを吻合して，送血路として使用する．頸動脈閉塞症例では，人工心肺開始と同時に選択的脳灌流ができるように準備する．選択的脳灌流使用時は，直腸温 25℃ を目標に冷却する．

2 術中モニタリング

脳灌流の指標として脳局所酸素飽和度（rSO$_2$）はきわめて大事である．rSO$_2$ の低下がみられる場合には，速やかにこれを改善するように努力する．来院前に失神症状を呈した症例では，脳梗塞が隠れている場合がある．

3 臓器保護

初回心停止は，上行大動脈切開後に左右冠動脈口からの選択的投与を行うか，逆行性冠灌流を行う．逆行性冠灌流時には，冠動脈口からの心筋保護液の流出をしっかりと確認することが大切である．脳保護は，直腸温 25℃ で全身循環停止とし，逆行性脳灌流を行いながら大動脈壁を切開，頸部分枝の内腔をしっかり確認して順行性脳灌流を開始する．

4 開胸

心タンポナーデ傾向にある患者では，全身麻酔により血圧が低下し，ショック状態に陥ることがある．また心タンポナーデを一気に解除すると血圧が急激に上昇し，瘤の破裂をきたす場合があるので，注意が必要である．

5 大動脈切開—どこまで置換するのか（図1）

手術は entry 切除を原則とするが，高齢者・ハ

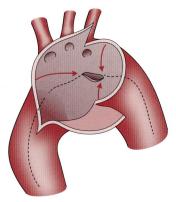

図1 大動脈切開

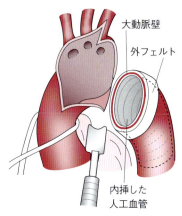

図2 視野展開

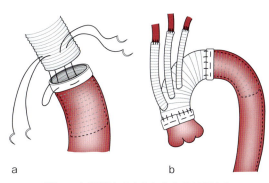

図3 末梢側吻合(a)と吻合終了図(b)

イリスク患者ではこだわらない．Tearが上行から弓部に及ぶ場合は，末梢側吻合部を左総頸動脈と左鎖骨下動脈の間におくことが多い．この場合，大動脈解離線は左総頸動脈ぎりぎりにとって，左鎖骨下動脈の手前になるべくスペースを確保するように注意する．Entryが左鎖骨下動脈以遠にある場合は，当然そこまでの置換が必要である．大動脈切開線を弓部大動脈の後壁にとって反回神経損傷を避ける．

6 視野展開（図2）

視野展開は特に重要である．開胸器は通常より頭側にかけ，胸骨上部が十分なスペースができるようにする．可能な限り上行大動脈にテープを廻し，鉗子で把持したのち，開胸器の尾側やや右側に牽引することにより，尾側やや右側に牽引することにより，遠位側吻合部が上方に引き出されてくる．さらに多関節アーム型リトラクターで主肺動脈を尾側やや背側に押し下げることにより，遠位側吻合部が浮き上がってくる．

7 末梢側吻合（図3）

末梢側断端は，通常，胸膜の内側で全周切開するexclusion techniqueを基本とする．弓部小彎側で動脈管索を切離するかどうかは気にしていない．末梢側の真腔に挿入するグラフトのサイズは20 mmか22 mmが多い．なるべく4分枝付グラフトと同じサイズになるようにしているが，無理な場合もある．ジャストフィットが理想的だが，大きすぎるよりはやや小さいほうが吻合しやす

い．長さは引き伸ばした状態5～7 cmとしている．

グラフトを真腔に挿入したのち，外側に帯フェルトを巻き，断端形成の要領で数針固定する．その後の吻合は通常の上行置換と同じ要領で，視野的にもほとんど変わらない．3-0 Nespylene糸3針でしっかりと外翻固定させた後，連続縫合する．運針に際しては，①グラフトの同じ高さ（3～4山ぐらい）のクリンプにかける，②歩みは細かくなりすぎず（細いとミシン目になるため）常にeven pitchで進む，③糸の緩みが起こりにくいように常に大動脈壁に垂直な方向に運針するなどを心がけている．

8 人工心肺再開

末梢側吻合後，下行大動脈以下を血液で充満させる必要がある．大腿動脈送血のときはここから送血する．大腿動脈に送血管のない場合は，静脈圧を上昇させる．この場合，選択的脳灌流施行時は脱血回路をクランプすることで，選択的脳灌流を施行していない場合には上下大静脈より送血することで，静脈圧を上昇させる．

9 頸部分枝の再建

解離が及んだ頸部分枝は非常に脆弱であるため，吻合には特に注意が必要である．通常はフェルトなどの補強を行わないが，自己心膜を補強に使用する方法も有効である．組織の裂開を避けるため，血管壁に過度の力がかからないように十分に気をつける．また運針が細かくなりすぎて，ミシン目にならないように注意する．

10 中枢吻合

中枢側の剥離では，後壁側で右肺動脈を損傷しないように気をつける．左右の冠動脈とも high take off の anomaly に注意する．偽腔拡大につながりやすいので，STJ（sinotubular junction）から1 cm 以上は残さない．こうすると右無冠尖交連部の落ち込みによる大動脈弁閉鎖不全症は，吊り上げ効果で軽快する．内外の帯フェルトで断端形成する．吻合では，フェルトの中央よりも奥側に縫合線をとり，内側フェルトをしっかり取ることに注意する．

11 糊

中枢側吻合部に使用することがある．人工弁用のサイザーを使用して，糊の内腔への垂れ込みを防ぐとともに，内膜と外膜をしっかりと圧着させる．

コツと勘所　末梢側吻合部からの出血防止

大動脈弓部置換術のポイントは末梢側吻合部から出血させないことである．そのためには，人工血管と吻合する大動脈の口径差をあまり作らない（人工血管のほうがやや小さめがよい），人工血管と大動脈が均等に配分される，縫い代は人工血管・大動脈とも断端から同じ距離を進む，運針は even pitch で進み，外膜は確実に拾うなどに気をつける．吻合部は，追加針がかけやすいようにしっかりと外翻させる．頸部分枝再建は，特に解離して組織が弱いときは，運針が細かすぎて縫合線がミシン目になって裂けないように注意する．やや粗めに縫っても追加針で十分に止血可能である．

C 手術成績と今後の課題

2008年1月〜2015年12月の8年間に当院で手術を施行した急性 A 型大動脈解離は97例で，そのうち全弓部置換術＋elephant trunk 術を施行したのは27例であった．平均循環停止時間91分とやや長めだが，術後新たに出現した脊髄麻痺はなく，入院死亡2例（7.4%）であった．今後の課題は，二期的にステントグラフト治療が必要な場合の適応，タイミングなどである．

Q&A

Q1 Elephant trunk の長さの決め方に基準がありますか？

A1 約5 cm です．

Q2 Fresh elephant trunk が frozen elephant trunk より優れている理由は何ですか？

A2 Elephant trunk（前者）は frozen elephant trunk（後者）よりも，簡便で内膜への損傷が少ない利点があります．Entry の閉鎖を目的にするのであれば，frozen elephant trunk が優れています．

● 文献

1) Borst HG, Walterbusch G, Schaps D：Extensive aortic replacement using "elephant trunk" prosthesis. Thorac Cardiovasc Surg. 1983；31：37-40
2) Etz CD, Plestis KA, Kari FA, et al：Staged repair of thoracic and thoracoabdominal aortic aneurysms using the elephant trunk technique：a consecutive series of 215 first stage and 120 complete repairs. Eur J Cardiothorac Surg. 2008；34：605-615
3) Estrera AL, Miller CC 3rd, Porat EE, et al：Staged repair of extensive aortic aneurysms. Ann Thorac Surg. 2002；74：S1803-1805
4) Ando M, Takamoto S, Okita Y, et al：Elephant trunk procedure for surgical treatment of aortic dissection. Ann Thorac Surg. 1998；66：82-87

第13章 大動脈解離手術

4 慢性大動脈解離（B型）に対する全弓部大動脈置換術 ―Frozen elephant trunk 法

碓氷章彦

A 適応と戦略

　市販オープンステントを使用した全弓部大動脈置換術（TAR）+ frozen elephant trunk（FET）による central repair を概説する．急性大動脈解離（A型）に対する上行置換術後に弓部から下行大動脈の遺残解離が拡大する症例が適応となるが，慢性大動脈解離（B型）で偽腔が弓部に至る症例，弓部に entry を有する症例も適応となる．しかし，下行大動脈の真腔が極度に狭小化している症例では，本術式は困難である．下行末梢から胸腹部大動脈の拡大を認める症例では，術後に左開胸による direct repair（下行全置換か胸腹部大動脈置換）を二期手術として必要とする症例があるので，術後の経過観察が重要である．

B 手術の手順と手技

1 術式

　一般的な術式を概説する．
　仰臥位で，動脈圧は両手と下肢に確保することが望ましい．左鎖骨下切開で左腋窩動脈を露出し，8 mm リング付人工血管を端側に吻合する．同時に右鼠径部で大腿動静脈を露出する．次に胸骨正中切開で開胸する．胸骨と大動脈の癒着が予想される症例では，あらかじめヘパリン化してF-F バイパスを確立する．
　開胸後は，まず腕頭静脈を剥離し，テープを廻す．腕頭動脈，左総頸動脈の剥離は容易な症例が多い．心嚢内の剥離は右房自由壁から右側左房にとどめ，左室ベント確保を目的とする．F-F バイパスで人工心肺を確立し，上大静脈（SVC）に脱血管を追加し，core cooling を開始する．塞栓症の危険性が低い症例では，冷却中に弓部分枝再建を行う．腕頭動脈基部と頭側を遮断し，腕頭動脈を横断し3分枝管と端端吻合する．吻合後は3分枝管から選択的脳灌流法（SCP）を開始する．左総頸動脈も同様に3分枝管と端端吻合し，SCP に移行する．左鎖骨下動脈は可能であれば剥離しテープを廻す．
　咽頭温25℃で循環停止とし，前回の末梢側吻合部を切開する．けっして弓部を末梢側まで大きく切開しない．切開口からまずエントリー部位を確認する．左鎖骨下動脈は基部で閉鎖し，左腋窩動脈に吻合した人工血管からSCPを行う．心筋保護液の注入は前回グラフトにバルーンカテーテルを挿入し順行性に施行する．
　弓部は背面を剥離して吻合部位を確保する．弓部近位部の entry では entry を閉鎖するように外膜，内膜を合わせ血管形成する．Entry が下行に存在する症例では，entry をパッチ閉鎖するか直接閉鎖する．末梢側吻合部の外側に帯フェルトを置き，3-0 Prolene SH で外膜から内膜を運針し，4方向にマットレス縫合をおき，吻合部を展開する（図1a）．オープンステントを挿入する．ステント長は非ステント部位1 cmのみとし，あらかじめ設定した長さに挿入し，運針しておいた 3-0 Prolene SH マットレス縫合を外-内に針入する（図1b）．この状態で，ステント部位に屈曲がないことをバルーンカテーテルを挿入して確認する．弓部置換の1分枝人工血管を選択し，あらかじめ運針してある 3-0 Prolene マットレス縫合を4方向に掛けて結紮固定する．間を over and over の連続縫合で吻合するが，帯フェルト，外膜，内膜，オープンステント，人工血管を確実に拾うように運針する（図1c）．血管形成が困難な症例では，あらかじめ追加のマットレス縫合を運針しておくと確実な吻合ができる．吻合後は大腿動脈送血で空気除去を行い，弓部人工血管からの順行性送血を

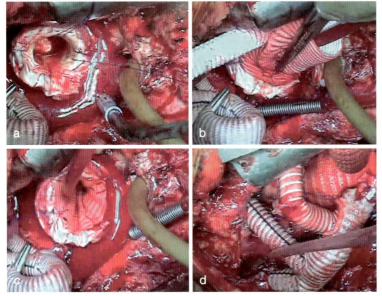

図1 術中写真
a：末梢側吻合．外膜から内膜を運針し4方向にマットレス縫合をおく．
b：オープンステント固定．運針しておいたマットレス縫合を外-内へ刺入する．
c：人工血管吻合．運針してあるマットレス縫合を4方向にかけ結紮固定する．
d：3分枝管吻合．3分枝管をメイングラフトに側々吻合する．

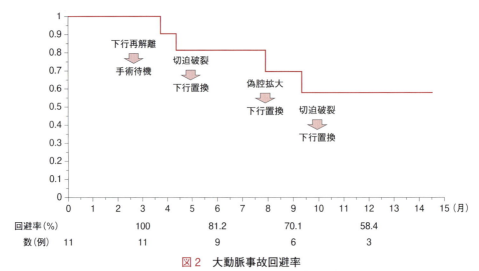

図2 大動脈事故回避率
切迫破裂2例，下行再解離1例，偽腔拡大1例のため，3例（27.2%）に再手術を施行した．

行い，復温を開始する．この際に吻合ラインの十分な止血を行う．

中枢側吻合は前回の人工血管と吻合する．人工血管との吻合ラインを作るために人工血管背側の剝離が必要となるが，肺動脈を損傷する危険性があるため，不必要な剝離はしない．グラフト-グラフト吻合のため，3-0 Prolene SH1 で連続縫合する．

弓部再建の3分枝管の中枢吻合は弓部再建の1分枝管と側々吻合する（**図1d**）．大動脈遮断下が容易であるが，部分遮断鉗子下でも施行できる．メイングラフトの右側に吻合すると胸骨による圧迫を回避できる．3分枝管の断端は air vent を使用したのちに閉鎖する．復温が完成していれば，人工心肺離脱を進める．最後に左腋窩動脈に吻合した人工血管は肋間から縦隔へ導き，3分枝管の分枝と端端吻合する．十分に止血を確認したのちにプロタミンを投与し止血を完成させる．

> **コツと勘所** 　**剥離範囲と吻合ライン**
>
> 　急性大動脈解離（A型）のため上行大動脈置換を施行された患者では，心嚢内の癒着は一般に高度であり，剥離操作は必要最低限にとどめることが重要である．まず無名静脈を剥離し，テープを廻す．腕頭静脈の剥離が可能であれば弓部分枝の剥離は容易な症例が多い．一般に置換した人工血管周囲の癒着は強く，特に肺動脈との癒着は強固であり，肺動脈損傷に留意し不必要な剥離は行わない．
>
> 　弓部の置換範囲は小範囲にとどまる症例が多く，4分枝管が使えない症例が多い．このような症例には分枝再建用の3分枝管が有用である．
>
> 　右房自由壁から右側左房の剥離はベント挿入の目的となるが，ベントは必ずしも必要ではなく，高度の癒着では左室ベントは断念する．
>
> 　本術式の最大の留意点は，剥離操作を弓部近位側にとどめることである．弓部下行の遺残解離のentryは前回の末梢側吻合部近傍に存在する症例が多い．弓部を末梢まで剥離し，吻合ラインを末梢側に設定すると拡大した瘤の部位となるため，吻合ラインは可能な限り近位側に設定することが手術操作を安全に行うために重要である．

2 オープンステントサイズ選択

　オープンステントを挿入する部位の真腔のサイズを参考にし，10％アップのオープンステントを選択する．真腔サイズは（縦径＋横径）/2，または真腔外周長から求める．挿入長はentry部位により決定するが，ステント長9 cmの選択が多い．非ステント部位は吻合部の1 cmのみとし，ステント部位が挿入長を反映する．

C 手術成績と今後の課題

　2003～2015年の間に，急性A型解離術後の遠位側遺残解離対するTARは32例あり，TARは elephant trunk（ET）使用12例，FET使用11例，L字開胸でのTAR＋下行置換2例，TAR（末梢側double barrel吻合）1例であった．FETを使用した最近の11例の手術成績を示す．平均年齢66.2±7.9歳，男性6例（54％），Marfan症候群1例であり，A型急性解離に対する初回手術は上行置換9例，Bentall 2例で，術後6.6±4.1年経過していた．

　平均手術時間618分，CPB時間296分，心虚血時間138分，下肢虚血72分，SCP時間165分，最低体温24.4℃であり，ICU滞在日数8.3日（2～35日），入院日数37.7日（14～75日）で入院死亡は認めなかった．脳合併症は認めなかったが，不全脊髄麻痺を1例に認め，リハビリにより回復した．

　術後最大20か月の経過観察において大動脈イベントを4例に認め，3例に下行大動脈遺残解離に対し下行全置換術を施行した．

　TAR＋FETによるcentral repairは急性解離に対する上行遺残置換術後に弓部遺残解離拡大を示す症例に対し有用である．エントリー閉鎖により偽腔血栓化が進行し，大動脈リモデリングを示す症例も多いが，遺残解離の拡大が進行する症例には左開胸によるdirect repair（下行全置換か胸腹部大動脈置換）を二期手術として行う．術後定期的なCT検査を行い，遅滞のない再手術導入が重要である．

　大動脈解離に対するTAR＋FETにおいても脊髄障害は発生する．肋間動脈の分枝状況を確認することは必須である．主要肋間動脈が真腔から分枝する症例ではステント挿入長を長くしすぎないことが重要であり，9～12 cmが適切と考えている．また，主要肋間動脈が偽腔から分枝する症例では，偽腔血栓化に伴う晩期脊髄障害の危険性がある．術後は血圧を高く保つ（可能であれば最高血圧140 mmHg以上）ことと，症状発生時には遅滞なく脊髄液ドレナージを施行することが重要である．

第13章 大動脈解離手術

5 急性および慢性大動脈解離に対するTEVAR

近藤俊一

A 適応と戦略

　大動脈解離に対する治療の要点を整理すると，①循環破綻の予防（修復），②臓器虚血の改善，③遠隔期の大動脈関連障害（拡大，破裂など）の予防である．これをステントグラフト内挿術（TEVAR）の側面からみてみると，①確実なプライマリーentry閉鎖，②可及的速やかな真腔拡大，③解離内膜の安定化と言い替えることができる．確実にプライマリーentryを閉鎖できることが解離に対するTEVARの適応条件であり，この3つが解離に対するTEVARの基本戦略である．また，速やかに開胸手術へ移行できる準備は必須である．

1 Complicated 急性大動脈解離（B型）

　破裂や臓器虚血，持続する疼痛などを伴うcomplicated 急性大動脈解離（B型）に対するTEVARは，開胸手術と比較しその優位性が示されており[1]，治療の第一選択である．腋窩-両側大腿動脈バイパス手術や，大腿-大腿動脈バイパス手術等の非解剖学的バイパス手術は第一選択ではない．破裂例や臓器虚血例は緊急手術の適応となる．いずれもプライマリーentry閉鎖による偽腔圧の減圧が重要である．確実なプライマリーentry閉鎖に左鎖骨下動脈閉鎖が必要であれば，閉鎖する（ コツと勘所 「左鎖骨下動脈の閉鎖」参照，⇒267頁）．

　破裂例では破裂部位の同定は難しいので，下行大動脈全長へのステントグラフト留置を行う．そののち，必要に応じて胸腔ドレナージを行う．

　真腔狭小化による臓器虚血例では，プライマリーentry閉鎖に必要十分な長さのステントグラフトを置き，その末梢に解離用ベアステントを腹部主要分枝を越えて留置する（図1）．下肢虚血例では大動脈終末部まで置いたほうが下肢血流再開を得やすい．一方，術前の造影CTで腹部主要分枝へ及んだ解離腔が血栓化しているような場合は，プライマリーentry閉鎖と真腔拡大では血流再開ができないこともあるため分枝へのステント留置やバイパス手術などの追加を検討する．上腸間膜動脈の血行再建が最も重要であるが，開腹による逆行性ステント留置もオプションの1つである．

2 Un-complicated 急性大動脈解離（B型）

　早期TEVARの有用性が示されつつあるが[2]，多くの施設で安静，降圧療法が第一選択となっている．安静，降圧療法では，手術侵襲がないにもかかわらず，全身性炎症反応から人工呼吸器管理が必要となったり，血液浄化が必要となる例もしばしば経験する．また，高齢者に長期臥床を行うことで二次的合併症も稀ではない．これらの経験から我々は，プライマリーentryが明らかな偽腔開存例やULP（ulcer like projection）のある血栓閉塞例で左鎖骨下動脈を閉鎖する必要のない場合には，十分なインフォームドコンセントを行い同意・了解を得たうえでTEVARを行っている．介入のタイミングについては議論があるが，当日も含め発症から1週間以内にTEVARを行うようにしている．

3 慢性大動脈解離（B型）

　発症からの経過時間や解離の形態など症例ごとに違いが大きく，定型的ではない．プライマリーentryの閉鎖は急性と同様に行うが，症例によってはreentryからの解離腔への吹き上げをコントロールする必要がある．解離腔への介入や，肋間動脈や腹腔動脈の塞栓が必要な場合もあるため塞栓術に精通した放射線科医とチームで行うとよい．

5 急性および慢性大動脈解離に対する TEVAR   263

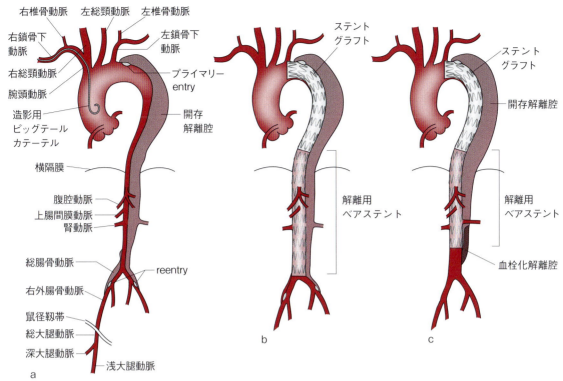

図1 真腔狭小化急性大動脈解離(B型)へのTEVAR, ステントグラフト, 解離用ベアステント留置図
ステントグラフトや解離用ベアステントで解離した内膜が固定された部分は血栓化, リモデリングが起こりやすいため, 解離腔が開存している範囲にベアステントを置く.
上腸間膜動脈入口部には, 追加処置の妨げにならないようにベアステントの隙間がくるように留置する.

4 急性大動脈解離(A型)

　上行もしくは上行～弓部置換術が第一選択であり, 異論はない. しかし, 左鎖骨下動脈以遠にプライマリーentryを有するB型逆行性A型解離(Ⅲb-R)であれば, TEVARでプライマリーentryを閉鎖することで, 上行大動脈まで及んだ解離腔を血栓化, 正常化が可能である. Ⅲb-RへのTEVARの適応は, 上行～弓部大動脈, 頭頸部分枝にentryがないことが絶対条件である. ステントグラフトの中枢留置部は解離しているので, デバイスサイズの決定にはCTとIVUS(血管内エコー)を用いて行う. TEVAR後の逆行性A型解離(RTAD)や新たなentryによる解離の可能性があるため, 周術期に綿密な経過観察が必要である. 上行～弓部に再解離がみられた場合には直ちに上行～弓部置換手術を行う.

5 臓器虚血を伴った急性大動脈解離(A型)

　可及的速やかな上行もしくは上行～弓部置換術を行っても, 術後の腸管壊死などを回避できずに救命できないことも多く, いまだ満足できる成績ではない. 開腹によるバイパス手術などを先行し, 救命できたという報告もあるが, 手術時間, 出血量の多さなどから患者への侵襲は高い. 医療者側からみても多くの人手が必要であり, どこの施設でも行える手術とはいえない[3,4]. 我々は, 真腔狭小化による臓器虚血を伴ったA型解離症例6例に上行弓部置換手術に先行して横隔膜付近から腹部大動脈まで解離用ベアステントを留置した. 全例臓器虚血なく順調に経過し独歩退院した. 症例数も少なく賛否あるところだが, 新たな方向性の1つである(図2).

6 慢性大動脈解離(A型)

　胸部異常陰影のため独歩来院した慢性Ⅰ型解離に対し, *in situ* fenestration法を用いて人工心肺補助下にTEVAR(entry閉鎖, 頭頸部三分枝再建)を行い良好な結果が報告されている[5](図2d).

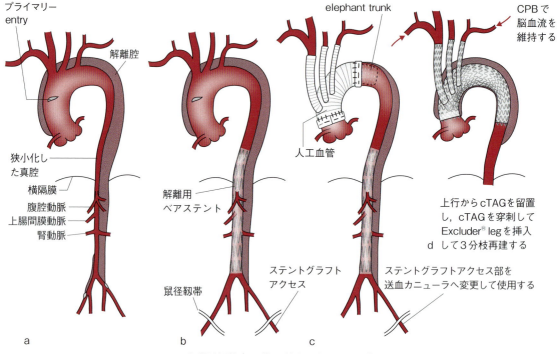

図2 大動脈解離（A型）に対する新しいアプローチ
a：大動脈解離（A型）図
b，c：真腔狭小化による臓器虚血を伴った急性大動脈解離（A型）に対する一期的ベアステント先行上行弓部置換手術
d：慢性大動脈解離（A型）に対する in situ fenestration を用いた解剖学的血管内治療例

既存デバイスの適応外使用であるため一般的ではないが，上行置換手術後の弓部大動脈残存解離例では再開胸手術を回避することができ有用である．

B 手術の手順と手技

1 術前計測～麻酔～セットアップ

造影CTで大動脈解離の形態，アクセス血管の性状，径等を把握する．確実なプライマリーentry閉鎖には，少なくとも20 mmの中枢ランディングゾーンが必要である．

なるべく解離が及んでいない正常な部位を中枢ランディングゾーンにする（図3）．

Ⅲb-RへのTEVARでは心拍動のアーチファクトが少ない心電同期CT（動脈相，静脈相）を行い，遠位弓部のプライマリーentry以外に，上行～弓部大動脈や頭頸部分枝にentryがないことを確認する必要がある．

麻酔は，基本的に全身麻酔で行う．術中の脳血流評価のため経皮的脳酸素飽和度モニターは必須である．破裂例では，麻酔導入による循環虚脱が問題となる．アクセス血管などの条件が合えば局所麻酔で行うのも1つの方法である．

造影用のピッグテールカテーテルは，右橈骨動脈もしくは右上腕動脈から上行大動脈に留置する（図1）．万が一の腕頭動脈閉鎖に備える意味は大きい．

2 アクセス血管露出～stiff wire留置

アクセストラブルへの対応が容易なため我々は，外腸骨動脈アプローチを好んで用いている．もちろん，血管の性状がよく，径も十分な太さであれば総大腿動脈アプローチでもよい．

アクセス血管を露出し，使用するデバイス径に合わせて巾着縫合（5-0モノフィラメント糸）をおく．全身ヘパリン化の後，動脈を穿刺し，9 Frシースを挿入する．親水性コーティングガイドワイヤー（0.035）とIVUS（大血管用）を挿入する．ガイドワイヤーが確実に真腔を捉えていることをIVUSで確認しながら進める．螺旋状に解離して

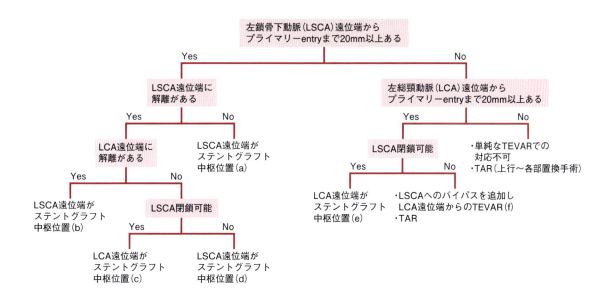

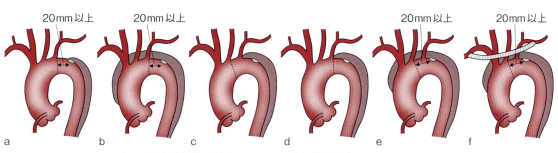

図3 大動脈解離に対する TEVAR 中枢位置決定のフローチャート

いることも多く X 線透視だけでワイヤーを進めるのは危険である（図4）．

全長にわたり IVUS で真腔を通っていることを確認しながら上行大動脈まで進める．そこで，ガイドワイヤーを stiff wire (Lunderquist double-curve® など) に交換する．ガイドワイヤーの曲がり具合は，大動脈の形態に合わせて，選択・調整し大彎に沿うようにする．

3 デバイスの決定

術前 CT および IVUS（同じ位置でも拍動の影響を受けるので最大になったところ）でデバイス径を決める．解離している部分に留置する場合は，真腔の長軸で内膜の内々で測定し ±0～+10% 以内のオーバーサイジングで決定する（図4d）．解離のない部位については，デバイスメーカーごとの通常のオーバーサイジングで決定する．境界の場合は小さめを選択する．ステントグラフト長はプライマリー entry を閉鎖するのに必要十分な長さでよいが，対麻痺，遠隔期のリモデリングを考慮し，大動脈弁の高さまでカバーすることが多い（破裂は下行大動脈全長）．

デバイス選択において先端ベアステントの有無については議論があるが，我々は解離にはないほうがよいと考えている．

4 デバイス挿入〜留置

デバイスを十分に濡らした状態で挿入する．このとき，10 mg/50 mL ミルリノン液を血管およびデバイスにかけることで spasm を防ぐことができる．

デバイスを目的の位置まで進める．術前 CT で確認してある至適な角度に透視アームを動かして造影を行い最終的な留置位置を決定し，マーキン

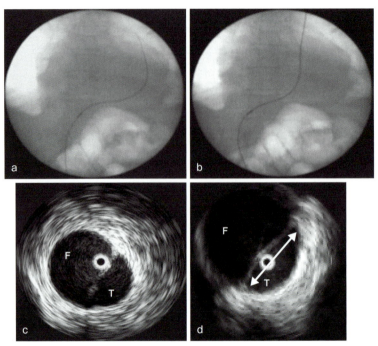

図 4 偽腔走行と真腔走行の X 線透視画像と IVUS 画像
a：X 線透視（偽腔走行），b：X 線透視（真腔走行），c：IVUS 透視画像（偽腔走行），d：IVUS 透視画像（真腔走行）．矢印が大動脈解離の血管計測

グする．血行動態がよいことを確認し，造影時と同じく呼吸を停止させ，ステントグラフトをリリースする．

解離では，ステントグラフト留置後のバルーンによる圧着は原則禁忌である．また，デバイス留置前の上行弓部大動脈の形態をしっかり把握しておくことで，術中にRTADが発生した場合にすぐに判断ができる．

デバイスのリリース前に stiff wire の末梢への移動がみられた場合，盲目的な挿入は偽腔への迷入を招くことがあるため，きわめて危険である．IVUSを用いて確認・再施行することが重要である．

5 解離用ベアステントの追加

中枢のステントグラフトに 1 cm 以上オーバーラップさせて解離腔が開存している範囲にベアステントを留置する（図1）．径は 46 mm と 36 mm の 2 つであるが，ほとんどのケースで 36 mm で対応できる．

6 解離腔への介入

慢性例で reentry から解離腔への吹き上げが問題となる場合には，candy plug 法が有用である（図5）．

コツと勘所　IVUS は必須

解離のTEVARでは，末梢から上行大動脈まで全長にわたりガイドワイヤーを真腔に通すことが絶対条件である．また，時間分解能に優れたIVUSは現状をリアルタイムで描出できるため，判断の助けとなる．

コツと勘所　対麻痺対策

・周術期は適正な循環血液量を維持しつつ，収縮期血圧を 120 mmHg 前後に維持する．
・対麻痺の発生が早くわかるように麻酔はすぐに覚醒させる．
・少しでも下肢の動きや知覚の悪化があるようであれば直ちに脊髄腔ドレナージを行う．

コツと勘所　解離は新鮮なうちに勝負する！

Entry 閉鎖が早いほど内膜は元の位置に戻る．

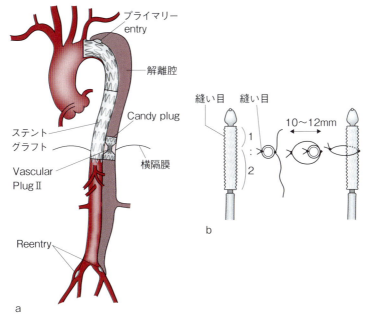

図5 慢性解離における解離腔へのアプローチ
a：Candy plug を留置する場合には同じレベルの真腔にステントグラフトを留置して固定性を高めるとともに真腔の狭小化を防ぐ．Zenith Ao cuff，TX2 Ao extension と iliac occluder でも可能であるが，結紮でくびれをつくるときはノーズコーンが抜けるサイズでとどめる．
b：Excluder Ao cuff を用いた方法（西巻法）．2-0非吸収系より糸などでカバーしている ePTFE の縫い目と反対側に中のストラット1本にかかる程度にかける．

> **コツと勘所　左鎖骨下動脈の閉鎖**
>
> 術前の頭部造影 CT で，左右の椎骨動脈の頭蓋内での交通があれば単純閉鎖でよい．交通が不十分であったり，右椎骨動脈に閉塞，狭窄などがあったり，その中枢血管に問題がある場合には，あらかじめ腋窩-腋窩動脈バイパスなどを行う．

C 手術成績と今後の課題

1 手術成績

2008年11月～2016年7月に大動脈解離102例に TEVAR を行った．

内訳は，complicated 急性大動脈解離（B型）22例，un-complicated 急性大動脈解離（B型）30例，急性大動脈解離（A型）（Ⅲb-R）6例，慢性大動脈解離（A型）2例，慢性大動脈解離（B型）42例であった．

TEVAR 留置成功98.6％（不成功2例は10年以上の慢性大動脈解離（B型）で，初期デバイス使用例），脳梗塞0％，対麻痺0％，不全対麻痺2例2％（破裂1例，慢性1例どちらも脊髄腔ドレナージで改善），大動脈食道瘻1例1％（上行弓部置換術後慢性B型，handmade 1例），手術死亡2例2％（緊急破裂例）．

2 今後の課題

RTAD を7例経験した．幸い全例に上行弓部置換手術を行い問題なく経過したが，6例は無症状で経過観察 CT で発見された．Ⅲ-bR への TEVAR では6例中2例に RTAD が発生しており，厳重な経過観察に加えて，RTAD を回避する方法や適応の検討が必要である．

TEVAR 成功例の低侵襲性は明らかであり，遠隔期の問題も少ない．確実性の向上と，上行大動脈，弓部大動脈へのデバイスの出現が待たれる．

● 文献

1) Nienaber CA, Rousseau H, Eggebrecht H, et al：Ran-

domized comparison of strategies for type B aortic dissection : the Investigation of STEnt Grafts in Aortic Dissection(INSTEAD)trial. Circulation. 2009 ; 120 : 2519-2528

2) Nienaber CA, Kische S, Rousseau H, et al : Endovascular repair of type B aortic dissection : long-term results of the randomized investigation of stent grafts in aortic dissection trial. Circ Cardiovasc Interv. 2013 ; 6 : 407-416

3) Conzelmann LO, Weigang E, Mehlhorn U, et al : Mortality in patients with acute aortic dissection type A : analysis of pre- and intraoperative risk factors from the German Registry for Acute Aortic Dissection Type A(GERAADA). Eur J Cardiothorac Surg. 2016 ; 49 : e44-52

4) Yamashiro S, Arakaki R, Kise Y, et al : Management of visceral malperfusion complicated with acute type A aortic dissection. Interact Cardiovasc Thorac Surg. 2015 ; 21 : 346-351

5) Katada Y, Kondo S, Tsuboi E, et al : Endovascular Total Arch Repair Using In Situ Fenestration for Arch Aneurysm and Chronic Type A Dissection. Ann Thorac surg. 2016 ; 101 : 625-630

第14章 胸腹部大動脈瘤手術

1 胸腹部大動脈瘤治療の戦略と術式

山本 晋・大島 晋

A 手術適応と基本戦略

　大動脈瘤・大動脈解離診療ガイドライン（2011年改訂版）[1]による大動脈解離の慢性期治療における推奨度は表1の通りである．上記に加えて，当センターでは最大径50 mmを境に瘤径の拡大率が上昇する[2]などの理由から胸腹部大動脈瘤の手術適応を50〜55 mmとしている．当センターで経験した破裂症例における最大径(mm)の分布を図1に示す．

B 術式選択

　胸腹部大動脈瘤のCrawford分類（図2）に準じて術式は以下のように決定している．
① Crawford Ⅰ・Ⅱ型：第4または5肋間開胸，開腹，腹部分枝再建を行う．
② Crawford Ⅲ・Ⅳ型：第6または7肋間開胸，開腹，腹部分枝再建を行う．

表1　大動脈解離の慢性期治療における推奨

Class Ⅰ	1. 大動脈の破裂，大動脈径の急速な拡大(5 mm以上/6か月)に対する外科治療(Level C) 2. 大動脈径の拡大(60 mm以上)をもつ大動脈解離に対する外科治療(Level C) 3. 大動脈最大径50 mm未満で合併症や急速な拡大のない大動脈解離に対する内科治療(Level C)
Class Ⅱa	1. 薬物によりコントロールできない高血圧をもつ偽腔開存型大動脈解離に対する外科治療(Level C) 2. 大動脈最大径55〜60 mmの大動脈解離に対する外科治療(Level C) 3. 大動脈最大径50 mm以上のMarfan症候群に合併した大動脈解離に対する外科治療(Level C)
Class Ⅱb	1. 大動脈最大径50〜55 mmの大動脈解離に対する外科治療(Level C)

〔日本循環器学会．大動脈瘤・大動脈解離診療ガイドライン（2011年改訂版）．http://www.j-circ.or.jp/guideline/pdf/JCS2011_takamoto_h.pdf(2018年6月閲覧)より引用〕

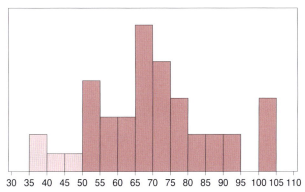

図1　当院で経験した破裂症例における最大径(mm)の分布
破裂症例の90.7%が50 mm以上である．

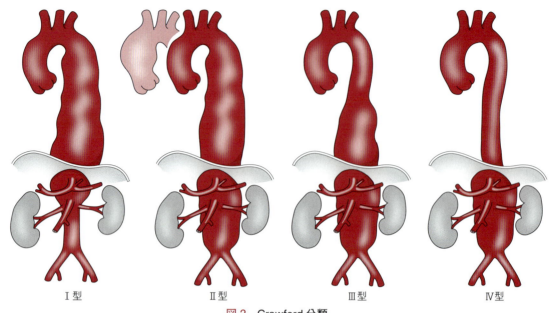

Ⅰ型　　　Ⅱ型　　　Ⅲ型　　　Ⅳ型

図2　Crawford 分類

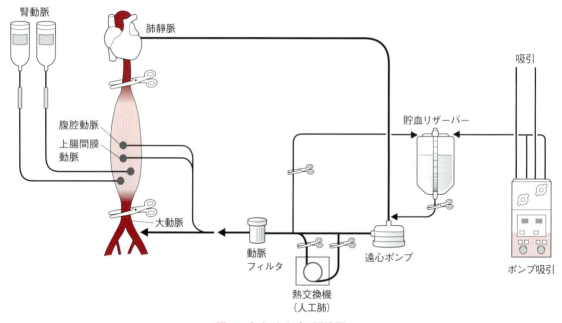

図3　左心バイパス回路図
当院の左心バイパスは全例で貯血リザーバー，熱交換器（人工肺一体型）が組み込まれる．

C 体外循環

　当センターでは左上肺静脈脱血，左大腿動脈送血による左心バイパス法を基本としている（図3）．

　これまで左心バイパス法では閉鎖回路であるという理由から大量出血や低酸素血症に対応できないといわれてきたが，回路内に貯血リザーバーと人工肺（熱交換器一体型）を組み込むことでこのような問題に対応可能となった．熱交換器により長時間手術に伴う低体温に対しても体外循環を使用し

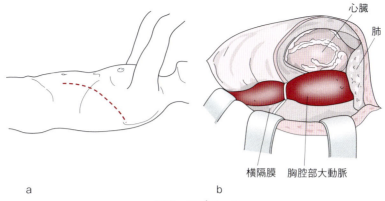

図4 アプローチ

た復温が可能である．左心バイパスの最大のメリットは血圧コントロールが容易に行える点にある．左心バイパスに比し部分体外循環の場合は右房から脱血するために，人工心肺の脱血量の変化が実際に動脈圧へ反映されるまでに肺循環を介することによる時間差が生じる．左心バイパスでは左房から脱血するため時間差が少なく，容易に血圧コントロールが可能である．ヘパリン投与により活性化凝固時間（ACT）は400秒以上に調整する．

D 臓器保護

1 脊髄保護

胸腹部大動脈に対する人工血管置換術における最も重篤な合併症の1つに，術後脊髄障害による対麻痺がある．対麻痺予防に当センターでは以下のことを行っている．

① CSFD（cerebrospinal fluid drainage）：脊髄腔を減圧し脊髄灌流圧を維持する．手術前日に挿入し，術中から10 mL/時程度でドレナージを行い，髄腔圧を10 cmH$_2$O前後に保つ．術後も同様に48時間ドレナージを行う．

② 中等度低体温：脊髄代謝を抑える目的で左心バイパス中32〜33℃（膀胱温）まで全身冷却を行い，腹部分枝再建時に復温を行う．左心バイパス離脱時には36℃まで体温を戻している．

③ 上肢平均動脈圧≧90 mmHg：側副血行路からの脊髄灌流維持の目的で手術中から術後1週間は常に血圧を上肢平均動脈圧を90 mmHg以上に維持する．

④ 肋間動脈再建：再建する肋間動脈はAdamkiewicz動脈にこだわらない．Th8-L1の肋間動脈を1対再建する．

⑤ 末梢側灌流：側副血行路への灌流目的に遮断より遠位側の血流を左心バイパスにより維持する．

2 腎保護

腎保護に関しては選択的持続灌流を行っている施設も多いが，当センターでは冷却リンゲル液による腎冷却法を用いている．具体的には4℃の乳酸リンゲル液1,000 mLにメチルプレドニゾロン125 mgとマンニトール12.5 gを混注したものを30分ごとに左右の腎動脈に250 mLずつ滴下する．1,000 mL滴下終了後，追加の冷却リンゲル液にはメチルプレドニゾロンは混注しない．

3 上腸間膜動脈，腹腔動脈

上腸間膜動脈と腹腔動脈には大腿動脈の送血回路から側枝を出し，それぞれの血管にカニューラを挿入し選択的灌流を行う．流量計は用いておらず，大腿動脈も合わせた全体の送血量でCI 1.0〜1.4 L/m^2/分程度を保つようにしている．大腿動脈と腹部灌流量はカニューラの太さにより規定される．大腿動脈へは7 mmの送血カニューラ，腹部分枝へは10 Frの送血カニューラを用いている．灌流量としては200〜300 mL/分である．

E Crawford Ⅱ型に対する手術

1 アプローチ（図4）

右側臥位，分離肺換気下に左第5肋間開胸で胸

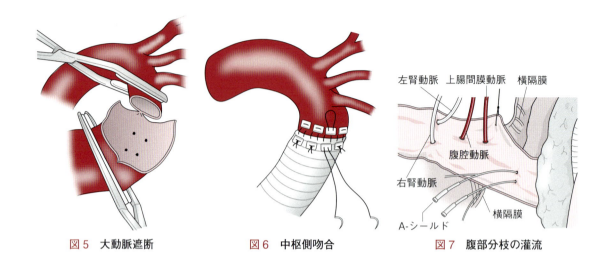

図5 大動脈遮断　　図6 中枢側吻合　　図7 腹部分枝の灌流

腔内へアプローチする．肋骨は第5, 6肋骨後方を切離，肋骨丘の肋軟骨は切断．皮膚切開を腹部へ延長してspiral incisionをおく．横隔膜は脚まで弧状切開し，後腹膜アプローチで腹部大動脈を露出する．

2　大動脈遮断（図5）

中枢側遮断時には左心バイパスを用いた脱血により血圧を十分低くしてから鎖骨下動脈直下を慎重に遮断する．中枢側吻合の間は下行大動脈中位に遮断をおき，中枢側吻合が終了したら，下行大動脈下位，腹部大動脈分岐直上の順に分節遮断を行う．

3　人工血管の選択

当センターではTriplex® 4分枝管を用いている．サイズは22 mmか24 mmを用いる．術前CTで末梢側の径を計測し，人工血管のサイズ選択の目安にしている．中枢側血管径との口径差は人工血管を斜めに切ることで調節している．また人工血管4分枝の位置は左腎動脈起始部を人工血管の分枝の位置に合わせて決めている．

4　中枢側吻合（図6）

遮断後，大動脈壁を切開，肋間動脈を結紮したのち，中枢側のtransectionを行う．Transectionしたあとは中枢側遮断鉗子まで大動脈食道側を外膜に注意しながら剝離し，縫い代を十分にとれるようにしている．慢性解離の場合fenestrationをおき一腔化を行ってから吻合する．3-0（もしくは4-0）Proleneで連続吻合を行ってから全周にフェルト付マットレス吻合を加える．

5　分節遮断と腹部分枝灌流（図7）

中枢側吻合後，下行大動脈中位の遮断を横隔膜上に移動し，動脈瘤を開放，血栓を取り除く．動脈瘤内から可及的速やかに肋間動脈を結紮していく．口径が大きく逆流が少ない肋間動脈はA-シールド（4 Fr閉塞用バルーンカテーテル）で温存する．次に末梢側遮断を腹部大動脈分岐部に移動する．横隔膜上の遮断鉗子を外し，動脈瘤壁背側を切開していく．腹部分枝レベルでは左腎動脈起始部より背側を切開する．

腹腔動脈，上腸間膜動脈に左心バイパスより血液灌流を行い，両側腎動脈へは保護液（冷却液）の注入を行う．腰動脈と下腸間膜動脈は結紮する．次に温存した肋間動脈の再建を行う．

6　肋間動脈の再建（図8）

肋間動脈の再建法には島状再建や人工血管を用いた方法があるが，人工血管で吻合する場合，開存率が問題であり，複数肋間動脈を一塊とした島状再建は将来的な瘤化の懸念がある．当センターでは1対の肋間動脈の島状再建を行っている．Th8-L1の肋間動脈を1対再建する．再建部位は口径が大きくback flowの少ない肋間動脈を選択する．再建する肋間動脈に前述のA-シールドを挿入し，それ以外の肋間動脈は可及的速やかに結

紮することで脊髄血流のstealを予防する．再建後は中枢側の遮断鉗子を人工血管に移し肋間動脈の血流を再開する[3]．

7 末梢側吻合

大動脈瘤遠位側大動脈も可能ならばtransectionしたほうが吻合は容易になる．ただし，inclusion法もよく用いる．糸は3-0(4-0)Proleneを用いる．このときも全周にフェルト付マットレス吻合を追加する．吻合終了後，人工血管の遮断を解除し，末梢側に拍動性血流を速やかに再開する．

8 腹部分枝（図9）

遠位側吻合終了し大動脈遮断を解除したのち，腹部分枝の再建に移る．当センターにおいては2012年までは腹部分枝をそれぞれtransectionせずにinclusion法で枝付人工血管を用いて吻合していた．2013年以降は腹部分枝をそれぞれ個別にボタン状にトリミングしてから5-0 Proleneにより連続吻合で再建している．

9 止血

吻合が終了したら拍動性の出血がないことを確認し，速やかに左心バイパスを終了する．そののちプロタミンで中和を行う．吻合部の出血は針穴か不均一なピッチによる人工血管のズレ，native血管内膜の石灰化による隙間のいずれかである．単純に吻合部から出血していると考えるのではなく，上記のいずれが原因かを考え，それぞれに適した止血法を行うよう心掛ける．

10 閉腹閉胸

止血が完了したら，後腹膜腔にはブレイクドレーン19 Frを留置し，横隔膜を脚から閉鎖，腹部臓器を元の解剖学的位置に戻す．腹部臓器を戻したらドプラエコーで脾臓，左腎，腸間，肝臓の血流を確認する．各臓器の血流が確認できたら閉腹を行い，胸腔にはタフシルソラシックドレーンとブレイクドレーンを留置し閉胸する．閉胸の際，切断した肋骨は除去せず，上下の肋骨を糸で固定し肋間を閉鎖する．肋骨を除去しないことで，閉鎖部分に緊張がかかりにくいという利点がある．また，肋間を完全に閉鎖するため，肋軟骨は一部オーバーラップするようになる．

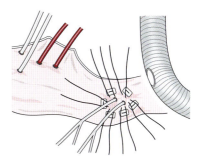

図8 肋間動脈の再建

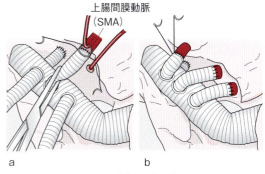

図9 腹部分枝の吻合

F 胸腹部大動脈瘤の置換術の治療成績

2014年の胸部外科学会の年次報告によれば慢性解離，未破裂胸腹部大動脈瘤において人工血管置換術の在院死亡は7.7％であった．当センターでは2014年1月から2016年12月までに待機的に胸腹部大動脈瘤（extent Ⅰ～Ⅲ）人工血管置換術を121例行い，院内死亡率は4.9％であった．

ステントグラフトによる治療はまだ発展段階であり，いまだ胸腹部大動脈瘤の治療のゴールデンスタンダードは開胸開腹による人工血管置換術である．この数年でオープン手術の治療成績も改善してきており，今後さらなる治療成績の向上に努めていく．

> **コツと勘所　Safi Ⅴ型*に対する手術**
>
> 胸腔から腹腔動脈分岐まで拡大を認める動脈瘤に関しては開腹を追加し，腹部大動脈での遮断，下肢灌流を行うが，近年は横隔膜の肋骨付着部から大動脈周囲を剥離することで後腹膜腔の一部へアプローチし，大動脈背側を上腸間膜動脈付近まで露出．腹部大

動脈を balloon occulusion し遠位側吻合を行うようにしている．我々の経験上，この方法で腹腔動脈の再建まで可能である．
＊Crawfordの胸腹部大動脈瘤のⅠ～Ⅳ型にSafiがⅤ型を加えた．瘤病変が第6肋間の高さから腎動脈上の腹部大動脈に及ぶもの．

コツと勘所　後腹膜腔の剥離（図10）

手術台の右側に移動したほうがやりやすい．腎後面から腸腰筋前面を剥離し，尿管を同定，総腸骨動脈と剥離する．これによって腹部臓器を患者の右側へ受動できる．筋膜を剥離してしまうと出血が多くなるため筋膜は剥離しないように注意する．後腹膜の剥離を終えたら，手術台の左側へ戻り，リトラクターを装着する．続いて横隔膜を肋骨カーブに沿って大動脈裂孔に向かって脚まで切開，大動脈（胸腹部移行部）側面を露出する．このとき交感神経，リンパ管が大動脈と交叉するがクリップをかけ切離する．腹部大動脈周囲には脂肪とリンパ組織の発達を認めるが ascending lumbar vein を結紮すれば，大動脈側面に沿って脂肪織を凝固切開しても特に出血を認めない．剥離は通常，左総腸骨動脈が確認できるところまで行う．下大静脈や総腸骨静脈からの出血は止血が難しい．よって総腸骨動脈の剥離やテーピングは基本的には行わない．

コツと勘所　動脈管索の切離と心膜切開

弓部の剥離では鎖骨下動脈直下に遮断部位を作るが，その際に動脈管索を切離することで弓部小彎側の可動性が良好になり遮断部位作成の際の副損傷のリスクが軽減できる．大動脈周囲を剥離できたら肺静脈を露出する．心膜は肺静脈で翻転する部分で5cm程度切開する．切開することで左房へのカニュレーションが容易になり，心膜からの微小出血が心嚢内に貯留することが稀に起こるが，それも防ぐことができる．剥離時の微小な出血も胸腹部大動脈人工血管置換術の視野では広範囲に起こるため無視できない．そのため剥離の際にも止血しながら進めていく

コツと勘所　再手術症例のメスによる剥離

特に慢性大動脈解離の場合，下行大動脈人工血管置換術後にそれより遠位側の拡大をしばしば認める．下行大動脈人工血管置換術後の胸腹部大動脈人工血

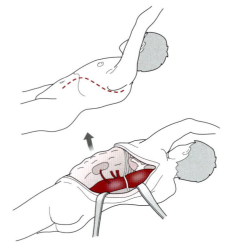

図10　後腹膜腔の剥離

管は癒着剥離による肺損傷の可能性が高く，出血のリスクもある．近年は剥離回避のため前回の人工血管より離れた箇所から人工血管置換術を行い，その間にTEVARの併用も行うこともある．ただ基本的にはnativeの血管は残さず，人工血管同士の吻合を第一選択とする．人工血管周囲の剥離では15番メスを用いて人工血管表面までを露出する．万が一出血しても人工血管であるため4-0 Proleneで容易に止血できる．人工血管直上の層に入れば，人工血管周囲のフィブリン膜との剥離は容易である．露出した人工血管から脱血し，大腿動脈に送血することによるシャント回路を使用することで剥離は大動脈瘤の周囲だけで済むため最小限の剥離で手術を進めることができる．

● 文献

1) 大動脈瘤・大動脈解離ガイドライン（2011年改訂版）．2010年度合同班研究報告（班長：高本眞一）http://www.j-circ.jp/guideline/pdf/JCS2011_takamoto_d.pdf
2) Dapunt OE, Galla JD, Sadeghi AM, et al：The natural history of thoracic aortic aneurysms. J Thorac Cardiovasc Surg. 1994：107：1323-1333
3) Christiansson L, Ulus AT, Hellberg A, et al：Aspects of the spinal cord circulation as assessed by intrathecal oxygen tension monitoring during various arterial interruptions in the pig. J Thorac Cardiovasc Surg. 2001：121：762-772

第14章 胸腹部大動脈瘤手術

2 胸腹部大動脈置換術（Crawford I・II型）

椎谷紀彦

A 適応と戦略

Crawford I・II型の多くは拡張した慢性解離であり、手術は破裂防止が目的である。置換範囲は拡張範囲であり、必ずしも解離の範囲とは一致しない。分割手術は脊髄保護に有利で、II型に対する一期的置換は、腹腔動脈上の吻合が困難な場合や、Marfan症候群の一部に限定する。右総腸骨動脈が拡張している場合、腹部置換先行の分割手術を検討する。送血路確保にも有用である。同時手術の場合、Y-composite graft の右脚を腹膜前経路で右外腸骨動脈に端側吻合し、右総腸骨動脈瘤を flow reversal thrombo-exclusion とする方法も有用である。この場合、末梢端側吻合先行で遠位側灌流に拍動流を生かすこともできる（distal end-to-side first 法）。

中枢側吻合部は、A型解離術後では既往人工血管の遠位端、B型解離では解離のない弓部・近位下行大動脈が多く、中枢遮断はしばしば困難、あるいはリスクを伴う。特にB型解離では致死的合併症である逆行性A型解離のリスクを伴うため、中年の中等度拡張した弓部大動脈は遮断を回避するのが賢明であり、超低体温循環停止を選択する。

1 遠位側大動脈灌流

直腸温34℃程度の軽度低体温を用いる。脊髄側副血流を最大限生かすため、中枢血圧高め維持（収縮期血圧130 mmHg以上）と流量確保の両立が必要で、前負荷と流量を独立して調節可能な部分体外循環を選択する。大腿動静脈カニュレーションを用いる（F-Fバイパス）。超低体温へ移行する器具がない場合、ソフトリザーバー組み込み閉鎖回路を用い、ACT 300秒前後を目標にヘパリンを1 mg/kg程度に削減する[1]。術野出血は洗浄回収する。回収量が多い場合はフルヘパリンでポンプサッカーを用いる[2]。閉鎖回路では脱血管は陰圧がかかるため18〜20 Fr程度でよく、穿刺挿入も可能である。流量は1.7 L/分/m^{2}とする。大動脈遮断時には500 mL/分程度の低流量で脱血して血圧を下げ、遮断後に流量を増加させて逆行性塞栓を防止する。解離の場合、末梢遮断部位は開窓して再遮断し malperfusion を防止する。

2 超低体温循環停止

右大腿静脈脱血、上行大動脈送血を第一選択とする。太い脱血管が有利であるが、静脈径に制限がある場合は吸引補助脱血を用いる。脳温の指標は脱血温が推奨されており、20℃以下を目標とする。脱血が良好であればベントは不要の場合が多い。冷却後リザーバーにカリウムを20 mEqボーラス投与し、心室細動波が消失したら速やかに循環停止とする。この方法は、あくまで低体温による心筋保護の補助であり、30分程度の心筋虚血を想定したものである。より長時間の虚血が想定される術式では用いない。

中枢吻合中は下行大動脈遮断で下半身灌流を維持（1.2 L/分/m^2）する。弓部3分枝は遮断するが、1〜2本でも選択的灌流を行うと脳保護に有利である。吻合後は下半身とは別ポンプで上半身を1〜1.5 L/分とし、灌流圧を見ながら調節する。

3 脊髄保護

可能な限り術前脊髄栄養動脈を同定し再建する。脊髄を側副血流依存にせず、遅発性障害を回避するためである。術中はナロキソン1 μg/kg/時を持続静脈内投与し、経頭蓋運動誘発電位 Tc-MEP をモニターする。脳脊髄液ドレナージ（CSFD）を行う場合、硬膜外血腫を回避するためチューブは前日留置する。頭蓋内出血を回避するため13 cm H$_2$Oの圧規定とし、速度も15 mL/時

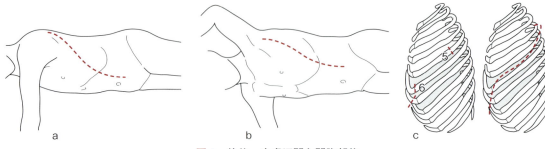

図1 体位，皮膚切開と開胸部位
a：後側方開胸　b：腋窩開胸　c：開胸部位

に制限する．

部分体外循環を用いる場合，小範囲分節遮断[3])を行う．目的は隣接肋間動脈間の側副血行路を生かすことである．分節遮断で栄養動脈を遠位側から灌流しつつ，1～2分節程度上位の肋間動脈をまず再建する．この間，盗血を制御すれば脊髄虚血は回避できる[4])．栄養動脈再建中は，この動脈に自己心からの拍動流を流し側副血流供給源とする．解離では多くの肋間動脈が開存しており，遮断部位や再建動脈の選択自由度は高い．真性瘤の場合，石灰化，血栓，肋間動脈の閉塞などで制限があるため，これらはCT画像から術前に決定しておく．Tc-MEPの目的は側副血流が十分かどうかの検証であり，変化があれば灌流圧やCSFD量をチェックする．

超低体温では再建中の脊髄虚血は問題にならず，小範囲分節遮断や上位肋間動脈再建は不要である．CSFDも出血性合併症のリスクのため実施しない．Tc-MEPは超低体温領域では有用でないが，復温中に肋間動脈再建が十分か判断するため実施する．

4 腹部臓器保護

選択的灌流を用いる．超低体温でも復温中に再建するため灌流する．1基のポンプで4分枝計600～800 mL/分とする．腹腔・上腸間膜動脈の血流量は不足するが，腎灌流量は正常の25～50%が至適である．このため前2者は14～15 Fr，後者は10～12 Frバルーン付カテーテルを用いる．逃げ道のない流量規定の腎動脈灌流は高率に腎障害をきたすため，腹腔・上腸間膜動脈を逃げ道として低流量灌流とする．

B 手術の手順と手技

1 到達法（図1）

下半身を仰臥位側にひねった右側臥位とする．後側方開胸の場合，肩甲骨を粘着テープで腹側へ牽引し，上半身は75度程度に固定する．慢性解離や超低体温循環停止を用いる場合，上行弓部大動脈の操作を容易にするため腋窩開胸とする．左上肢を外転・外旋し，上半身は45～60度程度とする．あまり仰臥位寄りにすると，胸壁と心臓により下行大動脈遠位の術野が不良となる．

皮切は腹直筋外縁から第7肋骨部分で肋骨弓を越え，第6肋骨上縁に沿う．後側方開胸では肩甲骨と脊椎の中間に切り上げる．肋骨弓を越える部分の屈曲が大きいと外側皮弁の壊死をきたすことがあるためなだらかにする．腋窩開胸の場合，頭側は前腋窩線付近から腋窩へ向かう．

第5肋間で開胸し，第6肋骨を肋骨角で離断，肋骨弓は第6肋間で離断する．背側は中腋窩線付近で第5肋骨を離断し，第4肋間を脊柱起立筋に至るまで切開する．これは後側方，腋窩開胸に共通で，後者の場合は肋間筋のみを切開する．腋窩開胸の利点の1つは，脊髄側副血行路となりうる胸背動脈を温存できることである．右片肺換気とし，胸壁や大動脈との癒着は鋭的に剝離する．

腹部は横隔膜円周切開，完全腹膜外経路とする．肋骨弓離断部で腹膜外腔に入り，用手的に剝離しつつ内外腹斜筋を縦切開する．剝がれやすい外側から内側へ向かって手指を用いて腹膜を剝離し，指の直上の筋肉を切開するとよい．横隔膜を円周切開しながら腹部臓器を腹膜ごと右側に脱転しつつ後腹膜剝離を進める．剝離層は腎筋膜後葉

と腹横筋膜の間の後傍腎腔（腎臓の背面）であり，外側円錐筋膜を破る必要がある．途中で1枚深く入るイメージである．横隔膜切開にはリニアステープラーを用いる．切開部分の止血を確実にし，縫合時に裂けないようにするためである．大動脈裂孔に近い部分は角度的にステープリングが困難で横隔膜も厚いため，電気メスで切開する．

> **コツと勘所** **肥満者の大腿動静脈露出**
>
> 右大腿動静脈を外科的に露出する場合，肥満者では下腹部が垂れ下がり妨げとなるが，しわを十分伸ばしてドレープを貼るだけでも術野は改善する．必要に応じて覆い布テープなどで左側に牽引する．仰臥位であらかじめ露出しておく場合もある．

2　大動脈露出

フレーム式リトラクターを用いる．遠位弓部大動脈の露出には，壁側胸膜を大動脈弓の左前面，左迷走神経より背側で縦切開し，神経を腹側に圧排しつつ左鎖骨下動脈に至る．弓部小彎側で左反回神経に注意しつつ動脈管索を切離すると大動脈の可動性が改善する．大動脈右側では経食道心エコープローブを指標に食道に注意する．動脈管索より中枢の大動脈右後面は，小彎側を剝離すれば疎なスペースに入る．このアプローチで左総頸動脈まで剝離可能である．

上行・近位弓部大動脈の露出には，胸腺を横隔神経の腹側で大動脈から剝離挙上する．左腕頭静脈を損傷せぬよう注意する．心膜を横隔神経の腹側で縦切開し前胸壁に吊り上げ固定すると，縦隔がローテーションし視野が改善する．心膜翻転部を弓部小彎側に進み肺動脈との間を剝離すると動脈管索に至る．腕頭動脈は，心膜翻転部を頭側に向かって剝離すると，腋窩開胸からは直視下に確保できる．後側方開胸の場合は上行大動脈の用手的授動が必要となるため，体外循環開始後に行う．

下行大動脈の剝離は分節遮断予定部位で行う．遠位部の剝離には，肺靱帯を切離して肺を授動する．肋間動脈，食道，半奇静脈（第7肋間付近で大動脈を横切る），胸管に注意する．胸管尾側2/3は大動脈の右側を走行している．剝離操作中に透明な液の流出を認めたらクリッピングする．

腹部大動脈の露出は，頭側は大動脈裂孔から，尾側は左総・外腸骨動脈から始める．左腎静脈に流入する太い腰静脈を目印にして左腎動脈を確保する．腰静脈は結紮切離する．この付近の脂肪織は静脈性出血が多いので丁寧に止血する．腹腔・上腸間膜動脈の確保は必須ではないが，腹腔動脈上の横隔膜脚部分で大動脈右側に入り，指で尾側を探ると可能である．右総腸骨動脈の確保は，大動脈拡張が著明な場合困難である．頭側は大動脈末端部で大動脈右側に入り，尾側は左総腸骨動脈から大動脈分岐部の尾側へ剝離を進める．下腸間膜動脈を切離すると大動脈授動が容易になるが必須ではない．遮断後は減圧され容易になるので，この時点では無理しない．右内外腸骨動脈の剝離が必要な場合，内腸骨動脈には大動脈分岐部から離れて仙骨前面から剝離を進めたほうがよい場合もある．

3　補助手段の確立

脱血管は先端孔と広い範囲に側孔をもつものを選択し，右大腿静脈から先端が上大静脈に顔を出すように，経食道心エコーガイド下（術野によっては用手ガイド下）に硬めのガイドワイヤーを用いて行う．穿刺脱血の場合，麻酔中仰臥位で透視下に中心静脈カテーテルを上大静脈へ進めておき，術中はガイドワイヤー交換でカニューラを挿入する．大腿動脈は，真腔につながるほう，粥腫の少ないほうを送血に選択する．どちらでもよい場合，右大腿静脈を切開するなら右，穿刺脱血なら左を選択する．

超低体温の場合，上行大動脈カニュレーションに先立ち大腿動脈に送血路を確保する．目的は不測の事態への備えと，送血を分散させ上行大動脈のカニューラサイズを下げる（16 Frの内筒付カニューラを用いる）ことである．後側方開胸の場合，術野に制限があるため，上行大動脈は巾着縫合ではなく，プレジェット付マットレス縫合を2重におく．脱血を常に監視することが重要で，流量確保のみならず，静脈圧がマイナスで心臓が減圧されている必要がある．ベントが必要時は心尖部から細径カニューラ（アスピレーションキット茶色）を穿刺する．心筋損傷を防ぐため，カニューラ固定は胸壁に行い，止血の糸は抜去時にかける．

4　中枢側吻合（図2）

吻合部を離断し，外周フェルト補強のうえ，4-

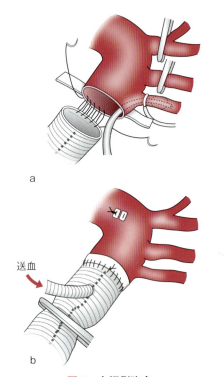

図2 中枢側吻合
超低体温法の例．左鎖骨下動脈は選択的灌流されている．

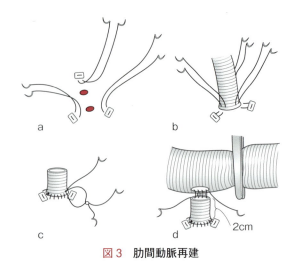

図3 肋間動脈再建

0フッ化ビニリデン糸の22 mm 1/2周針で連続縫合する．緩まぬよう数か所固定するか，1周したのち増し締め固定する．

5 肋間動脈再建（図3）

12 mmの人工血管を用いる．分枝はくり抜かずに inclusion 法を用いる．逆流は専用の小口径バルーンを用いて制御するが，やむを得ない場合マットレス縫合をおき，ターニケットで止血する．5-0フッ化ビニリデン糸の17 mm 1/2周針を用い，プレジェット付マットレス縫合を3～4針おく．結紮後，間にできた土手を連続縫合する．肋間動脈が壁裏面を走行しているので，入口部から離れて運針する．左右を1対とするが，離れている場合は片側とし人工血管のkinkingを防ぐ．バルーンを挿入しポンプ灌流で止血確認ののち，メイングラフトを自己圧で伸展させ，枝人工血管が最短となる位置にマーキングする．枝の長さ/直径比を小さくして開存率を向上させるためである．吻合は5-0フッ化ビニリデン糸の17 mm 1/2周針の連続縫合で行う．

6 腹部分枝再建（図4）

末梢遮断を腎動脈下とし，左腎動脈背面で大動脈切開する．4分枝に選択的灌流を行ったのち，左腎動脈，腹腔・上腸間膜動脈，右腎動脈の順にボタン状にくり抜く．右腎動脈は上腸間膜動脈をくり抜いたラインから連続して剝離を進める．大動脈壁外からのアプローチが難しい部分，電気メスを用い内膜面から1層ずつ切開し外膜に至る．

吻合は右腎動脈，上腸間膜動脈，腹腔動脈，左腎動脈の順に行う．胸腹部用4分枝付き人工血管を用い，5-0フッ化ビニリデン糸の17 mm 1/2周針の連続縫合で行う．右腎動脈用人工血管はできるだけ短くする．長いとメイングラフトが左側に偏位し，左腎動脈が kinking して閉塞しやすい．

7 末梢吻合

大動脈末端部を離断し4-0フッ化ビニリデン糸の22 mm 1/2周針連続縫合で端々吻合するか，5-0フッ化ビニリデン糸の17 mm 1/2周針の連続縫合で左右総腸骨動脈に端々吻合する．腹部置換後の場合，旧吻合部を外して人工血管同士で吻合する．既往人工血管の確保は，ラッピングされた瘤壁との隙間に入るとよい．困難な場合バルーン閉鎖も検討する．

8 閉胸

横隔膜は2-0ブレイドポリエステル糸の26 mm 1/2周針を用い，脚部は8字縫合数針で，ステープリングされている円周部は途中固定しながら連

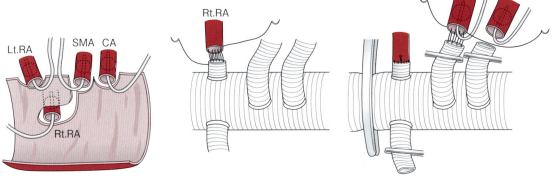

図4 腹部分枝再建

続で縫合する．壁側の歩みが進みすぎないよう留意する．疼痛管理のため胸膜外に細チューブを留置したのち，肋間は鈍針の2号吸収糸で閉鎖する．肋骨離断部は吸収性ピンを挿入し，肋骨弓離断部は吸収性プレートで補強のうえ，ワイヤー8字縫合で固定する．胸腔ドレーンは開胸創より前方から挿入する．外側皮弁の壊死を回避するためである．腹膜外には19 Fr のマルチチャンネルドレーンを用いる．

コツと勘所　術後呼吸不全を避けるために

肺に触れないよう心がけ肺出血を防止する．瘤が大きく胸壁との間にスペースがない場合や，大動脈との癒着が強度の場合，肺をつけたまま，遮断後に大動脈背側の切開部分のみを剥離しつつ切開し展開する．ヘパリン投与中は肺を虚脱させたまま維持し換気しない．輸血量を最小限にすることも重要で，術野を常にドライに保つよう微量な出血も放置せず，都度止血する．

コツと勘所　肋間動脈再建

肋間動脈再建は，針孔を大きくしないよう針の彎曲を生かして運針する．石灰化病変や剥離した内膜は切除し，外膜のみに吻合して構わない．いたずらに手技を急ぐのではなく，適切な手術計画で脊髄虚血を回避しつつ，確実な縫合を行う．

C 手術成績と今後の課題

胸腹部大動脈置換術自験194例の在院死亡は4.1％，脊髄障害は5.7％，うちCrawford Ⅰ・Ⅱ型80例の在院死亡，脊髄障害はともに5.0％であった．Clamp and sew の時代にはCrawford Ⅰ・Ⅱ型は脊髄障害のハイリスクとされたが，補助手段の時代を迎え，解離の若年者が多いⅠ・Ⅱ型は高齢者真性瘤が多いⅢ型よりローリスクとされる．Coselliの胸腹部3,309例の成績では，全体で在院死亡7.5％，永続性脊髄障害5.3％で，Crawford Ⅰ・Ⅱ型1,980例の在院死亡7.4％，脊髄障害5.9％に対し，Ⅲ型660例では8.5％，7.0％であった[5]．

● 文献

1) Shiiya N, Matsuzaki K, Kunihara T, et al：Use of a soft reservoir bag in a fully heparin-coated closed-loop cardiopulmonary bypass system for distal aortic perfusion during aortic surgery. J Artif Organs. 2005；8：85-90
2) Shiiya N, Matsuzaki K, Kunihara T, et al：Heparin reduction with the use of cardiotomy suction is associated with hyperfibrinolysis during distal aortic perfusion with a heparin-coated semi-closed cardiopulmonary bypass system. J Artif Organs. 2006；9：214-219
3) Shiiya N, Kunihara T, Matsuzaki K, et al：Evolving strategy and results of spinal cord protection in type Ⅰ and Ⅱ thoracoabdominal aortic aneurysm repair. Ann Thorac Cardiovasc Surg. 2005；11：178-185
4) Shiiya N, Wakasa S, Matsui K, et al：Anatomical pattern of feeding artery and mechanism of intraoperative spinal cord ischemia. Ann Thorac Surg. 2009；88：768-771；discussion 72
5) Coselli JS, LeMaire SA, Preventza O, et al：Outcomes of 3309 thoracoabdominal aortic aneurysm repairs. J Thorac Cardiovasc Surg. 2016；151：1323-1337

3 胸腹部大動脈置換術（Crawford Ⅲ・Ⅳ型）

和田秀一

A 適応と戦略

　Crawford Ⅲ・Ⅳ型[1]の胸腹部大動脈瘤（thoracoabdominal aortic aneurysm：TAAA）手術適応は，①55 mm 以上の紡錘状瘤，②6 か月で 5 mm 以上の急速拡大症例，③嚢状瘤で大動脈の切除や再建のためには腹部分枝の再建が必要となるもの，としている．我々の標準術式は第 7 肋間開胸と開腹下に，既製の 4 分枝グラフトを使用して下行大動脈末梢側から腎動脈分岐部以下の大動脈置換と，腹部 4 分枝再建（腹腔動脈，上腸間膜動脈，両側腎動脈）を行っている．補助循環は左心バイパスを使用している（図1）．脊髄神経障害の予防には運動誘発電位（motor evoked potential：MEP）の測定，脳脊髄液ドレナージ（cerebrospinal fluid drainage：CSFD），軽度低体温，末梢側大動脈灌流（distal aortic perfusion：DAP），血圧の維持，術後のナロキソン投与などを行っている．肋間動脈（intercostal artery：ICA）の再建に関しては，大動脈遮断後の MEP の低下がなければ基本的に行っていないが，Crawford Ⅲ型でも中枢側が T6 に近い場合は，Ⅱ型に準じて 1 対または 2 対の ICA 再建を行っている．その他の臓器保護としては，腹腔動脈（celiac artery：CA）と上腸間膜動脈（superior mesenteric artery：SMA）には血液の灌流を行い，腎動脈（renal artery：RA）は間欠的な冷却を行っている[2]．TAAA 手術においては血管吻合がそれほど困難な手技はなく，良好な視野確保，慎重な止血を行いながら手術を進めることが重要なポイントと思われる．

B 手術の手順と手技

1 体位その他

　術前日に CSFD チューブを挿入する．麻酔導入後大量出血に対応できるように，右大腿静脈に急速輸液用のカニューラを挿入し，術中の食道の位置確認のために経食道心エコーを必ず挿入する．体位は上半身約 60 度下半身約 30 度の右半側臥位

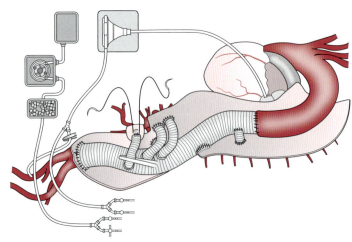

図1 左心バイパスを使った胸腹部大動脈瘤手術

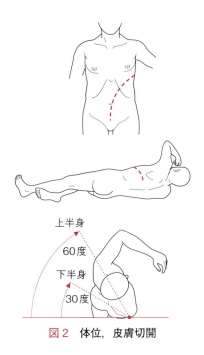

図2 体位，皮膚切開

とするが，特別な固定具は使用せず，背部腹部にかまぼこ状のパッドを当てて固定している．左上肢も特別な固定はせず，枕を抱えさせ，できるだけ無理のない自然な状態とし，強制的な固定はしていない（図2）．MEPの電極を四肢に装着したのちに，頸部から両膝まで消毒を行う．

2　皮切，開胸，開腹，大動脈露出

皮膚の切開は，第7肋間に沿って皮切し肋間開胸を行う（図2）．MEP測定のため筋弛緩薬を使用していないので，筋肉の切離にはLigaSure®（Medtronic）などのenergy deviceが有用である．開胸後は第8肋骨をできるだけ椎体側で切離している．中枢側の視野が悪いときに第7肋骨も同様に切離を行う．肋骨弓を切離したのちに，第7肋骨にオリジナルの鉤をかけて創を頭側方向に十分に牽引する．皮膚切開を腹部に延長し傍腹直筋切開で開腹する．開腹後は横隔膜を弧状に胸壁から約5 cm残し切離し，半周切離したところで横隔膜脚部に向かい切離を続ける．次いで脾臓の後面から後腹膜腔に入り，結腸傍溝を切離し下行結腸を受動し，同時に尿管，腎臓もGeorta筋膜ごと脱転し腸腰筋の前面を剝離する．尾側は左総腸骨動脈まで露出する．まず，左腎動脈を剝離し大動脈分岐部にピオクタニンでマーキングしておく．左腎動脈分岐部より背側の大動脈には腹部分枝は存在しないので，このラインで大動脈を尾側と頭側に剝離を行えば安全に大動脈の剝離が行える．第8肋骨にOmni-Tract®（Integra）をかけ創の下縁を尾側に牽引する．横隔膜脚を切離したのちに，瘤の中枢側末梢側にテープを通しておく．

3　左心バイパス（left heart bypass：LHB）

下肺靱帯を切離したのちに，剝離を左下肺静脈まで進める．術後に心囊水が貯留しないように，心膜を5 cm程度切開して解放する．左下肺静脈に脱血管挿入のためのstitchを，肺静脈が狭窄しないように長軸方向に4-0プレジェット付モノフィラメント糸でマットレス縫合をかける．左大腿動脈を露出し，ヘパリン投与後にPCPS用の18 Fr送血管をSeldinger法で挿入する．次いで，肺静脈から24 Frストレート脱血管を挿入する．左心耳から脱血管の挿入は，左心耳が裂け出血の問題や，空気を吸い込み脱血不良になる可能性があることなどから行っていない．当院で使用しているLHB回路には，出血に対応するために，ハードシェルリザーバーがメイン回路の側枝に設けてある（図3）．そのため，ヘパリンは1〜2 mg/Kg投与し，目標ACTは300秒以上としている．熱交換器は人工肺と一体型となっている汎用されているものを使用しており，通常はこの部分はシャントし使用せず，体温が下がり過ぎたときには熱交換器（人工肺）を使用できるような回路を使用している（図3）．酸素化の改善だけの目的で，熱交換器（人工肺）を使用することはほとんどない．

4　瘤の切除，大動脈再建

大動脈の遮断は，Ⅳ型であれば瘤の中枢と末梢を遮断し，MEPの低下がなければ瘤の切開，肋間動脈，腰動脈の止血を行う．次いで，腹部分枝灌流（CA，SMA）と腎動脈の冷却を行う．吻合は中枢側大動脈吻合，末梢側大動脈吻合，腹部分枝再建の順で行う（図4）．

Ⅲ型でも中枢側がT6に及び，Ⅱ型に近い瘤ではできるだけ分節的に大動脈遮断を行い，①末梢側大動脈灌流下に中枢側吻合，②T7前後のICA再建（人工血管間置）を行ったのちに，瘤を切開し腹部分枝灌流（CA，SMA）と腎動脈の冷却を行い（図5a），③T10前後のICAを島状再建，④末梢側大動脈吻合，⑤腹部4分枝再建を行っている（図

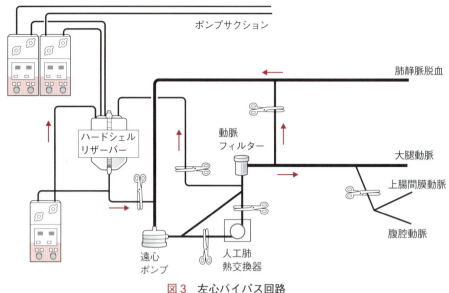

図3 左心バイパス回路

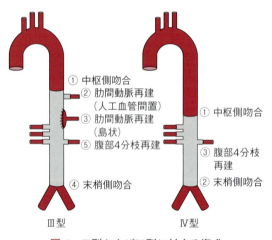

図4 Ⅲ型およびⅣ型に対する術式

4).中枢側のT7前後の人工血管間置によるICA再建は,術中に少しでも脊髄血流維持しMEPを下げないことが目的で,Th10前後のICA島状再建は長期的な脊髄血流維持が目的という位置づけで考えている.経験的には中枢側ICAを再建することでMEPの低下が防ぐことができ,末梢側の手術を落ち着いて行うことができる印象をもっている.

中枢側大動脈吻合に関しては,糸の長さが120 cm以上の3-0または4-0のモノフィラメント糸で連続縫合を行い,プレジェット付のモノフィラメント糸を数針かけて吻合部の補強をしている.

末梢側大動脈吻合は3-0または4-0のモノフィラメント糸の連続縫合のみである.ICA再建に関しては,人工血管間置も島状再建の場合も,4-0プレジェット付モノフィラメント糸のマットレス縫合を6針程度で行っている.間置する人工血管とメインのグラフトの吻合は4-0モノフィラメント糸で連続縫合をしている.

末梢側大動脈吻合が終了すると大動脈遮断解除して,腹部分枝の再建を行う(**図5b**).腹部分枝の解剖学的位置関係から① 右RA → ② SMA → ③ CA → ④ 左RAの順で再建を行っている.基本的には分枝動脈のパッチ作成し4-0モノフィラメント糸(4-0 90 cmモノフィラメント糸)で連続縫合しているが,時に右RAはパッチ作成が困難なことがあり,その際はinclusion法で再建している.その際は針がSH(26 mm)など大きめの,3-0または4-0のモノフィラメント糸を使用している.左RAに関しては屈曲し閉塞する例が稀にあり,分枝グラフトを長くしすぎないことが重要である.また腹部臓器を元の状態に戻す際は十分に左腎動脈の屈曲には注意し,場合によっては左RAを末梢側まで十分剝離して,少しでもストレスがない走行となるように心がけている.すべての吻合が終了後はLHBを速やかに終了し,プロタミン投与を行う(**図5c**).

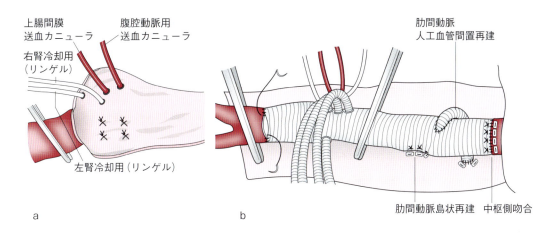

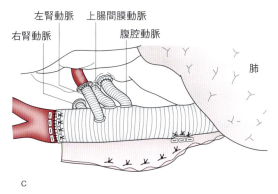

図5 腹部分枝灌流

コツと勘所　TAAA手術のポイント

① 良好な視野確保，② 確実な止血，③ 術中血圧の維持の3つが重要なキーワードと考える．

良好な視野を得るために，頭側と尾側をそれぞれ独立して開くことができる開創器を使用することは，TAAA手術を行う際に最低限必要なことである．確実な止血のためには，確実な吻合を行うこと，剥離面や吻合部の止血を後回しせずに，確実に止血を行いながら手術を進めていくことが重要と思われる．また，確実な止血を行うことで術中血圧の維持が可能となる．原則として，平均動脈圧を80 mmHg以上に保つように管理をしている．体外循環に関しては，LHBは左心系の減圧であり，血圧に対するレスポンスが非常によい部分体外循環であると考えられ，脊髄保護にも有用と思われるために好んで使用している[3]．ICA再建に関しては連続縫合ではなくマットレス縫合を好んで行っている．その際はICAはボタン状にせず，inclusion法で行っている．ボタンで再建すると，遮断解除した後のメイングラフトの屈曲や，止血などで人工血管を圧迫した際に，ICA自体に外力がかかり，損傷してしまう可能性があるためである．

C　手術成績と今後の課題

表1は当施設における2011～2015年のTAAAの成績を示したものである．死亡例は1例(3.7%)あり，NOMI(non occlusive mesenteric ischemia)による腸管虚血であった．脊髄神経障害に関しては対麻痺1例(3.7%)，不全麻痺1例(3.7%)認め，全脊髄神経障害は7.4%であった．また，呼吸器管理のために気管切開を2例(7.4)必要とした．脊髄神経障害に関しては，胸部大動脈ステントグラフト内挿術(thoracic endovascular aortic repair：TEVAR)から，ICAの再建だけが重要ではなく，むしろ血圧の維持が非常に大きな役割を果たしていることを学んだと思っている[4]．手術術式を標準化することは大切ではあるが，術前にICAや内腸骨動脈，椎骨動脈の評価を行い，総合的にハイリスクと思われる症例では，置換範囲が狭くても大きなICAの1～2対の再建は躊躇せず

表1　2011〜2015年の当院での短期手術成績

	No(%)or mean±SD (N=27)
手術時間(分)	445±110
左心バイパス(分)	132±49
出血量(mL)	1,157±704
ICA の再建	6(22.2%)

手術成績	No(%)or mean±SD (N=27)
院内死亡	1(3.7%)
腸管虚血	1(3.7%)
脊髄虚血 　対麻痺 　不全対麻痺	2(7.4%) 1(3.7%) 1(3.7%)
急性腎不全 　CHDF を必要とする腎不全 　血液透析	2(7.4%) 2(7.4%) 0
肺合併症 　気管開口術	2(7.4%) 2(7.4%)
再手術を要する出血	3(11.1%)
脳合併症	0
心合併症	0
入院日数	24.2±103

行うべきだと考えている．また，今後はTEVARの進化により下行大動脈中枢側から腹部大動脈末梢までといった，いわゆるⅡ型手術は減少していくのではないかと思われるが，EVARやTEVAR後の再治療などの腹部分枝再建のみのⅢ型やⅣ型の手術はむしろ増加して行くのではないかと考えている．

● 文献

1) Crawford ES, Crawford JL, Safi HJ, et al：Thoracoabdominal aortic aneurysms：preoperative and intraoperative factors determining immediate and long-term results of operations in 605 patients. J Vasc Surg. 1986；3：389-404

2) Köksoy C, LeMaire SA, Curling PE, et al：Renal perfusion during thoracoabdominal aortic operations：cold crystalloid is superior to normothermic blood. Ann Thorac Surg. 2002；73：730-738

3) Coselli JS：The use of left heart bypass in the repair of thoracoabdominal aortic aneurysms：current techniques and results. Semin Thorac Cardiovasc Surg. 2003；15：326-332

4) Gopaldas RR, Huh J, Dao TK, et al：Superior nationwide outcomes of endovascular versus open repair for isolated descending thoracic aortic aneurysm in11,669 patients. J Thorac Cardiovasc Surg. 2010；140：1001-1010

第15章 低侵襲・小切開心臓手術（MICS）

1 腋窩切開大動脈弁置換術（TAX AVR）

伊藤敏明

A 適応と戦略

従来のMICS AVRが用手的結紮を前提に前胸部に切開創を作っていたのに対し，本法はノットプッシャーによる糸結紮を前提に皮膚切開創をより美容的に優れた右腋窩部におき前側方肋間開胸にてアプローチするものである．

① 腕頭動脈分岐部中枢での上行大動脈遮断が可能，② 腸骨動脈〜大腿動脈に高度狭窄がない．以上2点を満たす必要がある．高齢者のほとんどにみられる腹部大動脈の石灰化は当手術の禁忌とならない．大腿動脈（FA）から full flow で体外循環を行うことにより，逆行性脳塞栓が懸念される症例ではFA送血に加えて上行大動脈送血をSeldinger法で追加（後述）している．弁病変に関しては，特に除外基準はない．

B 手術の手順と手技

1 体位どりと開胸

腋窩切開から大動脈弁までは一見ずいぶん距離があるように思われるが，ヒトの解剖学的特徴を生かすことにより十分操作可能な距離となる．腋窩縦切開法は胸部外科手術の基本的開胸法の1つであり，大胸筋後縁と広背筋前縁の間にある脂肪織を切開することにより，胸壁の主要筋群を完全に温存したまま骨性胸郭に達することができる方法である．体位は左半側臥位，胸腹部大動脈瘤手術のミラーイメージに近い体位とし，肩甲骨を十分前方に回旋させ上腕前屈する．これだけで腋窩切開線は相当腹側に移動する．通常第3肋間（胸郭が縦長の症例では第4肋間）開胸し，前方は大胸筋の裏を十分剝離して内胸動脈から2cm外側

まで達する．肋間が開きにくいときは前方で第4肋軟骨を切離する．Mサイズのリングリトラクターをかけたのち開胸器をかける．さらに前方に視野を得たい場合は，開胸器を外しサージカルアームに鞍状鉤を1本付けて前方に牽引する（図1，2）．これらの工夫により，皮膚切開は目立た

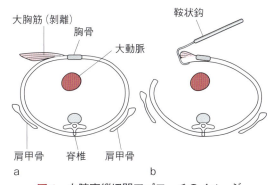

図1 右腋窩縦切開アプローチのイメージ
体位どりに際し右肩関節と肩甲骨を前方に移動させ，上腕は90度前屈する．右腋窩の位置が骨性胸郭に対し前方に移動する．腋窩縦切開，肋間開胸ののち，鞍状鉤により大胸筋辺縁を左方に牽引すると大動脈に対し右前方からアプローチ可能となる．

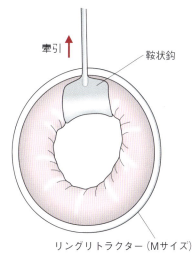

図2 リングリトラクター，鞍状鉤を用いた開胸
鞍状鉤を使用する際は金属開胸器を外す．リングリトラクターはMサイズを使用．

ない腋窩にあっても視野は前胸部肋間アプローチに近いものになる．直視下手術なので内視鏡は必須ではないものの，第6肋間腋窩中線付近から挿入した可変斜視鏡(EndoCAMeleon®, Karl Storz)を用いている．

2 体外循環と心筋保護

右FAに送血管，大腿静脈から上大静脈までMICS用脱血管を入れ吸引脱血を併用する．心膜切開は体外循環開始後に行い，横隔神経から3cm離す．右側の心膜牽引糸は胸壁を通し，できるだけ背側に牽引する．上行大動脈送血を併用する場合は，ポンプインデックス$1.2 L/m^2$程度で体外循環を回し，自己心拍を維持しながら上行大動脈遠位に2重巾着縫合をかけ，Seldinger法で14〜16FrのPCPS用送血管を挿入する．ダイレーターを太いものに交換する際の出血コントロールは指でできないことが多く，都度ターニケットを締めて出血コントロールする．右上肺静脈から通常通り左室ベント挿入が可能である．

上行大動脈遮断は右肺動脈の頭側でフレキシブル遮断鉗子を用いる．大動脈弁逆流がない場合は，順行性心筋保護を十分量投与してから大動脈切開する．逆流がある場合は，心室細動となった時点で切開しselectiveに心筋保護を行う．2回目以降の心筋保護はselective注入とする．

3 大動脈切開

通常より高位で斜切開またはC字切開(切開両端を右-左交連と左-無交連に向かって切り下げる)を行う．4-0 Prolene を右-左交連部と右-無交連部にかけて牽引し大動脈弁を展開する．小型の鉤を併用することもある．

4 大動脈弁の切除

硬化弁の切除には柄の長い通常のメッツェンバウム剪刀を用いる．MICS用の剪刀は構造が繊細で刃が傷みやすいので適さない．創が小さく鋏の軸を倒せないため弁輪 nadir の部分が切離しにくい．CUSAを弁切離に用いることもある．残った石灰化は小型リウエルやCUSAなどで除去する．

5 弁輪の糸かけ

マットレス縫合や単純結節縫合を用いる．連続

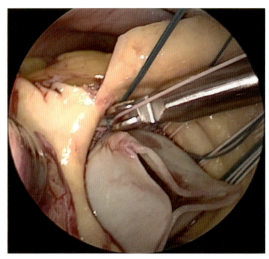

図3 弁輪糸の結紮
人工弁輪固定糸の結紮には多くの場合ノットプッシャーを要す．無理に用手的深部結紮するよりもノットプッシャーを用いるほうが，かえって強固な結紮が可能である．

縫合は狭い視野で糸の絡みが生じやすく適さない．

6 弁輪糸の結紮

用手的結紮ができる場合もあるが，ほとんどはノットプッシャーによる結紮を要す．狭い部分で強固な結紮を行うには，図3のタイプのノットプッシャーが適している．内視鏡を併用し，糸の緩みがないことを確認する(図3)．結紮終了後，内視鏡で弁下を観察し糸の絡みや緩みがないことを確認する．

7 大動脈壁の縫合

2層連続縫合(マットレス+over and over の連続縫合)とする．壁が薄い場合は細めの針糸を用いる．

8 体外循環離脱と止血閉胸

体外循環中にすべての止血を行い，滲む出血にも追加縫合をかける．空気抜きののち左室ベント，大動脈基部ベントともに抜去する．上行大動脈送血を併用した場合は部分体外循環下に上行大動脈送血を先に抜去する．両肺換気で体外循環を離脱し，プロタミン投与後，念のためもう一度止血を確認する．胸壁からの出血も注意深く止める．

C 手術成績と今後の課題

2007～2016年の当院における単独AVR症例を後ろ向き調査した．正中AVRとTAX AVR群で背景因子をpropensity matchingした108例ずつの早期成績を比較した．TAX AVR群は，遮断時間が長いものの(100 vs 94分)手術時間には有意差はなかった．早期合併症率には差がなく，TAX AVR群は有意に輸血率が低くICU滞在(1.2 vs 1.8日)，術後入院日数(10.0 vs 12.5日)ともに短かった．安全性は同等で，入院日数を侵襲度の指標とするならば低侵襲性が示された．今後sutureless弁が使用可能となれば，TAX AVRの大動脈遮断時間は短縮されると予想される．

コツと勘所　ノットプッシャーによる糸結び

ノットプッシャーで用手的結紮に劣らない強固な結紮をするためには，スリップノットテクニックを用いる．最初に女結びを2回行い，軸糸を牽引しながらノットプッシャーを弁カフに押し付けることで強固に締め込むことができる．後は結節を数回重ねる．

コツと勘所　運針のコツ

Simple interrupted sutureがValsalva洞側，左室側どちら側からも運針可能なためやりやすい．左冠尖弁輪は左室側から，ほかはValsalva洞側からの運針が適している．

コツと勘所　出血に対する対応

TAX AVR術後出血が多い場合，心嚢縦隔のみに血液が溜まる正中切開と異なり自然止血は得られにくく，ドレーン流出量を指標とした出血量のモニタリングも不正確となる．X線上右胸腔内血腫がみられたら再開胸止血の適応である．

● 文献

1) Ito T, Maekawa A, Hoshino S, et al：Right infraaxillary thoracotomy for minimally invasive aortic valve replacement. Ann Thorac Surg 2013：96：715-717.

第15章 低侵襲・小切開心臓手術（MICS）

2 大動脈弁置換術（前方開胸）—MICS AVR

杭ノ瀬昌彦

A 手術適応および適応外基準

右前方開胸から心臓をみると，意外に正中切開の視野に似ていることに気づく．右第4肋間から僧帽弁手術を行いながら，これより1肋間上の前方からアプローチすれば大動脈弁置換ができると思うようになった．とはいうものの，小開胸したときの光景にいつも憂鬱になる．体外循環を開始し，うまく脱血できたときに初めて手術を完遂できるイメージが浮かんでくる．限られた術野から対応できる手技は限られてくるので，術前に適応を十分検討する必要がある．**表1**にMICS AVRの適応を示す．

冠動脈疾患の併施，上行大動脈の拡大・石灰化，体外循環の確立に使用する動脈（大腿動脈，腋窩動脈など）の性状不良，右肺の癒着，低左肺機能（左片肺換気に耐えられない），大静脈系の奇形などの場合は，右小開胸MICSは困難かつ危険であり適応外と考える．したがって，術前検査として全例に冠動脈造影検査と胸腹部CT（単純および造影）を施行し，上記を中心に全身を評価する．同時に，アプローチする肋間と大動脈弁の位置関係を把握し，距離や角度を術前に想定しておく．大動脈遮断時間は正中切開に比べ延長することを前提に手術プランを立てる必要がある．胸骨や肋骨を切らないメリットが，大動脈遮断時間延長や，正中切開には起こらない合併症などのデメリットを上回ると考えられる症例がよい適応である．低心機能症例や狭小弁輪で弁輪拡大が予想される症例，弁輪部膿瘍などが疑われる症例は適応から外すべきである．

B 体外循環，心筋保護法

原則，末梢動静脈を用いて体外循環を確立している．右小開胸術野からでも直接カニュレーションはできるが，ポートからの視野は限られており，同部から管の挿入は視野の妨げになる．送血管の太さは体重に応じて選択する．若い女性などは動脈が細く，人工血管を大腿動脈に端側吻合して送血する，末梢側へ送血するなど工夫が必要である．

> **コツと勘所　下肢の血流障害の判断**
>
> 体外循環中，下肢の血流障害は術中判断困難であったが，最近は両下腿にINVOS®などのモニターを装着すること（**図1**）で早期判断ができるようになった．

手術を迅速かつ安全に行う重要なポイントは脱血を良好にすることである．脱血不良の場合，術野の狭いMICS手術においては視野が不良となり手術の進行が妨げられる．そのため，末梢静脈（大腿静脈，頸静脈など）から心臓近くに入れた脱血管を最も良好に脱血できる位置に調整することが重要であり，経食道心エコー（TEE）や透視装置を利用して位置決めを行う．また，脱血側に陰圧をかける吸引脱血も有用である．僧帽弁手術の際には心房中隔を持ち上げることで脱血管の位置がずれたり折れたりする懸念があるため，上大静脈（SVC），下大静脈（IVC）の2本脱血を基本としているが，MICS AVRの場合は大腿静脈からSVCにまで進めた1本の脱血管で体外循環を行っている．

末梢動静脈からの送脱血管の挿入，留置する際の注意点を挙げる．送血管に伴う合併症には，挿

表1 MICS AVR の適応基準

- 上行大動脈の性状・径に問題がない
- 大腿動脈を含む動脈の性状に石灰化，狭窄，瘤，粥状変化などの病変が少ない
- 肺に癒着，炎症性病変などがなく，左片肺換気に耐えられる
- 狭小弁輪を伴う重症大動脈弁狭窄症や高度低心機能症例を除外
- 併存冠動脈疾患がない

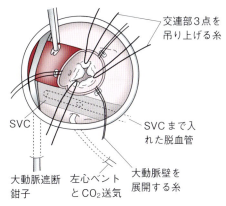

図2 メインポートからの術野

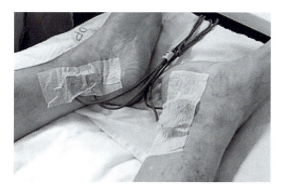

図1 モニターによる血流障害の判断

入部位の動脈損傷，逆行性動脈解離，末梢側虚血，塞栓症などが考えられる．腹部大動脈瘤や送血部位に動脈硬化性病変がないこと，挿入時のガイドワイヤーの先端位置，走行の確認，無理のない大きさの送血管の使用などに心がける．同時に，脱血管の挿入時も TEE や透視の使用のもとに後腹膜出血などを起こさないよう慎重に行う必要がある．

良好な脱血と送血が得られていることを確認したのち，上行大動脈遮断の準備に入る．

大動脈遮断鉗子として Chitwood タイプと Cosgrove フレックスタイプがあるが，メインポートが小さい場合は前者を使用することが多く，別の肋間から遮断鉗子を挿入する．大きなメインポートではフレックスタイプを使用している．

心筋保護液は上行大動脈に留置したカニューラから順行性に注入する．このとき，大動脈が確実に遮断できていることを確認すると同時に，TEE で大動脈弁の閉鎖を確認する．左房もしくは左室ベントを右上肺静脈から留置する．大動脈弁逆流が多い症例では，心拍動がある間は順行性に注入し高度徐脈もしくは心室細動になったら大動脈切開を行い左冠動脈に選択的に心筋保護液を注入する．右冠動脈は切開した大動脈壁を反転するように牽引すると見えてくるが，しっかりと左に注入してから無血視野を作り注入する（図2）．次回注入時や大動脈閉鎖時の確認が容易になるよう右冠動脈の位置をマーキングしておくと役立つ．

> **コツと勘所　上行大動脈遮断のコツ**
>
> 上行大動脈を切開する手術であるため遮断鉗子が大動脈基部に近づくと術野が狭くなる．MICSでの大動脈遮断は上行大動脈背側の右肺動脈上縁から弓部大動脈小彎までの剝離を行ってから遮断鉗子をかける習慣をつけておくと十分な距離を稼ぐことができ，また左心耳を鉗子で損傷する心配がない．

C　手術の手順と手技

麻酔は，左片肺換気の準備をしている．右内頸静脈からペーシング付 Swan-Ganz カテーテルを留置し，術後のペーシングに用いている．脱血管は，大腿静脈からSVCまで入れた1本の脱血管で行うことができる．体外式除細動パッドを右肩と心尖部の体表に貼っておく．切開・到達は右前方第3肋間になることが多い．術前CTで上行大動脈の位置を確認し，正中からやや右寄りに位置していること，大動脈弁の高さが第4肋間からあまり離れていないことなどを確認し，第3肋間開胸を選択する．肋間切開を正中に近づけても肋間は十分に開かないので，ある程度胸骨右縁から離れることで開胸しやすくなり，右内胸動静脈を離断する必要がなくなる．皮膚切開は6〜10 cm 程度行い大胸筋を分離，肋間筋を離断し右胸腔に入

る．筋肉切開はシザーズ型の電気メスや超音波メスを用いている．心膜切開を行い，上行大動脈がメインポートに近づく方向に心膜を吊り上げ胸壁に固定し体外循環を開始する．1肋間下の第4肋間に左心ベント用の5mmポートを留置する．これは炭酸ガス(CO_2)送気用と閉胸のドレーン挿入に用いる．

上行大動脈遮断，心筋保護は前述の通りに行う．左心ベントは右上肺静脈から留置する．上行大動脈を切開し大動脈弁，冠動脈口を確認するが，視野展開は助手の補助が期待できないので大動脈壁を吊り上げたのち，大動脈弁の交連部3点に針糸をかけ弁全体を手前に持ち上げる（**図2**）．このあとは通常のAVRの手技で遂行可能であるが，人工弁固定の結紮が深い場合はノットプッシャーなどの結紮用器械を用いる必要がある．指が届かないことを想定して結紮用器械による結紮の練習を行い，弁周囲逆流（PVL）を起こさないようにする．心臓内の空気抜きは大動脈壁を閉鎖する際にベントの調整を行い，左房，左室，大動脈の順に血液を満たし閉鎖後ルートのカニューラから肺を加圧してもらいながら空気を抜く．大動脈壁閉鎖が始まった頃からCO_2の流量を10L/分に上げ胸腔内をCO_2で満たす．

体外循環からの離脱時は両肺換気が必要となるので，最終的に離脱する前にカニューラを抜去し穿刺部と切開部の止血を確認しておく．

我々の経験からは出血再開胸のほとんどは胸壁からであった．内視鏡を用いて胸腔内をよく観察してから閉胸することを勧める．

コツと勘所　大動脈切開部の閉鎖

大動脈切開部の閉鎖には細心の注意を行う．大動脈遮断解除後の大動脈縫合部，特に肺動脈側の止血は困難となる．さらに，体外循環終了後は右房，右室が覆い被さり切開線自体が見えなくなるので体外循環中に完全止血しておくことがきわめて重要である．

コツと勘所　止血の確認

ドレーンはポートの穴（左心ベント，カメラポート，遮断鉗子挿入部）を利用し胸腔と心嚢の2本留置することを勧める．心臓側からの出血には注意深くなる反面，胸壁内側の止血確認が疎かになりやすい．

D　MICS AVRの意義とピットフォール

MICS AVRは前述したように，合併症の少ない比較的低リスクの患者への単弁置換手術がほとんどである．したがってトラブルを起こすことは許されず，たとえMICS手技に関係のない合併症でもMICSで行ったために起こったといわれる．AVR特有の冠動脈口への干渉や不十分な心筋保護などを起こさない細心の注意と完全な止血が求められる．

また術野が狭いため術者ができることが制限されるので，麻酔科医，体外循環技士，器械出し看護師などとチームで手術を組み立てていくことが，安全に手術を進める重要なポイントである．

胸骨を切らずに遂行できる手術には，出血を減量する，早期退院ができる，社会復帰が早いなどのメリットがあり，適応を選べば意義のある術式と考えられるので仕事をもつ成人男性に行うことが多い（**図3**）．

コツと勘所　手術チームの協調

カニュレーション時にはTEEや透視でガイドワイヤーを確認しながら進めなければ，解離や後腹膜出血を起こし，そこで手術は終了するか大事故に発展する．手術の進行具合も術者以外には見えないため内視鏡などでスタッフに術野を見せる工夫をすると一体感が生まれる．

E　考察

MICS手術には従来の手術にはない未知の要素が多数含まれているため，成績を安定させるためにはある程度の手術経験の蓄積が必要となる．現行の右小開胸によるMICS手術に関して，我々はまず2005年に心房中隔欠損閉鎖術を対象に開始し，次に僧帽弁手術に移り，MICS手術を30例以上経験した時点で，大動脈弁置換術にも本術式を応用し[1]，段階的に難易度を上げていった．このMICS大動脈弁手術を従来の胸骨正中切開法と比較したところ，大動脈遮断時間および体外循環時間は有意に延長したが，手術時間に差はなく，輸

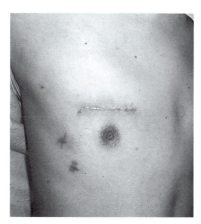

図3 成人男性に施行した MICS AVR

血を必要とした割合も低く，術後の人工呼吸時間も短縮され，ICU 滞在日数，術後入院期間も短縮されており，前者の利点を証明することができた[2]．比較的年齢が若く，心機能が保たれている症例を前者の対象としたこともあるが，早い社会復帰，特に重労働などの仕事への復帰を望まれる患者こそ，本術式のよい適応と考える．症例をマッチングさせた比較検討においても，体外循環時間は長いが，入院期間が短く，輸血が少なく感染が減らせたと結論づけている．

MICS 手術は基本的に小さな創から行う高度な技術とその手技の習熟を必要とするため手術経験を必要とし，そこには明らかにラーニングカーブが存在すると考えられる．筆者が進めていったように，難易度の低い手術から開始し，徐々に難易度を上げていくことが安全性を高めるためにきわめて重要で，再手術例などにも有効に使えるようになる[3]．筆者自身も，出血，呼吸不全，送血に伴う下肢虚血など，本術式に特有の合併症を経験し，その改善点を明確にしつつ次のステップへと進めている段階であり，その意味でいまだラーニングカーブの途中にいると自覚している．

MICS 手術は術者1人の単独手術のようにみえるが，様々な職種のサポートを必要とし，通常の心臓手術に比べても「チーム医療」としての要素がより強い．麻酔科医，体外循環技士，手術室看護師，集中治療看護師，病棟看護師などが手術を支え，MICS 手術を本当に理解し，各々の到達点を明確に把握していなければ，このプログラムは成功しない．チーム全員がゴールを共有するところから始め，そのためによいチームを作るというのが MICS 手術を効果的かつ安全に行ううえで最も重要なポイントともいえる[4]．

● 文献

1) Totsugawa T, Kuinose M, Ozawa M, et al：Port-access aortic valve replacement. Circ J. 2008；72：674-675
2) Hiraoka A, Kuinose M, Chikazawa G, et al：Minimally invasive aortic valve replacement surgery：comparison of port-access and conventional standard approach. Circ J. 2011；75：1656-1660
3) Totsugawa T, Kuinose M, Hiraoka A, et al：Anterolateral approach for minimally invasive aortic valve replacement. Gen Thorac Cardiovasc Surg. 2013；62：290-295
4) Kuinose M：Minimally Invasive Cardiac Surgery (MICS) through a Mini-right Thoracotomy. Kyobu Geka. 2015；68：11-15

第15章 低侵襲・小切開心臓手術（MICS）

3 僧帽弁形成術（右前側方小開胸）

岡本一真

A 右前側方小開胸アプローチの位置づけ

5～8 cm 程度の小開胸により僧帽弁形成術を施行する，いわゆる minimally invasive cardiac surgery（MICS）は徐々に普及が進んでいる．かつては胸部正中小切開と胸骨部分切開による MICS が主流であったが 2000 年代初頭以降は右小開胸による MICS が主流となっている．右小開胸アプローチは大きく分けて乳頭下付近の肋間（主として第 4 肋間）で小開胸する右前側方小開胸アプローチと，同じ肋間でも腋窩を切開する腋窩切開アプローチに大別される．明確な線引きは難しいが，前者は，ターゲットとなるのが僧帽弁近く，直視で僧帽弁を見ながら手術操作する外科医に好まれる．一方，腋窩アプローチでは，僧帽弁までの距離と角度の点から，直視で僧帽弁を見ることは困難で内視鏡下操作への依存度がより高くなる．右前側方アプローチのほうが難易度は低いことから，MICS 導入時は右前側方アプローチが適しているだろう．

B 適応と戦略

右小切開 MICS の成否は患者選択の段階からかかわる．患者選択におけるチェックポイントは，① 末梢血管を用いた安全な体外循環確立，② 確実な心筋保護，③ 総合的予備能である．大腿動静脈および内頸静脈へのカニュレーションによる逆行性体外循環を安全に確立するという観点から，胸部から腹部・腸骨領域の動脈硬化や大腿動脈径を造影CTで確認する．大腿動脈が細い場合（直径 7 mm 以下）は血管損傷やカニューラ留置中の下肢虚血のリスクがあるため注意を要する．中等度

以上の大動脈弁逆流は，心筋保護液が左室に逆流することにより心筋保護が不十分になるだけでなく，流入した心筋保護液による左室過膨張から心筋障害を起こすリスクがある．胸骨正中切開では直接手で左室の膨張をチェックして問題のある場合は対処できるが，小切開アプローチの場合は直接手で左室を触れることは不可能なため，大動脈弁逆流にはとりわけ注意が必要である．冠動脈病変の除外も必須である．MICS は小さい作業空間や長尺の手術道具を使用することから心筋虚血時間や体外循環時間が長くなる傾向にあるため，MICS の適応を決める際には総合的なリスク評価を行い，手術に時間がかかっても手術成績に影響を及ぼさない予備能のある症例かどうかを，慎重に見極めるべきである．左室収縮能低下例，肺機能低下例，胸郭変形が強い，複雑な手技を要するなどのケースは予備能を十分考慮するべきで，チーム全体の技量によるが，MICS 導入直後は避けるべき症例といえる．

MICS は低侵襲手術ではあるが，科学的に「低侵襲性」が証明されたわけではない．しかし，回復が早く，早期退院，早期社会復帰が可能なのは明らかである．MICS を適応させる対象は早期回復によるメリットを享受できる患者が中心となる．

C 手術の手順と手技

1 体位

体位は仰臥位とし，右側を少し挙上させ右側胸部の作業空間を確保する．背部に枕などを置いて背部を反らせるようにし，右腕が落ちないように厳重にベッドもしくは体に固定する．この体位をとる理由は，内視鏡の可動域を確保するためと，心膜の牽引糸を胸壁を貫通させて固定する場所をカメラポートより背側にするためである（図 1）．

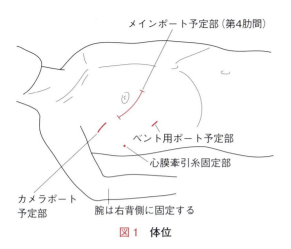

図1 体位

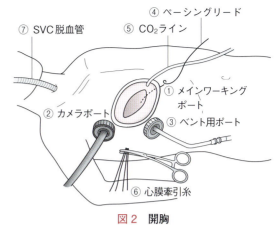

図2 開胸

2 開胸

通常は第4肋間で開胸するが，場合によっては第5肋間を選択する．僧帽弁と上行大動脈へのアプローチを考慮して肋間を選択するが，基本は上行大動脈へのアクセスを重視するので結果的に第4肋間を選択することが多い．第5肋間からは上行大動脈が遠く，心筋保護液注入針留置など上行大動脈への操作の難易度が上がる．可能な限り背側まで肋間筋を離断すると肋間の開きがよくなる．腹部領域の内視鏡外科手術で頻用されるエナジーデバイスを用いて確実に止血すると肋間筋からの出血リスクは最小限に抑えられる．横隔膜のドームが視野に入る場合は横隔膜線維性部分に牽引糸をかけ，糸を胸壁足側に牽引すると視野を確保できる．この際，肝臓を損傷しないように十分注意をする．ペーシングリードや炭酸ガス(CO_2)注入用のルートはラッププロテクター®と胸壁の間を通して胸腔内に誘導しておく．開胸創と同じ肋間に内視鏡用ポート（10.5 mm）を，2肋間程度足側の肋間で開胸創よりやや外側にベントチューブ用ポート（5 mm）を留置する（図2）．

3 末梢血管からの人工心肺確立

右鼠径部は皮膚の皺に沿って2～3 cmの斜切開で大腿動静脈の前面のみを最小限露出する．リンパ漏や出血などの合併症リスクを下げるために，剥離ではテープをかけない．下肢虚血を回避するためにINVOS®などの組織酸素飽和度（rSO_2）モニタリングで両下腿の血流監視は必須である．下肢への血流を維持するために大腿動脈へのカニューラは極力浅く留置し，遠位側への灌流をできるだけ維持できるように配慮する．また，大腿動脈のspasmを予防するためにミルリノンを散布する．送脱血カニューラを留置する際には，必ず経食道心エコー（TEE）ガイド下でカニューラを慎重に進め，抵抗がある場合は，それ以上進めず原因を検索する．僧帽弁手術では大腿静脈からの1本脱血で理論上は手術可能だが，脱血カニューラの先端位置次第で極端に脱血性能が変化するために，安定して良好な脱血が得られることを重視して2本脱血とするのが望ましい．上大静脈へは麻酔導入時に内頸静脈に留置したシースを利用して15 Frか17 Frの脱血カニューラを留置する．ガイドワイヤを用いてカニュレーションしてもダイレーターによる静脈穿孔などの合併症が起き得るため，胸腔内から上大静脈と鎖骨下静脈の合流部付近を内視鏡で監視しながら操作を行う．逆行性送血開始時にはTEEで逆行性大動脈解離などの異常がないことを確認しながら徐々に流量を増やす．送血圧もモニタリングして300 mmHgを超えるようであれば，一度送血を停止し，両側大腿動脈カニュレーションや人工血管を用いた送血など他の送血方法に切り変えることを検討するべきである．体外循環をフルフローとし，十分脱血したのちに，横隔神経から離れた場所で心膜を開放する．大動脈周囲の胸腺組織や心膜表面の脂肪からの出血は電気メスでは止血が難しいので，ここも内視鏡外科用エナジーデバイスで確実に止血しながら切離する．

4 大動脈遮断・心筋保護

　上行大動脈への心筋保護液注入針の留置および抜去は最も注意を払うべき箇所である．操作が円滑に行えるよう，開胸創から上行大動脈にストレートにアプローチできる場所を選ぶのがよい．上行大動脈への糸かけには，注入針の抜去時に糸の縛り込みができ，断裂のリスクの少ないGore-Tex® 糸（CV-5）を用いる．心筋保護液注入針も通常より長いものを用いる．心筋保護注入中の圧をモニタリングできるように，圧ラインが付いているタイプのものが理想的である．大動脈遮断にはAdams-Yozu（A-Y）Cygnet® 遮断鉗子を使用する．Transverse sinusに挿入したジョーが左心耳に触れていないか，もう一方のジョーが大動脈周囲の心膜を挟み込んでいないかを確認したのち，人工心肺の流量を落とすことで血圧を下げたうえで大動脈遮断し，心筋保護液を注入する．A-Y Cygnetはジョーと手元のハンドル間のシャフトがフレキシブルなため任意の角度で遮断でき，胸壁貫通型大動脈遮断鉗子より自由度が高い．

5 僧帽弁の視野展開・操作

　右側左房切開アプローチで僧帽弁を展開する．通常と異なり，左房切開線は，極力外側，すなわち，右肺静脈側におくほうが僧帽弁の視野展開がよい．胸壁貫通型の左房鉤が広く使用されるが，貫通させる肋間次第で僧帽弁の展開が著しく悪くなるうえに，胸壁貫通部からの出血が懸念される．それよりは，左房鉤のシャフトを小切開創の中を通すタイプのほうがアームの動きの自由度が高く，合併症が少ない[1]．直視での観察と操作を基本とするが，内視鏡画像による観察や操作のほうが容易な部位もあり，内視鏡画像の活用にも慣れておくと，小切開手術の幅が広がるうえに手術記録の点でも有益である．

6 僧帽弁形成法

　僧帽弁形成術式自体は，胸骨正中切開の際と同様の戦略で臨むことができる．ただし右小切開アプローチの場合，胸腔内操作において助手のサポートは期待できないので，すべての操作を2本の鉗子と牽引糸による術野展開を駆使して進めなければならないという制限がある．その観点からは三角切除のような弁尖を正確なデザインで切除

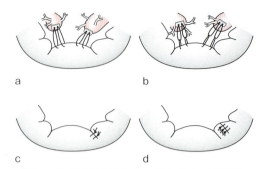

図3　弁尖切除を伴わない後尖病変の形成法

することそのものが成功の鍵となるような術式をとるよりは，後尖病変であっても，弁尖切除しない方法を積極的に取り入れたほうが右小開胸アプローチにおける手術操作制限を克服しやすい（図3）．例としてループテクニック[2]やloop-in-loop法[3]のような人工腱索再建を主体とした術式や，McGoon法やplicationを主体とした術式がある．また，僧帽弁輪形成用のリングもしくはバンドの選択に関しても，右小切開アプローチと胸骨正中切開アプローチで同じ戦略で臨むべきである．弁輪への糸かけにおいては，針の向きが正確に弁輪を捉え十分な深さで運針できるように，弁輪の部位に応じた針の持ち方や角度を習得する必要がある．

7 人工心肺離脱

　人工心肺離脱に先立ち心腔内残存空気の完全な脱気を行う．小開胸創のみが開口する閉鎖空間である右胸腔を CO_2 で充満させているため，そもそも残存空気は少ないが，創が大きい場合や胸腔内吸引により胸郭外の空気が胸腔内に引き込まれることもあり，左房閉鎖時に左房内を吸引せず結紮時に換気して肺静脈内から空気を排出する．大動脈遮断解除，心拍再開に肺循環が十分になりTEEで残存空気が確認できなくなるまで，左房と大動脈からvendingをする．心筋保護液注入針を抜去する操作も危険をはらんでいる．人工心肺の流量と血圧を下げて抜去し，すぐに結紮せずに一度ターニケットでスネアしてから外側に巾着縫合を追加し，これをスネアすることで最初の内側の縫合糸を減圧した状態で結紮でき，結紮糸の断裂などのアクシデントが防げる．

コツと勘所　合併症予防─① 下肢虚血

　大腿動脈送血カニューラに比して大腿動脈径が十分でない場合や spasm が生じた場合，下肢虚血再灌流障害や下腿コンパートメント症候群を惹起する．予防手段として，下腿の混合血酸素飽和度（rSO$_2$）モニタリングを行い，rSO$_2$ がコントロール値から30％以上低下した場合は，まず送血カニューラ先端位置を調整する．効果がない場合は送血カニューラの遠位側に 5 Fr か 6 Fr のシースを留置し，送血回路の側枝を用いて遠位肢を灌流することで下肢虚血は回避できる．パパベリンや PDE Ⅲ阻害薬の局所散布が大腿動脈の spasm を予防するとされるが，現在までに科学的な裏付けはない．

コツと勘所　合併症予防─② 再膨張性肺水腫

　右小開胸心臓手術で再膨張性肺水腫が問題になることがある．時に ECMO などの呼吸補助を要するまで重症化することがあり[4]，その予防は重要である．まだ明確なメカニズムはわかっていないが，長い人工心肺時間や心筋虚血時間などがリスク因子で，肺の虚血再還流や炎症性サイトカインの関与が示唆される[5]．確立された予防法はないが，麻酔導入時のステロイド投与やシベレスタットの予防的投与，術中の頻回な両側肺換気，大動脈遮断解除前の換気などを組み合わせて，重篤な再膨張性肺水腫を回避している．

コツと勘所　合併症予防─③ 脳梗塞

　末梢血管に重度動脈硬化を認める患者では，逆行性送血による脳梗塞発生率が高く，造影 CT 術前の胸腹骨盤動脈のチェックが塞栓症予防のために必須である．また，胸腔内を CO$_2$ で満たし確実に残存空気を排出することも有効である．厳格な患者選択と小切開手術への習熟により脳合併症リスクは胸骨正中切開アプローチと同等になる．

D　チームメーキングの重要性

　MICS の最大の利点である早期回復，早期社会復帰を実現するために重要なのは手術を安全に行うことである．外科医の技量に依存するところが大きいのは事実であるが，助手，麻酔科医，看護師，体外循環技師，リハビリテーション技師など多職種から成るチームワークがさらに重要なファクターである[6]．特に安全な体外循環確立と確実な心筋保護が MICS の最大のポイントであるが，MICS は従来の胸骨正中切開による僧帽弁手術と比較すると，① 視野が悪くなる，② 特別な手術手技を習得しなければならない，③ 特別な道具を必要とするなど，越えなければならないハードルがある．このハードルをチーム全員が理解し，それぞれの持ち場においてベストを尽くし，また，危険回避にも責任をもつような成熟したチームメーキングがよい手術成績に直結する．また，手術室の環境整備において重要なのは，手術に参加する外科医，麻酔科医や体外循環技師が術野モニター，TEE 像，循環モニターからの情報を共有するためのモニターを多数配置し，手術室の様々な場所から術野で何が起こっているのかをリアルタイムに把握できる環境を整えることである．

E　手術成績と今後の課題

　筆者の前所属施設である慶應義塾大学では1998年から右小開胸 MICS を開始し僧帽弁手術や心房中隔欠損閉鎖において積極的に適用してきた．現在ではこれらの手術における第一選択のアプローチとしており，除外基準に該当しない限り右小開胸 MICS を選択してきた結果，2016 年 12 月までに合計797 例（僧帽弁形成術449 例，僧帽弁置換術53 例，心房中隔欠損孔閉鎖265 例，その他）の右小切開 MICS を施行してきた．術式の工夫により，三尖弁形成の追加やメイズ手術の追加もストレスなく施行できるようになった．右小開胸 MICS アプローチで僧帽弁形成術を計画した455 例のうち449 症例（98.7％）で僧帽弁形成を完遂できていた．胸骨正中切開への術中コンバージョンは 3 例（0.7％），手術死亡は 1 例（0.2％）と非常に安全で標準化された手術である．

　右小開胸 MICS による僧帽弁形成は安定した成績の残せる手術になったが，ピットフォールの多い手術である．さらなる普及に向けて十分な教育指導体制の充実を図ることが重要と考える．また，僧帽弁形成術そのものが，正中切開アプローチであっても，時に非常に難易度の高い手術である．MICS 僧帽弁形成の適応を考える際には，術者の僧帽弁形成経験そのものが重要なファクター

となるということをよく理解しておかなければな
らない.

● 文献

1) Okamoto K, Yozu R：Designing innovative retractors and devices to facilitate mitral valve repair surgery. Ann Cardiothorac Surg. 2015；4：364-369

2) von Oppell UO, Mohr FW：Chordal replacement for both minimally invasive and conventional mitral valve surgery using premeasured Gore-Tex loops. Ann Thorac Surg. 2000；70：2166-2168

3) Okamoto K, Yozu R, Kudo M：Loop-in-Loop Technique in Mitral Valve Repair via Minithoracotomy. Ann Thorac Surg. 2012；93：1329-1330

4) Kitahara H, Okamoto K, Kudo M, et al：Successful management of severe unilateral re-expansion pulmonary edema after mitral valve repair with minithoracotomy using extracorporeal membrane oxygenation. Gen Thorac Cardiovasc Surg. 2017；65：164-166

5) Irisawa Y, Hiraoka A, Totsugawa T, et al：Re-expansion pulmonary oedema after minimally invasive cardiac surgery with right mini-thoracotomy. Eur J Cardiothorac Surg. 2016；49：500-505

6) Holzhey DM, Seeburger J, Misfeld M, et al：Learning minimally invasive mitral valve surgery：a cumulative sum sequential probability analysis of 3895 operations from a single high-volume center. Circulation. 2013；128：483-491

第15章　低侵襲・小切開心臓手術（MICS）

4 完全内視鏡下僧帽弁形成術

田端 実

A 適応と戦略

　MICS の最大のメリットかつ目的は患者の早期回復である．手術時間の延長や MICS 特有合併症によって回復が遅れては全く意味がないので，そうした事態を避けるための慎重な患者選択が重要である．また，順調な経過にもかかわらず術後1週間以上入院していることも MICS のよさを活かせていないことになり，術後管理やリハビリテーションプログラムの内容も早期退院を目指したものにするべきである．MICS における内視鏡使用のメリットは学術的エビデンスとして示されていないが，理論上あるいは経験上，以下のようなことが挙げられる．

① 小さな創により整容性に優れる
② 肋間を広げないため疼痛を軽減できる
③ 隅々まで細かく見えることで安全性や効率性が向上する
④ 手技を共有できるため教育的なメリットを有する

　MICS の患者選択において重要なことは，MICS のデメリットが悪影響を及ぼすような症例を避けることである．TAVI などの経カテーテル治療と異なり，MICS は人工心肺を使用し心停止を要する手技であり，かつ通常手術に比べて人工心肺時間や心停止時間が長くなる．心機能や腎機能，呼吸機能の低下が著しい患者は，胸骨を温存するメリットよりも手術時間が長くなることによるデメリットのほうが大きくなる可能性が高く，MICS の適応に入れないほうが賢明である[1]．

　大腿動脈カニュレーションによる合併症リスクを避けるために，術前の造影 CT で大動脈の壁在血栓が目立つ症例や末梢血管の狭窄などがみられる場合は MICS 適応から外すか鎖骨下動脈送血を選択するのがよい．また，静脈走行異常や深部静脈血栓症，胸郭変形症例なども MICS 不適応の理由となりうるため，CT で評価することが重要である[1]．

　僧帽弁病変に関する MICS 適応基準は外科医あるいは外科チームのそれぞれの経験や技量によるところが大きい．経験豊富な施設では Barlow 病や複雑な僧帽弁病変に対してもルーチンで MICS を選択しているが，経験の少ない外科医や施設では適切な選択ではない[1]．完全内視鏡下手術は直視下手術よりもさらに習熟が必要となるため，経験の少ない外科医や施設ではシンプルな病変のみを対象とするのがよい．

B 手術の手順と手技

1 アプローチ

　右小開胸は前方寄りと側方寄りの切開があり，術者の好みで選択するのがよいが，側方寄りの切開のほうが胸骨と僧帽弁の距離が保たれ，かつ胸腔スペースを広く使用して操作できる．特に三尖弁手術を同時に行う場合は，前方寄りの切開では胸骨が干渉して三尖弁操作が困難になる[2]．筆者は創の外縁が前腋窩線上にくるように，3〜5 cm の切開をおいている．金属開胸器は使用せずに soft tissue リトラクターのみを使用している．

　開胸する肋間は横隔膜に近いと手技がやりにくいため，横隔膜の高さを考慮して決定している．術前 CT の冠状断で判断することもできるが，通常は第4肋間を小さく切開し，横隔膜が肋間より尾側にあることを確認し，横隔膜が直下または頭側にあれば第3肋間開胸に変更している．

　カメラポートはメイン創部より1または2肋間下におく．30度斜視鏡を使用することで2肋間下でもメイン創から正面視しているような視野が得

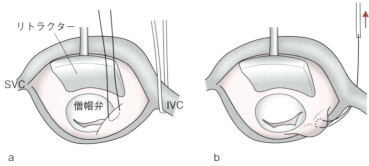

図2　左房壁の牽引（IVC を滑車とした滑車法）
a：あらかじめ IVC にテープを通しておき，P3 付近の左房壁に糸をかけ，テープと糸を連絡する．
b：IVC テープを引くことで左房壁の糸が IVC の裏を廻って創外に出て，左房壁が IVC 方向に牽引される．

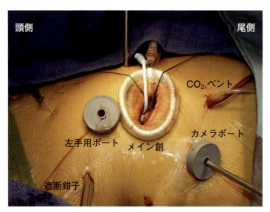

図1　メイン創とポートの配置（左手ポート留置のパターン）

られる．Soft tissue リトラクターのみで肋間が広がりにくい患者（体の大きな男性患者など）には，メイン創の 1 肋間上に左手用の 5 mm ポートを留置する（**図1**）．

2 体外循環・心筋保護

大腿動脈送血，右内頸静脈と大腿静脈の 2 本脱血を基本としている．下行大動脈以下の性状不良の場合は，右鎖骨下動脈送血を選択する．大腿動脈送血時は送血側の下肢虚血を防ぐために，同側下肢の組織血酸素飽和度（rSO_2）モニタリングを行っている．rSO_2 が低下した場合は，下肢末梢側に 6 Fr シースを留置して灌流する．

大動脈遮断には経胸壁遮断鉗子（Chitwood 型クランプ）をメイン創の 1 肋間上から挿入して使用している．クランプ挿入部とカメラポートを離すことで操作スペースを確保することができる．遮断鉗子の下あごで左心耳を損傷しないように注意しながら transverse sinus に入れ，送血のフローを 0 にしてクランプを遠位に押し上げるようにして遮断する．遮断位置が近位だと僧帽弁の展開が悪くなるため注意を要する．あらかじめ transverse sinus より中枢側の上行大動脈に留置した心筋保護カニューラから順行性に晶液性心筋保護液（St. Thomas 液）を投与する．逆行性心筋保護は原則使用しない．

3 僧帽弁の展開

背側心膜の吊り糸はエンドクローズを用いて，胸壁（カメラポートよりも背側）から体外に出して牽引する．背側の吊り糸をしっかり引くと胸腔鏡で僧帽弁を正面視しやすくなる．腹側の吊り糸は，メイン創から出して牽引する．

右側左房切開をおき，経胸壁型心房リトラクターで心房中隔を腹側に牽引する．経胸壁型心房リトラクターはブレードを創部から，シャフトを肋間から入れて，縦隔内で組み立てるタイプのリトラクターである．シャフトを挿入するときは，胸腔鏡で内胸動脈を確認しながら損傷しないように注意する．ほとんどのケースでメイン創部よりも 1 つ上の肋間から挿入している．

この時点で P3 付近の左房壁が僧帽弁の視野展開を邪魔していることが多い．P3 付近の視野を確保するために左房壁に牽引糸をおき，下大静脈（IVC）の裏を通して創外へ牽引する．牽引糸を IVC 裏経由で引くことで，左房壁が IVC 方向に牽引される（**図2**）．牽引糸を IVC 付近の心膜や横隔

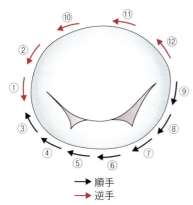

図3 弁輪糸の順番と針の持ち手
丸数字は糸をかける順番．
針数は弁輪サイズによって異なる．

膜にかけることや，サイドアーム付心房リトラクターを使用することでも同様の効果が得られる．

4 弁輪形成

　最初に弁輪糸をおくことで僧帽弁をバランスよく展開することができ，正確な病変評価や形成手技が行える．弁輪糸は左線維三角付近からかける．この際，左手の鑷子で左心耳をつかんで針の刺出点をコントロールする（左心耳閉鎖後は同部の針糸がかけにくい）．左線維三角付近に2～3針おいたところで，後述の滑車法を用いてそれらの糸を視野の左側（患者の頭側）に牽引する．続いて，後尖弁輪に左から右へ弁輪糸をかける．先にかけた糸を左方向に引きながら次をかけていく．後交連までかけたところで滑車法を用いて後尖弁輪糸を視野の下側（患者の背側）に牽引する．最後に前尖～右線維三角を左から右にかけていくが，この際左房リトラクターを少し緩めて前尖弁輪組織のテンションをとっておくとかけやすい．弁輪糸をかける順番，針の持ち手を図3に示す．三尖弁でも同様であるが，左から右にかけていくと先にかけた糸を左手の鑷子で引きながらかけることができる．

　滑車法とは，縦隔・胸腔内の滑車となるものに糸を引っかけたうえで創外に出すことで滑車のある方向に糸を牽引するという方法である．弁輪糸の牽引には胸腔内に挿入した針金（胸骨ワイヤーの針を落としたもの）を滑車として用いる．前交連付近の糸を患者の頭側に，後尖側の糸を背側に

牽引することで，僧帽弁を広げて展開することができる（図4）．

　弁輪糸をおき，弁尖の切除縫合や人工腱索の縫着を行った（人工腱索の長さ決定はリング縫着後に行う）のちに，シリコン製のオリジナルサイザー（図5）で前尖サイズを計測し，リングサイズを決定する．弁輪糸の結紮にはノットプッシャーを用いる．

> **コツと勘所　滑車法**
>
> 　創の小さいMICSでは，牽引糸を創部から引くだけでは思い通りの方向に牽引できない．エンドクローズで引きたい方向の胸壁を通す方法もあるが，胸壁出血リスクを伴うことと自由に位置を変えることができないため，適応は心膜吊り糸などに限られる．牽引したい方向に滑車を置くことで，創部から出した牽引糸を自在にコントロールできる．滑車となりうるのは心膜，横隔膜，SVC，遮断鉗子，胸腔内に置いた針金や糸など様々である．滑車法を使いこなすことが，MICSでの視野展開マスターへの道である．

5 弁下組織の展開，人工腱索の固定

　弁下組織の視野展開にはワッカ法を用いる[3]．滅菌された紙の定規を丸めて（周囲長7～9 cm），前尖後尖の間に入れることで乳頭筋を露出することができる（図6）．ハンドルがなく省スペースであり，かつ安価である．視野確保だけでなく，ノットプッシャーなどから弁を保護する効果もある．また，ミニワッカ（周囲長5～6 cmくらいのもの）を弁輪リング内に入れると，乳頭筋を良好に露出でき，リング縫着後の人工腱索追加に有用である．

　人工腱索はePTFE糸のCV-5を用いている．乳頭筋先端の線維部につける方法もあるが，先端は自己腱索があり混雑しているため乳頭筋のボディにマットレス縫合またはfigure-of-eight縫合で固定するようにしている．筋肉部は組織が裂けやすいため，針の刺入を深くおくことと，マットレス縫合の際は糸を締めすぎないことが重要である．

6 内視鏡下における弁形成テクニック

　操作制限のある内視鏡下僧帽弁形成術ではシンプルなテクニックを選択することが重要であり，原則として弁尖切除法よりも人工腱索やfolding

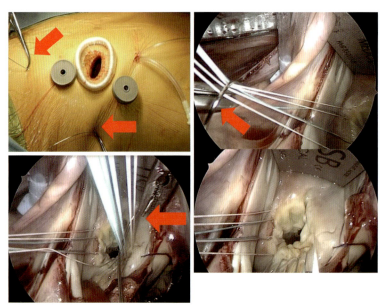

図 4 弁輪糸の牽引（針金を使用した滑車法）
胸壁を通した 2 本の針金（胸骨ワイヤーの針を落としたもの，矢印）の先端をフック状に曲げて，弁輪糸をそれぞれ僧帽弁外側と後尖側に牽引している．

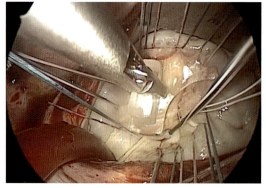

図 5 シリコン製オリジナルサイザー
柔軟な素材で小さな創からも挿入することができる．通常のリングサイザーの左右下部がカットされており，どちらからでも直角鉗子や神経鈎を入れて前尖を引くことができる．

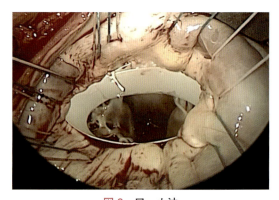

図 6 ワッカ法
紙製の定規を丸めて作成したワッカを弁尖間に挿入することで弁下組織が良好に露出できる．

法を中心とした非切除法が容易である．感染性心内膜炎症例などでどうしても切除が必要な場合は，複雑な切除や縫合を避けて最小限範囲の切除にとどめている．弁尖先端から切るよりも基部から切るほうが容易であり，切除部分の弁尖基部にメスで切開を入れ，そこからポッツ型剪刀で弁尖先端に切りあがる．

非切除法としては人工腱索を第一選択にしている．前述のように乳頭筋に固定した CV-5 を逸脱部位に通す．前尖や高さの小さい後尖には弁尖の先端に通す．Height reduction を要する巨大な後尖には，人工腱索を弁尖の中腹（左房側）に建てる chordal foldoplasty 法を用いている（図 7）[4]．巨大な P2 病変の場合，前後乳頭筋から 1 対ずつ CV-5 を建て，弁輪から 15〜20 mm の弁尖左房面にマットレス縫合をおく．2 対の人工腱索が P2 先端をブロックして前方移動を阻止する．これによって，逸脱修復と SAM 予防が同時に行える．

人工腱索の長さは，ターニケット法[5]で調整する．細くて軽いターニケット（MICS 用に長いもの

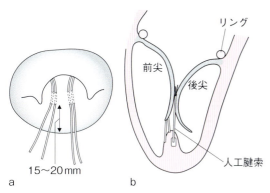

図7 Chordal foldoplasty法
a：前乳頭筋からの人工腱索をP2外側中腹に，後乳頭筋からの人工腱索をP2内側中腹にマットレス縫合でかける．
b：人工腱索を後尖中腹に建てることで後尖先端が前方に動くのを防ぐ．

が販売されている）で人工腱索を仮固定し，生理食塩水による逆流試験を行う．ターニケット位置を調節して再度逆流試験を行う．逆流試験で良好な形態を確認したら，直角鉗子でターニケット下端直下の人工腱索糸を軽く把持し結紮する．

　横方向の余剰弁尖にはfolding法を用いている．肥厚した弁尖を無理に折り込むことはせずに，scallop間のindentationや自然にできる皺の部分を縦方向に縫合する．これらのテクニックを用いた非切除ストラテジーはシンプルであることに加えて，形成の仕上がりに不満足であればやり直せることが利点である．

> **コツと勘所　運針法**
>
> MICSでは運針の回転自由度が低下するため，次のような工夫が必要である．
> ① 分節的運針：狭いスペースでは，刺入から刺出まで一気に針を回すことが困難であり，針を短く持って刺入し，針を持ち直して針をカーブに沿って押して刺出するという分節的な運針テクニックが有用である．
> ② 非回転性運針：いわゆるフック持ちや槍持ち，またはそれに近い針把持法を用いて，針を回転させずに刺入・刺出する運針テクニックが有用である．
> ③ 左手による組織誘導：運針の自由度が低下するため，左手の鑷子で組織を誘導することが重要である．

7　形成終了後から閉創まで

　左房閉鎖ののち，大動脈遮断解除前にペーシングワイヤーを右室下壁に留置する．大動脈遮断解除をしたらtransverse sinus越しに左心耳の損傷がないことを確認する．損傷があれば人工心肺離脱前に縫合して修復する．

　順行性心筋保護カニューラからエア抜きをする．エア抜き完了後に人工心肺下でカニューラを抜去する．最初にかけておいたマットレス縫合をターニケットで締め，補強の追加針をおいてからノットプッシャーで結紮する．カニューラ抜去部と左房縫合部の出血がないことを確認したら人工心肺から離脱する．遮断鉗子で肺動脈を損傷することも稀にある．肺動脈損傷は人工心肺離脱後でないとわからないことがあるため，離脱後に肺動脈からの出血がないことを確認してカニューラを抜去する．

　心囊内の止血を確認したら炭酸ガス（CO_2）／ベントポートから心囊内にドレーンを留置し，心膜を閉鎖する．心膜は2針でroughに閉鎖している．続いて胸壁（すべてのポート，針刺入部位）と心膜外脂肪組織の止血を胸腔鏡でよく確認する．出血があれば電気メスで焼灼止血する．胸腔ドレーンはカメラポートから留置している．肋間神経ブロックを行ったのち，胸腔内を洗浄して閉創する．金属開胸器を使用しないため，原則肋間縫合は不要であり，大胸筋筋膜と真皮を縫合閉鎖する．

C　手術成績と今後の課題

　筆者は2009年より内視鏡下僧帽弁形成術を行っている．2013年11月から2016年12月の間，東京ベイ・浦安市川医療センターにおいてⅡ型僧帽弁閉鎖不全症に対して59例の内視鏡下僧帽弁形成術（複合手術を含む）を行った．Complexity score[6] 5点以上の複雑病変は13例であった．正中切開へのconversionは0例，手術死亡0例，脳梗塞1例（リハビリテーションで完全機能回復），出血再開胸0例であった．術後ICU滞在日数の中央値は1日，入院日数の中央値は5日で全例自宅退院している．全例に退院前心エコーを施行しており，moderate以上MR残存は1例であり，同症例は5か月後に正中切開による再弁形成となった．平均フォローアップ期間は約1年であるが，MR再発による再手術は1例のみである．

今後の課題として本手技の安全な普及が挙げられる．まずは内視鏡下心臓手術の理論と技術体系をまとめ，それに基づくシミュレーターを用いたトレーニングプログラムが必要である．外科医だけでなく麻酔医や体外循環技師，看護師などを含めたチームトレーニングのプログラムも重要である．また，内視鏡下心臓手術を行っていても退院まで術後1週間以上かかるようでは意味がないため，早期退院を目指した術後管理・リハビリテーションプログラムの普及も必要である．これらによって，早期回復や輸血量減など患者視点のメリットのみならず，医療費抑制や社会生産性の維持などの社会的メリットを生み出せると考えている．

● 文献

1) Tabata M, Fukui T, Takanashi S：Do minimally invasive approaches improve outcomes of heart valve surgery? Circulation J. 77：2232-2239：2013

2) 田端　実：低侵襲僧帽弁手術―私のやり方(2)．胸部外科．2016；69：612-617

3) Tabata M, Hiraiwa N, Kawano Y, et al：A simple, effective, and inexpensive technique for exposure of papillary muscles in minimally invasive mitral valve repair：Wakka technique. Ann Thorac Surg. 2015；100：e59-61

4) Tabata M, Nakatsuka D, Nishida H, et al：A simple nonresectional technique for degenerative mitral regurgitation with a very large posterior leaflet：Chordal Foldoplasty. Ann Thorac Surg. 2016；101：e179-181

5) Tabata M, Kasegawa H, Fukui T, et al：Long-term outcomes of artificial chordal replacement with tourniquet technique in mitral valve repair：a single-center experience of 700 cases. J Thorac Cardiovasc Surg. 2014；148：3033-2038

6) Anyanwu AC, Itagaki S, Chikwe J, et al：A complexity scoring system for degenerative mitral valve repair. J Thorac Cardiovasc Surg. 2016；151：1661-1670

第15章　低侵襲・小切開心臓手術（MICS）

5 3D 完全内視鏡下僧帽弁形成術

竹村隆広

A 適応と戦略

　右小開胸で施行する MICS において，低侵襲性を追求する場合，今後内視鏡使用は不可欠な方法になっていくものと考える．すでに欧米の MICS を施行する大規模施設では内視鏡使用は普通の手段であるように書かれているが，2D 内視鏡での手技にはかなりの習熟を要する[1-3]．3D 内視鏡は，周囲の関係や深さの認識，針の向きなどを直感的に判断することが可能で，内視鏡手術に慣れない我々心臓血管外科医に短いラーニングカーブでより高い質の手技を可能にする大きな武器となり得る．当科では 2012 年以降，3D 内視鏡を導入し，完全内視鏡下に僧帽弁手術，心房中隔欠損症（ASD）手術，MICS CABG における内胸動脈剥離などを施行してきた．本項では 3D 内視鏡を使用した僧帽弁形成術のポイントについて述べる．

B 手術の手順と手技

1 麻酔方法と体位

　分離肺換気で麻酔を行い，体位は右側背部にスポンジ枕を使用し，20 度程度の軽度左側臥位としている．腕は両側とも体幹横に置き，右腕は体幹の挙上により少し背側に位置する形となる．

2 3D 内視鏡，モニターのセッティング

　当科では新興光器製の 3D 内視鏡を使用している．内視鏡直径は 11 mm，直視鏡と 30 度斜視鏡の 2 本を使い分け，多くの場合，心筋保護用カニューラ挿入までは直視，その後は斜視鏡を使用している．内視鏡を保持する助手（スコーピスト）は用いず，Aesculap 社の空気駆動による Uni-

trac® リトラクションシステムを保持に使用し術者が操作している．術者左側にベッドレールから直角方向にレールを置き，同部にシステムを固定する．モニターは術者および対側に位置する第一助手，第二助手がそれぞれ患者越しに見ることができるように患者の両サイドに設置している（図1）．3D 画像を見るために参加者は偏光眼鏡を着用するため，胸腔内の操作には拡大鏡は使用していない．

3 皮膚切開とトロッカー挿入（図2）

　術前の CT にて開胸部位を検討するが，ほとんどの症例で右第4肋間，乳頭から側方を小開胸位置としている．男性では 5 cm の皮膚切開，女性では乳房下縁で 5〜7 cm 程度の皮膚切開をおき，乳房裏面を剥離し右第4肋間で開胸する．最近は，乳頭周縁で皮膚切開する方法も行っており，女性でもごく小さな皮膚切開で胸腔到達が可能である．肋間を大きく開大しないため，筋層の切開は皮膚切開からそれぞれ 2〜3 cm 延ばす程度で十分である．鎮痛目的で開胸直後に開胸肋間前後の肋間神経ブロックをロピバカイン塩酸水和物各 10 mL にて施行している．小開胸部位はソフトウンドリトラクター XS サイズのみを用いて開創する．開創後直視下に内部を観察し，横隔膜が視野に入る場合には心膜から 3〜4 cm 側方，胸壁から 5〜7 cm 程度の深さの部位で 3-0 Ti・cron™ 糸をかけ，第6肋間からエンドクローズを用いて糸を胸壁外に導き，糸の間にネラトン管を挿入して糸を胸壁上に結紮，固定する．次いで内視鏡用に 12 mm ポートを第5肋間前腋窩線から挿入する．また，左手器械挿入用として第3肋間小開胸部位の側方縁の高さ付近に 5 mm ポートを挿入．また，Chitwood 遮断鉗子挿入のため第3肋間腋窩に近い部位にポートは使用せず 5 mm の皮膚切開，肋間のトンネルを作成する．

303

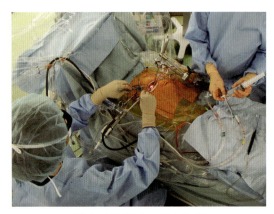

図1　術野のセッティング

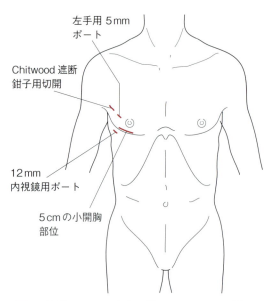

図2　開胸のための皮膚切開とトロッカーの挿入

4 体外循環のセッティング

　大腿動静脈をカットダウンにて確保．右大腿動脈送血，大腿静脈1本脱血を体外循環の基本としており，脱血が不良な場合のみ小切開部位から直接上大静脈に脱血カニューラを追加挿入している．送血カニューラ〔Bio-Medicus® CB96535-019（19 Fr），Medtronic〕は5-0巾着縫合を用いたSeldinger法で施行する．大腿の末梢側循環不全を防ぐため，当科では全例大腿動脈末梢側へ6 Frカテーテル用シースを挿入し送血回路側枝から接続し送血している．シース挿入はSeldinger法で施行する．全例下肢虚血モニターとして近赤外線分光法モニターを用いているが，多少の数値低下は問題なしと判断している．送血カニューラは経食道心エコー（TEE）にてガイドワイヤーが胸部下行大動脈に到達していることを確認後，挿入する．脱血カニューラ（Bio-Medicus® NextGen 25〜29 Fr，Medtronic）は同様にガイドワイヤーをTEEガイド下に上大静脈まで進めたのち，カニューラを進め，内筒抜去後カニューラが十分にSVCに入っていることを確認し固定する．SVCへの挿入が不十分であると左房リトラクターにて牽引した際にカニューラ先端が右房側に抜け右心耳に入ってしまう場合があるので注意する．

5 心膜切開と心膜の牽引

　以降の操作はすべて内視鏡モニター視野で施行する．体外循環で血液を十分に脱血し心臓を虚脱させたのち，横隔神経を確認後，同神経から前方に3 cm程度離して同神経に平行に柄の長い電気メスを使用し心膜を切開する．頭側は上行大動脈前面の心膜翻転部に近い部位まで，足側は横隔膜直上まで切開する．以前は左側の心膜をT字型に切開していたが，現在は用いていない．右側心膜は3-0 Ti・cron 3針で，左側は2ないし3針で心膜を牽引し横隔膜の牽引と同様にそれぞれエンドクローズで胸壁外に牽引・固定する．この際，左側ではエンドクローズ刺入の際に内胸動脈の損傷に注意する．また，右側では内視鏡ポートやChitwood遮断鉗子挿入部位より少し側方に牽引することで内視鏡視野を確保し，鉗子の挿入の妨げにならない．

6 心筋保護用カニューラの挿入

　当科では，大動脈遮断にあたり，大動脈肺動脈間の剥離は施行していないため，心筋保護カニューラ挿入は上行大動脈前面の脂肪組織部位より中枢側で施行している．大動脈を吸引管などで前胸壁側に挙上させ，遮断鉗子挿入部位を確認する．心筋保護カニューラ挿入位置を決定し，4-0 Prolene RB-1でマットレス縫合をおく．この際，右心耳が視野の妨げになることが多く，鑷子や吸引管などで視野を確保する．胸壁外でカニューラにマットレス縫合に用いた糸をかけたのち，マットレス縫合の中心位置で刺入する．挿入時，大動脈対側の損傷を防ぐため体血圧を50 mmHg以上に維持するようにする．

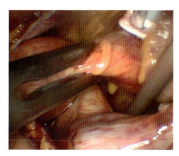 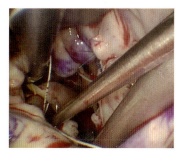 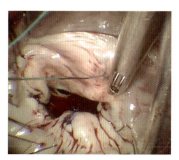

図3 大動脈遮断　　図4 乳頭筋にCV-5を刺入　　図5 弁輪糸かけ

7 左房ベント部位に巾着縫合

右上肺静脈に4-0 Prolene(RB-1)にて巾着縫合をおく．ベントカニューラの挿入は基本的に大動脈遮断後に施行している．

8 大動脈遮断（図3）

Chitwood遮断鉗子を皮膚切開部から挿入．吸引管などで大動脈を前胸壁側に持ち上げながら遮断鉗子を挿入する．遮断は肺動脈を部分的に遮断する位置で，鉗子が左心耳を損傷しないことを確認し，十分灌流圧を下げてから施行する．心筋保護液の注入量などは正中開胸手術と同様に施行している．

9 左房切開と展開

大動脈遮断後，長い柄に付けたメスで左房を切開し，さらにMICS用の剪刀にて切開を延長する．左房の展開はAdams-Yozuのリトラクターを左房に合わせてサイズを選択し（通常XSまたはSサイズを使用）小開胸部位から挿入．リトラクターは手術テーブルの助手側レールに固定したIron-Assistant®(Geister)で固定している．また，ベントが視野の妨げになるため，カニューラと巾着縫合糸のターニケットを一緒に周囲に絹糸などを廻し，エンクローズにて第3肋間左手用鉗子の外側胸壁外に出して牽引・固定することで視野から外す方法を行っている．また，僧帽弁のP2〜P3側の視野が十分得られない場合が多く，この際には弁輪から15〜20mm程度の位置で左房壁に3-0 Ti・cron糸などをかけ，心外膜に牽引・固定するか，不十分な場合には下大静脈背側を通して固定する．

10 僧帽弁形成手技

我々は基本的に正中開胸と同様の手技を用いているので詳述しないが，内視鏡的手技のポイントのみ述べる

切除，縫合手技

現在は限局的な後尖逸脱に対して主に三角形での切除を用いている．手技は基本的に正中開胸と同様であり，弁尖の切除はメスと剪刀を併用することが多い．縫合は5-0 ProleneのC-1またはRB-1針を使用している．

人工腱索再建術（図4）

本手技の使用頻度は高いが，長い手術器具で人工腱索の長さを調節するのは難しいため，基本的にループテクニックを用いている．人工腱索はGoreTex® CV-5を使用．乳頭筋縫着部位の視野の確保は特別な方法は用いていないがTabataらのワッカ法[4]は有用な方法であると考える．視野の確保ができれば，3D視により針の角度や方向の認識は容易である．弁尖への針の刺入は一般的には左室方向から左房方向に針を引くような形で行うと容易であることが多い．

逆流試験

生理食塩水の左室への注入には内視鏡手術用の先の丸い吸引管を用いて行っている．吸引管の手元で三方活栓を用いて生理食塩水の注入と吸引を切り替えるようにしてあり，注入後はすぐに左房内の吸引が可能で，逆流の評価を的確に行えるようにしている．

人工弁輪の縫着（図5）

弁輪への縫合糸の糸かけは，弁尖の手技終了後

に施行している．先に行うと弁輪にかけた糸がモニター上で視野の妨げになり，また，弁尖の縫合手技に使用する針糸が操作中に弁輪の糸と交錯してしまう危険が高いためである．弁輪への針の刺入は通常 P2 の中央から行っているが，正中開胸と同様に逆針で行うことは困難な場合が多く，通常は順手での刺入を行っている．糸は 3-0 Ethibond を用いている．弁輪縫着に限ったことではないが，ノットプッシャーを使用した糸の結紮手技習得にはラーニングカーブを要するので必ず事前練習が必要である．

11 メイズ手技

メイズ手技は現時点では高周波アブレーションデバイスのペンタイプを使用しているが，2016 年の AATS コンセンサスステートメントでペンタイプは推奨されないとされた．本書が刊行されるころには，フレキシブルな凍結凝固装置が使用可能になっているものと推測されるが，これと高周波装置とをアブレーション部位により使い分けることにより，本手技の洞調律達成率の向上が期待される．

12 体外循環からの離脱とカニューラ抜去

本手技で最も危険が伴う最後の手技は心筋保護カニューラ抜去後の止血である．体外循環からいったん離脱し，左心系に空気の残存がないことを TEE で確認後，再度体外循環を開始し，十分に血圧を下げたのちカニューラを抜去，糸の結紮を行う．この際，巾着縫合糸をいったんターニケットで締め，その外側に新たなプレジェット付縫合糸でマットレス縫合をかけて止血する方法が安全である．

13 止血と創部閉鎖

心膜内，心膜の止血を確認後，心膜は基本的に 1/2～2/3 程度縫合閉鎖している．ポート挿入部，遮断鉗子挿入部からの出血は意外と多く，内視鏡的に完全に止血されたことを確認後，当科では 5 mm ポート部位から J-VAC® ドレーン 17 Fr を 1 本右胸腔内肺底部に挿入し，JVAC に接続している．肋間筋の縫合閉鎖は困難であるので肋間は寄せず，そのまま筋層と皮膚を縫合閉鎖し手術を終了する．

C 手術成績と今後の課題

2012 年 11 月～2016 年 12 月に当院にて施行した完全 3D 内視鏡下僧帽弁形成術は 31 例で，男性 22 例，女性 9 例，平均年齢は 62 歳だった．病変は前尖 7 例，後尖 18 例，両弁尖 3 例，弁輪拡大のみが 3 例であった．術中，逆流の制御ができず長時間体外循環となったため正中開胸に移行した症例が 1 例，術後早期に遺残逆流により再手術を施行した症例が 1 例あった．本手技は視野は良好であるものの，内視鏡と手術器械との干渉の問題や糸の交錯などにより，それぞれの手技，操作に正中開胸よりも時間を要する場合が多い．内視鏡の技術的進歩が今後本手技の質向上に寄与すると考えるが，チームとしての習熟も必要な手技であり，シミュレーションシステムなどの教育方法の開発が本手技の普及には必要であると考える．

◉ 文献

1) Davierwala PM, Seeburger J, Pfannmueller B, et al：Minimally invasive mitral surgery："The Leipzig experience". Ann Cardiothorac Surg. 2013；2：744-750

2) Patrick P, Hohenberger W, Lakew F, et al：Rate of repair in minimally invasive mitral valve surgery. Ann Cardiothorac Surg. 2013；2：751-757

3) Goldstone AB, Woo YJ：In minimally invasive thoracoscopic surgery the new benchmark for treating mitral valve disease? Ann Cardiothorac Surg. 2016；5：567-572

4) Tabata M, Hiraiwa N, Kawano Y, et al：A simple, effective, and inexpensive technique for exposure of papillary muscles in minimally invasive mitral valve repair：Wakka technique. Ann Thorac Surg. 2015；100：e59-61

第16章 経カテーテル大動脈弁留置術（TAVI）

1 各種外科的アプローチの適応とテクニック

山下 築・小林順二郎

A 適応と戦略

経カテーテル大動脈弁留置術（transcatheter aortic valve implantation：TAVI）は重症大動脈弁狭窄症（AS）を有するハイリスク患者における，外科的大動脈弁置換術に代わる有用な代替手段となりつつある[1]．TAVI を行うアプローチ方法として，経大腿動脈（transfemoral：TF），経心尖部（transapical：TA），経上行大動脈（transaortic：TAo），経鎖骨下動脈（transsubclavian：TS）が知られている．一方，現在本邦で使用できるカテーテル生体弁は，バルーン拡張型として Edwards Lifesciences 社の SAPIEN 3 と SAPIEN XT があり，SAPIEN 3 は TF アプローチ，SAPIEN XT は TA アプローチで用いられている．自己拡張型として Medtronic 社の CoreValve[TM] およびその後継機種である CoreValve[TM] Evolut[TM] R があり，両機種ともに TF，TAo，TS アプローチで使用可能となっている．アクセスルートへのアプローチには血管や心尖部の露出，cut down や縫合など外科医がかかわることも多いが，TF アプローチでは一部 Abbott Vascular 社のパークローズ PROGLIDE® を用いるなど経皮的穿刺法もある．各アプローチ方法の中で TF アプローチは最も低侵襲であり，デバイスの低プロファイル化による必要血管径の縮小化も相まって，ますます頻用されている．一方で，腸骨-大腿動脈血管径が狭小な症例，大動脈の屈曲の強い症例，血管内アテロームの著明な症例や大動脈瘤を有する症例では，TF アプローチ以外の方法が選択される．本項では各種外科的アプローチのなかで，特に TA アプローチと TAo アプローチを取り上げる．それぞれのアプローチ方法において使用するカテーテル生体弁が異なるため，解剖学的にどちらが適応か

を十分に検討し選択すべきである．

また，重症 AS に血行再建が必要な冠動脈病変を合併する症例は，25〜50％と比較的よくみられ[2]，ガイドラインに準じた治療が必要となる[3]．重症 AS と冠動脈多枝病変に対しては大動脈弁置換術（AVR）＋冠動脈バイパス術（CABG）が標準術式となるが，TAVI の対象となるハイリスク患者では，人工心肺を使用した開心術が困難な症例も少なくない．このような症例の場合，TAVI＋心拍動下冠動脈バイパス術（OPCAB）は人工心肺を使用せずに行える有用でかつ低侵襲な併施手技である[4]．TAVI＋経皮的冠動脈形成術（PCI）は創部の最小化という意味では低侵襲であるが，SYNTAX score が高値（＞22）の症例，左前下行枝（LAD）近位部，左主幹部病変，冠動脈3枝病変を有する患者には外科的血行再建が成績もより優れており，患者の状態や冠動脈病変に適した治療を考慮すべきである．TAVI＋低侵襲冠動脈バイパス術（MIDCAB）という治療選択肢もあるが[5]，本項では特に重症 AS と冠動脈多枝病変を有する患者を念頭に，TAVI＋OPCAB（特に動脈グラフトを用いた Y-composite graft）の併施手技についても述べる．

B 手術の手順と手技

1 TA アプローチ

TA アプローチではバルーン拡張型カテーテル生体弁である SAPIEN XT を使用する．術前に行った造影 CT で左室，大動脈弁，肋間の位置関係を事前に把握する．麻酔導入後に体位をとり，経胸壁心エコーや透視画像で最終的な肋間開胸の位置を決定する．主に左第5あるいは第6肋間小開胸からアプローチする．心膜を切開し吊り上げ，左室心尖部を露出する．基本的に分離肺換気

307

は必要としない．心膜切開後は左前下行枝，対角枝の位置を確認し，経食道心エコーや直接VeriQカラードプラを左室心尖部に当てることで左室内腔を確認し，イントロデューサーシース挿入部を決定する．シース挿入部の縫合に関しては様々な方法があるが，当院ではテフロンフェルト付のポリプロピレン糸（3-0 SH-1と8×12 mmフェルト付もしくは3-0アスフレックスR-30フェルト付）による2つの水平マットレス縫合を用いている．左室心外膜に一時的ペーシングリードを留置したうえで，シースを穿刺し180/分程度のrapid ventricular pacing下に順行性にカテーテル生体弁を植え込む．Rapid ventricular pacingはシースを心尖部から抜去する際の出血の制御にも有用である．

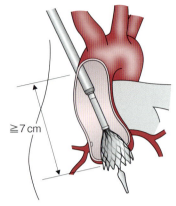

図1 TAoアプローチにおけるアクセスサイトから大動脈弁輪までの距離

2 TAoアプローチ

TAoアプローチでは自己拡張型カテーテル生体弁であるCoreValveもしくはその後継機種であるCoreValve Evolut Rを使用する．特にCoreValve Evolut Rは手技中に再収納可能であり，適切な位置に弁を留置しやすくなると同時に術者のストレス軽減にも寄与している．TAアプローチと同様に術前造影CTにて大動脈と肋骨，胸骨，大動脈弁の位置関係を把握することが重要である．デリバリーカテーテルシステムの構成上，弁を留置する際のワーキングスペースを確保するため大動脈弁輪部から約7 cm以上末梢の上行大動脈にアクセスする必要がある（図1）．挿入部大動脈の石灰化やアテロームがあれば適応外となる．アプローチは胸骨部分切開（L字）や，主に右第2肋間あるいは肋骨を一部切除して行うが，TAVI＋OPCABの併施手技の場合は，胸骨正中切開を行ったうえでのアプローチとなる．TAアプローチと同様，通常部分肺換気を必要としない．アクセス部位に3-0 Ethibondで2重の巾着縫合をおいて，イントロデューサーシースを挿入し弁を留置する．この際，助手にしっかりとシースを保持してもらうことが手技成功に肝要である．また大動脈弁輪の角度によりシースの挿入部位を考慮しなければ，カテーテル生体弁が弁輪に対して垂直に植え込むことが困難となる場合がある．

3 TAVI＋OPCAB

年齢，患者の重症度から両側内胸動脈ではなく，左内胸動脈（LITA）のみ使用する．まず胸骨正中切開を行い，LITAを採取すると同時に橈骨動脈（RA）を採取する．LITAとRAのY-composite graftを作成する．Y-composite graft作成法とは，RAの断端片方を金属クリップで閉鎖したのち，RAに約4 mmの側孔を開けてLITAとRAの側側吻合を行っている（図2a）．次にスタビライザーを使用し，LITA-LAD吻合を行う．吻合中，LITAの内腔に1.5 mmのパーソネットプローブを挿入し，LADの切開部には内シャントチューブを挿入し7-0 Prolene BV175-7による連続吻合を行う．対角枝に病変を有する場合，この時点でRAと対角枝の吻合を行う場合もある．次にTAVIを行うが，末梢血管のアクセスルートが不適応な患者も多く，主にTAoアプローチによるTAVIを行っている．前述のような手順でTAoアプローチを行ったのち，ハートポジショナーを使用し左室心尖部を挙上する．視野を展開しRAを時計回りに対角枝，左回旋枝，右冠動脈に対し連続のダイヤモンド吻合を行う．全体の流れを図に示す（図2b）．術中はトランジットタイム血流計でグラフト評価を行うが，腎機能障害がなくカテーテルで内胸動脈へのアクセスが容易な症例には，最終的なグラフト評価として吻合終了後にLITA造影を行う場合もある（図3）．

1　各種外科的アプローチの適応とテクニック　309

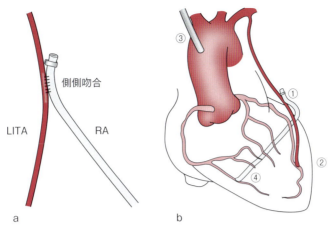

図2　TAVI＋OPCAB
a：左内胸動脈(LITA)と橈骨動脈(RA)の側側吻合によるY-composite graft.
b：TAVI＋OPCABの手順(① Y-composite graftの作成，② LITA-LAD吻合，③ TAo-TAVI，④ 心尖部を脱転しY-composite graftとLAD以外の冠動脈吻合)

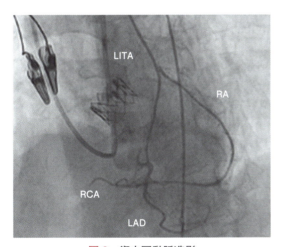

図3　術中冠動脈造影
LITA：左内胸動脈　RA：橈骨動脈　LAD：左前下行枝　RCA：右冠動脈

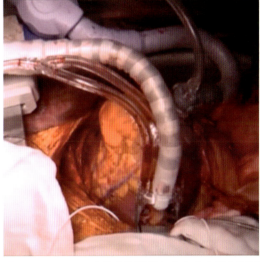

図4　カテーテル生体弁留置後の左室心尖部の脱転および吻合予定部の視野展開

コツと勘所　血行動態に配慮したTAVI＋OPCAB

ASを有する患者に対し，人工心肺を使用せず治療するためには，血行動態に十分注意を払って手技を行う必要がある．まず手順が大事であり，TAVIに先立ってLADに血行再建を行う．LADの血流が担保された状況でTAVIを行い，ASを解除する．その後に，心尖部を脱転し左回旋枝や右冠動脈の血行再建を行う．

コツと勘所　TAVI＋OPCABにおける冠動脈吻合

LAD吻合の際はASが解除されていないこともあり，吻合する際には左室流出路を意識した視野展開が必要である．当院ではスタビライザーのみ用いて，なるべく左室流出路を確保した状態で吻合を行う．またTAVIが行われたのちの左回旋枝や右冠動脈の吻合に際しては，カテーテル生体弁が挿入された状態であり，左室心尖部の脱転に際しても必要最小限の心尖挙上による視野展開で吻合を行うようにしている(図4)．

C 手術成績と今後の課題

　2014年8月〜2016年11月に当院で行われた TAVI＋OPCAB 併施した連続26例の患者背景と早期成績を示す（**表1**）．術中に体外循環へ移行した症例はなく，院内死亡，遠隔期死亡とも認めていない．OPCAB の平均バイパス吻合数は患者1人あたり 2.3±0.8 か所であり，早期グラフト開存率は96.3%であった．同時に施行した TAVI の成績は**表2**に示す通りである．

　重症 AS と冠動脈病変合併症例に対する低侵襲治療として，人工心肺を使用しない TAVI＋OPCAB 以外に TAVI＋PCI や TAVI＋MIDCAB といった治療選択肢の適応，使い分けは今後の課題となってくる．また，TAVI と冠血行再建を同時あるいは，どちらを先行させるかといった治療戦略も考える必要がある．

● 文献

1) Mack MJ, Leon MB, Smith CR, et al：5-year outcomes of transcatheter aortic valve replacement or surgical aortic valve replacement for high surgical risk patients with aortic stenosis（PARTNER 1）：a randomised controlled trial. Lancet. 2015；385：2477-2484
2) Goel SS, Ige M, Tuzcu EM, et al：Severe aortic stenosis and coronary artery disease--implications for management in the transcatheter aortic valve replacement era：a comprehensive review. J Am Coll Cardiol. 2013；62：1-10
3) Nishimura RA, Otto CM, Bonow RO, et al：ACC/AHA Task Force Members. 2014 AHA/ACC Guideline for the management of patients with valvular heart disease：a report of the American College of Cardiology/American Heart Association task force on practice guidelines. Circulation. 2014；129：e521-643
4) Kobayashi J, Shimahara Y, Fujita T, et al：Early Results of Simultaneous Transaortic Transcatheter Aortic Valve Implantation and Total Arterial Off-Pump Coronary Artery Revascularization in High-Risk Patients. Circ J. 2016；80：1946-1950
5) Cheung A, Hon JK, Ye J, et al：Combined off-pump transapical transcatheter aortic valve implantation and minimally invasive direct coronary artery bypass. J Card Surg. 2010；25：660-662

表1　TAVI＋OPCAB の患者背景と早期成績

TAVI＋OPCAB（N＝26）	
年齢	81±7
女性（例）	7
STS スコア（%）	7.8±3.5
冠動脈病変枝数	2.3±0.8
バイパス吻合数	2.3±0.8
手術時間（分）	316±77
術後在院日数（日）	15±4
在院死亡（例）	0

表2　TAVI＋OPCAB のアプローチ，使用人工弁，術後弁機能

TAVI＋OPCAB（N＝26）	
アプローチ（例）	TAo：23，TF：3
カテーテル生体弁（例）	SAPIEN XT：15 CoreValve：11
大動脈弁位最大血流速度（m/秒）	1.9±0.3
大動脈弁位平均圧較差（mmHg）	8.2±2.2
中等度以上の弁周囲逆流（例）	0

第16章　経カテーテル大動脈弁留置術（TAVI）

2　TAVI の合併症手術

田中正史

A　適応と戦略

　経カテーテル大動脈弁留置術（TAVI）は高齢や
リスクが高いため人工心肺を使用する外科的大動
脈弁置換術（surgical aortic valve replacement：
SAVR）が安全に施行できないと判断された症例
を対象とする治療法である．しかし TAVI 自体も
様々な合併症を起こすリスクがあり，時には本来
SAVR が困難であるため TAVI を選択されたにも
かかわらず，緊急で SAVR や大動脈基部置換術を
行わなければ救命できない状況に遭遇する．もと
もとリスクが高い患者であるため bail out 法もで
きるだけ低侵襲な方法から選択すべきである．術
前のハートチームでの話し合いから起こり得る合
併症を予測し，その対処法をしっかりシミュレー
ションしておくことが，迅速な判断を要求される
急変時に素早く対処するために重要である．
　TAVI の合併症は多岐にわたるが，本項では主
に心臓大動脈外科手術の適応となる合併症に対す
る病態と手術手技について述べる．
　なお，本項執筆にあたり筆者が以前在籍した
齋藤 滋先生をリーダーとする湘南鎌倉総合病院
ハートチームでの症例を提示させていただいたの
で心より感謝申し上げたい．

B　手術の手順と手技

　合併症発症時に最も重要なことは迅速で正確な
診断である．主に経食道心エコー（TEE）と造影検
査で診断する．症例ごとにどのような合併症が起
こる可能性があるかハートチーム全員で情報を共
有し，多くの目で手技を観察することが合併症の
早期発見や予防につながる．

　基本的にリスクが高い症例であるため bail out
法も可能な限り低侵襲な方法で行うべきである．
しかし迅速な判断が要求され，多職種のメンバー
で構成されているため，強いリーダーシップによ
る指示系統の確立と日頃からハートチーム全員に
よる緊急事態への対応のシミュレーションが重要
である．

1　補助循環の確立

　合併症が発症した際は何より循環の維持が重要
であり，薬物治療で循環が維持できない場合には
PCPS の導入を迅速に行わなければならない．TF
（trans femoral）アプローチでは TAVI のシース挿
入部の対側から送血管を挿入する．腹部大動脈〜
大腿動脈まで動脈硬化が強く TA（trans apical）ア
プローチを選択した症例では，心尖部から挿入し
た 24 Fr の TAVI 用のシースに PCPS 用の送血管
を挿入して一時的に循環補助を行う方法もある．
出血であれば人工心肺が必要となる．実際に何分
で PCPS がプライミング可能かシミュレーション
を行い，チームとして把握することが重要である．

2　左室への脱落（図 1）

　胸骨正中切開し，人工心肺を確立し SAVR を行
う．この際は長ペアンなどで弁をしっかり折り畳
み左室流出路を損傷しないように取り出す．
TAVI 弁が低めに留置された場合，時間がたって
から左室方向へ migration する場合があるので術
後 X 線写真や心エコーでフォローする（図 2）．

3　大動脈への TAVI 弁の塞栓

　上行〜弓部大動脈内に浮遊している場合には，
短時間の循環停止下に大動脈を切開し取り出す方
法が一般的である．遠位弓部から末梢に弁が移動
すれば，下行大動脈でステントグラフトを用いて
固定することができる．人工心肺を使用できない

311

312　第16章　経カテーテル大動脈弁留置術（TAVI）

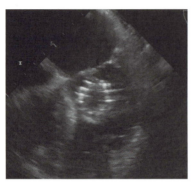

図1　左室へのTAVI弁の脱落
経食道心エコー（TEE）でTAVI弁が左室内に脱落し，浮遊していることが確認された症例．緊急で大動脈弁置換術（SAVR）を施行した．

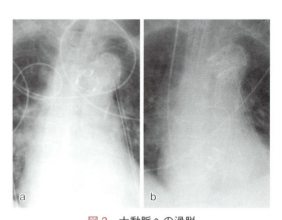

図3　大動脈への滑脱
a：TAVI弁が弓部大動脈内に脱落し浮いている．
b：ステントグラフトで遠位弓部にTAVI弁を固定した後，TFでTAVI弁を留置した．低侵襲治療でbail outできた一例．

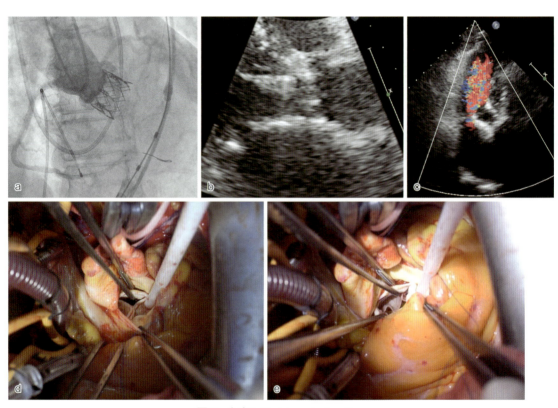

図2　左室へのdelayed migration
a：TAVI弁の低位留置．
b, c：翌日の心エコーで自己大動脈弁より左室側にTAVI弁が移動し（b），僧帽弁前尖を圧排し僧帽弁狭窄症をきたしている（c）．
d, e：術中所見で自己大動脈弁が見え（d），自己大動脈弁の下にTAVI弁が見えている（e）．

症例や胸骨正中切開が困難な症例などでは，ステントグラフトを用いてTAVI弁を遠位弓部に固定する方法もある（図3）．

4　急性大動脈解離

多くは術中のTEEで発見される．大動脈の屈曲が強い症例でデリバリーシステムにより内膜損傷を起こすことが原因の1つと考えられる．基本

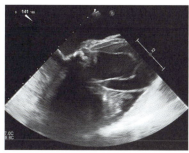
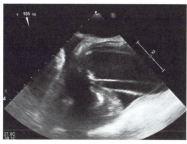

図4　術中 Stanford A 型解離
TAVI（左鎖骨下動脈アプローチ）手技中に経食道心エコー（TEE）にて確認された術中 Stanford A 型解離．緊急上行-弓部大動脈人工血管置換術を施行した．

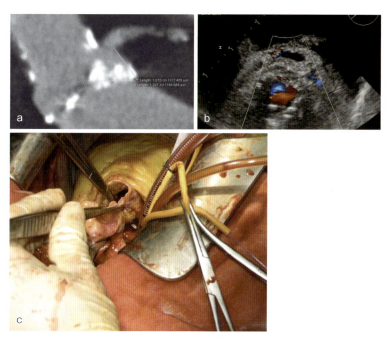

図5　大動脈弁輪破裂
a：左冠尖の強い石灰化を認める　b：経食道心エコー（TEE）で左冠動脈入口部周囲に血腫を認める　c：緊急手術で左冠尖弁輪部に穿孔部を認めた．大動脈基部置換術を施行した．

的に通常の急性大動脈解離の治療方針と同じである．Stanford A 型解離であればエントリー切除を基本とする上行または上行-弓部大動脈人工血管置換術を行い，SAVR も行う（図4）．Stanford B 型解離であれば破裂や malperfusion などの合併症がなければ保存的治療を行う．

5　左室穿孔

Soft wire による左室穿孔は多くの場合ドレナージのみか圧迫止血で制御可能であるが，stiff wire による左室心筋損傷ではワイヤーの峰で心筋が広範に裂けている可能性があり，圧迫による止血は困難であるため左室穿孔部の縫合閉鎖が必要になる．

6　大動脈弁輪破裂（図5）

バルーン拡張型デバイスを用いたときに起こりやすい合併症である．TEE が診断に有効である．心囊内への破裂の場合は，多量の心囊液が急速に貯留し心タンポナーデとなって循環が破綻する．すぐに PCPS を確立し，心囊穿刺を行い少しずつドレナージする．出血が止まらなければ胸骨正中切開をして出血部位を確認する．ハイリスクな症例が多いため圧迫でコントロールできるようであ

れば圧迫し続ける．圧迫止血が困難な場合は穿孔部のパッチ閉鎖か大動脈基部置換術を行うが，救命率は低くなる．

弁輪破裂のなかには，左冠動脈周囲にTEEにて血腫となるが心嚢液は軽度であり，保存的にみることができるcontained ruptureもみられる．この場合は術後CTにて血腫の拡大がないか確認する．

コツと勘所　TAVIにおけるチームアプローチ

SAVRでは大動脈弁狭窄解除による循環動態の変動や合併症に対して時間をかけて安全に対応することができるが，TAVIの場合には人工心肺を使用せず一瞬で大動脈弁狭窄を解除するため，循環管理に麻酔科の適切な管理を要する．またrapid pacingの使用による心筋障害，弁周囲逆流による大動脈弁閉鎖不全症，TAVI弁による冠動脈閉塞や弁輪破裂，房室ブロックなどあらゆる合併症が同時に起こる可能性がある．麻酔科医，TEEを担当する循環器内科医または麻酔科医，手技を施行する循環器内科医や心臓血管外科医がコミュニケーションよく状況を判断し，緊急事態が起これば迅速に対応しなければいけない．複数の目で見ておかしいと思ったら遠慮なく指摘するチームアプローチが重要である．

術前カンファレンス，弁輪径やアクセス血管の径の計測，アプローチ，使用するデバイスの選択によって合併症は回避できる．

今後デバイスの進化やデリバリーシースの小口径化などによりTF-TAVIがより安全に行われる環境が整い，現在欧州で行われているように循環器内科医と麻酔科医だけで心臓カテーテル室で行われるようになる可能性があるが，良好な成績を維持するためにはハイブリッド手術室で心臓血管外科医も参加し，手技中も注意深く観察する必要がある．そうすることにより合併症を未然に回避し，合併症発生時にもより迅速に対応できる可能性がある．

コツと勘所　大動脈弁輪破裂への対応

弁輪破裂発症時にリスクの高い症例では，まずは人工心肺を使用しなくてもできる圧迫止血を優先したほうがよい．大動脈弁輪破裂が危惧される弁尖の石灰化が強い症例，Valsalva洞や弁輪が小さい症例などでは自己拡張型デバイスを選択する．またバルーン拡張型デバイスを選択する場合には弁輪に対して相対的に大きい弁を選択しないようにする．

コツと勘所　TAVIの手術スケジュール

リスクの高いTAVIの日には同時に開心術を組まないほうがよい．また可能であればTAVIの次に人工心肺を使用する開心術を計画し，人工心肺回路を準備した状態でTAVIに臨むのも1つのやり方であると考えられる．

コツと勘所　TAVIのインフォームドコンセント

TAVIの患者はもともと手術ができないハイリスクであるため，合併症が起こったときに開心術に移行する際のリスクを術前に患者や患者の家族に説明し，治療方針をはっきりさせておく必要がある．

C　手術成績と今後の課題

2004～2011年の46論文，9,251例のメタアナリシスでは102例（1.1％）に24時間以内の緊急開心術が施行され，TA症例が1.9％，non-TA症例で0.6％であった．緊急開心術に移行した症例の30日死亡率は67.1％と緊急開心術を必要としなかった症例（7.5％）と比較し9倍高かったと報告している[1]．

本邦のSAPIEN XTの使用成績調査報告では開胸手術への移行は594例中11例で1.9％であった．

デバイスの進化により合併症は減少すると考えられる．デリバリーシースの小口径化によりアクセス部位や胸部腹部大動脈損傷などの危険性は減少する．自己拡張型弁を使用することにより弁輪破裂や弁の左室内，大動脈への滑脱も減少する．

ラーニングカーブにより多数の症例を経験したハートチームでは合併症は減少する可能性があるが，実施施設が増えていくことにより症例が分散するとなかなかラーニングカーブを維持することが困難になる．

● 文献

1) Eggebrecht H, Schmermund A, Kahlert P, et al：Emergent cardiac surgery during transcatheter aortic valve implantation（TAVI）：a weighted meta-analysis of 9,251 patients from 46 studies. EuroIntervention. 2013；8：1072-1080

第17章 不整脈・心房細動手術

1 メイズ手術の適応とテクニック

新田 隆

A 適応と戦略

メイズ手術の適応に関しては，日本循環器学会「不整脈の非薬物治療ガイドライン」やAHA/ACC/HRSによるガイドラインがあるが，2017年春にAATSから発刊された2016 AATSのガイドラインでは，多数の論文のメタ解析に基づいてメイズ手術の効果と影響がより客観的に述べられている．僧帽弁手術に併施したメイズ手術では術後脳梗塞の発生率を低下させて生命予後の改善も得られるとする報告は多いが，他の心臓血管手術に併施した場合やメイズ手術単独で行った場合での客観的検討は少ない．また心房細動が発作性か持続性か，術前の左房径がメイズ手術の効果すなわち手術後洞調律復帰率に影響するとの報告は多く，その他，心房細動の病悩期間や心電図 V_1 でのf波高なども影響するとの報告もある．

メイズ手術の最も重要なポイントは肺静脈隔離であることは論を俟たないが，どのような患者でフルメイズ手術が必要なのかは議論がある．大動脈弁置換術など左房切開を必要としない手術にフルメイズ手術を併施するのは躊躇されるが，発作性から持続性の心房細動になるに従って肺静脈隔離だけでは心房細動に対する効果は得がたくなることも事実である．一方で，肺静脈隔離からフルメイズ手術へと lesion set が複雑になるに伴い，不完全な lesion に起因する術後心房頻拍の発生が増加することも考慮に入れる必要がある．メイズ手術では，本項で示す諸点に留意してすべての lesion で完全な伝導ブロックが作製されないと術後心房頻拍の原因となる．

B 手術の手順と手技

1 肺静脈隔離

心拍動下あるいは心停止下に双極高周波焼灼デバイスを用いて両側の肺静脈隔離を行う．肺静脈へのテープ通し，あるいは周囲にネラトン管を通して，高周波焼灼デバイスのジョーを肺静脈の背側に誘導し，肺静脈開口部より正中寄りの左房前庭部をデバイスで挟んで通電する．挟んだ組織がたたまれた状態で通電しないよう注意する．焼灼部位を少しずらして複数回通電する．

多くの心房細動患者において肺静脈からの異常な高頻度興奮が心房細動の発生と維持に関与しており，両側の肺静脈隔離が完全に電気的に隔離されていることがメイズ手術において最も大切である．心拍動下に高周波焼灼を行い，ペーシングにて肺静脈と左房間の伝導ブロックを確認することも推奨されるが，機械的な圧挫だけでも伝導ブロックを生じる可能性もあり，伝導ブロックが確認されたとしても心停止下に再度追加焼灼することが勧められる．

再手術例あるいは右開胸からのアプローチなどの場合では，心内膜側から左右の肺静脈口周囲を凍結凝固する．プローブを心内膜面に密着させて凍結することが重要で，隙間があったり血液などが介在したりすると不完全な凍結巣となる．凍結凝固巣が心外膜まで達していることを確認することが重要であるが，それが確認できない状況では入念に凍結する．高周波焼灼と凍結凝固の利点・特徴，および欠点を**表1**に示した．

2 左心耳切除と閉鎖

房室間溝から約 1 cm の距離を開けて左心耳を切除する．切除創から左上肺静脈に向けて線状に

表1 高周波焼灼と凍結凝固の比較

	利点・特徴	欠点
凍結凝固	1. 境界明瞭な壊死巣 2. 膠原線維が保たれる(壊死組織の強度) 3. 対側の凍結巣の目視により全層性凍結の確認	1. 凍結, 解凍に時間がかかる 2. プローブ形状に可変性なし 　(新規凍結凝固装置ではいずれも改善) 3. 幅広い壊死巣
双極高周波焼灼	1. 比較的短時間で焼灼 2. 幅の狭い壊死巣 3. 周囲への影響少ない 4. 電極間の抵抗値を連続測定し, 通電性の低下により全層性壊死を確認	1. 複数回の通電が必要な場合あり 2. 焼灼による膠原線維の断裂
単極/双極ペン型高周波焼灼	1. 局所焼灼であれば, 比較的短時間で焼灼	1. 一方向からの焼灼では全層性壊死は不確実 2. 全層性壊死の確認は困難

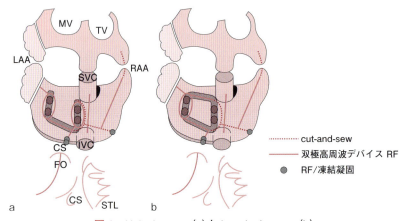

図1 U-lesion set (a)と box-lesion set (b)
MV：僧帽弁, TV：三尖弁, LAA：左心耳, RAA：右心耳, SVC：上大静脈, IVC：下大静脈, CS：肝静脈洞, FO：卵円窩, STL：三尖弁中隔尖, RF：ラジオ波(高周波焼灼)

焼灼あるいは凍結凝固を行い, 左心耳切除創の周囲を旋回する reentry を防止する. 切除創は 4-0 ポリプロレン糸にて 2 層に閉鎖する. この際, 心耳内の肉柱が内腔に残らないように注意し, のちに左房内腔より観察して閉鎖創心内膜面がスムーズであることを確認する.

左心耳クリップなどの閉鎖デバイスを用いるときは, まず心耳先端に小切開をおき, そこから左肺静脈への線状ブロックを作製してからデバイス閉鎖する. この際も房室間溝に近くデバイスが位置しないように留意する.

3 左房後壁線状ブロック

右側左房切開創下縁から左下肺静脈口に向けた 1 本の焼灼線(bottom line)だけで左右の肺静脈隔離の間を連結する lesion set を U-lesion set と称する(図1). U-lesion set では左房後壁の収縮を温存することから, 発作性心房細動あるいは左房拡大が軽度の症例では術後に良好な左房収縮が得られる. 一方, 術前長期間にわたる持続性心房細動があり左房拡大が高度な症例では, 洞調律に戻っても左房後壁の有効な収縮は望めないばかりか, 同部に発生する異常巣状興奮などのために心房細動の除細動率は低下する. かかる症例では左房後壁全体を隔離する box-lesion が適応となる(図1). Box-lesion では, bottom line に加えて右側左房切開創上縁から左上肺静脈口に向けてもう 1 本の焼灼線(roof line)をおく. いずれの線状焼灼も左肺静脈隔離焼灼線と確実に交叉連結していることを確認する.

メイズⅢ, Ⅳはともに box-lesion が基本であるが, 前述したような症例に対しては U-lesion set

によって術後良好な左房収縮が得られる．なお，右側左房切開で box-lesion を行う場合は右肺静脈隔離は不要となり，左肺静脈隔離も背側のブロックラインは必ずしも行う必要はない．

> **コツと勘所　U-lesion set と box-lesion set**
>
> U-lesion set では，左右の肺静脈隔離は右側左房切開創下縁から左下肺静脈口に向けての 1 本の焼灼線(bottom line)だけで連結され，左房後壁へは頭側から洞結節からの興奮が伝播し，同部分の収縮は温存され術後良好な左房収縮が得られる．Box-lesion set では，bottom line に加えて右側左房切開創上縁から左上肺静脈口に向けてもう 1 本の焼灼線(roof line)がおかれ，4 本の肺静脈だけでなく左房後壁全体が電気的に隔離されて左房後壁に発生するかもしれない異常巣状興奮の伝播もブロックされるが，左房後壁の収縮は得られない．それぞれ一長一短があり，症例ごとに使い分ける．

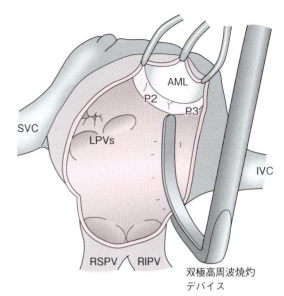

図 2　双極高周波デバイスを用いた左房後壁焼灼
AML：僧帽弁前尖，LPVs：左肺静脈，RSPV：右上肺静脈，RIPV：右下肺静脈

> **コツと勘所　双極高周波焼灼デバイスを用いた左房後壁焼灼**
>
> 右側左房切開創下端から双極高周波焼灼デバイスを挿入し，ジョーの先端が僧帽弁後尖の P2 と P3 の間に位置するように，左房後壁とともに心外膜側を弁輪に沿って走行する冠静脈洞も挟んで通電する(**図 2**)．この際，心内膜側のジョーで僧帽弁尖を焼灼しないように，また心外膜側に挿入したジョーの先端が房室間溝から左室後壁を損傷しないよう注意する．焼灼線と僧帽弁輪との間には焼灼されない心筋が必ず残るので，同部をペン型高周波デバイスか凍結凝固デバイスでブロックする．

4　僧帽弁輪部と冠静脈洞の焼灼あるいは凍結凝固

同部のブロックが不完全であると術後心房頻拍を生じる．僧帽弁輪部ではペン型高周波デバイスによる焼灼が行われてきたが，僧帽弁後尖への直接焼灼を避ける注意が必要である．新規の凍結凝固デバイスでは，弁尖に対する凍結凝固の影響は軽微と考えられていることから，より安全に同部に伝導ブロックを作製することができる．

冠静脈洞は僧帽弁後尖に沿って走行し右心房に開口するが，開口部から 3～5 cm の深さまで右心房筋が洋服の袖のように冠静脈洞内に連続し(myocardial sleeve)，この心筋束が左房筋と連結し右房と左房を電気的に連結させている．冠静脈洞を横断するように伝導ブロックを作製して，右心房から冠静脈洞近位部の電気的興奮が冠静脈洞遠位部から頭側の左房後壁に伝導しないようにしないと高率に術後心房頻拍を発生する．双極高周波焼灼デバイスで冠静脈洞を含む左房後壁を挟んで焼灼するだけでなく，心臓を脱転して冠静脈洞の心外膜面をペン型高周波デバイスで直接焼灼するか凍結凝固する方法が勧められる．筆者は同部の処置がメイズ手術の最も重要な勘所と認識している．

> **コツと勘所　凍結凝固デバイスを用いた左房後壁焼灼**
>
> 再手術や低侵襲手術などで視野が限られている状況では，凍結凝固デバイスを用いて左房後壁焼灼を行う(**図 3**)．プローブを心外膜側に挿入し，先端を僧帽弁輪に位置させ，左房後壁を持ち上げるようにして凍結凝固する．心内膜面に凍結巣が目視されることで全層性の凍結凝固巣の作製が確認される．ここでも冠静脈洞と僧帽弁輪部の完全な凍結を確認する．

> **コツと勘所　凍結凝固デバイスを用いた心外膜面からの冠静脈洞凍結**
>
> メイズ手術後に発生する心房頻拍の最も多い原因は冠静脈洞の不完全焼灼であることから，心臓を脱

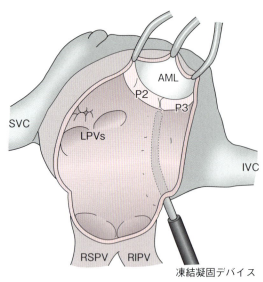

図3　凍結凝固デバイスを用いた左房後壁焼灼

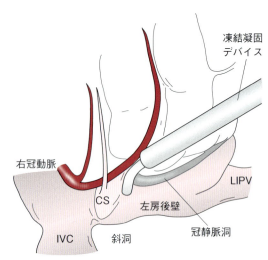

図4　凍結凝固デバイスを用いた心外膜面からの冠静脈洞凍結

転して心外膜面から冠静脈洞を直接凍結凝固あるいは高周波焼灼することが重要である(図4).プローブを冠静脈洞に押し付け,心外膜面だけでなく静脈が全周性に凍結あるいは焼灼されるようにする.

5 心房中隔焼灼

卵円窩周囲を旋回するreentryを予防する目的で,右房切開創から卵円窩に向かって心房中隔後縁(posterior limbus)を焼灼する.双極高周波焼灼デバイスのジョーの先端の一方を左房内に挿入し,もう一方を卵円窩中央に位置するようにして心房中隔後縁を挟んで焼灼する.この際,前方のTodaro索を挟んだり焼灼したりしないように注意する.

6 右房焼灼

心房細動の発生と維持に右房がどの程度関与しているかは議論があるが,我々の術中のマッピング所見では慢性持続性の心房細動では右房側壁のreentryがしばしば観察されていることから,少なくとも慢性持続性の心房細動では必要なlesionと考えている.

我々は,下位右房横切開後縁から上大静脈と下大静脈へ向けてのinter-caval ablation lineと同切開前縁から三尖弁輪に向けての伝導ブロックライン,そして右心耳から同切開線への線状焼灼を行っている.Inter-caval ablation lineは双極高周波焼灼デバイスで分界稜背側の右房壁を挟んで焼灼する.大静脈脈周囲のテーピングを一時的に緩めて十分に遠位まで線状焼灼する.三尖弁輪に向けての伝導ブロックラインは三尖弁輪までメスで剝離したのちに弁輪部をペン型高周波デバイスで焼灼するか,あるいは房室間溝近くまで切開したのち凍結凝固を用いて三尖弁輪までの右房内膜を凍結凝固する.右心耳から下位右房横切開線へは双極高周波焼灼デバイスを用いて焼灼する.

C 手術成績と今後の課題

1 手術成績

日本医科大学付属病院では1989年5月に左房隔離術を,1991年10月にメイズ手術変法を行い,以降,2016年12月までに561例の心房細動手術を行った.平均年齢は64±11歳で,術前の左房径は50±10 mm.73%は慢性持続性心房細動であった.80%の基礎疾患は弁膜症で,ほかは種々の心臓血管手術に伴うもので,心房細動だけが手術の適応となった孤立性心房細動は38例(7%)であった.

施行手術は,453例(81%)では両心房切開を行ういわゆるフルメイズ手術(box-lesion set:91

例, U-lesion set：362例)が施行され, ほかは肺静脈隔離(78例)などの簡略化手術であった. 術後30日以内の早期死亡を11例(2.0%)に認めた. フルメイズ手術を施行した453例の最終観察時点での心調律は362例(79.9%)で洞調律, 55例(12.1%)で心房細動であった. 残り36例(7.9%)では術後心房頻拍が発生し, 循環器内科にて心臓電気生理検査とカテーテルアブレーションが施行された. 心房頻拍の67%に不完全焼灼が原因と考えられる遺残伝導によるreentryが認められたが, 44%にメイズ手術では治療不可能な異所性興奮が認められた.

2 今後の課題

外科治療の要点は完全な肺静脈隔離と冠静脈洞の伝導ブロック作製にある. 不完全な肺静脈隔離では術後安定した洞調律が得られない. また, 冠静脈洞の伝導ブロックが不完全だと, 術後心房細動よりも自覚症状の強い心房頻拍が発生する. メイズ手術後の不整脈ではこれらが不完全であった可能性が高いが, 一方で異所性異常興奮の心房細動に対する関与もあり, これは心停止下に行うメイズ手術の限界ともいえる.

心房細動に対する外科治療の目的の1つは心房細動に起因する脳梗塞の予防にある. メイズ手術による洞調律の復帰と左房収縮の回復が脳梗塞の予防に有効なのか, あるいはメイズ手術に含まれる左心耳の閉鎖が有効なのかはきわめて重要な点である. 今後は, メイズ手術の適応とならないような高度に左房拡大した慢性持続性心房細動では, メイズ手術など洞調律復帰を目指す治療ではなく左心耳閉鎖の適応が検討される.

一方で, メイズ手術を低侵襲手術で行う様々な工夫, 技術, デバイスの開発が行われる. 慢性持続性心房細動に対するカテーテルアブレーションの効果には限界があり, 今後は電気生理検査の所見に基づいたカテーテル治療と組み合わせたハイブリッド治療が展開される.

● 文献

1) Nitta T：The Radial Procedure for Atrial Fibrillation. Oper Tech Thorac Cardiovasc Surg. 2004；9：83-95
2) Voeller RK, Bailey MS, Zierer A, et al：Isolating the entire posterior left atrium improves surgical outcomes after the Cox maze procedure. J Thorac Cardiovasc Surg. 2008；135：870-877
3) Nitta T, Ishii Y, Fujii M, et al：Restoration of sinus rhythm and atrial transport function after the maze procedure：U lesion set versus box lesion set. J Thorac Cardiovasc Surg. 2016；151：1062-1069

第17章 不整脈・心房細動手術

2 心筋電極の植え込み手術（CRT，CRT-D）

坂本俊一郎

A 適応と戦略

心筋（心外膜）電極の適応は，① リードが通過・固定できない解剖学的困難症例，② 心内膜リードやデバイス感染症例に大別される．① は先天性心疾患の術後や左上大静脈遺残症であり，② は感染のために心内膜リード抜去後，すぐにペーシングが必要なケースとなる．近年心不全治療として心臓再同期療法として CRT，CRT-D が行われるが，左室リードの留置の際に，冠静脈洞の分枝の発育が乏しく，分枝に留置できても横隔膜刺激を生ずるケースで心筋電極の植え込みを考慮する．

心筋電極には単極と双極がある．単極は断線時の修復が可能であることから，再手術の可能性の高い小児に，一方双極は電気干渉が少なく閾値が低いので成人に使用される．なお，閾値の経時的変化は両者には差がない．双極電極にはスーチャー（suture）タイプとスーチャーレス（sutureless）タイプがある（図1）が，前者は創から垂直に当てて植え込みすることはできないが，後者は可能である．CRT，CRT-D では低左心機能に対する心機能改善を目的としているので，左室ペーシングの至適植え込み部位の選択に有利な胸腔鏡下（VATS）に，スーチャーレスタイプの双極電極を用いることが多い．この場合，左心機能評価には主に経食道心エコーが用いられる．一方，内膜リード感染症例などで CRT，CRT-D を必要としない症例では左小開胸で直視下にスーチャータイプが選択される．なお，正中切開の開心術ではどのタイプのリードの植え込みも可能である．

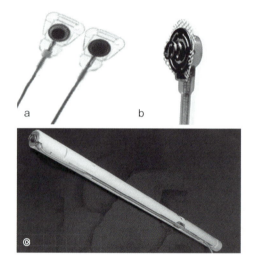

図1　心筋電極の種類
a：スーチャータイプの電極（日本メドトロニック株式会社）
b：スーチャーレスタイプの電極
c：スーチャーレスタイプの植え込みホルダー

B 手術の手順と手技

1 スーチャータイプの植え込み法（図2）

① 分離肺換気麻酔下に右半側臥位30度に体位をとり，第4もしくは第5肋間で前側方に小開胸（5〜7 cm）をおく．

② 心膜を開け牽引糸をおきながら切開を基部側へ延長する．この際，鈍縁枝（OM）を同定，さらに左心耳まで露出できるまで心膜を切開し，牽引糸を奥の切開断端へかけることが望ましい．

③ OM の前方と後方のスペースを確認し，どちらが広いか，または心表面の脂肪が少ないかで至適部位を決める．脂肪が多い場合はペーシング棒（筆者の施設で独自に作製した）で刺激閾値を確認することもある．

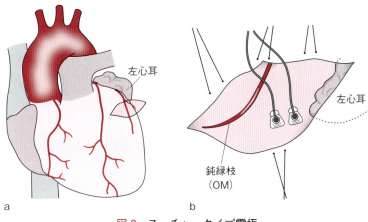

図2 スーチャータイプ電極

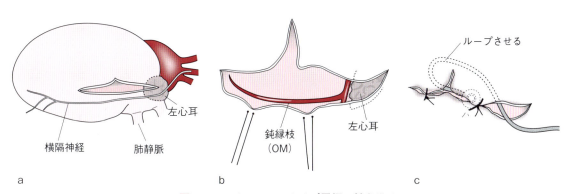

図3 スーチャーレスタイプ電極の植え込み
筆者はCRT-Dの左室電極を植え込む際は、左室側壁の心基部から心尖部にかけてペーシングを行い、右室ペーシングと同期させて心電図波形、左室壁運動、または僧帽弁逆流波形による心収縮力(dp/dt)などを評価して至適植え込み部位を決定している。

④ 5-0ポリプロピレン糸で2つの電極を2cm間内で縫合固定したのち、電極がねじれないよう心表面でたるみをつけ心膜を縫合する。この際、肺の再膨張を考慮してリードが胸骨側へたるむようにリードを出すことが大切である。また心膜は電極部が完全に被覆されるように縫合する。

⑤ ペースメーカーポケットの内側にトネラーでリードを誘導、ジェネレータへと接続する。肺を虚脱、再膨張を繰り返しながら胸腔内のリードの長さを調節しジェネレータを大胸筋に固定する。

2 スーチャーレスタイプ（VATS）の植え込み法（図3）

① 分離肺換気麻酔下に右半側臥位45度に体位をとり、第4または第5肋間の中腋窩線部に3〜5cmの小開胸をおきwound protectorで創縁を保護.

② 同一創内から胸腔鏡下に左心耳のやや尾側の心膜を切開. 横隔神経に平行に尾側へと心膜切開を延長する際、心膜を牽引できるように下位肋間にポートを挿入する.

③ OMの走行を視認目標にして基部から心尖にかけて至適ペーシング部位を決める.

④ 上記部位に対してスーチャーレスタイプのリードデバイスを直角に刺入し得るよう、必要であればさらにもう1か所小切開をおく.

⑤ リードはスクリュー方向に心表面でループを作り、心膜縫合でループを固定する.

⑥ リードの胸腔内誘導およびジェネレータへの接続はスーチャータイプと同様である.

| コツと勘所 | 心筋電極の植え込みの勘所 |

電極固定後に心嚢内でたるみをつけること，リードが縦隔側を走行するように誘導し，肺の膨張によるリード牽引に気をつけることが肝要である．

● 文献

1) Tanoue M, Nitta T, Ohmori H, et al：Comparison of different types of myocardial lead for LV pacing. J Arrhythmia. 2011；27：Suppl 350
2) Zhao ZQ, Liu T, Zhu XT, et al：Epicardial or transvenous leads：controversial for the placement in implantation of cardiac resynchronization therapy. Int J Cardiol. 2016；202：834-835

第18章 補助人工心臓と心臓移植術

1 植え込み型補助人工心臓の適応とテクニック

山崎健二

A 体外設置型補助人工心臓

血液ポンプと駆動装置を体外に設置して使用する補助人工心臓(ventricular assist device：VAD)で，脱血管と送血管が皮膚を貫通する．左室補助人工心臓(LVAD)と右室補助人工心臓(RVAD)とがある．LVADの場合は左室または左房より脱血し，上行大動脈に送血する．RVADの場合は右室または右房より脱血し，肺動脈に送血する．両心補助する場合(BVAD)もある．現在使用できるデバイスは，ニプロ補助人工心臓(東洋紡；ニプロ)，BVS 5000®(ABIOMED)，小児用のEXCOR® Pediatric(Berlin Heart)がある．いずれも空気駆動の拍動型ポンプである．体外設置型は各種心原性ショックや心臓移植までのブリッジで植え込み型が使用できない場合などに用いられる．回復の見込みのない場合や移植適応が取れない場合には，退院不可能で長期補助が余儀なくされるので，慎重に適応を考慮する必要がある．

B 植え込み型補助人工心臓

ポンプ本体を体内に埋設するもので，現在本邦で用いられているのはいずれも連続流ポンプで，遠心ポンプではEVAHEART®(Sun Medical)，DuraHeart®(テルモ)，軸流ポンプではHeartMate II ™(St. Jude Medical)，Jarvik 2000®(Jarvik Heart)の4機種が保険適用されており，遠心ポンプのHVAD®(HeartWare)が治験中である(図1)．軸流ポンプはより小型・高回転型でポンプ内部の剪断応力が高く，急峻な圧-流量曲線をもつ．遠心ポンプは比較的大型・低回転型で，ポンプ内部の剪断応力が低くフラットな圧-流量曲

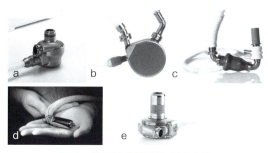

図1 植え込み型補助人工心臓
a：EVAHEART　b：DuraHeart　c：HeartMate II
d：Jarvik 2000　e：HVAD

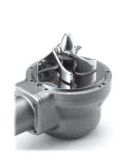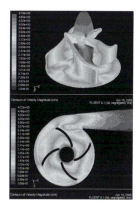

図2 EVAHEART
ポンプ内部の剪断応力が小さく血液への障害が少ない．

線をもつ(図2)．DuraHeartは磁気浮上方式の先駆的なデバイスであり本邦で良好な成績を上げたが，残念ながら2017年に販売中止となった．

C 適応基準

補助人工心臓の適応はINTERMACS profile(表1)に照らし合わせると，現時点ではレベル1〜3が適応とされる[1]．レベル1は基本的に体外式VADの適応，レベル2〜4が植え込み型VAD

表1 INTERMACS profiles

レベル	INTERMACS	J-MACS	VAD適応までの猶予
1	Critical cardiogenic shock	重度の心原性ショック	数時間
2	Progressive decline	進行性の衰弱	数日
3	Stable but inotrope dependent	安定した強心薬依存	数週間
4	Resting symptoms	安静時症状	数か月
5	Exertion intolerant	運動不耐容	
6	Exertion limited	軽労作可能状態	
7	Advanced NYHA III	安定状態	

(Stevenson LW, Pagani FD, Young JB, et al：INTERMACS profiles of advanced heart failure：the current picture. J Heart Lung Transplant. 2009；28：535-541 をもとに作成)

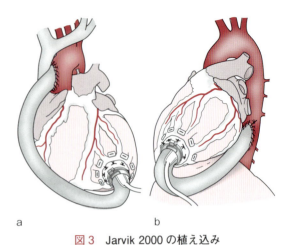

図3 Jarvik 2000 の植え込み
通常の心尖部―上行大動脈(a)のほか，胸部下行大動脈へ送血することもできる(b)．

の適応とされている(レベル4は制御困難な不整脈など特別な理由のある症例に限る)．現時点で植え込み型VADの適応は「心臓移植適応の末期重症心不全症例」でブリッジとしての使用(bridge to transplantation：BTT)に限定されているが，心臓移植を前提としない destination therapy (DT)の導入も検討されている．移植適応の取れていない profile 1の症例に体外式VADを行い，移植適応が取得できた後に植え込み型VADへ移行する bridge to bridge(BTB)も行われている．

植え込み型VADの実施基準を表2に示す[2]．あらゆる内科的治療に抵抗性で循環動態の維持が困難であることを見極めれば，多臓器不全が進行し全身状態が不良となる前にVADの導入を行うことが重要である．腎機能障害(血清クレアチニン>2.0～3.0 mg/dL)，肝機能障害(総ビリルビン>2.0～4.0 mg/dL)となる前に行うのが望ましい．経皮的心肺補助法(PCPS)装着例は通常植え込み型VADの適応とはならない．

D 植え込み手術とコツ

VADの装着手術は通常胸骨正中切開にて行う．Jarvik 2000は正中切開にて心尖部から上行大動脈送血するほか，左開胸にて心尖部から下行大動脈送血する方法もある(図3)．体外式VAD，Jarvik 2000，HVADではポンプポケットの作成は不要である．EVAHEART，HeartMate IIではポンプサイズに合わせたポケットを左季肋部の腹壁内に作成する．腹腔内に植え込む場合にはポケット作成は不要であるが，ePTFEシート(Gore-Tex®)で腹腔内にポーチを作成する．ポンプポケットの作成はヘパリン化する前に行う．

ドライブラインは術後感染症の好発部位であり，VAD治療上最大の課題の1つである．布で被覆された部分をできるだけ長く皮下を通したり，被覆境界部を皮膚貫通部直下に位置させたり，ドライブラインの一部を腹腔内を這わせたりと様々な試みがなされているが決定打はない．

通常VAD装着は体外循環下に行うが，上行大動脈に送血用人工血管の吻合部位を確保するため，送血カニュレーションはできるだけ遠位に行う．卵円孔や三尖弁へ介入できるよう上下大静脈脱血により体外循環を確立する．VAD駆動による陰圧空気巻込みを防ぐため，ベントは肺動脈ベントにするか，もしくは用いないようにする．送血用人工血管は上行大動脈に部分鉗子をかけて吻合するが，人工血管が折れ曲がることなく自然なカーブを描いて上行大動脈につながるように吻合する．血流の方向を弓部大動脈に向けると遠隔期に大動脈弁逆流を起こしにくいとされている．脱血管の装着においてすべての機種に共通して最も重要なことは，脱血管を僧帽弁(左室長軸)方向に向けることである．「サッキング」を防ぐため，脱血管の入口部が心室中隔や左室壁に向かないよう

表2　植え込み型 VAD 適応基準

適応基準		
対象	疾患，病態	心臓移植適応基準に準じた末期的重症心不全で，対象となる基礎疾患は，拡張型および拡張相肥大型心筋症，虚血性心筋疾患，弁膜症，先天性心疾患，心筋炎後心筋症などが含まれる．
選択基準	心機能	NYHA：クラスⅢ〜Ⅳ（Ⅳの既往あり）．
	ステージ	D（重症の構造的疾患があり，最大限の内科治療にもかかわらず，安静でも明らかな心不全症状がある患者）．
	薬物治療	ジギタリス，利尿薬，ACE 阻害薬，ARB，硝酸塩，β遮断薬などの最大限の治療が試みられている．
	強心薬，補助循環	ドブタミン，ドパミン，エピネフリン，ノルエピネフリン，PDEⅢ阻害薬などに依存，または IABP，体外設置型補助人工心臓などに依存．
	年齢	65 歳以下が望ましい（身体能力によっては 65 歳以上も考慮する）．
	BSA（体表面積）	システムにより個別に規定．
	血行動態	stage D，NYHA クラスⅣの既往．
	条件	他の治療では延命が望めず，また著しく QOL が障害された患者で，治療に参加することで高い QOL が得られ，長期在宅治療が行え，社会復帰が期待できる患者．
	治療の理解	補助人工心臓の限界や併発症を理解し，家族の理解と支援が得られる．
除外基準	感染症	重症感染症．
	呼吸器疾患	・重度の COPD． ・高度の肺高血圧症． ・30 日以内に発症した肺動脈塞栓症．
	循環器疾患	・開心術後早期（2 週間程度）．　・治療不可能な腹部動脈瘤や重度の末梢血管疾患． ・胸部大動脈瘤*，心室瘤*，心室中隔破裂*． ・中等度以上の大動脈弁閉鎖不全症*，大動脈弁位機械弁*． ・胸部大動脈に重篤な石灰化．
		*：経験数の多い施設において，手術リスクを高めることなく同時手術により修復可能と判断されるものは除外とならない．
	神経障害	・重度の中枢神経障害． ・薬物中毒またはアルコール依存の既往． ・プロトコールに従えない，あるいは理解不能と判断されるほどの精神神経障害．
	その他の臓器不全	・重度の肝臓疾患． ・重度の出血傾向，高度慢性腎不全，慢性腎不全による透析症例，癌などの生命予後不良な悪性疾患，膠原病などの全身性疾患，インスリン依存性重症糖尿病．
	妊娠	妊娠中．
	その他	著しい肥満，輸血拒否など施設内適応委員会が不適当と判断した症例．

〔植込み型人工心臓に係る体制等の要件策定委員会，補助人工心臓治療関連学会協議会：「植込型補助人工心臓」実施基準（2010.11.16案）〕[2]

最大の注意を払う（**図4**）[3]．コアリングは通常左前下行枝と第二対角枝の間で行う．コアリングの後，左室心尖部の血栓や脱血管の障害となるような肉柱があれば切除する．大きめのプレジェット付マットレス縫合を計 8〜12 針程度おき脱血管を固定する．脱血管と送血グラフトをポンプに接続し脱気を十分行う．この際，左室コアリングから送脱血管の接続手技を心室細動下に行うと脱気はきわめて容易である．

VAD の装着が完了したら除細動し心拍動を再開する．右室補助のために十分なカテコールアミン投与や一酸化窒素ガスの吸入を行い，人工心肺の離脱と VAD 始動を行う．VAD の始動は低回転から開始し，経食道心エコー（TEE）や血行動態パラメータを監視しながら徐々に回転数を上げていく．右室不全の出現に注意しながらボリューム管理，回転数調整を行う．過度な陰圧による左室虚脱に注意する．十分な右室補助を行っても CVP＞16 mmHg と高値で心係数＜2.0 L/分/m² と血行動態が維持できない場合は RVAD の追加を考慮する．

合併弁膜症に対する対処に関しては，僧帽弁閉

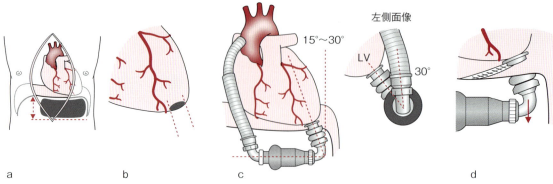

図4 適正な脱血管の位置　HeartMate Ⅱ
a：ポンプポケットの作成
b：脱血管の入口は中隔と平行になるように
c：RV を避けた outflow graft
d：ポンプは横隔膜下に設置，固定する
(Adamson RM, Mangi AA, Kormos RL, et al：Principles of HeartMate Ⅱ implantation to avoid pump malposition and migration. J Cardiac Surg. 2015：30：296-299 より)

鎖不全症に関してはほとんどが弁輪拡大によるものであり，VAD 補助により改善するので放置する場合が多い．三尖弁閉鎖不全は中等度以上であれば弁輪形成を加える．大動脈弁閉鎖不全症は長期補助に伴い増悪するので中等度以上であれば弁形成（弁尖閉鎖術）や生体弁置換術を行う．軽度大動脈弁逆流への介入の是非は確定されていない．

人工弁患者では僧帽弁位であれば問題なく，大動脈弁位では生体弁はそのままで，機械弁の場合は生体弁への置換またはパッチ閉鎖などが必要となる．

人工心肺を離脱し VAD 補助が安定したら止血処置を念入りに行い，癒着防止のため心臓前面に ePTFE シートを貼り閉胸する．

E　術後管理

1　回転数の設定

ポンプ回転数は，血圧や脈拍などの全身状態，心エコー検査の結果をもとに回転数を決定する．回転数を上げるとポンプ流量は増加するが，上げ過ぎると左心室が虚脱して脱血管が心臓の壁に吸いつく「サッキング」を招く．通常僧帽弁逆流が軽度，大動脈弁が間欠的に開く程度で心係数が 2.2 L/分/m^2 以上になるよう回転数を設定する．

2　抗凝血療法

手術後急性期には出血がコントロールされた後，必要に応じてヘパリンの持続点滴を行い APTT がコントロールの 1.5～2.0 倍程度を目標に管理する．

急性期は特に心タンポナーデの出現に注意する．ワルファリン投与に関しては目標 PT-INR はデバイス間で差異があり（2.0～3.5），推奨目標値を目安に管理する．術後血小板数，血液凝固の状態，出血などの状態を総合的に判断し，アスピリン（100～300 mg/日）内服を併せて施行する．

3　創部管理

皮膚貫通部は清潔に保つようにすることに加えて，ドライブラインをしっかり固定し動きを抑制することが重要である．シャワー入浴の際にはコントローラが濡れないようにシャワーバックを用いてコントローラを保護する．皮膚貫通部も含めて十分にシャワーにて洗浄し消毒液を用いた処置を行う．ドライブラインは各デバイスで推奨された方法に準じて固定する．発赤・腫脹など感染徴候が認められた場合は速やかに介入・治療し重篤化を回避する．

F　合併症に関して

VAD 治療においては様々な合併症がある．

INTERMACS報告によると，死因は上位から，脳神経障害19.3%，多臓器不全16.1%，補助中止9.3%，感染症8.6%，呼吸不全5.0%，右心不全4.1%などであった[4]．

VAD治療においては，感染症（ドライブライン感染，ポケット感染，敗血症，縦隔洞炎など），心不全（ポンプ機能不全，右心不全），装置故障（ポンプ，コントローラ），デバイス血栓，溶血，不整脈，他臓器不全（肝，腎，肺など），脳神経障害（脳梗塞・脳出血）など従来の合併症のほか，消化管出血，大動脈弁逆流のように連続流LVAD特有の合併症が問題となっている．大動脈弁閉鎖不全症は，大動脈弁に開放がみられる症例では逆流回避率が高く，大動脈弁が閉鎖位で固定している症例では逆流回避率が低いと報告されている[5]．中等度以上の大動脈弁逆流をきたした事例では，弁尖の縫合閉鎖，大動脈弁置換（生体弁）に加え，ステントバルブ（TAVI）の症例報告もある．BSA<1.5m^{2}の小柄な患者では出血とドライブライン感染症は多かったものの，右心不全や腎機能障害は少なく，生存率には有意差はなかった[6]．軸流ポンプでデバイス血栓のためポンプ交換を要する症例が2年で12.3%と報告されたが[7]，その後，血栓回避の改良プロトコールによるPREVENT多施設試験において6か月時点におけるデバイス血栓症は1.9%に改善した[8]．消化管出血は，高い剪断応力によるvon Willebrand因子の障害と，連続流による脈圧の低下が関連している[9]．剪断応力の低いEVAHEARTではvon Willebrand因子の障害が少ないことも報告された[10]．

G おわりに

本邦において植え込み型補助人工心臓実施施設は，全国で46施設となり，4機種で総計650例を超える植え込み型LVADが装着された．1年生存率93%，2年生存率89%と非常に良好な成績を上げている．HeartMateⅡを用いたDT（destination therapy）治験も進行中である．HVADは治験が終了し承認審査中である．小型化されたEVAHEARTⅡが2017年11月に承認された．磁気浮上型のHeartMateⅢが軸流ポンプの欠点を補うデバイスとして期待されている（図5）．

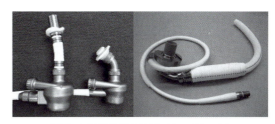

図5　EVAHEARTⅡとHeartMateⅢ

デバイス改良による合併症軽減と医療コストの削減がVAD治療の真の普及への鍵となろう．

文献

1) Stevenson LW, Pagani FD, Young JB, et al：INTERMACS profiles of advanced heart failure：the current picture. J Heart Lung Transplant. 2009；28：535-541
2) http://www.jacvas.com/application/2/standard（2018年6月閲覧）
3) Adamson RM, Mangi AA, Kormos RL, et al：Principles of HeartMateⅡ implantation to avoid pump malposition and migration. J Cardiac Surg. 2015；30：296-299
4) Kirklin JK, Naftel DC, Pagani FD, et al：Seventh INTERMACS annual report：15,000 patients and counting. J Heart Lung Transplant. 2015；34：1495-1504
5) Jorde UP, Uriel N, Bejar D, et al：Prevalence, significance, and management of aortic insufficiency in continuous flow left ventricular assist device recipients. Circulation：Heart failure. 2014；7：310-319
6) Zafar F, Villa CR, Morales D, et al. Does small size matter with continuous flow devices？：analysis of the INTERMACS database of adults with BSA<1.5 m2. JACC. Heart Failure. 2017；5：123-131
7) Starling RC, Moazami N, Silvestry S, et al：Unexpected abrupt increase in left ventricular assist device thrombosis. N Engl J Med. 2014；370：33-40
8) Maltais S, Kilic A, Nathan S, et al：PREVENtion of HeartMateⅡ pump thrombosis through clinical management：the PREVENT multi-center study. J Heart Lung Transplant. 2017；36：1-12
9) Crow S, Chen D, Milano C, et al：Acquired von Willebrand syndrome in continuous flow ventricular assist device recipients. Ann Thorac Surg. 2010；90：1263-9
10) Bartoli CR, Kang J, Zhang D, et al：Left ventricular assist device design reduces von Willebrand factor degradation：a comparative study between the HeartMateⅡ and the EVAHEART left ventricular assist system. Ann Thorac Surg. 2017；103：1239-1244

第18章　補助人工心臓と心臓移植術

2 心臓移植手術の適応とテクニック

小野 稔

A 適応と戦略

心臓移植は，内科的および外科的治療を可能な限り行っても予後不良な重症の心不全を適応としている．表1にわが国の心臓移植適応疾患と適応条件を示したが，かなり総括的な内容となっている．ただし除外条件として，①肝，腎臓の不可逆的機能障害，②活動性感染症，③肺高血圧症（肺血管抵抗＞4～6 Wood 単位），④薬物中毒（アルコール性心筋疾患を含む），⑤悪性腫瘍，⑥HIV抗体陽性が挙げられている．わが国では心肺同時移植は認められているが，心腎同時あるいは心肝同時移植は認められていない．

わが国の2016年6月までの284例の心臓移植症例の原疾患の内訳は，拡張型心筋症が65%と著明に多く，拡張相肥大型心筋症11%，虚血性心疾患8%，心筋炎後心筋症4%などで，虚血性心疾患の割合が欧米と比べてきわめて少ないのが特徴である．ほかに適応となる疾患には，拘束型心筋症，先天性心疾患，弁膜症などがある．欧米では再移植が全体の3%占めているが，わが国では施行例はない．

表1　心臓移植の適応疾患と適応条件

・従来の治療法では救命ないし延命の期待がもてない重症心疾患
　1）拡張型心筋症および拡張相の肥大型心筋症
　2）虚血性心筋疾患
　3）その他，日本循環器学会心臓移植適応検討委員会で承認する心臓疾患
・不治の末期的状態にあり，以下を参考にして最長余命1年以内と予想される場合
　1）左室駆出率が20%以下
　2）長期間または繰り返し入院治療を必要とする心不全
　3）β遮断薬およびACE阻害薬を含む治療法ではNYHA Ⅲ～Ⅳ度から改善しないもの
　4）現存するいかなる治療でも無効な致死性不整脈を有する症例
・65歳未満が望ましい
・他臓器障害を合併していないこと

B 手術の手順と手技

1 Biatrial 法と bicaval 法

現在主に行われている移植手技には，biatrial法（Lower-Shumway 法）と bicaval 法がある．前者は1960年に Lower と Shumway が報告した方法で，2005年頃まで全世界のスタンダードな手技であった．左右の心房レベルで吻合を行い，肺動脈と大動脈を吻合して完了する．手技的には容易であるが，洞機能不全が少なくなく，遠隔期の三尖弁閉鎖不全症の合併が多いと報告されてきた．これに対して，後者は左房レベルの吻合は前者と同様だが，右房レベルは上下大静脈レベルで吻合を行う手技で，1990年頃から行われるようになった．移植後のペースメーカー装着が bicaval 法で有意に減少した（biatrial：16.7%，bicaval：1.8%）ことが報告され，最近では国際的に bicaval 法が主流となりつつある．一方，Kitamura らは上下大静脈を独立に吻合するのではなく，右房後壁の連続性を維持して，それぞれ心房・大静脈レベルで吻合する modified bicaval 法を報告した[1]．この方法では，ドナー・レシピエント間でしばしば遭遇する大静脈の口径差を調節して吻合しやすいという利点があり，わが国の移植手技の90%以上を占めている．

2 レシピエント心摘出

わが国で最も多く行われている移植手技〔補助人工心臓（VAD）が装着されていて，かつ modified bicaval 法を行う場合〕について述べる．

手術開始のタイミングは，ドナー開胸後の心臓最終評価で移植可能との報告を受けてからレシピ

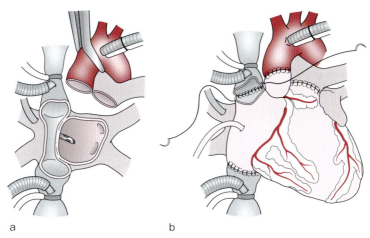

図1 Modified bicaval 法
自己心摘出後の状態(a)と移植完了直前の状態(b).

エントの胸骨再正中切開を慎重に始めることになる．ePTFE（Gore-Tex®）シートなどで心臓前面が保護されていない場合には大腿動静脈を事前に露出しておく．癒着はきわめて高度であることが多く，確実な止血を得るために電気メスで丁寧に剥離を行うことを推奨する．VADポンプポケットの開放，カニューラ体内部分の剥離，右房右側・心嚢横隔膜面，左室側壁，大動脈周囲を剥離する．大動脈の剥離は，VAD送血人工血管吻合部から少なくとも4cm遠位までは必要である．心尖部周辺は脱血カニューラが障害となって剥離が進められないこともあるが，できる限りカニューラの周りにはテープを通しておく．

VAD送血人工血管吻合部から3cm以上遠位に人工心肺（CPB）送血管を挿入することが必要であるが，しばしば弓部からの送血となる．十分な距離が取れない場合には，大腿動脈送血を選択する．右房からではなく，上下大静脈に直接脱血カニューラを挿入してCPBを開始する．Half flow になったところでVAD駆動を停止して，VAD送血人工血管を遮断・切離する．Full flow に上げて，右上肺静脈からベントチューブを挿入する．上下大静脈をスネアする．追加の剥離が必要な場合にはここで十分に行う．深部体温28℃まで冷却する．

大動脈の遮断はドナー心が手術室内に到着したことを確認してから行う．VAD送血人工血管吻合部から2cm以上遠位で大動脈を遮断する．ドライブラインを切離してVADポンプをポケットから引き出して（植え込み型VADの場合），あるいはVAD脱血カニューラを切離して（ニプロVADの場合），心尖部の剥離を後面へ進める．心尖部の脱転が困難な場合（特にDuraHeart® やJarvik 2000®）には，心尖部付近で左室をメスで切断したほうが剥離を進めやすいことが多い．次に，右房を上大静脈の約2cm手前まで縦切開して，右房後壁を2cm残すように右房壁を観音開きに切開する．下大静脈側も同様に2cm手前まで切開して観音開きする．卵円孔を中心に上下に心房中隔を切開して，尾側は冠静脈洞・僧帽弁後尖弁輪に沿うように左房切開を反時計方向に進める．頭側はtransseptal superior approachの要領で左房の天井に切開を進める．VAD送血人工血管の癒着のために大動脈基部の同定が難しい場合には，上行大動脈の切断を先に行うとよい．VAD送血人工血管吻合部レベルで上行大動脈を切断し，肺動脈弁レベルで肺動脈を切離する．大血管後面の結合組織を電気メスで切離して transverse sinus を開放する．最後に左房切開線を頭側から左心耳を切離するように進めて心摘出が完了する．

3 移植（modified bicaval 法：図1）

レシピエント心摘出を開始すると同時に，バックテーブルでドナー心のpreparationを開始する．PFOがある場合には縫合閉鎖する．左心耳が切開されている場合には，2重に縫合閉鎖する．肺の摘出がなく左房が肺静脈レベルで採取されている場合には，左房後壁を開いて左房カフを作成して

おく.

　後壁の連続性を保ちながら，レシピエントの余分な右房側壁は電気メスで切離する．後壁に残っている Thebesian 静脈を 5-0 で縫合閉鎖する．左房尾側の冠静脈洞部分には小静脈が多いので，ここを 4-0 ポリプロプレン糸（PPP）（26 mm 針）連続縫合で 2 重に縫い上げておく.

　吻合は 4-0 PPP（22 mm 針，135 cm または 26 mm 針，120 cm）の長い糸を使用して，ドナー左心耳の尾側とレシピエント左下肺静脈から開始して，心房中隔中部まで時計方向へ進める．レシピエント左房に外-内から吻合を開始するとすべて順手で吻合できる．最初の 4 針はパラシュート吻合とする．Bite はドナー 7 mm，レシピエント 10 mm，ドナー pitch 7 mm を目安で吻合するが，ドナーとレシピントの内膜同士が合うように運針に配慮する．通常は，レシピエント左房のほうが大きいために，ドナーの IVC がレシピエントの IVC の位置に合うように，レシピエントの pitch を適宜調整しながら吻合を進める．ベントチューブを左室内に入れて，左房の残りを同様に反時計方向へ吻合を完了させて結紮する.

　ドナー IVC はレシピエント右房カフに 4-0 PPP（26 mm 針，70 cm または 120 cm）を使用して bite 7 mm，pitch 5 mm を目安に吻合するが，後壁は inclusion 法となる．レシピエント側（4 時くらいがよい）から外-内に吻合を開始するとすべて順手となる．最初の 5 針はパラシュート吻合にする．10 時まで進んだら，対側から吻合を完了させる．ドナー SVC を適切な長さに切離して（通常は奇静脈合流部で切離する），4-0 PPP（22 mm 針，70 cm）で bite 7 mm，pitch 5 mm を目安に吻合する．同様に，レシピエント側 4 時から外-内に吻合を始める．後壁は inclusion 法となる．SVC 吻合完了後に復温を開始する.

　肺動脈は屈曲しやすいので十分に切離したのちに 5-0 PPP（17 mm 針，90 cm）で bite 10〜12 mm，pitch 5 mm を目安に吻合を行うが，外膜周囲結合脂肪織を拾うように吻合すると出血はほとんどない．同様に，レシピエント 4 時から外-内に 5 針程度パラシュート吻合する．10 時まで歩んだところで，対側から吻合を完了させる．最後に大動脈を吻合するが，吻合部の確認を容易にするためにやや長めにしておくとよい．また，サイズミスマッ

チが大きいことが少なからずあるので，4-0 PPP（22 mm 針または 26 mm 針，70 cm）で bite 10 mm，pitch 5 mm を目安に吻合する．レシピエントの 4 時から外-内で吻合を開始し，4〜5 針パラシュート吻合を進める．10 時まで吻合を進め，対側から吻合を完了させる．これらの一連の吻合中には ice slush を適宜心表面にのせて，心筋温が上昇しないように心がける．心虚血時間を短くするために SVC と肺動脈の吻合は後面のみ行い，遮断解除後に吻合を完成させてもよい.

　脱気針は新たに挿入してもよいし，ドナー心停止液を投与するためにカニューラを穿刺した穴にターニケットをかけて脱気孔に使用してもよい．遮断解除時には，免疫抑制療法の一環としてメチルプレドニゾロン 1 g を静脈投与する．大動脈遮断を解除し，吻合部の出血を繰り返し確認する．特に，左房吻合部は入念に繰り返し確認しておく．VAD が長期に装着されていると，ドライブライン感染などを合併していることが多い．移植後は免疫抑制療法を行うために易感染性となる．吻合部の止血補強にプレジェットを使用する場合には，我々はレシピエントの大動脈壁などを小短冊にしてプレジェットとして使用している.

　経食道心エコーで左室の収縮の状態と遺残空気を観察する．通常は除神経状態のために洞性頻脈になることが多いが，徐脈の場合も時折遭遇する．その場合には，心房ペーシングで 90〜100/分とする．人工心肺からの離脱に際しては，カテコールアミンや PDE Ⅲ阻害薬に加えて，必要時には一酸化窒素の吸入が必ずできるようにしておく.

C　成績と今後の課題

　図 2 に国際心肺移植学会の約 12 万例に及ぶ登録データから得られた年次別成人心臓移植遠隔成績を示す[2]．時代とともに明らかに成績が向上していることが見て取れる．この報告によると 1 年，5 年，10 年，20 年生存率はそれぞれ，85.2%，73.4%，56.4%，19.3% である．時代とともに移植後の成績が改善する傾向は原疾患別に分けた場合にもあてはまり，特発性心筋症，虚血性心疾患，先天性心疾患，弁膜症，再移植のいずれでも改善

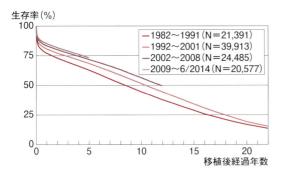

図2 国際心肺移植学会登録データによる年次別成人心臓移植遠隔成績

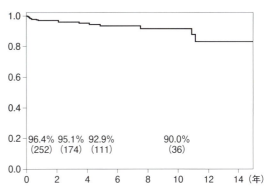

図3 わが国における心臓移植遠隔成績(N＝284, 2016年6月末現在).
生存率(N at risk)は1年, 3年, 5年および10年を示す. 日本心臓移植研究会レジストリーデータによる.

してきている.

図3にわが国で2016年6月末までに行われた284例の心臓移植の遠隔成績を示す. 1年, 5年および10年生存率はそれぞれ96.4%, 92.9%および90.0%で, 国際心肺移植学会のデータよりも著しく優れている. これまでに21例が死亡しているが, 死因として最も多いのが感染症の8例で, 悪性腫瘍が3例, 多臓器不全が3例などであった. 急性拒絶反応による死亡はないと思われ, cardiac allograft vasculopathy(CAV)による死亡は2例のみである.

脳死ドナーの不足は世界的な問題となっている. しかし, わが国は先進国のなかでも臓器提供率が極端に低く, 移植待機期間は2015年にほぼ3年となった. 今後はこれがさらに延長する可能性が高く, 脳死ドナーを増やすためのdonor action programが重要である. これに加え, 植え込み型VADの機能と安全性の向上によって, 移植代替治療としてVAD装着が現実的になってくるかもしれない.

文献

1) Kitamura S, Nakatani T, Bando K, et al：Modification of bicaval anastomosis technique for orthotopic heart transplantation. Ann Thorac Surg. 2001；72：1405-1406
2) Lund LH, Edwards LB, Dipchand AI, et al：The Registry of the International Society for Heart and Lung Transplantation：Thirty-third Official Adult Heart Transplantation Report—2016. J Heart Lung Transplant. 2016；35：1158-1169
3) 日本心臓移植研究会ホームページ. http://www.jsht.jp/registry/japan/index.html.

第19章 心臓粘液腫手術

1　心臓粘液腫の診断と手術テクニック

天野　純

A　診断

心臓粘液腫は，臨床症状や各種検査によって診断されるが，心臓に発生する腫瘍の25〜35％が粘液腫であることを念頭におくことが重要である（図1）．心臓粘液腫の大部分は孤立性で左房内に発生し，心房中隔（卵円窩近傍）に有茎性に付着する．家族歴，皮膚の色素沈着，内分泌障害などがある場合，Carney症候群と称される遺伝性疾患を疑う必要がある[1]．

1　臨床症状

心臓粘液腫は，発生部位によって多彩な症状を呈するが特徴的な臨床症状はなく様々な全身症状，心腔狭窄・閉塞症状，塞栓症などを呈する．

全身症状

心臓粘液腫では，全身の不定愁訴が知られ，constitutional signとよばれる．具体的には発熱，全身倦怠感，体重減少，筋肉痛，Raynaud症候群といった症状を呈する．

心腔狭窄・閉塞症状

腫瘍が増大すると心腔や流出路の狭窄，房室弁機能不全が生ずる．僧帽弁が機械的に狭窄されると，低心拍出による失神や呼吸困難などの左心不全症状がみられ，三尖弁が機械的に狭窄されると，右心不全症状がみられる．症状が体位により変化し，完全閉塞をきたした場合は失神，ショックや突然死を惹起する．

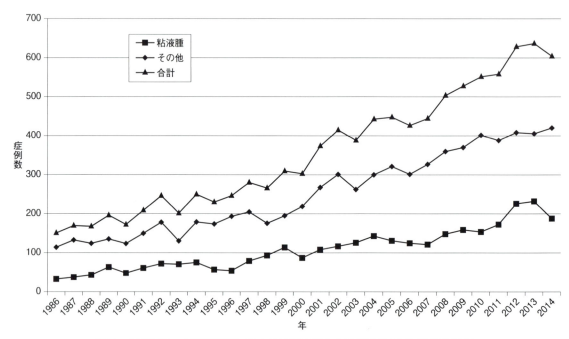

図1　心臓腫瘍，心臓粘液腫に対する手術症例の年次推移（日本胸部外科学会）
(Masuda M, Okumura M, Doki Y, et al：Thoracic and cardiovascular surgery in Japan during 2014：Annual report by The Japanese Association for Thoracic Surgery. Gen Thorac Cardiovasc Surg. 2016；64：665-697 より作成)

塞栓症

心腔内に発育した腫瘍の一部が剥がれたり，腫瘍表面の血栓が剥がれて塞栓症を引き起こす．塞栓症の症状は，腫瘍の発生部位，卵円孔開存の有無によって影響され，左心系では，脳や四肢の動脈をはじめ稀に冠動脈塞栓による虚血症状を起こす．したがって，心房細動の既往のない症例で心原性塞栓症が考えられる場合は，本疾患を疑う必要がある．なお右心系に発生すると肺塞栓症状を起こすことがある．

2 臨床検査所見

Constitutional sign などを呈する場合，鑑別診断として心臓粘液腫の可能性を念頭におく．心臓粘液腫の診断には心エコー，CT，MRI が最も有用で，鑑別診断として血栓，感染性心内膜炎，他の心臓腫瘍などが挙げられる．

血液検査

慢性貧血，CRP 高値，高γグロブリン血症などが認められ，腫瘍細胞から IL-6 が分泌されて IL-6 値が上昇する場合がある．

心電図検査

心臓粘液腫に特異的な心電図所見はないが，心臓粘液腫症例の 2/3 に心電図異常が認められ，左房負荷所見を認めることが多い．

胸部 X 線検査

特徴的な所見はないが，左房粘液腫の約半数に左房拡大，肺門部血管陰影増強，肺水腫や腫瘍内に石灰化が見られる場合がある．

心エコー

心臓粘液腫の診断に心エコーは最も有用で，心臓粘液腫の疑いがあればまず第一に行うべきである．腫瘍の存在部位，大きさ，形状，茎，可動性を評価し，房室弁の狭窄の程度，血行動態への影響を評価する．経食道心エコーは手術適応・方針決定に多くの情報を得ることができる．

CT，MRI

心エコーで描出が困難な場合は CT，MRI が有用であり，診断とともに術式やアプローチを検討できる．単純 CT で，心臓粘液腫の 2/3 は内部不均一で 1/3 は内部均一で，時に石灰化を認める．さらにマルチスライス CT によって，より多くの情報が得られる．

MRI

T1 強調像ではほとんどの場合 heterogenous に描出され，T2 強調像で hyper-intence signal に描出され，またガドリニウムによる造影 MRI では濃染する．動画 MRI は，腫瘍の大きさ，位置，腫瘍の茎の付着部位，心臓の血行動態を可視化する点で他の画像に比べ優れている．

PET（positron emission tomography）

以上の検査で心臓に腫瘍が見つかった場合，担がん患者における転移性心臓腫瘍，良性腫瘍と悪性腫瘍，あるいは心臓腫瘍と血栓との鑑別に PET が有用である．

心血管造影検査

かつて，冠動脈造影にて栄養血管を描出したり，心腔造影で腫瘍による造影欠損像を描出する目的で行われたが，最近では，高齢者で冠動脈疾患を疑われる症例に行われる．

コツと勘所　心臓粘液腫診断のポイント

・Constitutional sign が見られる場合，心臓粘液腫を疑いまず心エコー検査を．
・心臓粘液腫を疑ったら，血中 IL-6 値を測定する．
・鑑別診断と手術のプラニングに，心エコー検査，dynamic MRI が有用である．

B 適応と戦略

心臓粘液腫は良性腫瘍ではあるが，時に致死的な転帰となるため手術適応となる．また，心臓に腫瘤が存在する場合，確定診断のため手術適応となる．しかし，手術が不可能な部位に発生した場合や Carney 症候群のように多発性で完全に切除することが困難な場合の手術適応については一定の見解が得られていない．

手術戦略は，画像診断よりまず腫瘍の占拠部位と大きさ，可動性の有無，腫瘍茎があるか広基性に発育しているか，健常組織との境界が明瞭か不明瞭か，あるいは腫瘍に血栓が付着しているかを検討して手術プラニングする．また，刺激伝導系や線維三角，心室中隔，弁組織などの重要な組織との位置関係を的確に把握しておく必要がある．重要な組織を巻き込んでいる場合，腫瘍を切除する際どの程度まで切除するか，再建方法などのプ

334　第19章　心臓粘液腫手術

ランと術前準備をする．非手術症例の予後は明らかでなく，手術待機中に心不全や塞栓症で約8%の患者が死亡したとの報告もあるため，手術可能な症例は診断がつき次第，可及的速やかに手術を行う．

C　手術の手順と手技

1　手術の原則

手術は通常胸骨正中切開アプローチ，人工心肺補助および心停止下で行い，無血野を得ることにより，腫瘍の全貌を把握でき，脆い腫瘍でも完全に切除することが可能である．大動脈遮断前の心臓の脱転などの操作は，塞栓症を起こす可能性があるため，最小限にとどめる．

手術の原則は，**コツと勘所** に示す通りで，粘液腫を破砕しないように最大限の注意を払い，腫瘍切除後，術野をよく洗浄・吸引し，細かい腫瘍片が残存しないように注意深く観察する．術野の血液を破棄すべきか返血すべきかは明らかにされていないが，稀に腫瘍切除後に遠隔転移症例が報告されており，術中腫瘍播種の可能性が示唆されている．

コツと勘所　**心臓粘液腫の手術における留意点**

・腫瘍塞栓をきたす粗雑な手技を避ける．
・再発を起こさないように完全に切除する．
・腫瘍が非常に脆いため注意し，心腔内に落とした場合は必ず探し出して摘出する．
・腫瘍切除による弁などの周囲組織の損傷がないことを確認する．
・Carney症候群など多発性の場合は，全心腔内をよく観察して取り残しがないことを確認する．

2　右房粘液腫の切除（図2）

右房粘液腫では，人工心肺確立時の脱血管の位置が問題になる．腫瘍付着部が右房高位また低位に位置するときは，経心房カニュレーションの邪魔になるため，内頸または大腿静脈のカニュレーションが役立つ．右房から十分離れた遠位上大静脈にカニュレーションすることにより腫瘍を切除できるが，右房下位にあり下大静脈には入り込んでいるような腫瘍では大腿静脈脱血が必要になる．もし腫瘍が大きく，上下大静脈近傍に付着し

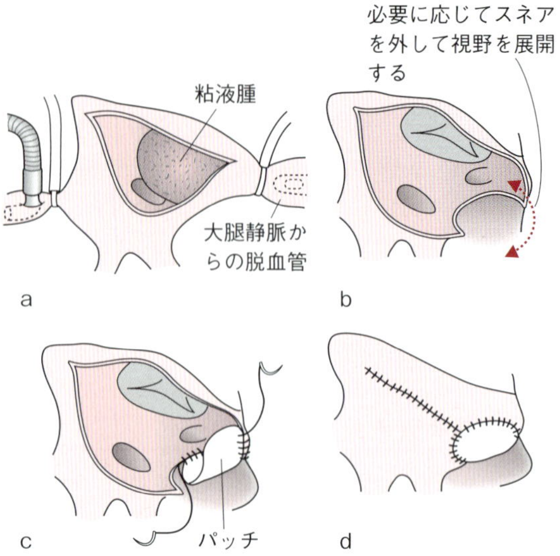

図2　右房粘液腫切除術

a：腫瘍が下大静脈近傍に存在する場合は，大腿静脈から脱血し右房切開を行う．
b：茎部から5mm以上離して右房壁とともに腫瘍を切除する．
c：欠損部の再建は，心膜パッチなどを縫着する．
d：右房切開部をパッチとともに縫合する．

ている場合には，超低体温循環停止も考慮する．

通常，心停止後右房を大きく切開して腫瘍を切除し，欠損部が大きい場合は心膜などを用いて右房の再建を行う．巨大なまたは刺激伝導系に近接する右房粘液腫の切除に際しては詳細な術前検討，術中心エコーが有用で，粘液腫は心内膜下に深く広がることが少ないため刺激伝導系周囲組織まで深く切除する必要はない．

3　左房粘液腫の切除（図3）

小さな腫瘍が心房中隔から発生した場合，茎が通常卵円窩に存在するため，まず右房切開し，心房中隔を観察すると卵円窩近辺がやや膨隆し他の心房中隔壁と異なって変色している部位があり，その変色部分から1cm前後の距離を取って中隔を小切開し，左房内を観察して，腫瘍茎から5mm以上離れて中隔壁とともに腫瘍を摘出する．腫瘍が大きく，小切開で摘出困難なときは，心房中隔を頭側あるいは尾側に切開を延長して腫瘍を摘出する．

腫瘍が大きく左房全体を占めるような巨大な左房粘液腫の視野展開は，右側の心膜吊り上げ糸を右側心膜の低位置にかけ，左側には吊り上げ糸をかけずにおくと左房を大きく展開でき，再建用の

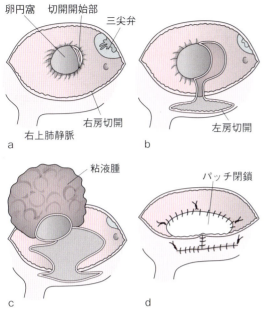

図3 左房粘液腫切除術

a：卵円窩から発生した大きい左房粘液腫の場合、左房切開のみでは茎部の観察が不十分になるため、まず右房切開を行う。心房中隔を観察すると卵円窩近辺がやや膨隆し他の心房中隔壁と異なって変色している場合があるため、その変色部分から1 cm前後の距離をおいて中隔に小切開をおき、左房内を観察する。

b：さらに、右側左房切開を加えて、T字切開すると腫瘍の全貌が明らかになる。

c：腫瘍茎から5 mm以上離して中隔壁とともに腫瘍を摘出する。

d：欠損部の再建は、心膜パッチなどを縫着する。

大きな心膜パッチが得られる。さらに上大静脈を剝離し、同様に下大静脈右房接合部を剝離することにより左房内の視野がよくなる。人工心肺確立に際して右房を開けるため上・下大静脈の脱血管にスネアを必ずかけておく。さらに左房の視野展開が必要なときや、悪性の左房粘液腫が疑われる場合は、茎の付着部位や腫瘍の大きさに応じてDubostの切開[2]、SmithのT字切開[3]などの方法を用いたり、superior transseptal approach[4]や場合によっては上大静脈離断を付け加えbiatrial approachによりよい視野が得られる。さらに必要な場合には、心臓移植の手技に準じて左房切開を下大静脈の背側から僧帽弁輪近傍まで延長することにより切除可能である。左房粘液腫が心房中隔以外から起始する場合、腫瘍付着部の左房壁を貫壁性に切除することが困難な場合は、再発を最小限にするために付着部位を凝固焼灼することもある。

4 心室粘液腫

心室粘液腫は、経房室弁的にアプローチし、必要に応じて房室弁を視野展開のためいったん心房切開を加え、摘出後再縫合する。流出路に位置する小さい腫瘍は流出路越しに切除できる場合がある。以上の方法で切除困難な場合は心室を直接切開して切除する。

5 低侵襲手術

胸骨部分切開あるいはMICS（minimally invasive cardiac surgery）、port-access法などの低侵襲手術や、da Vinciを用いたロボット支援下に心臓粘液腫を切除した報告もみられている。

D 手術成績と今後の課題

日本胸部外科学会の年次報告によると、粘液腫切除術の病院死亡率は0.5％である[5]。非家族性・散発性粘液腫の再発率は約1〜4％で再発するとの報告や稀に悪性化したとの報告もあるため、定期的なフォローアップが必要である。

今後、高齢者の心臓粘液腫の頻度が増加すると予測されるため、より低侵襲手術の開発、さらに多発性腫瘍、異常なDNA genotype症例の再発・フォローアップなどが課題となる。

文献

1) 天野 純：心臓粘液腫・成因．天野 純、中山 淳、池田宇一（編）：心臓腫瘍学．pp21-27，南山堂，2011
2) Dubost C, Guilmet D, Parades B, et al：Nouvelle technique d'ouverture de l'oreillette gauche en chirurgie à coeur ouvert；l'abord bi-auriculaire transseptal. Technique Chirurgicale. La Presse Médicale. 1966；74：1607-1608
3) Brawley RK：Improved exposure of the mitral valve in patients with a small left atrium. Ann Thorac Surg. 1980；29：179-181
4) Smith CR：Septal-superior exposure of the mitral valve, the transplant approach. J Thorac Cardiovasc Surg. 1992；108：623-628
5) Masuda M, Okumura M, Doki Y, et al：Thoracic and cardiovascular surgery in Japan during 2014：Annual report by The Japanese Association for Thoracic Surgery. Gen Thorac Cardiovasc Surg. 2016；64：665-697

第20章 冠動脈瘻手術

1 冠動脈瘻の診断と手術テクニック

北村 律

A 適応と戦略

　冠動脈瘻は様々なanomalyを含むが，ここでは主に成人症例で，起始異常を伴わない冠動脈から，肺動脈や右房，右室などにシャントする異常血管を有する病態について述べる．

　小児期の自然閉鎖や成人症例での冠動脈慢性閉塞による瘻閉鎖が報告されている[1]ものの，冠動脈瘻の自然閉鎖は稀であり，有症状の症例は治療適応となる．心不全や感染性心内膜炎を契機に診断される症例もあるが，健診をきっかけに偶然発見される無症状の症例も多い．破裂はきわめて稀であるが報告があり[2]，瘤形成をしている症例は手術適応と考えられる．しかしサイズによる手術適応基準はない．無症状の症例は教科書的にはQp/Qs＞1.3を手術適応とするとされているが[3]根拠に乏しい基準である．したがって無症状で瘤のない冠動脈瘻は治療の相対的適応としかならない．しかし瘻を形成する異常血管は組織学的にも中膜病変を有することが多く，シャントによる心不全，感染性心内膜炎のリスク，瘤化およびその破裂のリスクと，治療に伴うリスクを説明したうえで，インフォームドコンセントを得られる症例が治療適応であると筆者は考える．

　治療方法には，外科的切除とカテーテル治療による閉塞があるが，単純閉鎖を目的とした場合と完全切除を目的とした場合で手術戦略は異なる．シャント血管が単一で解剖学的に適した症例はカテーテル治療のよい適応となる．複雑な走行，複数の開口などの理由から開胸手術の適応となることも多い．

　手術戦略としては，前壁に限局した場合や，瘻の単純閉鎖を目的とした場合は人工心肺非使用手術や小開胸手術が可能である．しかし，瘻の起始

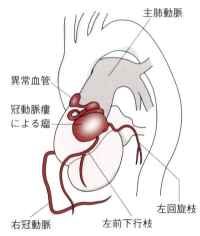

図1　冠動脈造影CTアンギオグラフィによる診断

部が右室流出路組織内に埋没していたり，左房室間溝近傍を走行したりする場合，異常血管の完全切除，瘤切除，確実な開口部閉鎖のためには胸骨正中切開，人工心肺が必要となる．気管支動脈や胸腺の動静脈と交通することもあり，心電図同期CTA（冠動脈CTアンギオグラフィ）の撮像範囲を大動脈弓部まで拡大して血管走行を確認する（図1）．

B 手術の手順と手技

　経食道心エコー（TEE）で冠動脈瘻の右房，右室，肺動脈への開口部が確認できるかどうかチェックする．

　胸腺の動静脈と交通がある場合は，胸骨正中切開後同部の剥離を行い，交通を絶っておく．

　冠動脈瘻が心前面を走行する場合，異常血管は容易に視認できるので，人工心肺確立前に可及的に剥離を進める．鑷子で把持した心外膜から出血したり，電気メスにより不整脈を誘発したりすることが多く，剥離にはCUSAやハーモニックスカ

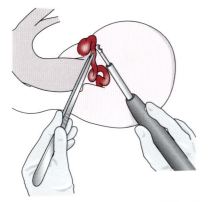

図2 ハーモニックスカルペルによる異常血管の剥離

ルペルが有用である．軟らかな脂肪組織に埋もれている部分はCUSAで剥離し，テープを通しておくとハーモニックスカルペルで容易に剥離できる．左心耳近傍や下壁などは人工心肺確立後に剥離したほうが安全である．

人工心肺の脱血は右房を開ける場合は上下大静脈の2本脱血とし，肺動脈のみを開ける場合は右房1本脱血でよい．

左心耳近傍の瘻は人工心肺確立後に，surgical stabilizerなどを用いて近位鈍縁を尾側に軽く牽引すると良好な視野が得られる．下壁の場合も人工心肺確立後テープをかけておく．心停止前のテープ通しが困難な場合，視認できたらサージカルマーカーや縫合糸で位置をマーキングしておく．視認できない場合は心停止後に探査する．

心筋保護の選択は施設，外科医によって異なるが，単独症例では遮断時間は短いことが多いので順行性心灌流のみでよいことが多い．大きな瘻の場合は大動脈遮断前に瘻血管をリガクリップなどで遮断しておく．

冠動脈瘻が遮断前に視認できなかった場合は遮断後心脱転してから探査する．この場合，術前の冠動脈造影を参照し，房室間溝と心尖部の間のどのあたりにあり，cardiac vein, coronary arteryからどれだけ左側もしくは右側にあるかで見当をつけ，同部の心外膜，心筋をCUSA，ハーモニックスカルペルで剥離する（図2）．

瘻血管が確保できたら近位と遠位の両方向に剥離を進める．近位で冠動脈に近づいたら瘻を切開し，flexible probeを挿入し，冠動脈の走行を確認することで瘻の起始部が確認できる．起始部が確認できたら断端を処理する．

瘤を形成している場合は瘤を開放し，流入血管，流出血管を確認する（図3a, b）．それぞれからflexible probeを挿入し走行を確認する．流出血管が複数の場合は他の冠動脈との交通を確認する．右室に開口する場合は瘻の断端をプレジェット付マットレス縫合などで閉鎖する．正常冠動脈と右室開口部がきわめて近い場合には，瘻起始部で冠動脈の直下をマットレス縫合で閉鎖する．右房，肺動脈の場合は開口部で切開し，右房，肺動脈内腔を視認し他に開口部がないかどうかチェックする（図3c～f）．瘤壁の残存は問題にならず，瘻を形成する異常血管に動脈圧がかからなければ再発の心配はない．

人工心肺前に冠動脈瘻の開口がTEEで確認できていた場合は，遮断解除後残存がないかチェックする．Asynergyがあり，冠動脈損傷の憂いのある場合はバイパスを躊躇すべきではない．

> **コツと勘所　心前面での剥離**
>
> まずCUSAを用いてある程度剥離する．細かな周囲血管は電気メスで焼灼する．瘻が把持できるようになったらハーモニックスカルペルで剥離する．内胸動脈剥離と異なり，血管をしっかり鑷子で把持できるので容易である．人工心肺確立前に可及的に剥離しておくが，あまり深追いする必要はない．

> **コツと勘所　冠動脈瘻起始部の処理**
>
> パーソネット・プローブ®などのflexible probeで冠動脈の走行を確認し，冠動脈瘻起始部を同定する．瘻断端開口の処理は7-0ポリプロピレン糸の連続縫合で行っている．冠動脈狭窄を作らないよう注意が必要なのは言うまでもない．

> **コツと勘所　肺動脈への開口部の観察**
>
> 肺動脈，右房上の瘤から開口が複数ある場合は開口部をつなげるラインで切開しておく．壁内を走行している場合，他の開口部からアーテリオトミーカニューラを挿入して血液を注入すると交通が確認できることもある．他の血管系と交通していることもあるので注意が必要である（図3c, e）．

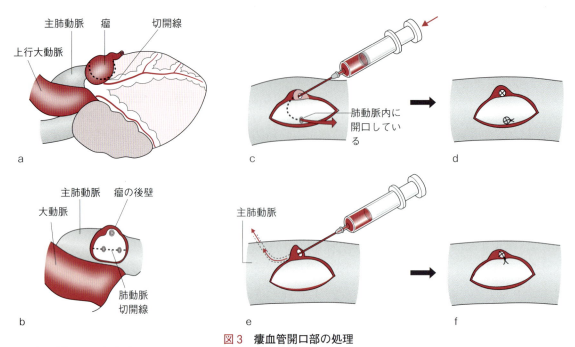

図3 瘻血管開口部の処理
a：瘤を剝離して前壁を切除する．
b：瘤の後壁を観察する．例えば開口部が3か所ある場合，そのうちの明らかに肺動脈に開口する2つをつなげて肺動脈を切開する．
c：血液を注入して開口部を確認する．
d：肺動脈内外の開口部を閉鎖する．
e：肺動脈内への交通はない（胸腺動脈を介して左内胸動脈や気管支動脈と交通している）．
f：入口部のみ閉鎖する．

C 手術成績と今後の課題

冠動脈瘻には様々なバリエーションがあるが，手術成績は良好で，文献的に死亡率は0〜1.4%と報告されている[4]．国内の大規模な成績は不明である．2012〜2016年の5年間に北里大学で成人に行われた開心術784例中冠動脈瘻は4例（0.51%）あり，3例が瘤形成のための単独手術，1例が僧帽弁手術前の冠動脈造影で偶然発見された小さな瘻であった．全例合併症なく退院した．

単純閉鎖後の冠動脈瘻再発の報告は散見されるが[5]，検索しえた限り遺残シャントが問題になった報告はない．中膜病変を有する異常血管に動脈圧がかかる状態を残すことは，将来的な瘤形成や微小循環を介した瘻再発のリスクを残すことにつながるが，今後デバイスの進歩に伴い，カテーテルによる単純閉鎖がより普及すると考えられる．それに伴い，外科手術も胸骨正中切開完全切除から低侵襲単純閉鎖の方向へシフトすること

が予想される．

無症状例の治療適応基準は明確なものがなく，個々の患者に合わせて治療の目標（瘻閉鎖か完全切除か）を明確にし，適切な治療を施すことが肝要である．

● 文献

1) Jaffe RB, Glancy DL, Epstein SE, et al：Coronary arterial-right heart fistulae. Long-term observations in seven patients. Circulation. 1975；52：714-721
2) Habermann JH, Howard ML, Johnson ES：Rupture of the coronary sinus with hemopericardium. A rare complication of coronary arteriovenous fistula. Circulation. 1963；28：1143-1144
3) Kirklin JW, Barratt-Boyes BG：Congenital anomalies of the coronary arteries. In Terry D, ed：Cardiac surgery. 2nd edition. Churchill pp1167-1194, Livingstone Inc, 1993
4) Mangukia CV：Coronary artery fistula. Ann Thorac Surg. 2012；93：2084-2092
5) Cheung DL, Au WK, Cheung HH, et al：Coronary artery fistulas：long-term results of surgical correction. Ann Thorac Surg. 2001；71：190-195

第21章　肺血栓塞栓症手術

1 肺血栓塞栓症の急性および慢性期の外科治療

増田政久

肺血栓塞栓症の急性期（acute pulmonary thromboembolism：APTE）と慢性期（chronic pulmonary thromboembolism：CPTE）では，その病態から両者に対する外科治療もその適応，術式などにおいて大きく異なる．本章では自験例をもとにその違いを述べる．

A 病態

APTE は静脈・心臓内で形成された血栓が遊離して肺動脈が閉塞する疾患で，その塞栓源の約90％以上が下肢や骨盤内静脈に由来するものとされている．血栓による肺血管床の閉塞，セレトニンなどの血管収縮因子の作用，非閉塞部への相対的血流増加による換気血流不均衡から肺高血圧と低酸素血症が惹起される．したがって重症度はその肺血管床の閉塞範囲により異なる．

一方 CPTE は APTE とは異なり，器質化した血栓により肺動脈が閉塞し肺循環動態の異常が少なくとも6か月以上続いた病態で，徐々に肺高血圧が進行し，平均肺動脈圧が25 mmHg 以上を示す例を慢性血栓塞栓性肺高血圧症（chronic thromboembolic pulmonary hypertension：CTEPH）という．平均肺動脈圧が30 mmHg を超える CTEPH の場合，肺高血圧は進行性であり，その予後は平均肺動脈圧の程度と相関する[1,2]．

B 適応と戦略

APTE の基本的治療は，各ガイドラインで示されているように抗凝固療法ならびに血栓溶解療法である．したがって外科治療，すなわち肺動脈内血栓摘除術の適応になる例は多くない．しかし心停止に至るショック例の手術成績は不良であるこ

表1　PEA の手術適応と要点

手術適応
1）mPAP＞30 torr　PVR＞300 dynes
2）NYHA＞Ⅲ度
3）PEA を開始できる中枢端が到達可能な部位にあること
4）重篤な合併症がないこと

要点
1）Median sternotomy with CPB
2）Intermittent circulatory arrest 　　（circulatory arrest time is limited to 15 minute intervals）
3）Deep hypothermia（slow cooling and slow re-warming）
4）Tricuspid annuloplasty is not performed

（Jamieson SW, Kapelanski DP：Pulmonary Endarterectomy. Curr Probl Surg. 2000；37：165-252 より）

と，循環動態が持続的に不安定な非ショック例に対する肺動脈内血栓摘除術の成績が良好であること，また血栓溶解療法により出血のリスクが高くなることなどを総合的に判断し，ショックに至る前に積極的に人工心肺使用下での肺動脈内血栓摘除術を考慮すべきと考える．

CPTE 中，CTEPH に対する外科治療は，APTE に対する血栓摘除術とは明らかに異なる肺動脈内膜摘除術（pulmonary endarterectomy：PEA）であり，現在，唯一有効な治療法として位置付けられている．その手術適応は San Diego グループの基準が一般的である（表1）[3]．

C 手術の手順と手技

1 APTE

術前循環動態が保たれている場合は，胸骨正中切開後に体外循環を確立するが，ショック例を含め循環動態が不安定な場合は，あらかじめ PCPS を装着してから手術室に搬送することが多い．すなわち循環虚脱時間を短縮し，低酸素脳症を回避

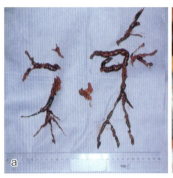
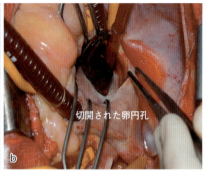

図1 摘出された血栓（a）と卵円孔に嵌頓していた血栓（b）
a：中央部の血栓は三尖弁に付着していた．
b：卵円孔を切開し嵌頓していた血栓を取り出した．

することが最も重要である．

手技としては上行大動脈送血，右心耳より下大静脈（IVC），右房下部より上大静脈（SVC）へ脱血管をクロスさせるように挿入し体外循環を確立する．この際，下肢，骨盤内より遊離した血栓やIVC内の残存血栓がIVCへ挿入した脱血管を閉塞，脱血不良を起こす可能性を想定し，2段脱血管を使用することもある．

右肺動脈

SVCを右房接合部より奇静脈流入部あたりまで全周に剥離しテープを通す．左上肺静脈からベントを挿入後，上行大動脈遮断，心筋保護液を大動脈基部より注入，心停止を得る．まず上行大動脈とSVCの間を小開創器で開き，右主肺動脈に長軸方向の切開線を上葉枝分岐付近までおき，人工心肺に接続した吸引管と鑷子を用い，血栓を慎重に牽引しつつちぎらずに連続して末梢部まで摘出するように努める．CPTEの急性増悪で血栓が内膜に固着している場合以外は，容易に血栓摘除が可能である．切開線より肺動脈の各葉動脈，区域動脈内の大きな残存血栓のないことを確認し，5-0あるいは6-0 Proleneにて2重に切開線を閉鎖する．

左肺動脈

次いで心臓ネット（冠動脈バイパス術で用いる）にて心臓を右下方に脱転し，左主肺動脈の視野を得て，長軸方向に切開線をおくが心膜折り返し部まで延長する必要はない．右同様の血栓摘除術を行い切開線を閉鎖する．

最後に右房に小切開をおき，奇異性脳塞栓症の予防のため卵円孔開存の有無を確認，開存していれば直接閉鎖し，次いで右房の小切開線を閉鎖する．復温後，体外循環より離脱する（図1）．

型のごとく右房・右室にペーシングリードを縫着，心嚢・縦隔にドレーンを留置し，終了とする．IVC filter留置に関しては，右心耳の脱血管挿入部より回収型可能型のfilterを透視下に体外循環離脱後に挿入することが多い．

2 CTEPH

CTEPHに対する手術は，前述したように単なる血栓摘除ではなく血栓が固着している内膜を含めて摘除する（PEA）ことが要点である．胸骨正中切開，超低体温間欠的循環停止法を用いて両側肺動脈に対してPEAを行うJamiesonらの方法が標準化しており，我々もそれに準じている[3]．

右肺動脈

手技はAPTEと同様に体外循環を確立するが，肺動脈本幹からもベントを挿入する点（左肺動脈に切開線をおく場合のスタート点となる）が異なる．膀胱温や咽頭温（中枢温）が18℃に到達するまで60分以上かけて冷却する．冷却中にSVCを右房接合部より奇静脈流入部あたりまで全周性にわたり剥離しテープをかける．その後，上行大動脈とSVCの間に開創器をかけ，右主肺動脈前面を長軸方向に上行大動脈下より上葉枝分岐後約1cmあたりまで露出し，切開線を想定する．中枢温が目標値に達したら上行大動脈を遮断，心筋保護液を大動脈基部より注入，心停止を得ると同時

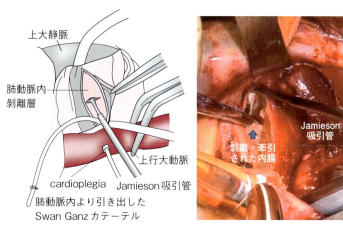

図2 右肺動脈に対する PEA
a：内腔から肺動脈後壁を slice するようにして剝離層を見いだす．
b：内膜を牽引しながら Jamieson 吸引管を用いて剝離を末梢に進める．

に ice slush にて表面冷却を行う．SVC, IVC 遮断後，再び上行大動脈と SVC の間に小開創器をかけ想定した切開線に沿って切開を加え，肺動脈内腔より Swan-Ganz カテーテル（多くは右肺動脈内に達していることが多い）を引き出し視野の邪魔にならないように創外に移動，固定する．Cell Saver® に接続した Jamieson 吸引管で血液を吸引し，内腔に大きな器質化血栓（white clots）や二次血栓（red clots）を認めた場合は可及的に除去する．Microtome knife にて主肺動脈後壁を内腔より slice するように PEA のための適切な剝離層を見いだす．剝離した（血栓）内膜を把持，軽く牽引しながら，（血栓）内膜をちぎらないように Jamieson 吸引管を用いて鋳型状にくり抜くように上葉枝を残しつつ中下葉に剝離を進める．間欠的循環停止下〔1回の停止時間は20分までに，再灌流時間は10分とし（血栓）内膜摘除の間，繰り返す〕にそれぞれの区域枝に剝離を進め（血栓）内膜を連続して摘除し，その後上葉枝に対しても同様に PEA を行う（図2）．

なお循環停止前に脳保護の目的でチオペンタールを500〜1,000 mg を静注する．終了後 Swan-Ganz カテーテルを肺動脈内に戻し，切開線を 6-0 Prolene にて2重に閉鎖する．

左肺動脈

APTE と同様，心臓ネット（冠動脈バイパス術で用いる）にて心臓を右下方に脱転し，左主肺動脈の視野を得て，長軸方向に切開線を心膜折り返

し部までおく．右同様，間欠的循環停止下に（血栓）内膜摘除術を行うが，下葉枝が気管支の背側に位置するため視野の確保が困難なことがあるため，切開線をさらに下葉枝の方向に延長することもある．（血栓）内膜摘除後，上行大動脈の遮断を解除，肺動脈主幹部より挿入したベントを左肺動脈内に誘導し，切開線を右同様に閉鎖すると同時に復温を開始する．復温は灌流温と中枢温を約10℃の差を保ちつつ90分以上かけ行う．この間に心タンポナーデ予防のために大動脈と左横隔神経の間の心囊膜を数 cm 円形に開窓する．さらに術前エコーで卵円孔の存在が示唆された場合，右房に小切開を加え，卵円孔を直接閉鎖する．術前に三尖弁逆流を認めても修復しない．両側肺動脈の切開線からの出血の有無を確認し体外循環より離脱する．型のごとく右房・右室にペーシングリードを縫着，心囊・縦隔にドレーンを留置し，終了とする．IVC filter は，永久型を術前に留置しておくことが多い．

> **コツと勘所　適切な剝離層の同定**
>
> 手術の最大のポイントは適切な剝離層を同定することである．多くの場合，主肺動脈後壁内腔を microtome knife で slice しながら適切な剝離層を見いだすが，切開線部分で剝離層を同定することも可能である．剝離層が浅いと把持した血栓内膜はちぎれてしまい，また深いと外膜に達して致命的な大出血を惹起する穿孔をきたす．適切な剝離層は，組織学的には内弾性板よりわずかに中膜に入った層で，白色の光沢を有しており，Jamieson 剝離子で容易

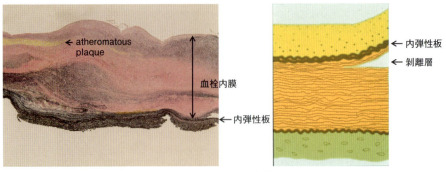

図3 PEAの適切な剥離層

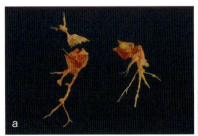
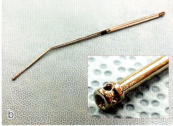
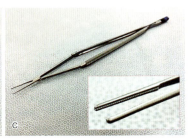

図4 摘出標本と摘出器械
a：摘出標本
b：Jamieson吸引管．先端が丸く剥離子として使用する．
c：Madani鑷子．Fragileな内膜を確実に把持できる．

に剥離を進めることができる．Yellow plaqueは内膜層近くの摘除されるべき層に存在するので適切な剥離層であるかの目安となる．また剥離層が深いと赤色の層（外膜）が確認されることで直ちに剥離を中止する．末梢にPEAを進めるうえで循環停止による無血視野の確保は肝要で，循環停止時間を勘案しつつ判断する．

また脆弱な剥離層や区域枝の把持のための器具も進歩している（**図3，4**）．

D 手術成績と今後の課題

当院で施行した53例の手術成績と手術成績の変遷を示す（**表2**）[4,5]．

手術死亡率は大幅に改善されており，ガイドラインでもPEAは推奨されているが，PEAの侵襲が大きく，また診断・治療に経験の差が出ることより限られた施設でしか行われていないこと，baloon pullmonary angioplasty（BPA）が限られた症例では有用であること，肺血管拡張薬の進歩がめざましいことから，今後はこれらの治療法を適切に組み合わせ，全国レベルでの連携を図ることで治療効果の向上がもたらされることが期待される．

表2 手術成績

自験例	
症例数	53
女性	25（48％）
年齢（歳）	57±10
NYHA Ⅲ/Ⅳ	34/4（73％）
mPAP（mmHg）	45±10
PVR（dynes）	812±337
CI（l/分/m²）	2.5±0.7
死亡率（％）	7.4

報告例		
	Ogino（2006）	Mayer（2011）
症例数	88	386
死亡率（％）	8.0	4.7

Q1 右肺動脈の中下葉へのPEAは,右胸膜を開けなくてもできるのですか？

A1 右主肺動脈前面を長軸方向に切開し,適切に同定・剝離された（血栓）内膜を中枢側に引き出すように把持しながら,剝離を連続的に進めていくことで可能です.

Q2 PEAでの外膜を破った場合,どう修復するのですか？

A2 穿孔部位が主幹あるいは葉動脈レベルなら内腔から6-0 Prolene数針で修復可能です.区域枝レベルではPEA終了後,人工心肺が再開され復温中の異常な出血により穿孔に気づくことが多いので,胸膜を開けて肺動脈の各区域枝同定し,出血点を確認,修復します.

● 文献

1) 肺血栓塞栓症および深部静脈血栓症の診断,治療,予防に関するガイドライン（2009年改訂版）.循環器病の診断と治療に関するガイドライン（2008年度合同研究班報告,班長：安藤太三）.http://www.j-circ.or.jp/guideline/index.htm

2) Riedel M, Stanek V, Widimsky J, et al：Long term follow-up of patients with pulmonary embolism：late prognosis and evolution of hemodynamic and respiratory data. Chest. 1982；81：151-158

3) Jamieson SW, Kapelanski DP：Pulmonary Endarterectomy. Curr Probl Surg 2000；37：165-252

4) 増田政久,田中英穂：肺動脈血栓塞栓症における血栓内膜切除術.Heart View 2011；15：81-85

5) 肺高血圧症治療ガイドライン（2012年度改訂版）.循環器病の診断と治療に関するガイドライン（2011年度合同研究班報告,班長：中西宣文）.http://www.j-circ.or.jp/guideline/index.htm

第22章 腹部大動脈瘤手術

1 腹部大動脈瘤の治療戦略とテクニック

竹谷 剛

A 腹部大動脈瘤（AAA）に対する外科治療の現況と治療戦略

　言うまでもなく腎動脈下腹部大動脈はヒトにおいて最も多く大動脈瘤が発生する部位である．日本胸部外科学会の統計[1]によると胸部/胸腹部大動脈瘤（大動脈解離を含む）に対する外科治療が本邦で年間16,000件程度行われているが，真性瘤に限定すると大動脈基部1,000件，上行大動脈1,200件，弓部大動脈3,500件程度，下行/胸腹部大動脈も3,500件程度となっている．一方，腹部大動脈瘤に対する外科治療は17,000件前後とされ，そのほとんどが腎動脈下の真性瘤であることを考えるといかに大動脈瘤が腎動脈下腹部大動脈に好発するかがわかる．

　腹部大動脈瘤に対する外科治療としては人工血管置換術もしくはステントグラフト内挿術（endovascular aortic repair：EVAR）およびそれらのハイブリッド手術が行われるが，企業製ステントグラフトが日本に導入されて10年が経過した2016年には，17,000件の半数強にEVAR，半数弱に人工血管置換術が行われている．このEVARの割合は，最近1〜2年でやや低下しているといわれており，米国では直近80％以上，欧州・中東では60％以上がEVARであることと比較すると，日本の現況は他の先進国と比較すると相対的に人工血管置換術優勢といえる．

　どちらの治療も本邦における待機手術死亡率は0.5％ないしそれ未満とされる一方，frailtyや開腹歴などの患者背景，創の大きさ，疼痛，侵襲の大きさ，再治療の可能性，遠隔期の瘤関連死亡，将来の動脈瘤治療のさらなる発展など，治療法の選択においては様々な考慮すべき要素がある．一見相補的にみえるこの2つの治療法であるが，解剖学的に，一方の治療法で治療しやすい動脈瘤は他方でも治療しやすく，逆もまた然りであることが多く，2つの治療法は必ずしも相補的な関係にはないといえる．このため治療法としてどちらを選択するかの分水嶺は，施設および術者により大きく異なっているのが現状である．筆者は，治療施設としても外科医（大動脈瘤治療医）個人としても，どちらか一方の治療法を排除しないこと，すなわちどちらの治療も同程度に得意になることと，ステントグラフトについてはIFU（instructions for use）に則った治療を行うことが目の前の患者の利益を最大化するために重要と考えている．

B 手術の手順と手技

1 人工血管置換術

腹部大動脈へのアプローチ法

　腹部大動脈へ到達する方法には開腹アプローチと後腹膜アプローチがある．後腹膜アプローチのメリットは，腹腔を通らないことと腎動脈分岐部より中枢の大動脈へも到達可能なことである．したがって，筆者は腹腔内に高度の癒着が想定されるいわゆるhostile abdomenの症例や，腎動脈再建を要するsuprarenalもしくはpararenal AAAの症例では後腹膜アプローチを選択している．上記以外の症例，つまり腹腔を通ることがそれほど困難でなく，腎動脈分岐直下ないしそれ以下で中枢側吻合ができる症例では，腹部正中切開による開腹アプローチを選択している．以前は開腹後に腸管麻痺や腹腔内に生じる癒着が原因と思われるイレウスがよく発生したため後腹膜アプローチを第一選択としていたが，近年は開腹大動脈手術後のイレウスはまず経験しない．ノンパウダー・ノンラテックス手袋の使用と，小腸を腹腔外に出さずあまり触らない手技（Omni-Tract®などの開創

344

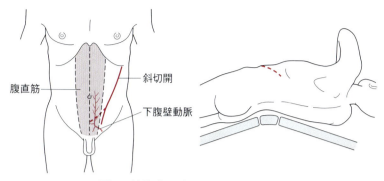

図1 後腹膜アプローチの切開と体位

器の使用)がこの理由と考えている.

　正中切開は，腎動脈上または腎動脈直下での大動脈遮断を要する場合，剣状突起直下から開始する．末梢側を内外腸骨動脈分岐部で吻合する場合，臍と恥骨の中点辺りまでの切開で十分なことが多い.

　後腹膜アプローチは，上半身を捻る右半側臥位＋ジャックナイフ体位で肋骨弓の第9ないし第11肋間から臍の左下方に至る弓状切開を行い(図1)，腹膜および左腎を前方に脱転していくことで腹部大動脈に至る．肋骨弓と腸骨稜の間隔を広げ，皮膚が突っ張る程度に十分にベッドを折ることでよりよい視野が得られるが，それでも中枢側の視野が十分に得られない場合，肋骨弓を横断し開胸することにより，さらに中枢側大動脈の視野を得ることができる．後腹膜アプローチの詳細は胸腹部大動脈瘤手術の項(第14章，⇒269頁)を参照されたい.

開腹による腹部大動脈へのアプローチ

　開腹後，小腸をすべて右方へ圧排し，濡れガーゼで被い Omni-Tract などの開創器で固定することにより後腹膜の視野を得る．小腸を腹腔外に出してisolation bagに包んでおく方法と比べると手術中に生じる腸管の浮腫が軽度である．破裂例で後腹膜に大きな血腫を生じていて小腸が腹腔内に収まらない場合は，やむを得ず腹腔外に出すことになる．中枢部で十二指腸水平部が大動脈前面を右尾側から左頭側へ横切るが，後で後腹膜再閉鎖の際に十二指腸壁に針糸をかけることにならないよう，十二指腸から最低5mm程度離れたライン

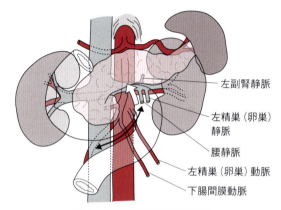

図2 腹部大動脈周囲の解剖

で下腸間膜静脈の右側の後腹膜を左頭側に向け切開する(図2)．より広範な視野のためには十二指腸空腸曲(Treitz 靱帯)まで後腹膜を切開するとよい．十二指腸から空腸近位部を右頭側に圧排することにより左腎静脈およびその背後に腎動脈分岐レベルの腹部大動脈が露出できる．右腎静脈を引っかけるように鉤で頭側に牽引するのみで両腎動脈起始部までの視野が得られるため，腎動脈下遮断で縫い代が取れる腎動脈下大動脈瘤の場合，左腎静脈にテープをかける必要はまずない．腎動脈上での遮断を要する場合，左腎静脈にテープを廻しておく．左腎静脈へは副腎静脈，精巣(卵巣)静脈，腰静脈が流入するが，牽引によりこれらが損傷すると止血に難渋することになるため，テンションがかかりそうな場合，あらかじめクリップをかけ切離しておく.

血管吻合法

　大動脈遮断の際には100単位/kg程度のヘパリ

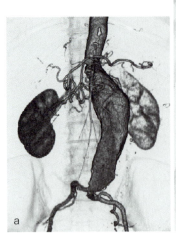
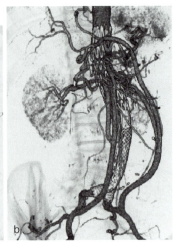

図3 腹部分枝デブランチを伴うステントグラフト内挿術
a：術前　b：術後

ンを投与する．遮断部位にアテロームの付着が多い場合，下肢への塞栓症予防のため末梢側を先に遮断している．血管吻合は離断のうえ，4-0 ポリプロピレン糸（PPP）の連続縫合が原則である．血管径が比較的小さい腹部大動脈の吻合においては，いかに縫い代部分の動脈壁性状が不良に見えても，外膜の bite を十分大きくとっていけば，遮断解除後に大出血となることはほとんどない．また筆者は大動脈吻合においては感染例以外は必ずフェルトストリップを用いているが，後腹膜閉鎖時にはこれが十二指腸にできるだけ接しないように，後腹膜脂肪織があればそれで吻合部およびフェルトを被覆するようにしている．

　腎動脈上で遮断する場合，腎保護のため大動脈切開後に冷やした乳酸リンゲル液を腎動脈入口部から加圧バッグにて片腎に 200〜500 mL 程度灌流することもあるが，現実的には遮断鉗子直下の腎動脈入口部にバルーンカテーテルを挿入することは難しく，灌流できないことも多い．通常 10〜20 分程度の温阻血で不可逆性の腎障害をきたすことはあまりない．

　人工血管は，血管内治療の時代になりやや径の太いものを使用することにしている．特に口径差が問題とならない場合，脚の径は最低 9 mm のものを使用している．8 mm の knit 人工血管は，移植後は 10 mm 近くに拡張するためステントグラフトの 24 Fr シース（外径 9.3 mm 程度）もほとんどの場合通過するが，人工血管に屈曲があると通過困難なこともある．Y 字型人工血管の胴体部の長さは，将来ステントグラフトを人工血管胴体部にランディングすることになる可能性を考え，3 cm 程度にしている．Y 字型人工血管の末梢吻合は 5-0 PPP を使用する．

2 ステントグラフト内挿術

　一般的な腎動脈下 AAA の手技については各デバイスのマニュアルを参照されたい．ここでは，腹部分枝デブランチ（debranching）を伴うステントグラフト内挿術について紹介する．

　図3 は腹腔動脈分岐部直下から terminal aorta に至る腹部大動脈瘤に対するデブランチ EVAR の 3D 画像である．左外腸骨動脈から総肝動脈と左腎動脈へ，右外腸骨動脈から上腸間膜動脈と右腎動脈へ 8 mm/6 mm 人工血管でバイパスを行い，ステントグラフトは腹部用の Y 字型システムに胸部用のストレートシステムを継ぎ足している．人工血管は ePTFE のサポートなしのものを使用することが多い．上腸間膜動脈と腹腔動脈は，Type II エンドリークを防ぐため第 1 分枝よりも起始部で結紮する必要がある．上腸間膜動脈は十二指腸を右方に脱転したところで左側から腸間膜脂肪織を切開して露出する．腹腔動脈は小網を開け，大動脈前面の靱帯を分けて露出する（図4）．バイパスは腹腔動脈幹に対して行うことは困難で，ほとんどの場合総肝動脈の頭側で後腹膜を横に切開し露出した総肝動脈に吻合している．人工

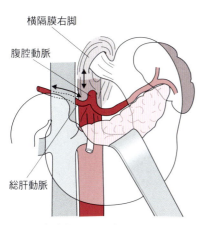

図4 腹腔動脈および総肝動脈の露出

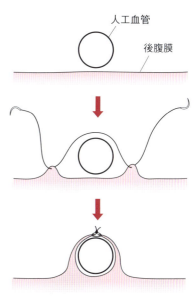

図5 腹腔内の人工血管と腸管の接触を防ぐ方法

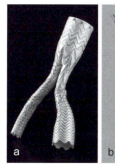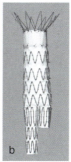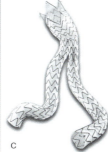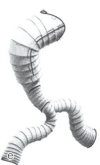

図6 本邦で使用可能な腹部大動脈治療用ステントグラフト（2018年現在）
a：Excluder　b：Zenith　c：Endurant　d：AFX　e：Aorfix

血管の経路は，可及的に後腹膜を通すこととし，腹腔動脈については膵臓の前を通し網嚢内で吻合を行う．後腹膜を通すことが困難な場合は，図5のように後腹膜でトンネルを作り，人工血管が腸管と接触しないようにしている．これら内臓動脈の露出と吻合は特に内臓脂肪の多い患者ではかなりの労力と時間を要することを覚悟しておかなければならない．また，inflowとしては筆者は全例アクセスのよい外腸骨動脈を使用しているが，バイパスが長くかつ逆行性になるため，腎動脈上腹部大動脈を使用する施設もある．しかし，筆者の最長6年のフォローアップ経験では，外腸骨動脈からの腹部内臓動脈バイパスが遠隔期に問題を起こしたことはない．

C ステントグラフト治療の成績と今後の課題

ステントグラフトは2018年現在，図6に示す5デバイスが日本において使用可能である．使い勝手やグラフト素材・ステントの拡張力や形状，top stentの有無などの違いから動脈瘤の予後にも若干の違いがあることが報告されているが，基本的なコンセプトは同じである．2016年10月にEVAR trial 1の遠隔成績の論文が発表された[2]．このtrialは1999～2004年に，ステントグラフトと開腹手術どちらも可能と考えられる60歳以上，5.5 cm以上の腹部大動脈瘤患者を無作為に振り分

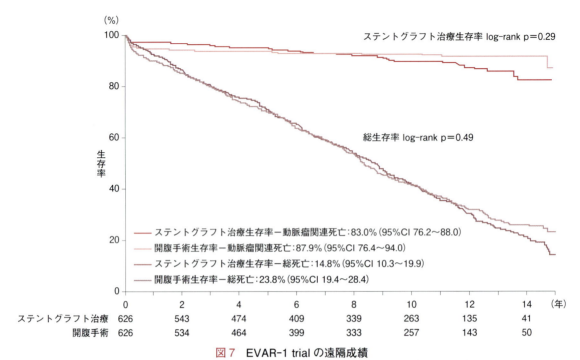

図7 EVAR-1 trial の遠隔成績
ハザード比　総死亡：1.05（9%CI 0.92〜1.19），動脈瘤関連死亡：1.24（0.84〜1.83）
〔Patel R, Sweeting MF, Powell J, et al：Endovascular versus open repair of abdominal aortic aneurysm in 15-years' follow-up of the UK endovascular aneurysm repair trial 1（EVAR trial 1）：a randomized controlled trial. Lancet. 2016；388：2366-2374 より〕

けた試験であるが，平均12.7年のフォローアップで動脈瘤関連死亡，総死亡ともにステントグラフト群に多い傾向がみられ，その傾向は12年を過ぎて強まる傾向にある（図7）．またTypeⅡエンドリークはステントグラフト治療においてはある意味で仕方のないものとして扱われてきたが，TypeⅡエンドリークでも瘤径が高率に拡大することが知られている（図8）[3]．したがって，我々は径2mm以上の下腸間膜動脈はステントグラフト挿入前に塞栓することとしているし，可及的すべての腰動脈を塞栓するとしている施設もある．

デバイスや手技に関する進歩はあるものの，ステントグラフトの黎明期からステントグラフト治療自体のコンセプトは変わっておらず，長期成績の改善のために異なったコンセプトのデバイスが望まれる．いずれにしても治療法の選択においては，こういった治療成績のデータを常に必要情報としてupdateしておくことが望ましい．

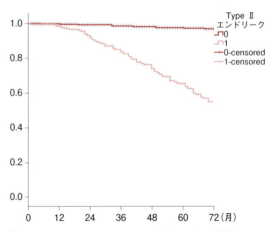

図8 TypeⅡエンドリークの有無による瘤径5mm以上拡大の可能性
(Cieri E, De Rango P, Isernia G, et al：TypeⅡ endoleak is an enigmatic and unpredictable marker of worse outcome after endovascular aneurysm repair. J Vasc Surg. 2014；59：930-937 より)

コツと勘所　腹部大動脈瘤手術の勘所

　人工血管置換術はステントグラフトと比べ，将来への不安を残さないことが最大のメリットである．ただし中枢側において病的に拡大した血管を残さないこと，つまり十分に近位で大動脈を遮断し十分に近位まで置換することが肝要である．また，初心者ではY字型人工血管の胴体部を切らずに吻合してしまうので注意が必要である．

　ステントグラフトでは，エンドリークが即出血となるわけではないため，わずかなエンドリークを「まあいいか」で終わらせがちだが，この「まあいいか」を極力排除してゆくことが重要と考えている．

Q&A

Q1 人工血管置換術において下腸間膜動脈（IMA）は再建するべきでしょうか？

A1 バックフローが良好であれば再建する必要はありません．通常IMAは左右どちらかの内腸骨動脈血流から確保されています．しかし，特にAAAの患者では将来も両側の内腸骨動脈の血流が保証されているわけではありませんので，再建できるものは再建しておいたほうがよいと考えています．手術手技の向上にもつながりますし，分枝を再建できることは開腹手術のステントグラフト手術に対するアドバンテージでもあります．吻合は6-0 PPP糸連続縫合で行います．

Q2 左腎静脈は損傷時に結紮できるのですか？

A2 先に述べた副腎静脈・精巣静脈・腰静脈が開存していれば有事の際に結紮して大丈夫です．

Q3 ステントグラフトは何種くらい実施すべきでしょうか？

A3 胸部よりも腹部ではデバイスによる特性の違いが大きいようです．周囲に各デバイスの指導医や実施医がいて資格取得可能な状況であれば，多くのデバイスについて資格を取り，各デバイスの特性を理解したうえで症例に最もふさわしいデバイスを選択するのがよいと思います．

Q4 ハイブリッド手術は低侵襲ですか？

A4 本項中に示したようなハイブリッド手術は決して低侵襲といえないというのが実感です．筆者の施設では，侵襲が小さいからこのような術式を選択するというよりは，大動脈の性状が悪く遮断しづらいとか，胸腹部（左後腹膜アプローチ）の再手術であるという理由でこういう術式を選択することがほとんどです．

● 文献

1) Thoracic and cardiovascular surgery in Japan http://www.jpats.org/modules/investigation/index.php?content_id＝4
2) Patel R, Sweeting MF, Powell J, et al：Endovascular versus open repair of abdominal aortic aneurysm in 15-years' follow-up of the UK endovascular aneurysm repair trial 1（EVAR trial 1）：a randomized controlled trial. Lancet. 2016；388：2366-2374
3) Cieri E, De Rango P, Isernia G, et al：Type Ⅱ endoleak is an enigmatic and unpredictable marker of worse outcome after endovascular aneurysm repair. J Vasc Surg. 2014；59：930-937

第23章 胸骨骨髄炎・縦隔炎の治療

1 胸骨骨髄炎・縦隔炎の治療戦略

荻野晶弘・大西 清

A 治療戦略

　胸骨骨髄炎・縦隔炎に対する治療のアルゴリズムを示す(図1).発熱や創部発赤・腫脹・圧痛などの炎症所見を認める場合は,血液検査でWBCやCRPの上昇の有無を確認し,局所の細菌培養および血液細菌培養を提出する.胸部CTで胸骨骨髄内のair contaminationや縦隔洞内の液体貯留,胸骨離開,心嚢内液体貯留の有無を確認する.骨髄炎を疑う場合には造影MRIを追加する.上記検査を施行後に,心臓外科医と治療方針を検討する.CTで縦隔内膿瘍を認めず,骨髄炎を伴わない場合には早急に開創ドレナージし,洗浄後に局所陰圧閉鎖療法(negative pressure wound therapy:NPWT)を開始する.縦隔内膿瘍や骨髄炎を認める場合には全身麻酔下に開胸ドレナージを行い,感染組織を十分に除去し,抜去可能なワイヤー,縫合糸などの人工物はすべて除去する.胸骨のデブリドマンでは,胸骨断端から出血が認められるまで十分に掻爬する.術後は,ICUでの人工呼吸器管理下にNPWTを継続し,創部感染コントロールと創底管理(wound bed preparation:

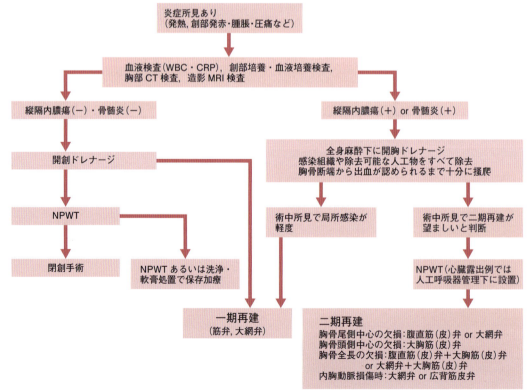

図1　胸骨骨髄炎・縦隔炎治療のアルゴリズム

WBP)を行い，二期再建手術の日程を検討する．深部感染でデブリドマン後に心臓の露出を伴う症例や，二期再建手術までの日数が1週間程度の症例では，人工呼吸器管理を継続するが，通常は全身状態や呼吸状態を考慮して人工呼吸器の離脱を図る．

開創ドレナージ後にNPWTを施行した症例では，創部の状態により手術による閉創を選択，またはNPWTや洗浄・軟膏処置による保存的加療を継続する．すなわち，十分なWBP後に創縁皮下剝離により緊張なく縫合閉鎖が可能であれば閉創手術を行い，閉創手術が困難な症例では，保険算定期間内はNPWTを継続し，以降は洗浄・軟膏処置に変更し，植皮術の施行や瘢痕治癒を目指す．

開胸ドレナージを施行した症例で，術中所見で局所感染が軽度であれば，デブリドマンを十分に行い，洗浄ののち一期的に筋弁もしくは大網弁の充填を行う場合もあるが，ほとんどの症例では二期再建を選択せざるを得ない．二期再建では，欠損が胸骨尾側中心の場合には腹直筋(皮)弁あるいは大網弁を，胸骨頭側中心の場合には大胸筋(皮)弁を選択する[1]．また，胸骨の全長に及ぶ広範な欠損では，腹直筋(皮)弁と大胸筋(皮)弁，または大網弁と大胸筋(皮)弁の併用を選択する．ただし，内胸動脈が損傷あるいはグラフトとして使用されている場合には，同側の腹直筋(皮)弁は適応できない．そのため，対側の腹直筋(皮)弁を選択することとなる．また両側の内胸動脈が損傷あるいは使用されている場合には，大網弁や広背筋(皮)弁を選択する．心囊内の死腔を充填する場合には大網弁が第一選択となる．

B　NPWT

現在，わが国の陰圧閉鎖療法機器には，V. A. C.®治療システム(KCI社，以下VAC)とRENA-SYS®創傷治療システム(Smith & Nephew社，以下RENASYS)があり，いずれも保険適用により使用期間は上限が4週間と定められている．2017年8月1日から，周期的に洗浄液を注入してNPWTが行えるV. A. C. ULTA®(KCI社，以下VAC ULTA)が新たに保険適用となった．現在，

胸骨骨髄炎・縦隔炎に対しては，この局所灌流法を併用したVAC ULTAの治療効果が高く，第一選択となっている．

VAC設置では，腐骨化した胸骨や感染組織のデブリドマンを十分に行うことが重要なポイントとなる．デブリドマンののち創内を十分に洗浄し，創面と周囲皮膚の水分を拭き取り，ポリウレタンフォーム(以下フォーム)を縦隔洞の間隙に合わせて裁断し充填する．次に創面の大きさに裁断したフォームを置き，ポリウレタンフィルムをフォームと創周辺の健常皮膚から3～5cm余分に覆うように貼付する．フィルムに2cm程度の穴を開け，T. R. A. C.™パッドを取り付け，これにつながるチューブをキャニスターに接続する(図2)．陰圧レベルは設置後の疼痛や，吸引による負荷などを考慮したうえで，100～125 mmHgに調整する．VAC ULTA使用の際の生理食塩水洗浄量の設定は，創部の大きさにもよるが，胸骨骨髄炎・縦隔炎の場合には50～70 mLを目安とし，浸漬時間を5～10分，陰圧時間を2時間とした間欠的陰圧閉鎖療法としている．NPWTの交換は2～3日に1回の頻度で行い，交換時には生理食塩水で十分に創部を洗浄する．

深部感染でデブリドマン後に心臓の露出をきたした症例では，出血などの予防に心臓とフォームの間に重層に重ねたアダプティック™やパラフィンガーゼを置き，心臓に直接フォームが接触しないよう注意する．なお，システムの設置は人工呼吸器管理下に，出血などの合併症にも即時対応可能な環境下で心臓外科医とともに行う．

C　再建手術

炎症所見の消退した胸部欠損創は，以下の組織により充填，閉鎖する．

1　大網弁

開腹操作を必要とするが，縦隔間隙の頭側から尾側まで，複雑な形状の欠損や広範囲にわたる欠損を充填することができる[2]．挙上した大網を欠損部に隙間なく充填し閉創するが，直接閉創が困難な場合には大網上に植皮を行う場合もある(図3)．術前に大網を使用できるか，開腹手術の既往

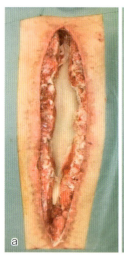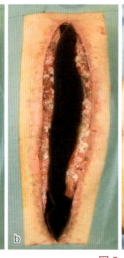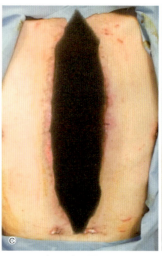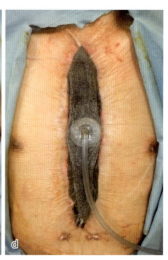

図 2　NPWT(VAC)の設置
a：心臓前面にアダプティック™ を 6 重にして被覆した．
b：縦隔間隙に合わせてポリウレタンフォームを裁断し，充塡した．
c：創部の大きさに裁断したポリウレタンフォームを静置した．
d：陰圧は心臓への負荷を考慮し 100 mmHg で吸引を開始した．

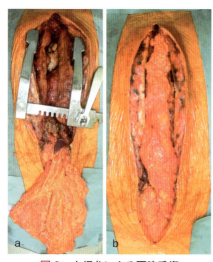

図 3　大網弁による再建手術
a：大網弁挙上後．頭側に人工血管の露出を認める．
b：大網弁を胸骨間隙に充塡し閉創した．

(胃癌術後など)を確認しておく．

2　大胸筋(皮)弁

胸肩峰動脈，内胸動脈穿通枝のどちらを血管茎としても挙上できる[3]．皮島の縫合に制約のある筋皮弁より，自由度の高い筋弁として挙上する場合が多い．胸肩峰動脈を茎とする場合，筋体の移動が不十分なときには，上腕骨停止部を切離するか，両側から筋弁を挙上する(図 4)．内胸動脈穿通枝を茎とする場合は，turn over flap として欠損部に移行する．広範囲の被覆が必要な場合には両側から挙上し，頭側と尾側に 2 分割して移行する．しかし，胸骨尾側 1/4 を被覆することは困難であり，腹直筋(皮)弁などの併用が必要となる．

3　腹直筋(皮)弁

腹直筋は上腹壁動脈と深下腹壁動脈で栄養される．上腹壁動脈茎の有茎筋(皮)弁として移行するが，胸鎖関節部の欠損が大きい場合には血行の不安定な皮弁末梢部での被覆となる[4]．そのため皮弁の壊死を生じる可能性があり注意を要する(図 5)．一般に片側の腹直筋を使用し，筋弁のみでは短く，ボリュームが不足するため筋皮弁として使用することが多い．皮膚欠損がない場合では，皮島部を脱上皮化すれば十分なボリュームを獲得することができる．既往の開胸手術操作により内胸動脈が損傷している場合もあるため，術前に超音波断層検査などで，内胸動脈から上腹壁動脈への血行に問題がないか確認するのがよい．

1 胸骨骨髄炎・縦隔炎の治療戦略 353

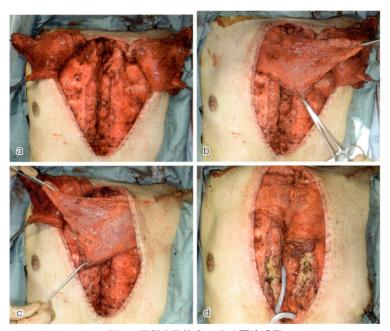

図4 両側大胸筋弁による再建手術
a：両側の大胸筋弁を胸肩峰動脈茎で挙上した．
b：右大胸筋弁の被覆範囲．
c：左大胸筋弁の被覆範囲．
d：大動脈基部の人工血管周囲のスペースを両側大胸筋弁で充塡し閉創した．

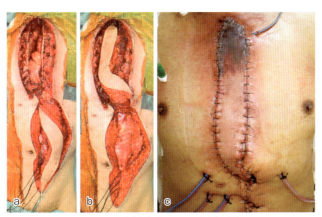

図5 腹直筋皮弁による再建手術
a：左腹直筋皮弁を上腹壁動脈を茎として挙上した．
b：胸骨間隙の欠損を腹直筋皮弁で被覆した．
c：術後2週．皮弁末梢に表層壊死を認め，後日デブリドマンののち植皮術を追加した．

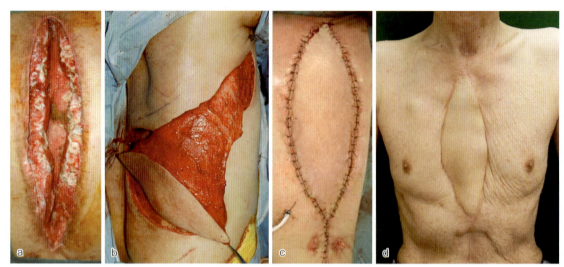

図6 広背筋皮弁による再建手術
a：NPWTによるWBPを行った．
b：広背筋皮弁を挙上．
c：縦隔間隙の欠損を広背筋皮弁で被覆した．
d：術後2年の状態．

4 広背筋（皮）弁

胸背動脈を茎とし，同側の前胸部を広範に被覆することができる（図6）[5]．術中体位変換が必要なため，第一選択としては使用しにくいが，ほかの筋（皮）弁が使用できない場合には有用な選択肢である．血管茎の分枝や上腕骨筋体停止部を切離すると皮弁の移動距離を延長できる．皮弁の移行にあたっては，血管茎のねじれや緊張に注意する．

● 参考文献

1) 荻野晶弘, 大西 清, 岡田恵美, 他：胸骨骨髄炎・縦隔炎に対する当施設の治療方針. 創傷 2016；7：1-8
2) Wornom IL Ⅲ, Maragh H, Pozez A, et al：Use of the omentum in the management of sterna wound infection after cardiac transplantation. Plast Reconstr Surg. 1995；95：697-702
3) Pairolero PC, Arnold PG, Harris JB：Longterm result of pectoralis major muscle transposition for infected sternotomy wounds. Ann Surg. 1991；213：583-589
4) Iacobucci JJ, Stevenson TR, Hall JD, et al：Sternal osteomyelitis；Treatment with rectus abdominis muscle. Br J Plast Surg. 1989；42：452-459
5) Nahai F, Rnad RP, Hester TR, et al：Primary treatment of the infected sternotomy wound with muscle flaps. Plast Reconstr Surg. 1989；84：434-441

Column

再開胸におけるアプローチと戦略

向原伸彦

　開心術の10〜20%は再開胸を要するようになっている．再手術に至る原因は多岐にわたるが，主なものは新たに生じた病変，人工弁不全，弁修復後の再発，再CABG，残存瘤拡大などである．再開胸における問題は出血ならびにそれに起因する合併症が主であり，再開胸に伴う臓器損傷は約7%に生じるとされている．

胸骨 reentry

　術前検査ではCT，特に3D-CT所見が重要な情報を与えてくれ必須の検査である．胸骨と右室(図1)や動脈瘤との癒着程度(図2)，内胸動脈グラフト(図3)をはじめとした冠動脈バイパスグラフト走行などを把握し，術前の手術戦略に役立てる．臓器損傷が危惧される症例では，大腿動静脈もしくは腋窩動脈を露出し，体外循環の準備をして開胸する．

開胸法

　手術開始前に除細動パッドを貼っておく．胸

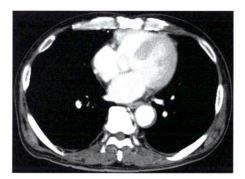

図1　胸骨と右室の癒着を認める

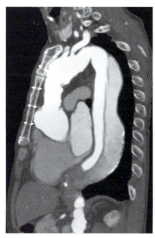

図2　胸骨に近接した上行大動脈瘤を認める

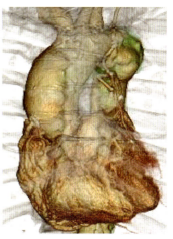

図3　図1と同症例
左内胸動脈グラフト走行と胸骨の位置関係を術前に確認する

骨ワイヤーは抜去する．布鉗子で胸骨近傍の肋骨を左右3か所ずつ把持挙上し，胸骨を引き上げながらoscillating sawにて胸骨を押し切りし切断していく．胸骨後板まですべての長さにわたり一気に切断することは難しく，一部分残存していることが多い．この部分をoscillating sawで感じ（上から叩くようにするとコツコツと硬く感じる），追加の切断を行う．胸骨を左右に開くには整形外科で使用するギプスオープナーを使用するのが便利である．

開胸後剥離

胸骨が無事開けば胸骨下の剥離にかかるが，左側は右室が胸骨下面に癒着している場合があり，適切な剥離層に入ることが困難なことがある．胸骨側を常に意識してそれに沿って剥離を進めることが肝要である．左側に比べ右側は比較的容易であり，開胸できれば開胸したほうが周囲組織を損傷することなく剥離できる．この後開胸器をかけ心臓周囲の剥離にかかるが，始めは右室下面横隔膜側から行う．横隔膜に沿って剥離すると正しい層に入ることができる．この剥離層を下大静脈から右房へと進める．時に心膜との右房癒着が強固な場合もあるが，このときは無理せず大動脈右外側剥離から上大静脈を剥離し，右房を頭側から剥離するようにして癒着強固な部分には心膜をつけておく．右側心膜の剥離できた部分はその都度吊り上げておくほうが視野展開に有効である．大動脈周囲の剥離で注意すべきは知らぬ間に外膜下に入って剥離を進めていることで，再手術のときは外膜の鑑別が難しい場合も多いため注意を常に払っておく．外膜下層に入ったと気づいたときは，正しい層に入り直すとともに，プレジェット付の4-0糸などですぐに外膜固定を施行する．再手術が弁の場合，左側剥離は無理に行う必要はない．僧帽弁手術で視野が得にくいときは，左側

開胸し心尖部を背側に落とす．再CABGの剥離で気をつけるべきは動脈硬化プラークが存在する開存静脈グラフトの剥離である．剥離中にdistal embolismをきたし，心不全に至ることもあるため，剥離は人工心肺を回したのちに行い，場合によっては結紮する．左内胸動脈グラフト同定が難しい場合，吻合部近辺で露出すれば比較的簡単である．心臓後面の剥離は心停止してから施行すると容易なので，それまで無理して行うことはない．

特別な状況

最も危惧される状況は，上行大動脈瘤が胸骨下に癒着し，なおかつ高度の大動脈弁逆流（AR）を認める場合である．体外循環下に冷却を行うときに目標低体温まで達せず心室細動をきたすと心尖部から心室ベントを挿入する状況になるが，高度ARがあると全身への有効な流量が確保できなくなり，さらなる冷却ができず脳虚血をきたすおそれがある．このときの対応は最初から心室細動をきたさない程度にゆっくりと冷却を行うことであり，心室細動をきたしたときはベント挿入とともに大動脈弁位においてTAVIで使用するバルーンを膨らませればよいと考えている．

初回手術での注意点

心膜は初回手術でできるだけ閉じておくほうが望ましい．また，左前下行枝に吻合した左内胸動脈バイパスグラフトは左胸腔側を走行させる．右冠動脈への静脈グラフトは右室前面を走行させず，右房外側を走行させる．無名静脈は周囲脂肪組織でカバーしておく．初回手術における適正な人工弁選択，確実な弁修復，CABGにおける動脈グラフト使用およびデザイン，大動脈瘤，特に大動脈解離初回手術でのより広範囲人工血管置換は再手術予防につながる．

略語一覧

AAA　abdominal aortic aneurysm：腹部大動脈瘤

AAE　annuloaortic ectasia：大動脈弁輪拡張症

ACP　antegrade cerebral perfusion：順行性脳灌流

ACT　activated coagulation time：活性化凝固時間

AKA　Adamkiewicz artery：Adamkiewicz 動脈

APM　anterolateral papillary muscle：前乳頭筋

APTE　acute pulmonary thromboembolism：
急性肺血栓塞栓症

AR　aortic valve regurgitation：大動脈弁

ASD　atrial septal defect：心房中隔欠損症

AVJ　aorto-ventricular junction

AVP　aortic valvuloplasty：大動脈弁形成術

AVR　aortic valve replacement：大動脈弁置換術

BCP　blood cardioplegia：血液心筋保護液

BITA　bilateral internal thoracic artery：両側内胸動脈

BVAD　biventricular assist device：両心補助人工心臓

CABG　coronary artery bypass grafting：
冠動脈バイパス術

CCP　crystalloid cardioplegia：晶液性心筋保護

CFB　central fibrous body：中心線維体

CP　central plication

CPTE　chronic pulmonary thromboembolism：
慢性肺血栓塞栓症

CRT　cardiac resynchronization therapy：
心臓再同期療法

CSFD　cerebrospinal fluid drainage：
脳脊髄液ドレナージ

CTO　chronic total occlusion：慢性完全閉塞

DHCA　deep hypothermic circulatory arrest：
超低体温循環停止

eH/EH　effective height：有効弁尖高

ELIET　endocardial linear infarct exclusion technique

EOA　effective orifice area：有効弁口面積

EOAI　effective orifice area index：有効弁口面積係数

ET　elephant trunk

EVH　endoscopic vein harvesting：
内視鏡下大伏在静脈グラフト採取術

FET　frozen elephant trunk

FFR　fractional flow reserve：冠血流予備量比

HCA　hypothermic circulatory arrest：低体温循環停止法

HL　high lateral branch：高位側壁枝

HOCM　hypertrophic obstructive cardiomyopathy：
閉塞性肥大型心筋症

IABP　intra-aortic balloon pumping：
大動脈内バルーンパンピング

ICM　ischemic cardiomyopathy：虚血性心筋症

IMA　inferior mesenteric artery：下腸間膜動脈

IMR　ischemic mitral regurgitation：虚血性僧帽弁逆流

ITA　internal thoracic artery：内胸動脈

IVC　inferior vena cava：下大静脈

IVUS　intravascular ultrasound：血管内エコー

LAD　left anterior descending〔coronary〕artery：
左冠動脈前下行枝

LITA　left internal thoracic artery：左内胸動脈

LVESVI　left ventricular end-diastolic volume index：
左室収縮末期容積係数

MAC　mitral annular calcification：僧帽弁輪石灰化

MEP　motor evoked potential：運動誘発電位

MICS　minimally invasive cardiac surgery：
低侵襲・小切開心臓手術

MIDCAB　minimally invasive direct coronary artery
bypass：低侵襲冠動脈バイパス術

MRSA　methicillin-resistant *Staphylococcus* aureus：
メチシリン耐性黄色ブドウ球菌

MS　membranous septum：膜様中隔

MS　mitral stenosis：僧帽弁狭窄症

MVP　mitral valve plasty：僧帽弁形成術

MVR　mitral valve replacement：僧帽弁置換術

NOMI　non occlusive mesenteric ischemia：
非閉塞性腸管虚血

NYHA（分類）　New York Heart Association：
ニューヨーク心臓協会

OM　obtuse marginal branch：鈍角辺縁枝

ONCAB　on-pump coronary artery bypass

OPCAB　off-pump coronary artery bypass：
心拍動下冠動脈バイパス術

PA　pulmonary artery：肺動脈

PCI　percutaneous coronary intervention：
経皮的冠動脈形成術

PCPS　percutaneous cardiopulmonary support：
経皮的心肺補助法

PDA　posterior descending artery：後下行枝

PEA　pulmonary endarterectomy：肺動脈内膜摘除術

PFO　patent foramen ovale：卵円孔開存

PL　posterolateral branch：後側壁枝

PMA　papillary muscle approximation：乳頭筋接合術

PMS　papillary muscle suspention：乳頭筋吊り上げ術

PPM　patient-prosthesis mismatch：人工臓器患者不適合

PPM　posteromedial papillary muscle：後乳頭筋

PTFE　polytetrafluoroethylene：
　　4フッ化エチレン樹脂（テフロン）

PV isolation　pulmonary vein isolation：肺静脈隔離術

PVE　prosthetic valve endocarditis：
　　人工弁感染性心内膜炎

PVL　paravalvular leakage：弁周囲逆流

RA　radial artery：橈骨動脈

RCP　retrograde cerebral perfusion：逆行性脳灌流法

RGEA　right gastroepiploic artery：右胃大網動脈

RITA　right internal thoracic artery：右内胸動脈

RTAD　retrograde type A dissection：逆行性A型解離

RVAD　right ventricular assist device：
　　右室補助人工心臓

SAM　systolic anterior motion：僧帽弁前方運動

SAVE 手術　septal anterior ventricular exclusion

SCP　selective cerebral perfusion：
　　選択的順行性脳灌流法

SFJ　saphenofemoral junction：大伏在大腿静脈接合部

SITA　single internal thoracic artery：片側内胸動脈

SJM（弁）　St. Jude Medical（valve）

STJ　sinotubular junction

SVG　saphenous vein graft：大伏在静脈グラフト

TA　transapical：経心尖

TAAA　thoracoabdominal aortic aneurysm：
　　胸腹部大動脈瘤

TAo　transaortic：経上行大動脈

TAR　total arch replacement：弓部大動脈全置換術

TAVI　transcatheter aortic valve implantation：
　　経カテーテル大動脈弁留置術

TAVR　transcatheter aortic valve replacement：
　　経カテーテル大動脈弁置換術

TEE　transesophageal echocardiography：
　　経食道心エコー

TEVAR　thoracic endovascular aortic repair：
　　胸部ステントグラフト内挿術

TF　transfemoral：経大腿動脈

TTE　transthoracic echocardiography：経胸壁心エコー

TTFM　transit-time flow meter：
　　トランジットタイム血流計

TWBCP　terminal warm blood cardioplegia

VAD　venticular assist device：補助人工心臓

VAJ　ventriculoarterial junction

VATS　video assisted thoracic surgery：胸腔鏡下手術

VSP　ventricular septal perforation：心室中隔穿孔

VSRR　valve-sparing aortic root replacement：
　　自己弁温存基部置換術

索引

和文

あ

アウトカム　25
アクセス血管　264
アクロバット　151
アスピレーションキット　277
アダプティック　351
亜急性血栓閉塞　249
圧較差　184

い

イメージライン　213
インクテスト　89, 95, 100
インフォームドコンセント
　　　　　　　　　262, 314
遺伝性結合織疾患　232
一過性脳障害　16
一期的置換　275
一期的ベアステント先行上行弓部
　置換手術　264
一腔化　272
一酸化窒素　120, 325
逸脱　88

う

ウシ心膜　76, 116, 217
ウシ心膜カフ　117
ウシ心膜帯状パッチ　215
右胃大網動脈　135, 139
右室切開法　219
右室補助人工心臓　323
右心室心筋の損傷　61
右前線維三角　110
右側左房アプローチ　71
右内胸静脈　180
右房焼灼　318
右房粘液腫の切除　334
運針のコツ　287
運針法　19
　――, 基本パターン　19

――, コード化　19
運動誘発電位　17, 241, 280

え

エコーマーキング　125
エナジーデバイス　293
エラステック糸　140
エレファントトランク(elephant
　trunk)法　232
エンドクローズ　303
腋窩縦切開法　285
腋窩切開大動脈弁置換術　285
腋窩動脈送血　15
遠位上大静脈カニュレーション
　　　　　　　　　　　334
遠位側大動脈灌流　275
遠位側吻合　239

お

オープンステントグラフト　11
　――, 位置決め　254
　――, サイズ選択　261
　――, 挿入位置　18
オープンステントグラフト手術
　　　　　　　　　　　252
オープン・ドア法　232, 233
オクトパス　151
オクルージョンカテーテル　239
黄色ブドウ球菌　115, 116
横隔神経　277, 304
　―― の固定　243
男結び　24
女結び　24

か

カウンタートラクション　24
カテーテル　162
カニュレーション　2
カメラポート　297
カルシウム拮抗薬　8
カルシウムパラドックス　8

ガドリニウム遅延造影 MRI　200
下行大動脈ステントグラフト留置
　　　　　　　　　　　262
下肢虚血　250
下肢静脈 plain CT　170
下腸間膜動脈　349
下肺靱帯　281
下半身灌流　275
下部弁輪拡大　40
下部弁輪縫縮　40
下壁 ELIET　201
化学的心停止　7
可変斜視鏡　286
仮性動脈瘤　50
介入のタイミング　262
回旋枝分枝
　――, バイパス　138
　――, 吻合　143
回旋枝領域バイパス　182
　――, ＃13　186
改良型梗塞除外手術　212
開胸器　97
開胸法　13
開存静脈グラフト　356
開腹アプローチ　344
解離用ベアステント　262
外シャント　162
外シャント用冠灌流カテーテル
　　　　　　　　　　　164
外側前腕皮神経　127
拡大サンドイッチ法　221
拡張型心筋症　328
拡張相肥大型心筋症　328
片肺換気　276
活性化凝固時間　130, 271
滑車法　298, 299
完全血行再建　150
完全循環停止　8
完全内視鏡下僧帽弁形成術
　　　　　　　　　　297, 303
冠灌流カテーテル　162

冠静脈洞凍結　318
冠動脈形成術　162
冠動脈血圧　173
冠動脈血流　173
冠動脈塞栓　333
冠動脈内膜摘除　162
冠動脈入口部　9
冠動脈の固定　151
冠動脈バイパス術　138
　──, 大動脈弁置換術との同時手術　184
冠動脈ボタン　113
冠動脈瘻　336
換気血流不均衡　339
間欠的循環停止　341
感染性心内膜炎　107, 110, 115
簡易 Bernoulli 法　184

き

奇異性脳塞栓症　340
基部拡大　232
基部置換術　111
基部内 entry　232
基本的運針法　21
機能性三尖弁逆流症　103
機能性僧帽弁逆流　81, 195
偽腔圧の減圧　262
偽腔灌流　15
偽腔血栓化　254
偽腔血流血栓化　254
偽腔走行　266
逆流試験　99, 305
　──, 空気抜き用ベント　96
逆流テスター　63
逆行解離　252
逆行性冠灌流法　9
逆行性脳灌流（法）　15, 228, 234
吸引脱血　288
吸引補助脱血　275
急性大動脈解離　225, 249, 312
　── に対する TEVAR　262
急性大動脈解離 A 型
　　232, 249, 252, 256, 259, 263
　── に対するオープンステントグラフト手術　252
急性大動脈解離 B 型
　──, complicated　262
　──, un-complicated　262
急速輸液用のカニューラ　280

虚血許容時間　15
　──, 脊髄　17
　──, 脳　16
虚血性心筋症　193, 204
虚血性僧帽弁逆流　91, 189
狭小弁輪　32
胸管　277
胸骨 reentry　355
胸骨骨髄炎　350
胸骨正中切開　1
胸骨鋸　1
胸内筋膜　119
胸背動脈　276
胸腹部大動脈置換術　275, 280
胸腹部大動脈瘤　269, 280
胸部下行大動脈置換術　238
胸部ステントグラフト内挿術　243
局所陰圧閉鎖療法　350
近位弓部置換　58
筋横隔動脈　120, 122, 160
筋性動脈　139
筋弁　351

く

クローバー法　105
グラフト
　──, 選択　252
　──, トリミング　140
　── からの保護液注入　185
グラフトアレンジ　159
グラフトデザイン　150
グラフトマーキング　125
グラフト流量を損なう因子　140
グルタルアルデヒド　44, 93
グルタルアルデヒド処理自己心膜
　　　　　　　　　　　　　93
矩形切除　87
空気塞栓　100

け

ケント鈎　175
外科的大動脈弁置換術　311
経右室拡大サンドイッチ法　221
経カテーテル大動脈弁留置術
　　　　　　　　　　　307, 311
経胸壁型心房リトラクター　298
経胸壁遮断鉗子　298
経胸壁心エコー　78
経鎖骨下動脈　307

経上行大動脈　307
経食道心エコー　10, 78, 101, 224, 252, 288, 304, 311, 320
経心尖部　307
経心尖部上行大動脈送血　15
経心房左室送血　15
経心房中隔切開　78
経大腿動脈　307
経中隔アプローチ　71, 83
経頭蓋運動誘発電位　275
経皮的心肺補助法　324
経皮的穿刺法　307
経皮的脳酸素飽和度モニター　264
軽度低体温　275
血圧管理　249
血液心筋保護　7
血栓溶解療法　339
結合織異常　224
結紮のコツ　85
結紮法　19

こ

コアグラーゼ陰性ブドウ球菌　116
コアリング　325
コンパートメント症候群　134
広背筋（皮）弁　354
広範囲 TAR　234
交連尖　88
交連部の作成　46
抗生剤 DDS　113
拘束型心筋症　328
後下行枝　222
　──, T 型吻合　146
後脊髄動脈　17
後側壁枝, ダイヤモンド吻合　147
後乳頭筋　83
後腹膜アプローチ　344
後傍腎腔　277
恒久的脳障害　16
高位側壁枝　138
高周波焼灼　315
梗塞部の exclusion　195
混合血酸素飽和度モニタリング
　　　　　　　　　　　　295

さ

サッキング　324
サドル状立体構造　103
サポート付グラフト　244

左腋窩動脈　259
左横隔膜神経麻痺　11
左鎖骨下動脈
　──の処理（TAR＋FET）　235
　──の閉鎖（TEVAR）　267
左室過膨張　292
左室拡張末期径　92
左室駆出率　328
左室形成術　204
左室形成用サイザー　197
左室収縮末期容積　193, 200
左室切開法　219
左室穿孔　313
左室‐大動脈接合部　31
左室破裂　73
　──，予防，診断，対応法　74
左室リモデリング　189
左上大静脈遺残症　320
左心機能評価　320
左心耳クリップ　316
左心耳切除　315
左心耳閉鎖　97
左心バイパス　270, 280, 281
左腎静脈　345
左前下行枝　221
左前線維三角　110
左前側方開胸・胸骨下部部分切開
　法　13
左房圧モニター　5
左房後壁焼灼　317
左房後壁線状ブロック　316
左房粘液腫の切除　334
左房縫縮　97
左迷走神経　277
再開胸　355
再灌流障害　9
再吻合　145
再膨張性肺水腫　295
最大逆流面積　100
三角切除　79, 87, 88
三尖弁逆流症　103
残存左室容量の決定　201
残存心筋の評価　200

し

シリコン製オリジナルサイザー
　　　　　　　　　　　　　300
四尖弁　44
刺激伝導系　31

視野確保　97
自己拡張型（カテーテル生体弁）
　　　　　　　　　　　　　307
自己心膜　44, 76
自己心膜大動脈弁再建術　44
自己心膜パッチ　5, 116
自己弁温存基部再建術　51
自己弁温存基部置換術　48, 69
自己弁温存大動脈基部置換術　65
自己弁温存術式　61
自由縁の縫合　200, 201
時間分解MRI　241
島状再建　272
手術チーム　290
主肺動脈脱血　233
重症大動脈弁狭窄症　307
縦隔炎　350
術後心房頻拍　315
術後脳梗塞　170
術前CT　170
術前カンファレンス　314
術前リスク　25
順行性脳灌流　15
除細動パッド　175, 355
小範囲分節遮断　276
晶液性心筋保護　7
焼灼線　316
上・下半身分離灌流法　238
上行真腔送血　11
上行大動脈送血　14
上行大動脈置換術　224
上腸間膜動脈　271
　──，血行再建　262
上部弁輪拡大　40
上部弁輪縫縮　41
上腹壁動脈　120, 122, 160
心筋
　──，viability評価　200, 206
　──，酸素消費量　7
心筋炎後心筋症　328
心筋虚血　249
心筋電極植え込み手術　320
心筋保護　7, 97
心筋保護液　8
心筋縫合用規格（overlapping用）
　　Asflex強々彎40 mm　196
心原性ショック　209, 212
心室中隔穿孔　209, 212, 217, 221
　──，診断　209

──，治療戦略　209
心室粘液腫　335
心臓MRI遅延造影検査　193
心臓移植手術　328
心臓粘液腫　332
　──，手術　332
　──，診断　332
心タンポナーデ　249
心内膜，直接縫合　200
心内膜リード　320
心囊内サッカーカテーテル　254
心拍動下冠動脈バイパス術
　　　　　　　　　　　　11, 158
　──＋僧帽弁形成術　190
心房鉤　97
心房中隔欠損症　1
心房中隔焼灼　318
心膜横洞　32, 139
心膜採取　44
心膜パッチ　37
真腔走行　266
真腔閉塞　249
真性胸部大動脈瘤　224
人工腱索　87, 88, 99, 299
　──，移植術　80
　──，再建（術）　82, 305
　──，長さ　80
　──，ループセット　83
人工心肺非使用冠動脈バイパス術
　　　　　　　　　　　　　150
人工弁
　──，選択　32
　──，縫合　34
人工弁感染　107, 116
　──に対する僧帽弁手術　115
人工弁輪，縫着　305
腎灌流量　276
腎筋膜　276
腎静脈鉤　245
腎保護　271
腎冷却法　271

す

スーチャータイプ（心筋電極）　320
　──，植え込み法　320
スーチャーレスタイプ（心筋電極）
　　　　　　　　　　　　　320
　──，植え込み法　321
スコーピスト　303

スコアリング　25
スタットカテーテル　253
ステントグラフト　311
ステントグラフト径　252
ステントグラフト長　252
ステントグラフト内挿術
　　　　　　　　232, 344
ストライカー　1
スマイルマーク　99, 101
スリップノットテクニック　287
水平マットレス縫合　34
水平連続マットレス縫合　215
垂直マットレス縫合　34, 36

せ
精巣静脈　345
整容性　297
脊髄栄養動脈　275
脊髄灌流圧　17
脊髄虚血　250
脊髄障害　254
　── の防止　236
脊髄神経障害　283
脊髄の虚血許容時間　17
脊髄保護　15, 17, 238, 275
切開線の縫合　200, 201
接合縫合　88
接合面の深さ　99
接合ライン　99
節約の法則　29
線維三角　31
選択的(順行性)脳灌流
　　　　　　　228, 234, 259
全弓部人工血管置換術　58
全弓部大動脈置換術
　──, elephant trunk 法　256
　──, frozen elephant trunk 法
　　　　　　　　　　　259
　──, オープンステントグラフト
　　手術　252
　──, 急性大動脈解離 A 型
　　　　　　　　　252, 256
　──, 広範囲　232
　──, 非広範囲　228
　──, 慢性大動脈解離 B 型　259
前(神経)根髄質動脈　247
前脊髄動脈　17, 247
前尖病変　80
前側方肋間開胸アプローチ　285

前乳頭筋　83

そ
ソフトウンドリトラクター　303
ソフトプラーク　185
組織血酸素飽和度モニタリング
　　　　　　　　293, 298
組織増生　35
双極高周波焼灼デバイス
　　　　　　　　315, 317
双極電極　320
双方向送血　250
送血圧モニタリング　293
送血法　14
創底管理　350
僧帽弁狭窄　71
僧帽弁形成術　78, 82, 297, 303
　──, Barlow 病　96
　──, 右前側方小開胸　292
　── ＋冠動脈バイパス術　189
僧帽弁後尖逸脱症　87
僧帽弁置換術　71, 75
　── ＋冠動脈バイパス術　189
僧帽弁輪石灰化　75
造影 CT　170, 292
増殖性病変　115
臓器虚血, 急性大動脈解離 A 型
　　　　　　　　　　　263
側側吻合　141, 143, 167
　── の利点　151
側壁 ELIET　201
塞栓症　109

た
タフシルソラシックドレーン　273
ダイセクター　130
ダイヤモンド型側側吻合
　　　　　　　143, 147, 167
多関節アーム型リトラクター　257
多鈎式開創器　233
多枝 OPCAB　158
多針パラシュート法　141
多臓器不全　212
楕円体サイザー　196
体外式除細動パッド　289
体性感覚誘発電位　241
対角枝
　──, バイパス　138

　── と LAD の sequential 吻合
　　　　　　　　　　　143
帯状パッチ　213
大胸筋(皮)弁　351, 352
大前(神経)根髄質動脈　247
大腿静脈脱血　334
大腿動脈送血　15
大動脈カニュレーション　2
大動脈基部
　──, 解剖　31
　──, 形態　36
大動脈基部再建術　50
大動脈基部置換術　41
大動脈逆流の機能分類　39
大動脈遮断下の手術　224
大動脈遮断鉗子　289
大動脈内バルーンパンピング　215
大動脈二尖弁　58
大動脈弁, 解剖　31
大動脈弁温存手術　61
大動脈弁逆流　292
大動脈弁形成術　48
大動脈弁再置換術　111
大動脈弁置換術　111, 184, 187
　──, 前方開胸　288
大動脈弁輪拡張症　40, 50, 52
大動脈弁輪周囲の解剖　110
大動脈弁輪破裂　314
大動脈瘤・大動脈解離診療ガイド
　ライン　228, 269
大動脈裂孔　277
大動脈露出　277
大伏在静脈グラフト　124
大伏在静脈グラフト採取
　──, open 法　124
　──, 内視鏡下　129
大伏在大腿静脈接合部　125
大網弁　351
髙本法　234
高安動脈炎　54, 59, 232
単純結節縫合　35
単尖弁　44

ち
チームアプローチ　314
チームワーク　295
致死性不整脈　328
中間枝　138
中心線維体　31

中枢側吻合　181, 240
中枢吻合デバイス　170
中枢ランディングゾーン　264
中膜の壊死　50
超音波メス　93, 119
超低体温間欠的循環停止法　340
超低体温循環停止（法）
　　　　　　　15, 238, 275
腸管観察　252
直視法　9
直接真腔法　14

つ
吊り上げ効果　258
吊り上げ術　195, 196
対麻痺　283
　――対策　266

て
テフロンフェルト無縫合パッチ
　　　　　　　　　　214
テレスコープ法　224
テンタクルズ　151
デバイス感染　320
デバイスの決定　265
デブランチ EVAR　346
デブランチ TEVAR　243
デブリドマン　221, 350
手袋を使った楕円モデル　203
低酸素血症　339
低侵襲心臓手術　13
低体温循環停止法　228
伝導ブロック　315
電気的心停止　7

と
トランジットタイム血流計
　　　　　　161, 148, 187
トンシル鉗子　111
ドップラー血流計　155
ドボン®　254
ドライブライン　324, 329
ドライブライン感染　327
東大バンク　59
凍結凝固　316
凍結凝固デバイス　317
橈骨動脈　124, 139
橈骨動脈グラフト採取
　――, open 法　126

――, 内視鏡下　132
橈骨反回動脈　133
橈側手根屈筋　127, 133
橈側反回動脈　127
特殊運針法　22
鈍角辺縁枝（鈍縁枝）　138, 320
　――, ダイヤモンド吻合　147

な
ナロキソン　275, 280
内胸静脈　160
内胸動脈　119
内胸動脈-大動脈側吻合法　168
内胸動脈剝離法　119, 122
内シャント　160
内視鏡下大伏在静脈グラフト採取
　術　129
内視鏡下橈骨動脈グラフト採取法
　　　　　　　　　　132
内膜損傷　145

に
二次腱索　92
二尖弁　44
西巻法　267
乳頭筋 SAM　90
乳頭筋接合術　92, 196
乳頭筋吊り上げ術　93
乳頭筋縫合用規格（PMA 用）Asflex
　特殊強彎 22 mm　196

ぬ・の
ヌーニェス法　36
ノットプッシャー
　　　85, 181, 183, 286, 306
脳温　275
脳虚血　249
脳局所酸素飽和度　256
脳梗塞　109, 170
脳神経合併症　109
脳脊髄液ドレナージ
　　　85, 17, 238, 275, 280
脳の虚血許容時間　16
脳保護（法）　15
囊状瘤, 遠位弓部大動脈瘤　228

は
ハードプラーク　184
ハートポジショナー　151

ハーベスター　129
ハーモニックスカルペル　24, 93,
　119, 122, 135, 137, 158, 175, 336
ハイブリッド手術　344
ハイブリッド手術室　314
ハイブリッド治療　177
ハイリスク症例　150
バイオグルー　213, 226
バイポーラ　130
バックスリット　140
バックフロー　349
バルーン拡張型（カテーテル生体
　弁）　307
バンコマイシン耐性腸球菌　115
バンド法, external annuloplasty
　　　　　　　　　　41
パークローズ PROGLIDE®　307
パームグリップ　19
パパベリン　120, 126, 160
パラシュート縫合　141
パラフィンガーゼ　351
パラレル吻合　138, 141, 143
破壊性病変　115
肺血栓塞栓症　339
肺高血圧（症）　328, 339
肺静脈隔離　315
肺靭帯　277
肺塞栓症状　333
肺動脈内血栓摘除術　339
肺動脈内膜摘除術　339
剝離法　19
針
　――, 装着角度補正　21
　――, 装着形　19
反回神経麻痺　229
半奇静脈　277
半月弁接合部　31
瘢痕 exclusion　196

ひ
ピオクタニンインクテスト　95
ピオクタニンマーキング　281
非回転性運針　301
非解剖学的バイパス（手術）
　　　　　　　　250, 262
非切除法　300
腓骨神経麻痺　124

ふ

フィブリン糊　113
フィンガーグリップ　19
フッ化ビニリデン糸　278
フック持ち　301
フルヘパリン　275
フレーム式リトラクター　277
フレキシブルリング　91
ブレイクドレーン　273
プライマリー entry 閉鎖　262, 264
プラスチックサイザー　197
プロカイン　7
不整脈の非薬物治療ガイドライン
　　　　315
不全麻痺　283
部分遮断鉗子　170
伏在裂孔　125
副腎静脈　345
腹腔動脈　271
腹直筋(皮)弁　351, 352
腹部臓器保護　276
腹部大動脈　344
腹部大動脈瘤　344
腹部大動脈瘤用4分枝グラフト
　　　　245
腹部単純 CT　135
腹部デブランチ　245
腹部分枝
　——, 灌流　272
　——, 吻合　273
腹部分枝再建　278
複雑弁病変　80
分割手術　275
分枝再建用の3分枝管　261
分枝の閉塞　249
分節的運針　301

へ

ヘガール持針器　19
ヘパリン　129, 244, 281
ヘパリン生理食塩水浸透　246
ベッセルカニューラ　146
ベント　7
ペン型高周波デバイス　317
平均動脈圧　283
閉塞性肥大型心筋症　90
片側内胸動脈　138
偏光眼鏡　303
弁間線維三角　110

弁口面積　184
弁周囲逆流　10, 290
弁尖
　——, effective height(eH)　40
　——, 作成　46
　——, 高さ　39
　——, 縫合　46
弁尖拡大術　93
弁用玉サイザー　254
弁輪, 脱灰処理　75
弁輪感染症例に対する基部置換術
　　　　112
弁輪形成　65
弁輪固定　67
弁輪部膿瘍　115, 116

ほ

ホモグラフト　59
ボタン法　52, 57
ポケット感染　327
ポリウレタンフィルム　351
ポリウレタンフォーム　351
ポンプポケット　324
補助人工心臓　323, 328
房室結節　103
房室ブロック　114
傍大動脈エコー　10, 170

ま

マイクロ持針器　22
マルチスライス CT　241
マンニトール　8
前尖形成, Barlow 病　99
膜性中隔　31, 110
末梢側開放吻合法　228
末梢側吻合　182, 257
末梢吻合　278
慢性完全閉塞　173
慢性血栓塞栓性肺高血圧症　339
慢性大動脈解離 A 型　232, 263
慢性大動脈解離 B 型　259
慢性大動脈解離に対する TEVAR
　　　　262
慢性大動脈瘤　224

み

ミオテクター　7
ミルリノン(ミルリーラ®)
　　　　128, 265, 293

　——注入　155

め

メイズ手術　315
メチシリン耐性黄色ブドウ球菌
　　　　116
メチルプレドニゾロン　330

や・ゆ

槍持ち　301
有効弁口面積　33, 36
有効弁口面積係数　33
疣贅　107, 115

よ

予測死亡率　25
予測値の精度　25
腰静脈　277, 345

ら

ラーニングカーブ　177, 291, 314
ラッププロテクター®　293
卵円孔開存　340
卵巣静脈　345

り・る

リジッドリング　91
リトラクター　245
リドカイン　7
リニアステープラー　277
リバースリモデリング　91
リファンピシン浸漬　38, 239
リングサイズ　80
　——, 選択　104
リングリトラクター　285
流量負け　157
両側開胸　233
両側内胸動脈　138, 158
ループテクニック　82, 294, 305

ろ

ロピバカイン塩酸塩水和物　303
ロンジュール鉗子　33
肋間神経ブロック　303
肋間動脈　280
肋間動脈再建(法)　238, 239, 278
　——を伴う下行大動脈置換術
　　　　238

わ

ワッカ法　299, 300, 305
ワルファリンカリウム　213
腕神経叢麻痺　175
腕橈骨筋　127, 133
腕橈骨筋側の剝離　133

欧文

数字

Ⅲb-R　263
1サイズアップの人工弁縫着　187
3D完全内視鏡下僧帽弁形成術　303
3D内視鏡　303
3次元リジッド人工弁輪　104
3分枝管　259
4針側側吻合　167
4分枝グラフト　280
4AV, 吻合　144
4D-CT　39
4PD
　──, T型吻合　146
　──, 吻合　144
6 Frシース　298, 304
7.5 Nespylene　147
10倍希釈ミルリノン　160
30度斜視鏡　297

人名

Adamkiewicz　247
Borst　256
Cooley　204, 210
Coselli　279
David　42
Dor　204
Jamieson　340
Kitamura　328
Kouchoukos　234
Shumway　328
Tabata　305
William Oslar　115

A

A型大動脈解離　58
　──, 手術　11
A-シールド　239, 272
AAA　344
AAE　40, 50, 52
ablation device　81
ACバイパス　138
ACEF score　28
ACP　15, 16
ACT
　　2, 130, 155, 244, 271, 275, 281
Adamkiewicz動脈（AKA）
　　17, 238, 247, 271

──, 同定法　241
──, ヘアピンカーブ　248
Adams-Yozu Cygnet® 遮断鉗子
　　294
Adams-Yozu ノットプッシャー
　　181
Adams-Yozu リトラクター　305
AFX　347
air contamination　350
AKA　17, 238, 247, 271
Alfieri stitch　102
Allen テスト　126
ALPS　13, 232, 233
AMFC　110
anchor loop法　98
angling　21
annuloaortic ectasia（AAE）
　　40, 50, 52
annuloplasty　65
antegrade cerebral perfusion
　（ACP）　15, 16
antero-lateral thoracotomy with
　partial sternotomy（ALPS）
　　13, 232, 233
anterolateral papillary muscle
　（APM）　83
Aorfix　347
aorta no-touch　170, 174
aortic remodeling　253
aortic valve neocuspidization　44
aorto-mitral fibrous continuity
　（AMFC）　110
aorto-ventricular junction（AVJ）
　　62
APM　83
APTE　339
APTT　326
ARの機能分類　39
Arantius nodule　41
arch first technique　229, 234
area under the curve（AUC）　25
ASD　1
Asflex 強々彎 40 mm　196, 198
Asflex 特殊強彎 22 mm　196
AUC　25
AVJ　62
AVP　48
AVR　187
AxA 送血　15

B

B 型逆行性 A 型解離　263
Barlow 病に対する僧帽弁形成術
　　　　96
basal ring　31
　── の拡大　40
basal ring 径　39
Batista 手術　195
BCP　7, 185
Beaver® メス　111, 151, 155
Beaver® Mini-Blade　139
Beaver® Micro-Sharp Blade　140
Behçet 病　59
Bentall 原法　52
Bentall 手術　50, 57
Bentall 変法　50
biatrial approach　335
biatrial 法　328
bicaval 法　328
biofilm　114
BiSECTOR™　133
BITA　138, 158
blind 法　9
blood cardioplegia (BCP)　7, 185
box-lesion　316
bridge to bridge (BTB)　324
bridge to transplantation (BTT)
　　　　324
Brussels height　70
BTB　324
BTT ポート部分　133
BVAD　323
BVS 5000®　323

C

Ca　8
CABG　138, 146
　── ＋AVR　184
Cabrol 法　52, 56
candy plug 法　266
cardiac allograft vasculopathy
　（CAV）　331
Carney 症候群　332
Carpentier の分類　78
Carpentier-Edwards Physio II ring
　　　　99, 116
carrel patch　68
CAV　331
cavitation 現象　120

cavitron ultrasonic surgical aspira-
　tor (CUSA)　36, 76, 187, 286, 336
　── decalcification　187
　── Excel　76
CCP　7
CC バイパス　138
central fibrous body (CFB)　31
central plication (CP)　41, 48
central repair　249
CEP Magna Ease　116
cerebrospinal fluid drainage
　（CSFD）　271, 275, 280
cerebrospinal fluid (CSF)　17
CFB　31
CFVR　173
CH　39
chemical arrest　7
Chimney 法　245
Chitwood 遮断鉗子　289, 298, 303
chordal foldoplasty 法　300, 301
clamshell thoracotomy（法）
　　　　14, 233
commissural edge to edge　85
constitutional sign　332
contained rupture　314
controlled myocardial warming
　　　　10
controlled perfusion　230
conventional CABG　146
CoreValve™　307
CoreValve™ Evolut　307
coronary flow velocity reserve
　（CFVR）　173
Cosgrove® フレックスタイプ, 大
　動脈遮断鉗子　289
Cosgrove® リトラクター　71
CPTE　339
Crawford 分類　269
　── I 型　275
　── II 型　275
　── ──, 手術　271
　── III 型　280
　── IV 型　280
C-ring　130, 133
cross clamp　185
CRT　320
CRT-D　320
cryoablation　81, 97, 205
crystalloid cardioplegia (CCP)　7

CSF　17
CSFD　271, 275, 280
CT　333
CTD　232
CTEPH　339
CTO　173
CUSA　36, 76, 187, 286, 336
cusp height (CH)　39
cusp repair　48

D

Daggett 法　210, 217
DAP　280
David 手術　11
David-Komeda 法　210, 215
De Vega 法　104
DeBakey I 型急性大動脈解離
　　　　227
debranch　243
deep hypothermic circulatory
　arrest (DHCA)　15, 16
deep pericardial suture　155, 182
deep sternal wound infection　26
Delacroix 開胸器　159
delayed enhanced MRI　190
delayed paraplegia　254
destination therapy (DT)　324
DHCA　15, 16
dispersion カニューラ　229
dissecting hook-type ハーモニッ
　クスカルペル　180
dissection tip　133
distal aortic perfusion (DAP)　280
distal embolism　356
distal end-to-side first 法　275
distal perfusion　254
DOAC　213
Dor 手術　193, 204
double patch repair　217
DT　324
Dubost の切開　335
DuraHeart®　323, 329
dynamic obstruction　252
dynamic type　249

E

edge-to-edge 法　105
Edwards MC^3 ring　104
effective height　48, 66

effective orifice area(EOA)
33, 36
eH(EH) 48, 66
electric arrest 7
elephant trunk(ET)法
232, 238, 256
ELIET 手術 193, 200
embolic source 185
empty-beating 5
Enclose® Ⅱ 152, 168, 170, 171
EndoCAMeleon® 286
endocarditis team 107
endoscopic radial artery
harvesting device 132
endoscopic vessel
harvesting system 129
endovascular aortic repair
(EVAR) 344
endoventricular circular patch
plasty(EVCPP) 193, 204
Endurant 347
EOA 33, 36
EOAI 33
epiaortic echocardiography
10, 170, 184
Epic 弁 76
ePTFE 329
ePTFE シート 324
ERAH 132
ET 232, 238, 256
EuroSCORE(ES) 26
EuroSCORE Ⅱ (ES Ⅱ) 26, 27
EVAHEART 323
EVAHEART Ⅱ 327
EVAR 344
EVCPP 193
everting mattress suture 72, 111
EVH 129
Excluder 347
exclusion technique 257
exclusion 法 212
EXCOR® Pediatric 323
extended sandwich patch
technique 221
extension graft 139
external annuloplasty 41
external ring annuloplasty 65
external suture annuloplasty 65

F
FA 送血 15
fasciotomy 128
femoro-femoral bypass 175
fenestration 272
FET 232, 235, 238, 259
F-F バイパス 259
FFR 173
fibrous portion 110
finger grip(FG) 19
first row suture 62
flow competition 186
flow demand 173
flow reversal thromboexclusion
275
FMR 195
foldback 法 168
folding 法 299, 301
Fontan stitch 193, 205
frailty 29, 344
free flow 120
free ITA 139, 158
free RITA-Cx 168
frozen elephant trunk(FET)
232, 235, 238, 259
―― 挿入 235
Frozenix® 232
full ring 207

G
geometric height(GH)
48, 62, 66, 70
Gerota 筋膜 281
good inflow 140
good outflow 140
Gore® TAG® 245
Gore-Tex®
―― CV-0 41
―― CV-5 80, 294
graft design 183
graft fenestration 243
graft insertion technique 112
granny knot 24
ground, 針の装着形 19
gutter リーク 245

H
HCA 228
HCR 177

HeartMate Ⅱ 323
HeartMate Ⅲ 327
HEARTSTRING Ⅲ 170, 172
height reduction 85, 300
Hem-o-lok® 244, 245
Hemashield patch 205, 206
hemiarch replacement 58
hinge point 72
HL 138
HOCM 90
homograft 112
horizontal everting mattress
suture 34
horizontal mattress suture 111
hostile abdomen 344
hot shot 9
hybrid coronary
revascularization(HCR) 177
hybrid 手術室 250, 314
Hydrofit® 224
hypothermic circulatory arrest
(HCA) 228

I
IABP 215
ICA 280
ice slush 11, 330, 341
ICG による造影検査 161
ICM 193, 204
I-composite graft 154
IE 107, 110, 115
IFU 344
IL-6 333
IMA 349
in situ BITA 158
in situ fenestration 法 245, 263
in situ ITA 158
in situ LITA 138, 143
in situ LITA-LAD 146
in situ RGEA 158
in situ RITA 138
in situ skeletonized RGEA 158
in situ skeletonized RITA 158
inclusion 法 52, 239
indentation 301
instructions for use(IFU) 344
intercostal artery(ICA) 280
Intergard 14×7×6×7×6 245
INTERMACS profile 323

interposition graft technique 57
interrupted suture 35
intra-annular position 34
INVOS® 224, 288, 293
Iron-Assistant® 305
ischemic cardiomyopathy(ICM)
　　　　　　　　　　193, 204
ischemic mitral regurgitation
　（ischemic MR） 91, 189
isolation bag 345
ITA 119
　――, トリミング 140
ITV 160
IVC filter 340
IVFT 32
IVUS 249, 264
　―― 画像 266

J・K
J Graft Open Stent Graft
　　　　　　　　　　232, 252
JACVSD 27
Jamieson 剝離子 341
JapanSCORE 28
Jarvik 2000® 323, 329
J-VAC® ドレーン 306
Koch の三角 103

L
LAD 221
　―― の心筋内走行 174
LAFT 110
Laplace の法則 204, 253
law of parsimony 29
leaflet augmentation 93
left heart bypass(LHB) 281
left ventricular restoration(LVR)
　　　　　　　　　　　　204
LigaSure® 281
linear closure 193
linear suture technique 204
LITA 採取 181
loop in loop 法 84, 294
Lower-Shumway 法 328
lower sternotomy 61
LSCA の処理(TAR＋FET) 235
LV rupture 219
LVDd 195
LVESVI 193, 195, 200

LVR 204

M
MAC 75
　――, 脱灰 76
Magne 189
malperfusion 249
Manouguian 法
　　　　　33, 37, 76, 111, 117
Marfan 症候群 50, 52, 58, 224, 275
McGoon 法 294
MELD score 26
melting cut 120
membranous septum(MS) 31, 110
MEP 17, 241, 280
Mg 8
microtome knife 341
MICS 13, 174, 292, 297
　――, 前方開胸 288
　――, 適応基準 289
MICS AVR 285, 288
MICS CABG 13, 174, 179
MICS off-pump CABG 174, 179
MICS on-pump CABG 174
MIDCAB 13
minimally invasive cardiac
　surgery(MICS)
　　　　　　13, 174, 292, 297
minimally invasive direct
　coronary artery bypass
　（MIDCAB） 13
minor regurgitation 89
mobile plaque 10
modified bicaval 法 328
MOF 212
monopolar device 81
motor evoked potential(MEP)
　　　　　　　　17, 241, 280
MPR 39
MRA 100
MRI 333
　―― 遅延造影 206
MRSA 116
MS(僧帽弁狭窄) 71
MS(膜性中隔) 31, 110
multi-planar reconstruction
　（MPR） 39
muscular portion 110
MVP 78

MVR 71, 75
myocardial sleeve 317

N
needle side arm 法 84
negative pressure wound
　therapy(NPWT) 350
new apex の作成 200
Nicks 法 33, 36
NIRO® 244
NO 120
non coronary collateral flow 8
non exclusion 法 217
non occlusive mesenteric ischemia
　（NOMI） 283
non-working beating 185
NPWT 350
Nuñez 法 36
NYHA 107

O
oblique sinus 82
Octopus® Nuvo スタビライザー
　　　　　　　　　　175, 180
OM 138, 320
　――, ダイヤモンド吻合 143, 147
Omni-Tract® 281, 345
on-pump beating 185
on-pump beating CABG
　（ONCAB） 150, 190
onlay-patch grafting＋open
　endarterectomy 186
onlay grafting 162
onlay 吻合部
　――, 同径化 165
　――, 内腔の平滑化 165
OPCAB 11, 150, 158
open distal anastomosis 法
　　　　　　　　58, 225, 228
open proximal 法 9, 240
open 法
　――, 大伏在静脈グラフト採取
　　　　　　　　　　124, 129
　――, 橈骨動脈グラフト採取 124
operative mortality 26
overlapping 法 193, 195, 196
OVH 129
Ozaki procedure 44

P

PA 脱血　233
palm grip(PG)　19
pannus formation　35
papillary muscle approximation
　　　92
papillary muscle relocation　93
papillary muscle suspention(PMS)
　　　195, 196
pararenal AAA　344
PAS・Port® システム　170, 171
patch aneurysm　239
patient prosthesis mismatch
　(PPM)　33
PCI　29
PCPS　74, 245, 311, 324, 339
PEA　339
PDA　222
PDA(4PD)バイパス　182
permanent neurological
　dysfunction(PND)　16
permanent stroke　26
PET　333
PFO　329
PG　19
Physio II Annuloplasty Ring　82
Piehler 法　52, 54, 57
piggyback 法　168
plication　294
PL
　——, ダイヤモンド吻合　147
　——, 吻合　143
PMA　196
PMS　195, 196
positron emission tomography
　(PET)　333
PPM(patient prosthesis mismatch)
　　　33
PPM(posteromedial papillary
　muscle)　83
PREVENT 多施設試験　327
Prolene everpoint　161
Prolene MH　219, 221
Prolene SH　224
prolonged ventilation　26
PTFE 糸　80, 89
pull-through 法　232
pulmonary endarterectomy(PEA)
　　　339

puncture 法　14
purse string stitch　205
PVE　107, 116
PV isolation　81
PVL　290

Q

Qp/Qs　5, 336
quick touch　119

R

RA　124, 139
RA pedicle　133
RAFT　110
ramus marginalis　138
raphe　42
rapid ventricular pacing　308
Raynaud 症候群　332
RCP 法　16, 228, 229
reference 長　83
reimplantation 法　41, 61, 65
remodeling 現象　165
remodeling 法　61, 65
renal failure　26
RENASYS　351
reoperation for any reason　26
residual shunt　219
RESTORE group　207
retrograde cerebral perfusion
　(RCP)　16, 228, 229
retrograde stepwise 吻合　230
RGEA　135, 139
rib-cross 法　13
RITA 採取　180
RITV　180
roof line　316
root geometry　66
rSO₂　256
rSO₂モニタリング
　　　241, 293, 295, 298
RTAD　266, 267
RVAD　323

S

Safi V型　273
SAM　10, 85, 90, 101
　—— 予防　98, 300
saphenofemoral junction　130
SAPIEN 3　307

SAPIEN XT　307
SAT　249
SAVE 手術　193, 204, 205
SAVR　311
Schäfers caliper　48
SCP　229, 234, 259
seagull wing deformity　144
second row suture　63
Seldinger 法　256, 304
selective cerebral perfusion(SCP)
　　　228, 234, 259
semi-rigid ring　87, 99
SEP　241
septal anterior ventricular
　exclusion　204
sequential 吻合　143, 156
sequential bypassの側側吻合　167
SFJ　125
shaggy aorta　15, 185
Shibata Chorada System　84
shower embolism　3
Sievers 分類　42, 43
single patch repair 法　219
sinotubular junction(STJ)
　　　31, 36, 53, 65
SITA　138
SJM 弁　76
skeletonized BITA 採取　158
skeletonized ITA 採取　122
skin bridge　125
sliding knot　24
sliding 法　79
sludging　8
Smith の T 字切開　335
snare　140
soft plaque　10, 15, 174
soft wire　313
somatosensory evoked
　potentials(SEP)　241
spasm　127, 139
spiral incision　272
SPY®　161
square knot　24
squid capture 法　245
St. Thomas 第 2 液　7
Starfish® NS ハートポジショナー
　　　175
static obstruction　252
static type　249

STICH trial 207
stiff wire 264, 313
STJ 31, 36, 53, 65
STJ 径 39
Stoney 手術 195
Stoney の皮膚切開 13
STS ACSD 25
STS score(SS) 25
stuck 72
stuck valve 35
subaortic curtain 32, 37
subcommissural plication 41
superior transseptal approach
　　　　　　　　　　　　335
supra-annular position 34
suprarenal 344
surgeon's knot 24
surgical aortic valve
　replacement(SAVR) 311
Surgipro 161
suture 法, external annuloplasty
　　　　　　　　　　　　41
suture fracture 24
suture guide 53
SVG 124, 139
　——, 中枢側吻合 148
SYNTAX score 138, 150, 307
SYNTAX study 170
systolic anterior motion 101

T

TA 307, 311
TA アプローチ 307
TAAA 280
TALV 15
TAo アプローチ 308
TAR 232
　—— ＋オープンステント 232
　—— ＋FET 234
TAVI 307, 311, 327
　—— ＋OPCAB 307
　—— の合併症手術 311
TAVR 29
TAX AVR 285
Tc-MEP 275
TEE 10, 78, 252, 288, 304, 311
　—— による僧帽弁評価 100
TEE ガイド 254

temporary neurological
　dysfunction(TND) 16
terminal warm blood
　cardioplegia(TWBCP) 9, 230
tethering 91, 103
TEVAR 232, 243, 262
TF 307, 311
Thebesian 静脈 9, 330
thoracic endovascular aortic
　repair(TEVAR) 232, 243, 262
thoracoabdominal aortic
　aneurysm(TAAA) 280
ThoraTrak® リトラクター 180
ThoraTrak® MICS 開胸器 175
tissue ingrowth 35
TND 16
Todaro 索 318
Todaro 靱帯 103
total ring 82
Tractator® IMA クレーンリトラク
　ター 180
transaortic(TAo) 307
transapical(TA) 307, 311
transatrial left-ventricle cannula-
　tion(TALV) 15
transcatheter aortic valve implan-
　tation(TAVI) 307, 311, 327
transcatheter aortic valve replace-
　ment(TAVR) 29
transesophageal echocardiography
　(TEE) 10, 78, 252, 288, 304, 311
transfemoral(TF) 307, 311
transit-time flow mater(TTFM)
　　　　　　　　　　173, 187
translocation 法 59
transseptal superior approach
　　　　　　　　　　　329
trans-superior approach 78
transsubclavian(TS) 307
transverse sinus 155
Treiz 靱帯 345
Triplex® 4 分枝管 272
TTE 78
TTFM 173, 187
turn over flap 352
TWBCP 9, 230
Type 1 吻合 141
Type 2 吻合 141
Type 3 吻合 142

Type Ⅱ エンドリーク 346, 348

U

UCS 119
U-lesion set 316
ultrasonic complete
　skeletonization 119
undersized mitral annuloplasty
　(undersized MAP) 91
Unitrac® リトラクションシステム
　　　　　　　　　　　303

V

V カッター 130
V キーパー 130
VAC 351
VAC ULTA 351
VAD 328
VAJ 36, 65
Valsalva グラフト 41, 56, 63, 69
Valsalva 洞径 39
valve in valve 187
Vascular Plug Ⅱ 267
VasoView 7 129
VasoView 7 EVH システム 132
VATS 320
ventricular assist device(VAD)
　　　　　　　　　　323, 328
ventricular septal perforation
　(VSP) 209, 212, 217, 221
ventriculoarterial junction(VAJ)
　　　　　　　　　　36, 65
VeriQ カラードプラ 308
vertical mattress suture 34
VirtuoSaph® 129
VRE 115
VSP 209, 212, 217, 221
VSRR 48, 69

W

WBP 350
Wheat 法 52
Willis 動脈輪の交通性 228
wing extension 46
wound bed preparation(WBP)
　　　　　　　　　　　350

Y

Y 字型人工血管　346
Y-composite graft　308
Yacoub 手術　11

Z

zenith　347
──, 針の装着形　19
zone 0 デブランチ　245

zone 1 デブランチ　244
zone 2 デブランチ　243

編集・図校正

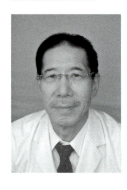

小坂 眞一(おさか しんいち)

日本 AHVS/OPCAB 研究会 代表世話人
国際医療福祉大学 前教授
大和成和病院 前院長
早稲田大学理工学術院 客員教授

〈経歴〉
1975 年　日本医科大学卒業, 同第三外科入局
1978 年　榊原記念病院心臓外科レジデント
1982 年　ニュージーランド・グリーンレーン病院胸部心臓外科留学
1988 年　オーストラリア・ウエストミード病院心臓外科留学
1994 年　帝京大学医学部助教授・附属市原病院心臓血管外科部長
2001 年　大和成和病院副院長
2008 年　国際医療福祉大学教授・化学療法研究所附属病院心臓血管外科部長
2010 年　イムス横浜旭中央病院心臓血管病センター長
2011 年　早稲田心臓外科塾創設(共同代表)
2012 年　大和成和病院院長
2014 年　イムス葛飾ハートセンター心臓血管外科統括部長
2018 年　医療法人 SHIODA 塩田病院総合診療科・心臓血管外科部長

〈学会関連〉
日本心臓血管外科　専門医・修練責任者(三学会構成心臓血管外科専門医認定機構)
日本胸部外科学会, 日本血管外科学会 ［特別会員］
日本冠動脈外科学会, 日本冠疾患学会 ［名誉会員］
アジア胸部心臓血管外科学会 ［国際会員］

〈著書〉
冠状動脈バイパス手術手技(1993. 南江堂)
図説・これで安心！心臓手術(2004. 保健同人社)
透析患者の循環器疾患に対する最新治療(2006. 南江堂)［編著］
心臓病の 9 割は防げる(2008. 講談社)

〈学会・研究会会長〉
第 1 回日本 OFF-PUMP CABG 研究会会長
第 12 回日本冠動脈外科学会会長

表紙イラスト　小坂 眞一